アクチュアル
脳・神経疾患
の
臨床

神経感染症を究める

総 編 集◉辻　省次
専門編集◉水澤英洋

Actual Approach to Neurological Practice

中山書店

〈アクチュアル 脳・神経疾患の臨床〉

シリーズ刊行にあたって

近年，さまざまな診療ガイドラインが提供されるようになり，診断の進め方，治療法の選択などにおいて大変参考になるようになっています．このようなガイドラインの作成にあたっては，Evidence-based medicine（EBM）という考え方が積極的に取り入れられ，それがどの程度の根拠に基づくものか，という点が十分に吟味された上で診療ガイドラインに反映されています．このような資料は非常に有用であり，日々の診療に欠かせないものとなっていますが，一方で，一定のマニュアル的な位置づけになりやすく，診断の組み立て，疾患の成り立ち，治療法の機序などについて深く理解するという，本来，プロフェショナリズムの観点から求められることが，十分には達成しにくいという面もあります．

同じ疾患であっても，患者さん一人一人は，その症状一つを取ってみても多様であるように，必ず特徴（variance）があり，それは，病態に関連する背景因子の個人差などを反映していると考えられます．すなわち，それぞれの患者さんが持っている病態の本質と，その特徴をよく把握して診療にあたることが求められるのです．EBM が group-oriented medicine と言われることもあるように，患者集団の平均的なところを把握して診療を進めるような考え方となっているのに対して，実際の診療の場では，患者さん個人の持つ variance をよく把握して最適な診療を進めることが望まれることになります（individual-oriented medicine）．このような考え方は，医師の裁量部分に適切に反映されるため，われわれは，疾患の症候，病態，診断，治療についての深い理解と，それぞれの患者さんの持つ特徴をよく把握した上で，診療を進めることが必要になります．

シリーズ《アクチュアル 脳・神経疾患の臨床》は，このような考え方に立って，神経内科医ならびに神経内科専門医を目指す方々，さらには神経内科専門医取得後の生涯教育に役立つシリーズとして企画したものですが，他の診療科の方々でも神経内科疾患の診療に際して参考となるような内容となっています．各巻でテーマを絞り，その“take-home-message”が何であるかを読者にわかりやすいものとして発信するように努め，巻ごとに編集担当者を決めて専門編集体制をとるとともに，随時編集委員会を開催してその企画内容などを十分に吟味検討し，充実した内容を目指しています．各テーマの“focus”としては，できるだけ最新の動向を反映したものとするようにし，特に，“神経内科医としてのプロフェショナリズムを究める”，という立場を重視して，そのような視点に立つ記述を少しでも多く盛り込むようにしました．

構成にあたっては，最新の進歩・知識の全体をバランスよく理解できること，実地診療に役立つように検査，診断，治療などの診療上のノウハウをできるだけ盛り込むことに留意し，さらに必要に応じてその科学的根拠について簡潔に記述するようにしました．冒頭に述べましたように，同じ疾患であっても，患者ごとの病態の特徴をどのようにして把握・理解するか，という視点を記述に含めるようにし，さらに，本文での記載に加えて，「Column」「Case Study」「Lecture」「Memo」「Key words」などの項目の活用やフローチャートやイラストを積極的に取り入れることで，読者が理解を深めやすいように工夫しています．

本シリーズが，神経内科医のプロフェショナリズムを目指す方々に座右の書として活用されるものとなることを編集委員一同祈念しています．

2011年10月吉日

東京大学大学院医学系研究科 神経内科学教授
辻　省次

序

このたびシリーズ《アクチュアル 脳・神経疾患の臨床》の9冊目となる『神経感染症を究める』が刊行の運びとなった.

感染症，これはまさに古くて新しい領域である．古代遺跡からは，虫卵の化石が発掘され当時の人々が寄生虫に悩まされていたことがわかるし，結核が国民病だったことを指摘するまでもなく，つい先頃の20世紀中葉までは，多くの感染症には特異的治療薬はなかったのである．その後の抗生物質，抗菌薬あるいは有効性の高いワクチンの開発は，感染症を医学の花形に押し上げるとともに，人々に感染症はもはや過去の病気との誤ったイメージをもたらした.

今まさに西アフリカでエボラ出血熱が猛威をふるっており，感染症との戦いは人類の永遠の課題であることを如実に物語っている．いったんは克服したと思っても，必ず何かしら耐性菌が出現し，病原菌の高毒化や種の壁を越える“広毒化”も大きな問題である．近年のSARS（severe acute respiratory syndrome）や鳥インフルエンザのヒトへの感染，あるいは病原大腸菌による食中毒などは記憶に新しい．とくにヒトあるいは動物の移動が高速化かつ広域化している現在，ある地域の特殊な感染症にとどまっていたものが，あっという間に全世界に拡大するという可能性もある．実際，デング熱患者やその媒介蚊がわが国でも見つかっている.

一方，編者はAIDSが米国で勃発した頃に，その中心地の一つであるニューヨークに留学中であったが，当時の多くのメディアは，「原因不明の奇病」「20世紀のペスト」などと書き立て全世界が恐怖に陥った．しかし，国際協力と努力により病態解明，予防，治療薬開発に努めた結果，現在，HIV感染症はほぼ制圧されたといえるまでになった．すなわち，世界の協力により「やればできる」ということも経験することとなった．正しい知識をもって対応することがきわめて重要である．AIDS以外にも不治といわれた感染症が治療可能になりつつあることも事実であり，ヘルペスウイルス治療薬の開発はまさに画期的である．編者は最近，致死性とされている進行性多巣性白質脳症患者の治癒に成功するという経験をした.

本書では，感染症の症候，診断などの総論から始まり，新興・再興感染症も含めてヒト神経系の感染症をほぼカバーしており，最も包括的な教科書となっている．わが国を代表する第一人者の皆様に執筆していただき，本シリーズの特徴の〈Case Study〉〈Column〉〈ディベート〉の記載に加え，各種診療ガイドラインの使い方，病原体の検査法リストなど，大変わかりやすい内容となっている．本書が多くの皆様に役立つことを祈念する次第である.

2014年11月

国立精神・神経医療研究センター病院院長
水澤英洋

アクチュアル 脳・神経疾患の臨床

神経感染症を究める

Contents

I. 総論

II. ウイルス感染症

III. 細菌感染症

神経感染症を究める
Contents

IV. スピロヘータ感染症

V. 真菌症

VI. 原虫・寄生虫感染症

VII. プリオン病

Case Study

付録

執筆者一覧（執筆順）

庄司　紘史	聖マリア病院神経内科／久留米大学名誉教授
水谷　智彦	神経内科 津田沼／日本大学名誉教授
福田　和正	産業医科大学医学部微生物学教室
大石　　実	日本大学医学部内科学系神経内科学分野
亀井　　聡	日本大学医学部内科学系神経内科学分野
中嶋　秀人	大阪医科大学内科学Ⅰ（神経内科）
加藤　秀紀	公立陶生病院神経内科
三竹　重久	公立陶生病院神経内科
湯浅　浩之	公立陶生病院神経内科
小林　　禅	JAとりで総合医療センター神経内科
水澤　英洋	国立精神・神経医療研究センター病院院長
加藤　丈夫	山形大学医学部内科学第三講座（神経・内分泌代謝・血液内科学）
安川　正貴	愛媛大学大学院医学系研究科血液・免疫・感染症内科学（第一内科）
八代　将登	岡山大学医学部小児医科学
森島　恒雄	岡山労災病院院長
髙崎　智彦	国立感染症研究所ウイルス第一部
森田　公一	長崎大学熱帯医学研究所ウイルス学分野
西園　　晃	大分大学医学部微生物学
大原　義朗	金沢医科大学医学部微生物学
長山　成美	金沢医科大学神経内科学
西條　政幸	国立感染症研究所ウイルス第一部
細矢　光亮	福島県立医科大学小児科
雪竹　基弘	佐賀中部病院神経内科
三浦　義治	がん・感染症センター都立駒込病院脳神経内科
出雲　周二	鹿児島大学大学院医歯学総合研究科附属難治ウイルス病態制御研究センター
石川　晴美	日本大学医学部内科学系神経内科学分野
稲次　基希	東京医科歯科大学脳神経機能外科学分野
大野喜久郎	東京医科歯科大学名誉教授
福武　敏夫	亀田メディカルセンター神経内科
岩田　　誠	東京女子医科大学名誉教授
小宅　睦郎	長岡赤十字病院神経内科
西澤　正豊	新潟大学脳研究所臨床神経科学部門神経内科学分野
寒川　　真	近畿大学医学部附属病院神経内科
楠　　　進	近畿大学医学部附属病院神経内科
松田　　希	福島県立医科大学医学部神経内科学講座
宇川　義一	福島県立医科大学医学部神経内科学講座
﨑山　佑介	鹿児島大学大学院医歯学総合研究科神経病学講座 神経内科・老年病学
髙嶋　　博	鹿児島大学大学院医歯学総合研究科神経病学講座 神経内科・老年病学
白井　慎一	釧路労災病院神経内科
佐々木秀直	北海道大学大学院医学研究科神経内科学
池口　邦彦	自治医大ステーション・ブレインクリニック
岡本　幸市	公益財団法人老年病研究所

中山　晴雄	東邦大学医療センター大橋病院脳神経外科 / 院内感染対策室
岩渕　　聡	東邦大学医療センター大橋病院脳神経外科
渋谷　和俊	東邦大学医学部病院病理学講座
小笠原淳一	山口大学大学院医学系研究科神経内科学
神田　　隆	山口大学大学院医学系研究科神経内科学
濱田　　雅	東京大学医学部附属病院神経内科
松田　有紀	福井赤十字病院神経内科
松永　晶子	福井大学医学部附属病院神経内科
米田　　誠	福井県立大学看護福祉学部
小林謙一郎	東京都立墨東病院感染症科
大西　健児	東京都立墨東病院感染症科
福間　利英	久留米大学名誉教授
丸山　治彦	宮崎大学医学部感染症学講座寄生虫学分野
中村(内山)ふくみ	奈良県立医科大学医学部病原体・感染防御医学講座
吉川　正英	奈良県立医科大学医学部病原体・感染防御医学講座
千種　雄一	獨協医科大学熱帯病寄生虫病学講座
林　　尚子	獨協医科大学熱帯病寄生虫病学講座
木村　英作	大阪大学微生物病研究所 難治感染症対策研究センター分子原虫学分野
三條　伸夫	東京医科歯科大学大学院医歯学総合研究科 脳神経病態学
豊島　靖子	新潟大学脳研究所病態神経科学部門 病理学分野
林　森太郎	楽山会三島病院神経内科
高橋　　均	新潟大学脳研究所病態神経科学部門 病理学分野
八木　拓也	慶應義塾大学医学部神経内科
髙橋　愼一	慶應義塾大学医学部神経内科
鈴木　則宏	慶應義塾大学医学部神経内科
中冨　浩文	東京大学医学部附属病院脳神経外科
佐藤奈穂子	東京大学医学部附属病院神経内科
辻　　省次	東京大学医学部附属病院神経内科
大越　教夫	筑波技術大学保健科学部保健学科
石井亜紀子	筑波大学医学医療系神経内科
中馬越清隆	筑波大学医学医療系神経内科
米川　　智	九州大学大学院医学研究院神経内科学
吉良　潤一	九州大学大学院医学研究院神経内科学
熊本　俊秀	九州看護福祉大学看護福祉学部看護学科
石橋　正人	大分大学医学部神経内科
中島　典子	国立感染症研究所感染病理部
髙園　貴弘	長崎大学病院第二内科
泉川　公一	長崎大学大学院医歯薬学総合研究科 臨床感染症学
河野　　茂	長崎大学病院第二内科
峰松　俊夫	愛泉会日南病院疾病制御研究所

本書で用いられる主な薬剤略語

ABPC	アンピシリン	ampicillin
ACV	アシクロビル	aciclovir
AMK	アミカシン	amikacin
AMPC	アモキシシリン	amoxicillin
AMPH-B	アムホテリシンB	amphotericin B
Ara-A	ビダラビン	vidarabine
AZT	アズトレオナム	aztreonam
CAZ	セフタジジム	ceftazidime
CFPM	セフェピム	cefepime
CLDM	クリンダマイシン	clindamycin
CPFX	シプロフロキサシン	ciprofloxacin
CTRX	セフトリアキソン	ceftriaxone
CTX	セフォタキシム	cefotaxime
CVA	クラブラン酸	clavulanic acid
DOXY	ドキシサイクリン	doxycycline
EB	エタンブトール	ethambutol
EM	エリスロマイシン	erythromycin
5-FC	フルシトシン	flucytosine
F-FLCZ	ホスフルコナゾール	fosfluconazole
FLCZ	フルコナゾール	fluconazole
GCV	ガンシクロビル	ganciclovir
GM	ゲンタマイシン	gentamicin
INH	イソニアジド	isoniazid
IPM/CS	イミペネム/シラスタチン	imipenem/cilastatin
ITCZ	イトラコナゾール	itraconazole
L-AMB	アムホテリシンBリポソーム製剤	liposomal amphotericin B
LZD	リネゾリド	linezolid
MCFG	ミカファンギン	micafungin
MCZ	ミコナゾール	miconazole

MEPM	メロペネム	meropenem
MINO	ミノサイクリン	minocycline
PAPM/BP	パニペネム / ベタミプロン	panipenem/betamipron
PCG	ベンジルペニシリン（ペニシリンG）	benzylpenicillin
PZA	ピラジナミド	pyrazinamide
REP	リファンピシン	rifampicin
RTX	リツキシマブ	rituximab
SM	ストレプトマイシン	streptomycin
ST	スルファメトキサゾール / トリメトプリム	sulfamethoxazole/trimethoprim
TC	テトラサイクリン	tetracycline
VACV	バラシクロビル	valaciclovir
VCM	バンコマイシン	vancomycin
VGCV	バルガンシクロビル	valganciclovir
VRCZ	ボリコナゾール	voriconazole

Ⅰ. 総論

I. 総論

神経感染症の症候

Point

- 神経系感染症には，脳炎 / 脳症，髄膜炎，脊髄炎，末梢神経障害，筋炎と幅広い臨床型があり，病原としてはウイルス・細菌・原虫など多彩である.
- 臨床症候は，脳炎・髄膜炎・脊髄炎などに対応した発熱，意識障害，痙攣，巣症状，髄膜刺激症状などが出現する.
- エイズ・臓器移植など宿主の免疫状態によっては，通常病原性をもたない病原による神経感染症が問題になり，その神経症候は必ずしも定型的ではない.
- 初感染層の上昇や高齢化時代を反映し単純ヘルペス脳炎の高齢化が指摘されている．一方，免疫機序による辺縁系脳炎 / 脳症の報告の増加傾向がみられ，急性脳炎における鑑別上の重要性を増している.
- グローバル化とともに脳マラリア，ウエストナイル脳炎，狂犬病などの輸入感染症としての思わぬ脳炎などの混入にも注意が必要である.

神経系感染症は，脳炎 / 脳症，髄膜炎，脊髄炎，末梢神経障害，筋炎などと幅広い臨床型に分けられ，症例によっては，併せ持つ髄膜脳炎，脊髄神経根炎なども頻度が高い．病原としてウイルス・細菌・原虫などがあげられ（**1**），経過も急性・亜急性・慢性に分けられる[1]．診断へのアプローチは渡航歴を含む病歴聴取・全身症候・神経症候から始まる．本稿では，成人のウイルス性急性脳炎・脊髄炎・髄膜炎などの全身症候，神経症候を中心に言及してみたい.

全身症候

バイタルサインなど

バイタルサイン（意識レベル，脈拍，呼吸，体温，血圧）のうち，意識レベルは，開眼しているか，呼名反応，痛み刺激への反応などで判定し，Japan coma scale（JCS，日本式昏睡尺度），Glasgo coma scale（GCS，グラスゴー昏睡尺度）で表す．急性脳炎においては，意識障害が必発で幻覚・せん妄を伴う錯乱期を経て意識障害の深さにもよるが，時に無欲状（apathy）を示す．自己免疫性脳炎 / 脳症では，異常行動，思考滅裂などの異常言動で発症することが多い．一般的に，脈拍は 100 / 分以上の頻脈，および呼吸数の増加がみられ，脳幹障害では，チェーン・ストークス呼吸（Cheyne-Stokes respiration）など呼吸異常が出現する.

発熱に関しては，急性脳炎で高熱が持続する稽留熱（continuous fever）を示す.

季節性インフルエンザでは 39～40℃の高熱，関節痛，筋肉痛がみられる．脳マラリアでは周期性に発熱を繰り返す特徴がある. 髄膜炎では，発熱の前に激しい寒気（chill）の訴えがある．頭位変換，咳などによって時に苦悶状を示し，頭位変換時に嘔吐が起きやすい.

破傷風では，開口制限（trismus；咬痙）で発症することに注意を払う．顔面筋痙攣のため苦笑いに似た顔貌（risus sardonics；痙笑）も特徴的とされる[2]．2006 年に発生した，輸入感染

Key words

脳炎 / 脳症

脳炎は脳内でのウイルスの直接侵入・増殖がみられ，脳症では脳内でのウイルス増殖を欠き，通常，髄液での細胞増加はみられない．代表的脳症のインフルエンザ脳症では，高サイトカイン血症など過剰な免疫反応が重要な役割を演じていると考えられている.

1 病変の主座・病原からの分類

部位別分類	病原による分類	
•脳炎／脳症，辺縁系脳炎 •脳室炎，脳膿瘍 •硬膜下膿瘍，脳静脈洞炎 •脳幹脳炎，小脳炎 •髄膜炎 •脊髄炎，脊髄根炎 •腕神経叢炎，末梢神経障害 •筋炎	•ウイルス	RNA：日本脳炎ウイルス，インフルエンザウイルス，麻疹ウイルス，風疹ウイルスなど DNA：単純ヘルペスウイルス，水痘-帯状疱疹ウイルス，サイトメガロウイルス，EB ウイルスなど
	•プリオン蛋白	
	•細菌	グラム陽性菌：肺炎球菌，レンサ球菌 グラム陰性菌：インフルエンザ菌など 抗酸菌：結核菌 スピロヘータ：梅毒トレポネーマ，ボレリア
	•真菌	クリプトコッカス，カンジダ
	•原虫・寄生虫	トキソプラズマ，マラリア，住血線虫など

神経系感染症では，脳炎，髄膜炎，脊髄炎，末梢神経障害，筋炎などの臨床型に分けられるが，これらを併せ持つ髄膜脳炎，脊髄神経根炎なども頻度が高い．

2 ヒトのヘルペスウイルス

一般名	主な病気	潜伏部位
HSV-1	口唇ヘルペス，辺縁系脳炎	三叉神経節
HSV-2	性器ヘルペス，脊髄炎，髄膜炎	仙髄神経節
VZV	水痘-帯状疱疹，髄膜炎，脳炎，顔面神経麻痺，根神経炎	神経節
CMV	肺炎，肝炎，脳室炎，神経根炎	単核球
HHV-6, 7	突発性発疹，脳炎・脳症	単核球
EBV	伝染性単核球症，小脳炎，脳炎，リンパ腫	B 細胞
HHV-8	カポジ肉腫（Kaposi sarcoma）	

ヘルペス属ウイルスでは，初感染後潜伏感染し，宿主免疫能低下時に皮膚・粘膜と神経系を好んで侵す特徴がある．
HSV：単純ヘルペスウイルス，
VZV：水痘-帯状疱疹ウイルス，
CMV：サイトメガロウイルス，
HHV：ヒトヘルペスウイルス，
EBV：エプスタイン・バーウイルス．

症としての狂犬病の臨床は，錯乱，恐水，恐風発作，呼吸麻痺などがみられ，狂躁型では水を怖がる恐水発作が特徴的とされる[3]．

傍腫瘍性脳炎／脳症においては，悪性腫瘍，胸腺腫，卵巣奇形腫などを含めた全身検索が重要となる．

Memo

潜伏感染，再活性化

ヘルペス属ウイルスでは，初感染後生涯潜伏感染する特徴がある．ウイルス DNA として細胞内に長期間感染粒子の産生が欠如した状態で宿主免疫から逃れられる．単純ヘルペスウイルス，水痘-帯状疱疹ウイルスでは神経節細胞内に，サイトメガロウイルスなどでは単核球に潜伏感染を起こす．宿主免疫能低下によって，ヘルペスウイルス粒子の産生が再開され再活性化が起こるが，神経細胞周辺でさらなる増殖を抑制する再活性化抑制機構が回帰発症を抑制している．一方，小児ヘルペス脳炎では，遺伝子 Toll 様受容体変異による発症機序が報告されているが，成人・高齢者においては，遺伝子要因がどう絡むか追究されている．

皮疹，皮膚の変化

神経感染症でみられる発疹・水疱性病変の有無が診断の手がかりになり，顔面，口腔内，四肢，体幹部を観察する．麻疹などでは体幹から四肢に拡大する紅斑性丘疹がみられ，全身性に淡紅色の発疹を呈する．ハンセン病（Hansen disease）では，末梢神経の肥厚，環状紅斑が現れる[4]．ヘルペス属ウイルスでは，初感染後終生潜伏感染し，宿主免疫能の低下時に皮膚・粘膜と神経系を好んで侵す[5]（2，3）．単純ヘルペスウイルス（herpes simplex virus：HSV）1 型は口唇・口腔粘膜など上半身に水疱を形成する．単純ヘルペス脳炎（ヘルペス脳炎）における口唇ヘルペスなどの随伴頻度はアメリカの症例群で 22％，本邦成人例において 10％以下とされる．HSV-2 型による神経感染症としては髄

3 ヘルペス脳炎の病態と症候

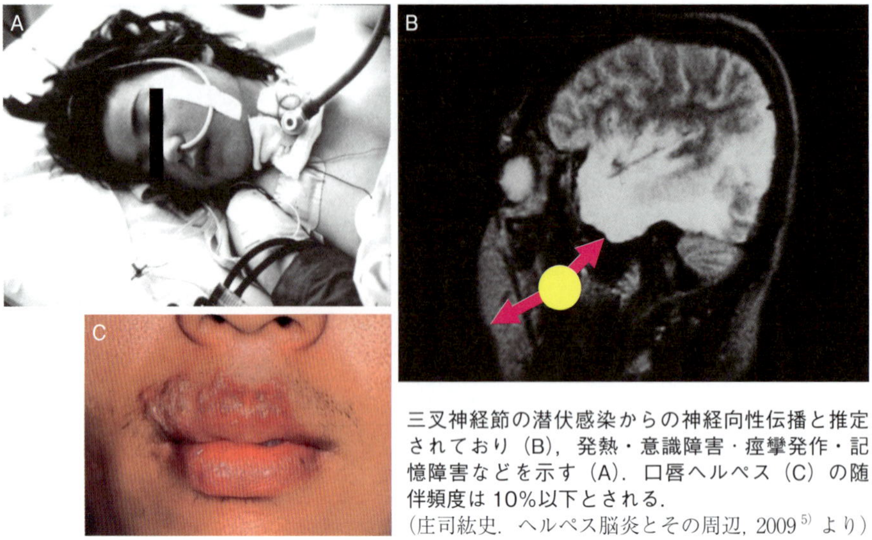

三叉神経節の潜伏感染からの神経向性伝播と推定されており（B），発熱・意識障害・痙攣発作・記憶障害などを示す（A）．口唇ヘルペス（C）の随伴頻度は10%以下とされる．
（庄司紘史．ヘルペス脳炎とその周辺，2009[5] より）

膜炎・脊髄炎が多いが，性器ヘルペスの随伴頻度は少数例にとどまる．水痘では発疹，水疱，膿疱，痂皮に進展する．エプスタイン・バーウイルス（Epstein-Barr virus：EBV）の初感染では，皮疹・異形リンパ球・肝腫大など伝染性単核球症を伴う．帯状疱疹の場合，1～2 の髄節性に一側分布が原則であるが，免疫不全患者では広範な分布（汎発性帯状疱疹）が出現する．時に非定型的な皮疹・水疱，あるいは皮疹を欠く場合もある．

神経症候

脳炎 / 脳症における神経症候

脳炎は発熱，意識障害，痙攣発作などを主徴とし，頭痛，項部硬直（nuchal stiffness）など髄膜刺激症候を伴う．時に髄膜炎が先行し脳炎に移行する場合がある．成人・高齢者の感染に伴う脳症をみる機会は増加しており，異常言動，髄液細胞数の増加を欠くことを目安にする．

■インフルエンザ，麻疹などに伴う急性脳炎 / 脳症

高熱，意識障害，痙攣を前景とし，急性散在性脳脊髄炎（acute disseminated encephalomyelitis：ADEM）では脊髄症候を含め散在性多巣性症状を示す．季節性インフルエンザに伴う小児の脳症は年間 100 例前後集積されているが，新型の豚インフルエンザ（H1N1）での脳症の合併は，年長児・成人に多い傾向が指摘されている．初期症候には，両親がわからない，意味不明な言葉を発する，急に怒り出すなどの異常言動・行動がみられる[6]．

日本脳炎は夏期に発症，脳幹・基底核を好発部位とし，意識障害，片麻痺・四肢麻痺などの錐体路症状や振戦，不随意運動，ジストニアなど錐体外路症状を認める．本邦では確認されていないが，同じフラビウイルスのウエストナイル脳炎の臨床症候は，錐体外路症状を主体とした脳炎，髄膜炎，ポリオ様の急性弛緩性麻痺の 3 病型に分けられている．

■ヘルペス脳炎

ヘルペス脳炎の発症年齢は，20 歳代から始まり 50 歳代に好発するとされていたが，HSV の初感染層の上昇・高齢化時代を反映し，2000 年以降の報告では 65 歳以上の高齢発症の増加傾向がみられる（**4**）[7]．高齢者のヘルペス脳炎では，糖尿病などの基礎疾患を有することが多く複数の病態が重複しがちで，基礎疾患の症候が前景に現れ早期診断の遅れにも繋がりやすく，転帰も不良である．たとえば，脳梗塞後左片麻痺，臥床状態で胆管炎を契機に発症したヘルペス脳炎の 89 歳女性例では脳梗塞の再発が

4 ヘルペス脳炎の年齢分布

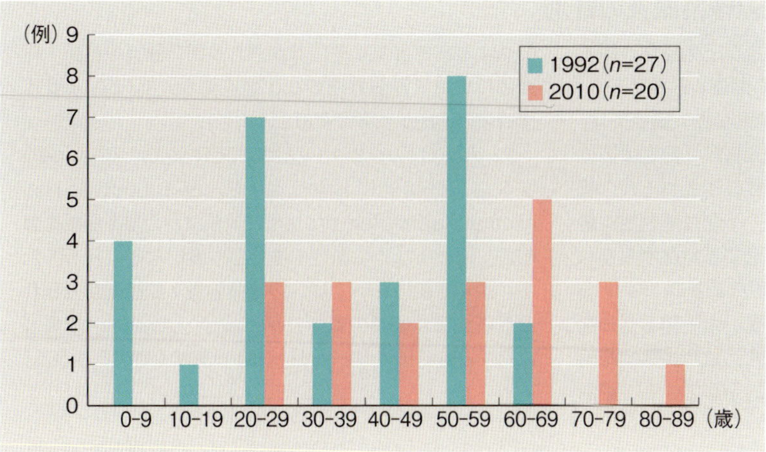

HSVの初感染層の上昇や高齢化時代を反映し，1992年九州地区での調査と比較し，2010年では60歳代にピークを認め89歳まで分布し，ヘルペス脳炎の高齢化がみられる．
（庄司紘史．神経内科 2013[7] より）

疑われ治療の遅れに繋がった[8,9]．一方，神経救急での迅速画像診断・治療開始が定着しており，辺縁系限局の軽症例あるいは発症初期をとらえる機会が増えている．

ヘルペス脳炎は側頭葉・辺縁系が好発部位であり，急性期の臨床症候は，発熱・髄膜刺激症候，意識障害，痙攣発作を中核とし，幻覚，記憶障害，失語症などの頻度が高い．意識障害の初期には，錯乱，せん妄状態が少なくなく，幻視，異常行動を伴う．回復期にかけては近時記憶障害，人格変化，二次性痙攣などの発現頻度が高い．一側の側頭葉・辺縁系病変が一般的であるが，両側側頭葉障害を示唆する口唇傾向，情動変化，性的亢進などのクリューヴァー・ビューシー症候群（Klüver-Bucy syndrome）も記載されている．

他のヘルペス属ウイルスの神経感染症

性器ヘルペスを起こすHSV-2型は脊髄炎や髄膜炎を起こすことでよく知られているが，脳炎の報告も増加傾向にある．エイズなどでの日和見感染としてのHSV-2型脳炎の報告，網膜炎やぶどう膜炎に併発したHSV-2型脳炎，HSV-2急性辺縁系脳炎の高齢女性例などが続いている．高齢者のHSV脳炎においては，HSV-2型の混在を考慮したHSV-2へのポリメラーゼ連鎖反応（polymerase chain reaction：PCR），型別酵素抗体法（type specific enzyme-linked immunosorbent assay：ELISA）の適応を考慮すべきと思われる．

帯状疱疹は高齢者で増加するが，三叉神経領域の帯状疱疹は脳炎・脳幹脳炎・髄膜炎や血管炎などを引き起こす．筆者らはアルツハイマー病を基礎にもつ水痘-帯状疱疹ウイルス（varicella-zoster virus：VZV）急性辺縁系脳炎を報告した．両者が海馬領域を好発部位とする点で，急性辺縁系脳炎を契機に重度の記憶障害，病識欠如，常同行為などが増悪し，退院後は施設入所を余儀なくされるに至った．幹細胞移植後および重症薬疹患者でのヒトヘルペスウイルス（human herpesvirus：HHV）-6再活性化による辺縁系脳炎では，移植後2〜4週間に見当識障害や近時記憶の障害がみられる．EBVによ

Key words

辺縁系

辺縁系は大脳半球内側から脳幹を上方から包み，解剖学的に海馬，前部帯状回，嗅球，扁桃体，眼窩回，島皮質などから成る．ヘルペス脳炎の好発部位であり，機能的には，記憶，情動，性的行動，自律神経などに関与する．MRI拡散強調像の導入により，より明瞭にとらえられ，辺縁系脳炎/脳症の急性期画像診断での検出感度が高くなっている．

Key words

クリューヴァー・ビューシー症候群

サルの両側側頭葉切除の実験で観察された症候群であるが，視覚失認ないし精神盲，何でも口に持っていき食べようとする傾向，情動の変化，性行動の異常亢進，怖がらないで何にでも反応する，などを呈する．ヒトの場合，部分的な症候群が多い．

Column

ヘルペス脳炎と自己免疫性辺縁系脳炎の鑑別

辺縁系を主座とするヘルペス脳炎と自己免疫性辺縁系脳炎との早期の鑑別診断が，治療とも関連し重要である.

一般的に，自己免疫性の急性辺縁系脳炎／脳症では，異常言動で発症することが多い．抗NMDA受容体抗体陽性脳炎の25%で辺縁系に主座があるとされるが，臨床的に前駆期，精神病期，無反応期，不随意運動期，緩徐回復期などに分けられ，経過は遷延する特徴がみられる．一方，抗NMDA受容体抗体脳炎の臨床スペクトラムは，小児を中心にヘルペス脳炎に続いた不随意運動などで再発する症例群，難治性てんかん，統合失調症様所見を主症候とする症例群など拡がりを示している．鑑別要点は本文で言及しているが，ヘルペス脳炎の遷延・再発例において不随意運動など示す場合，抗NMDA受容体抗体の測定が参考になろう.

抗VGKC（voltage-gated potassium channel）複合体抗体関連においては，抗LGI-1（leucine-rich glioma inactivated protein 1）抗体が辺縁系脳炎を惹起し，低ナトリウム血症や脳症型が多いなどの特徴を示す．橋本脳症においては，辺縁系脳炎／脳症型がみられる点に注意が必要であり，α-エノラーゼのN末端領域に対する自己抗体（抗NAE抗体）が診断上有用とされる.

る症候・病態は，初感染での伝染性単核球症に随伴する急性脳炎，髄膜炎や免疫機序による小脳炎，ADEM，多発性硬化症（multiple sclerosis：MS）類似例など，EBV関連のリンパ増殖疾患・リンパ腫など幅広い病像を示す特徴がある.

■自己免疫性辺縁系脳炎／脳症との鑑別

1994年に非ヘルペス性急性辺縁系脳炎が見出され，類似の病態が相次いで続き，高橋らはグルタミン酸受容体抗体GluRε2を報告[10]，2007年Dalmauらにより卵巣奇形腫に伴う抗*N*-メチル-D アスパラギン酸（*N*-methyl-D-aspartate：NMDA）受容体抗体陽性脳炎が報告された[11]．自己免疫性脳炎／脳症と一括され，病態が解明されつつある[12,13]．傍腫瘍性の中でも急性型の辺縁系脳炎／脳症とヘルペス性辺縁系脳炎の鑑別診断は，抗ヘルペス薬か免疫療法を選択するかで重要である．ヘルペス脳炎の場合，発熱の先行，髄膜刺激症候，髄液細胞増加を随伴し，MRIで一側辺縁系優位な所見が多い．自己免疫性脳炎／脳症では，異常言動で発症し，髄液所見・髄膜刺激症候が比較的軽度なことが多い.

従来，ヘルペス脳炎の再発は，HSVの再燃か免疫機序かで議論されていたが，主として小児例の再発例において抗NMDA受容体関連の脳炎の報告が続いている．また，紛らわしいことにHSV脳炎が抗NMDA受容体抗体産生の引き金になることが報告されている[13]（**Column** 参照）.

■遅発性ウイルス感染症，プリオン病

亜急性硬化性全脳炎（subacute sclerosing panencephalitis：SSPE）は小児にみられる麻疹ウイルス変異株の持続感染による慢性脳炎で，急性脳炎と異なり，発熱，髄液細胞増加などの炎症所見を欠く．SSPEでは，麻疹罹患後平均7年の潜伏期を経て，学業成績の低下，性格変化などを発症する．ミオクロニー発作，次いで無動性無言症に陥る．JCウイルスによる進行性多巣性白質脳症（progressive mutifocal leukoencephalopathy：PML）は，免疫能低下時に大脳白質に脱髄病変を生じる．進行性の脳症を呈し，数か月で無動性無言に陥る.

プリオン病は，伝播性のある異常プリオン蛋白が主として脳に蓄積する人獣共通致死性感染症である．孤発性プリオン病が8割を占め，初老期に進行性の認知症を主徴とし，錐体路症状，錐体外路症状，視覚異常，ミオクローヌスが高率にみられる.

脊髄炎の神経症候

脊髄炎の初発症状は発熱，背部痛，下肢脱力，排尿障害などで発症し，急性あるいは亜急性の脊髄横断症状を示す．髄液では，細胞数・蛋白増加，MRIにおいて脊髄の腫大，異常信号病変などがみられる．脊髄炎にはウイルスや細菌などによる感染性と，広義には免疫機序による脱髄性，血管炎などの血管性，腫瘍性，外傷性

などによる原因のものを含む．

ウイルス性では，かつてはポリオが多かったが，ワクチンの普及により新しい発生はなく，HSV, VZV などによる脊髄炎の頻度が高い[14]．HSV-2 型による脊髄炎は，背部痛，排尿障害などで上行性の急性脊髄横断症状を示し，HSV による性器ヘルペスを見落としてはならないが，HSV 皮膚粘膜病変の随伴は半数以下である．多くは急性で上行性の横断性脊髄障害を示し，一部は非上行性あるいは亜急性の経過を呈する．

麻痺型ポリオ（脊髄炎）はウイルスが侵入してから発熱，頭痛，消化器症状などの第 1 相に続いて，3～7 日後に第 2 相に入り，麻痺が出現する．下肢が上肢より侵されやすく，近位筋が遠位筋より障害が強い．非対称性，弛緩性麻痺が特徴である．ヒト T リンパ球向性ウイルス脊髄症（HTLV-I associated myelopathy：HAM）は慢性進行性の脊髄症であるが，一部の症例において亜急性の経過を示し，ウイルス性脊髄炎に類似した症例報告が散見される．

細菌性としては，黄色ブドウ球菌，グラム陰性菌による化膿性脊椎炎・傍脊椎膿瘍・脊髄硬膜下膿瘍などからの波及・圧迫による横断性脊髄炎があり，起炎菌は黄色ブドウ球菌などが同定されている．

これら脊髄炎疾患群の鑑別診断には，ウイルス性，細菌性，脱髄性など治療可能な疾患群があげられ，迅速な診断･治療開始が求められる．

髄膜炎の神経症候

発熱，頭痛，髄膜刺激症候，髄液細胞増加を主徴とするが，意識障害の出現するものから感冒と間違えられるような軽度な症状しか示さないものもある．頭位変換，咳，音，光刺激などによって時に苦悶状を呈し，また，嘔吐が起きやすく，羞明，頸部の感覚過敏もみられる．

急性発症（ウイルス性，細菌性），亜急性（結核性，真菌性）に分けられ，通常，ウイルス性髄膜炎（無菌性髄膜炎）では頭痛・嘔吐・羞明など比較的軽く，項部硬直などの他覚的徴候も軽度で，経過良好である．

細菌性髄膜炎では，激しい頭痛，悪寒，発熱とともに，項部硬直，ケルニッヒ徴候（Kernig sign）などの髄膜刺激症候が認められる．

結核性・真菌性髄膜炎は亜急性髄膜炎に位置づけられる．結核性･真菌性髄膜炎においては，脳実質の血管炎や肉芽腫形成を伴い，しばしば片麻痺など巣症状を随伴する．

一方，ウイルス感染，細菌感染に随伴してみられるメニンギスム（髄膜症；meningism）は頭痛，髄液圧亢進などを示すが，細胞数増加はみられない[15]．感染症に伴う低浸透圧血症の関与などが推定されている．

■髄膜刺激症候（5）

髄膜の炎症による髄膜に対する刺激の結果としてみられる所見で，項部硬直，ケルニッヒ徴候，ブルジンスキー徴候（Brudzinski sign）などが現れる[16]．ただし，これらの徴候の髄膜炎における感度，特異度は，項部硬直で 30％の感度，特異度 68％，ケルニッヒ徴候において 5％と必ずしも臨床的意義は高くないことが言及されている[17]．

項部硬直：髄膜炎，髄膜脳炎，その他の原因により，髄膜，頸部神経，さらに神経根部は浮腫を伴い，炎症産物の有害刺激により，項部の筋肉は持続的な収縮を起こしてくる．頭頸部の

Memo

脊髄炎の鑑別

脊髄炎疾患群の鑑別診断には，各種ウイルス性，ウイルス感染後，細菌性，寄生虫，ワクチン接種後，MS，視神経脊髄炎，ADEM，シェーグレン症候群（Sjögren syndrome），ベーチェット病（Behçet disease），全身性エリテマトーデス（SLE），抗リン脂質抗体症候群，サルコイドーシス，脊髄梗塞，傍脊椎膿瘍，脊髄腫瘍などがあげられる．いずれも緊急性を要する疾患群であり，髄液所見，ウイルス・細菌学的検索，MRI を含む画像所見などで迅速な診断・治療開始が求められる．

Key words

メニンギスム

ウイルス感染，細菌感染に随伴してみられるメニンギスム（髄膜症）は頭痛，髄液圧亢進などを示すが，細胞数増加はみられない．感染症に伴う低浸透圧血症の関与などが推定されている．季節性インフルエンザなどで髄液細胞増加を欠く片頭痛様の激しい頭痛を時に経験するが，サイトカインを介し頭痛を起こす可能性や，感染因子が脳幹神経核へ作用し頭痛誘発物質が放出される，などの機序が提起されている．

5 髄膜刺激症候—項部硬直（A），ケルニッヒ徴候（B）

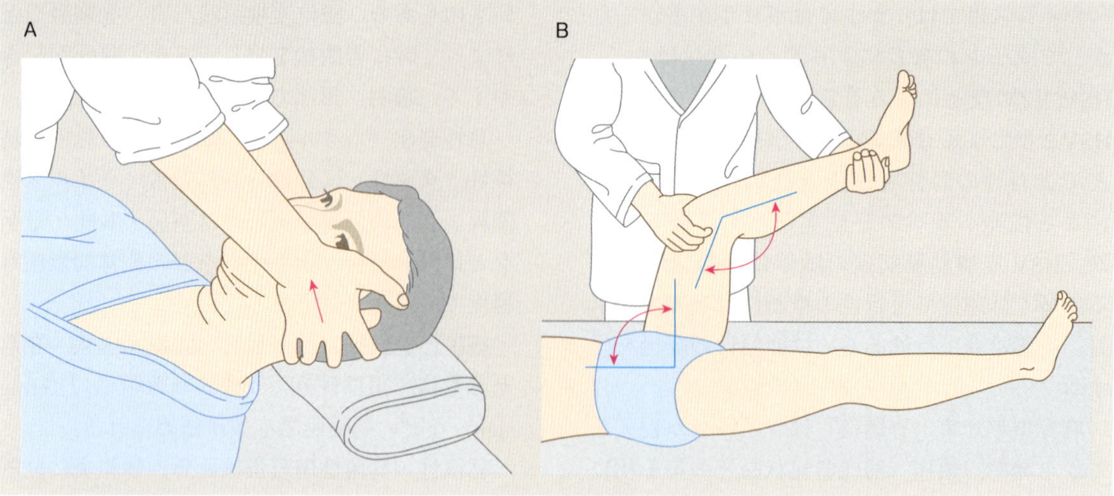

A：頭部を前屈させてみる．抵抗があり痛みを訴え，下顎を胸骨へつけることができない．
B：股関節 90°屈曲位で，下腿を伸展させる．135°以上伸展できない場合，陽性．
（庄司紘史．臨床神経内科学，改訂 5 版，2006[16] より）

前屈に際し生体が髄膜や神経根部にかかる緊張を最小限にしようとする姿勢をとる一種の防御反応とされる．

jolt accentuation（ジョルトサイン）：子どもがいやいやする要領で頭を数回振り，頭痛が増悪するようであれば陽性とする．頭位変換時の髄膜刺激症候といえる．

ケルニッヒ徴候：腰仙髄部の髄膜に炎症が及ぶと，その部の脊髄根は障害を受ける．1907 年 Kernig によって報告された徴候で，大腿後部筋の攣縮により膝関節が伸展できない状態を指す．

ブルジンスキー徴候：仰臥位の患者の頭を被動的に屈曲させると，一側，あるいは両側下肢が股関節と膝関節で屈曲するものを陽性とする．これは脊髄神経根の緊張をできるだけ防ごうとするために，股関節，膝関節を屈曲するために起こる．

神経根炎

神経ボレリア症（ライム病）や帯状疱疹に伴う脊髄根炎などが該当する．臨床的には下肢麻痺，根痛，感覚障害が認められ，髄液では細胞数増加，蛋白（免疫グロブリン）増加がみられる．

■神経ボレリア症

3 段階の病期を認める．第 1 病期では，感染後 1〜2 週間以内に，発熱，筋痛，全身倦怠感などとともに特徴的な移動性の慢性紅斑（erythema chronicum migrans）がみられる．第 2 病期は，この皮膚病変の数週〜数か月後に，心病変，神経病変を認めるようになる．一側あるいは両側性顔面神経麻痺を主体とした脳神経麻痺，無菌性髄膜炎，神経根炎が出現し，しばしば激しい坐骨神経痛様疼痛を伴う．

■らい

本症の皮疹は多様であるが，類結核型（tuberculoid form）で神経合併症の頻度が高い．脊髄を含め中枢神経病変は原則としてみられない．末梢神経障害には，単神経炎，多発単神経炎を呈する．進行すると神経は肥厚し，皮膚表面が隆起してみえる．

■帯状疱疹

罹患皮膚領域の激しい痛み，感覚脱失は頻度の高い神経症候であるが，顔面神経麻痺を主症候とするハント症候群（Hunt syndrome），髄節性運動麻痺，多発ニューロパチーなどの根神経炎がある．

ハント症候群は，一側の末梢性顔面神経麻痺と耳介部皮疹の組み合わせでみられ，耳介部・

口腔内の水疱病変の有無が参考になるが，欠くことも少なくない（zoster sine herpete；無疱疹性帯状疱疹）．一般的に，ハント症候群の予後はベル麻痺（Bell palsy）に比べ悪い[18]．頸髄C3-5領域帯状疱疹においては上肢帯萎縮（neuralgic amyotrophy；神経痛性筋萎縮症）の報告がある．

■エイズ患者におけるサイトメガロウイルス（CMV）感染

脳室炎が知られているが，腰仙髄神経根炎も注目されている．進行性の下肢弛緩性麻痺，腱反射消失，膀胱直腸障害を示し，髄液細胞増加，CMV PCR陽性，ガンシクロビルの反応がある．

筋炎

ウイルスなどによる筋炎は筋組織への直接侵襲，あるいは免疫機序による．インフルエンザの流行に伴って，急性筋炎，横紋筋融解症を発症する．発熱，頭痛，咳嗽，筋肉痛などに続いて，腓腹筋の圧痛，歩行障害などがみられる．一部の症例において，横紋筋融解症が起こる．

■化膿性筋炎

急性・亜急性に発症する．大腿四頭筋，腸腰筋，臀筋などに好発する．基礎疾患を有することが多い．

まとめ

主としてウイルス性急性脳炎・脳症・脊髄炎・髄膜炎などの全身症候，神経症候について解説した．発熱・皮膚粘膜所見などの全身症候，神経症候は神経系感染症の診断の手がかりとなろう．

各種ウイルス，ならびに細菌・原虫その他の微生物による感染症の詳細については本巻別項を参照されたい．

（庄司紘史）

文献

1）庄司紘史．神経感染症の特徴 全身症候と神経症候．*Clinical Neuroscience* 2010；28：254-256.
2）海老沢功．破傷風．東京：日本医事新報社；2005，pp.41-46.
3）西園晃．狂犬病．*BRAIN and NERVE* 2009；61：135-144.
4）岩田誠．ハンセン病ニューロパチーの臨床．*Neuroinfection* 2010；15：16-21.
5）庄司紘史．ヘルペス脳炎とその周辺．大阪：永井書店；2009，pp.21-25.
6）厚生労働省インフルエンザ脳症研究班（編）．インフルエンザ脳症ガイドライン．2009，p.6. http://www.mhlw.go.jp/kinkyu/kenkou/influenza/hourei/2009/09/dl/info0925-01.pdf
7）庄司紘史ほか．単純ヘルペス性辺縁系脳炎．神経内科 2013；79：582-588.
8）江島泰志ほか．単純ヘルペス脳炎の高齢発症例の検討．神経内科 2012；77：663-665.
9）鈴木馨ほか．89歳高齢発症の単純ヘルペス脳炎．*BRAIN and NERVE* 2012；64：1063-1068.
10）高橋幸利ほか．急性辺縁系脳炎におけるグルタミン酸受容体自己免疫の病態．*Clinical Neuroscience* 2008；26：508-511.
11）Dalmau J, et al. Paraneoplastic anti-N-methyl-D-aspartate receptor encephalitis associated with ovarian teratoma. *Ann Neurol* 2007；61：25-36.
12）Shoji H, et al. Non-herpetic acute limbic encephalitis：A new subgroup of limbic encephalitis. In：Hayasaka D（editor）. Pathogenesis of Encephalitis. Croatia：InTech；2011, pp.267-278.
13）Armangue T, et al. Herpes simplex virus encephalitis is a trigger of brain autoimmunity. *Ann Neurol* 2014；75：317-323.
14）庄司紘史ほか．脊髄炎・脊髄神経根炎．別冊日本臨牀，新領域別症候群シリーズNo.25，感染症症候群（第2版）下．大阪：日本臨牀社；2013，pp.136-139.
15）Nagafuchi M, et al. Adult meningism and viral meningitis, 1997-2004：Clinical data and cerebrospinal fluid cytokines. *Intern Med* 2006；45：1209-1212.
16）庄司紘史．髄膜刺激症状の診かた．平山惠造ほか（編）．臨床神経内科学，改訂5版．東京：南山堂；2006，pp.51-55.
17）田代淳，田代邦雄．神経症候，髄膜刺激徴候．*Clinical Neuroscience* 2005；23：742-743.
18）日本顔面神経研究会（編）．顔面神経麻痺診療の手引—Bell麻痺とHunt症候群，2011年版．東京：金原出版；2011，p.9.

I. 総論
神経感染症の診断

起炎菌とその同定法

Point

- 神経系感染症の大部分は，脳以外の部位にある感染巣からの二次的波及であるので，全身の診察・検査を含めたsystematic approachが必要である.
- 中枢神経系感染症はmedical and neurological emergencyであるので，迅速に対応し，治療できる疾患を見落とさないように検査し，直ちに治療を開始する.
- 「抗生物質を含む治療を開始する前に，必要と思われる部位すべてから病原体検出の検査を出しておく」原則を可能な限り守ることが必要である.
- 細菌性感染症の可能性が強いときは，2セットの血液培養は必須である.
- 中枢神経系感染症では，腰椎穿刺による髄液検査は絶対的適応であり，見落としがないように微生物学的諸検査を含む諸検査を行う必要がある．また，同時血糖検査も必ず行う.
- 後から追加の検査ができるように，予備の髄液・血清をディープフリーザーに保存しておくことが望ましい.

神経系感染症の特徴

神経系を一次的または二次的に侵す神経感染症の分類には，病変の主座によるものと病因によるものとがある.病因による分類を**1**に示す.この中で中枢神経系に関係するものにはmedical and neurological emergencyであるものが多く，迅速に対応する必要がある．初診時には病原体がわからないことが多いため，最も考えられる疾患および可能性のある疾患を念頭に入れて，見落としがないように暫定的治療(empirical therapy)を開始することになる.また,「中枢神経系の感染症は，外傷・脳外科的手術・プリオン病を除けば，原則として，脳以外にある感染巣からの波及」(**2**）であるので，全身の診察・検査を含めた「systematic approach」を行い，治療経過および後日戻ってきた検査所見に応じて必要があれば治療を修正することになる.

ここでは，日常診療で最も遭遇する機会が多い急性発症の髄膜炎・脳炎（髄膜脳炎）を中心に，亜急性髄膜炎を含めて「起炎菌とその同定法」を述べる．それ以外の起炎菌の同定法は，本書の別稿で述べられる個々の疾患の項を参照されたい.

起炎菌（病原体）の検索方法

急性発症の髄膜炎・脳炎（髄膜脳炎）

「最も緊急性のある急性発症の髄膜炎・脳炎(髄膜脳炎）に対する手順」のフローチャートを**3**に示す．主な病原体は，細菌感染とウイルス感染であるが，急性ウイルス性髄膜脳炎は，初診時，急性散在性脳脊髄炎（**1**のB）と鑑別困難であることが多いので注意する．**3**のフローチャートに従って主な注意点を以下にまとめる.

■病歴聴取と全身・神経系診察，ルーチン検査

医療面接（病歴聴取)・診察およびベッドサイドでできる基本的なルーチン検査は，手分けして同時並行して行う．医療面接・診察・神経症候の詳細は本章の「神経感染症の症候」(p.2–9）に譲るが，医療面接では「発症経過を正確に聴取する」ことが重要である．患者本人からは病歴を聞くことが可能でない状態のことが多いが，その場合は，患者自身を世話していた家

1 病因による神経系感染症の分類

A. 病原体の直接感染

1. 急性化膿性髄膜炎（急性細菌性髄膜炎）
2. 脳膿瘍
3. 結核性髄膜炎
4. ウイルス感染症：髄膜炎，髄膜脳炎
   ① RNA ウイルス：ポリオ，コクサッキー，エコー，流行性耳下腺炎（ムンプス），麻疹，風疹，日本脳炎，リンパ球性脈絡髄膜炎，レトロウイルス（HTLV-1，HIV）など
   ② DNA ウイルス：ヘルペスウイルス（単純ヘルペスウイルス，水痘-帯状疱疹ウイルス，HHV-6，サイトメガロウイルス，エプスタイン・バーウイルス〈Epstein-Barr virus〉），パポバウイルスなど
5. 真菌性髄膜炎
   ①クリプトコッカス髄膜炎
   ②カンジダ髄膜炎
   ③アスペルギルス髄膜炎（髄膜脳炎）
   ④その他：ムコール菌，放線菌，皮膚酵母菌（ブラストミセス）
6. マイコプラズマ感染症
7. 神経梅毒
   ①髄膜血管性神経梅毒，②実質性神経梅毒，③脊髄癆，④麻痺性認知症，⑤神経萎縮
8. 遅発性ウイルス感染症
   ①進行性多巣性白質脳症：パポバウイルス（JC ウイルス）
   ②亜急性硬化性全脳炎：変異麻疹ウイルス
   ③風疹による慢性進行性全脳炎
9. プリオン病
   a 孤発性：①クロイツフェルト・ヤコブ病（Creutzfeldt-Jakob disease：CJD）
   　　　　　② "Variably protease-sensitive prionopathy"（VPSPr）
   b 遺伝性：①家族性 CJD
   　　　　　②ゲルストマン・シュトロイスラー・シャインカー病（Gerstmann-Sträussler-Scheinker disease：GSS）
   　　　　　③致死性家族性不眠症（fatal familial insomnia）
   c 獲得性：①クールー（kuru）
   　　　　　②医原性 CJD（硬膜移植，下垂体製剤，角膜移植，脳外科手術など）
   　　　　　③変異型 CJD（variant CJD）
10. リケッチア感染症
   ①発疹チフス
   ②ツツガムシ病
11. 原虫感染症
   ①トキソプラズマ症
   ②マラリア
   ③自由生活性アメーバ性髄膜脳炎
12. 寄生虫疾患
   ①日本住血吸虫症
   ②肺吸虫症
   ③有鉤条虫症（囊虫症〈cysticercosis〉）
   ④旋毛虫症
   ⑤エキノコックス症（包虫症）
   ⑥その他

B. 感染症に関係したアレルギー性機序によるもの

1. 急性散在性脳脊髄炎（脳炎型，脳脊髄炎型，脊髄炎型）
   ①傍感染性（parainfectious）
   ②感染後性（postinfectious）
   ③予防接種後
2. 急性多発根神経炎
   ①ギラン・バレー症候群（Guillain-Barré syndrome）
   ②その他
3. 腕神経叢神経痛（brachial neuralgia の一部）
4. 中枢・末梢連合脱髄症（combined central and peripheral demyelination：CCPD）の一部？

C. 神経系感染症と鑑別が必要な炎症性および脱髄性神経疾患

1. 神経ベーチェット病（Behçet disease）
2. 神経サルコイドーシス
3. 脳動脈炎
4. 多発性硬化症
5. 視神経脊髄炎（neuromyelitis optica）
6. 中枢神経系ループス
7. その他

HTLV-1：ヒトTリンパ球向性ウイルス-I，HIV：ヒト免疫不全ウイルス，HHV-6：ヒトヘルペスウイルス6型．

族・友人によく聞くことが大切である.「急性発症」で入院した患者について治療開始後の経過が思わしくないときなど，家族に，再度，発症状況を聞くと，亜急性発症のことが時にあるので，念のため，亜急性髄膜炎（結核性髄膜炎，クリプトコッカス髄膜炎）の検査も初診時に行っておいたほうがよい.

2 神経系感染症の感染経路

1. **局所からの波及**：頭蓋骨，副鼻腔，中耳-内耳，脊椎などにある感染巣
2. **血行性による波及**：細菌性心内膜炎，肺炎，気管支拡張症，肺膿瘍，腎盂腎炎などの敗血症を起こしうる感染巣
3. 頭部外傷，頭部の手術（脳室ドレナージを含む）
4. 脳神経・末梢神経経由による波及（軸索内輸送）：帯状疱疹ウイルス，単純ヘルペス
5. 髄液検査による医原性髄膜炎（腰椎穿刺，後頭下穿刺，脳室穿刺）
6. 脳実質から起こる感染（プリオン病）

また，上述したように，中枢神経系の感染は，脳以外の部位にある感染巣からの二次的波及によって起こることが多い（**2**）ので，全身を診察して感染巣の有無を検索することが重要である.

■病原体検出の検査

原因となりうる感染巣の可能性のある部位からは，可能な限り，病原体の検出に有用と考えられるものはすべて，塗抹，培養，あるいはその両者を含む細菌学的検査に出しておくことが望ましい．必要であれば，喀痰の塗抹．培養，

3 急性発症の髄膜炎・髄膜脳炎の初診時から治療開始までのフローチャート

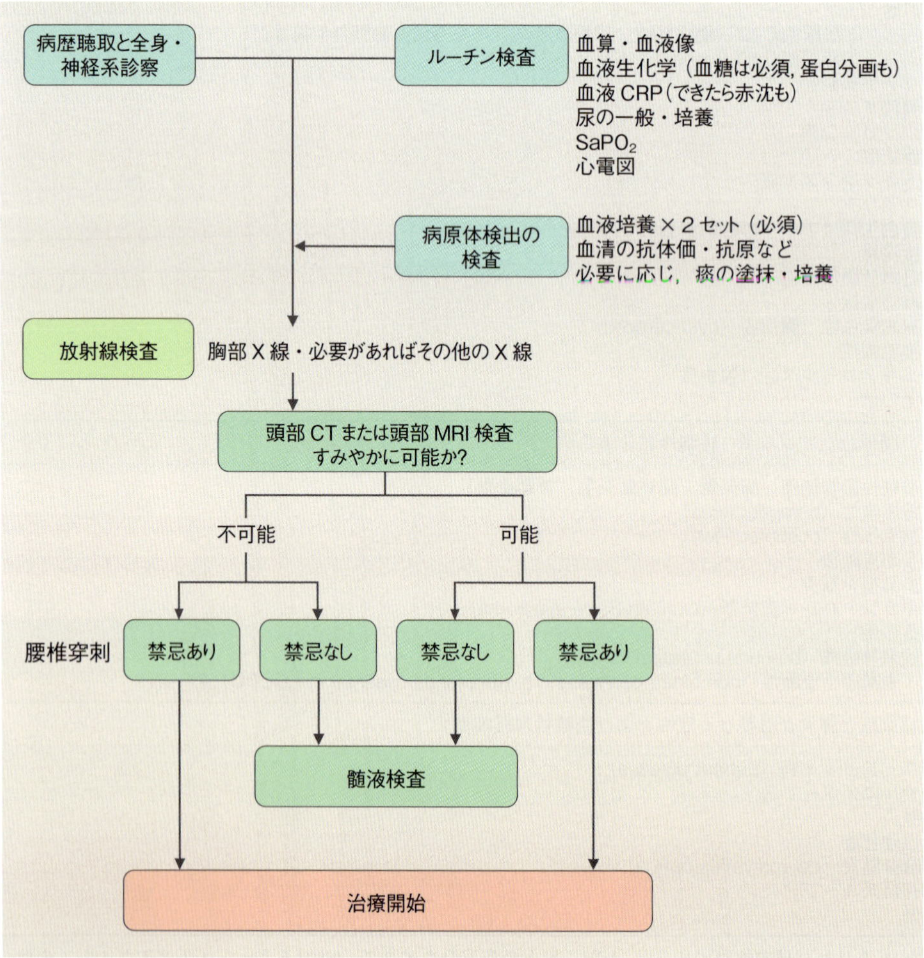

本文中の説明も参照.

4 血液培養

1. 初診時に採血する．
   ※「抗菌薬投与前に採血する．抗菌薬を投与中であれば，なるべく血中濃度の低い，抗菌薬投与直前に採血する」と言われているが，来院時に抗菌薬を投与されていることも多いので，まず，初診時に採血し，必要があれば，後に追加の採血をすればよいと筆者は考えている．
2. 動脈血でも静脈血でも感度の差はほとんどないので，静脈から採血する．
3. 感度は採血量に左右されるので，培養ボトルに指示されている量を採血する．好気性・嫌気性ボトルにそれぞれ採血する．少なくとも2セットの血液培養は必須である．
4. コンタミネーションを防ぐために，自分の手を洗い，イソジン綿球で採血部位を中心に円を描きながら外側へ消毒していく．採血部の汚染がひどい時は，アルコール綿で機械的に汚れを落としてから，イソジンを使用する．
5. イソジンが乾燥してから採血する（乾燥過程で殺菌効果が出るので，最低2分間は待って乾燥させる）．片側の上肢から1セット採血し，同時に対側の上肢から2セット目を採血する．点滴の入っている上肢から採血するときは，点滴の入っている末梢から採血する．やむを得ず，同じ側から採血する時は，駆血帯を外して血流を回復させてから，再度，駆血帯をはめて採血する．なお，下肢から採血してもよい．
6. 嫌気性用と好気性用のボトルのうち，嫌気性菌用のボトルから先に血液を入れる（注射器の空気が嫌気性用ボトルに入るのを防ぐことができる）．採血後，そのままボトルに血液を入れると表皮細菌によるコンタミネーションの起こる危険性があるが，施設により，そのままボトルに入れる時と，注射針をはずしてから入れる場合などがある．
7. 採血したら，直ちに細菌検査室に提出する．当直時はインキュベーターにボトルを入れる．

（青木眞．レジデントのための感染症診療マニュアル，第2版，2008[1]を参考に作成）

IVH（経静脈高カロリー輸液：intravenous hyperalimentation）のカテーテル先端部の培養も出す．

2セットの血液培養は必須である．採血部位を十分消毒し，同時に2か所の異なった部位から採血する（4[1]）．

血液培養以外の各種病原体検出の検査法は，5，6[2,3]，7[4]にまとめたとおりである．血清では抗原検査（クリプトコッカス抗原など）・ウイルス抗体価（ウイルスは種類が多いので，重要なもののみ検査し，追加の検査用に予備の血清を保存しておく．初診時と2〜3週間後のペア検体を調べる）を出す．髄液検査による同定法の詳細を以下に述べる．

■髄液検査による同定法

①腰椎穿刺前の頭部CT・MRI検査

「急性細菌性髄膜炎疑い」の症例では，「この病態を疑ってから30分以内に治療を開始することが重要であり，頭蓋内に占拠性病変の存在を思わせる所見がなければ，頭部CT検査を行うために腰椎穿刺を遅らせてはならない」という意見[1]もあるが，頭部のCT検査またはMRI検査が緊急にできるのであれば，画像検査を行ってから腰椎穿刺をしたほうが無難であると筆者は考えている．

CT検査・MRI検査が緊急にできない場合は，臨床的に腰椎穿刺の禁忌（8[5,6]）がなければ，腰椎穿刺をすることになるが，そのときは，眼底検査でうっ血乳頭がないことを確認する．細菌性髄膜炎よりも急性ウイルス性髄膜脳炎の可能性が高いときは，CT検査よりも頭部MRI検査のほうが異常を検出しやすく，また，急性散在性脳脊髄炎を鑑別するのにも有用である．なお，血清クレアチニン値が許容範囲内であれば，治療開始後，できるだけ早期に造影剤を用いた頭部CTか頭部MRI検査を行って再検したほうがよい．また，脳波検査も追加する．

②髄液検査

腰椎穿刺による髄液検査は最も重要な検査であり，髄膜炎・脳炎は髄液検査の絶対的適応である．穿刺を行う前に，腰椎穿刺が禁忌である状態（8）がないことを確かめる．禁忌ではあっても是正可能ないし危険を少なくできるようであればそのようにして腰椎穿刺を行う（8の脚注を参照）．髄液検査前の頭部CT・MRI検査については，前節で述べたが，脳内に大きな占拠性病変がないことを確認するために有用である．

①初圧，②髄液の混濁の有無（腰椎穿刺による人為的出血〈traumatic tap〉の有無を含む），③生化学検査（糖濃度・総蛋白濃度・蛋白分画・

5 神経感染症の病原体の同定法

1. 急性細菌性髄膜炎

①塗抹：グラム染色
②細菌抗原
③培養培地
④ PCR 法

2. 結核性髄膜炎

①塗抹：Ziehl-Neelsen 染色
② PCR：nested PCR ≫ single PCR
③培養：Mycobacteria Growth Indicator Tube（MGIT）培地＞小川培地

3. ウイルス性髄膜炎・髄膜脳炎（6を参照）

① PCR 検査
②血清・髄液抗体価測定
③ウイルス分離

4. 真菌性髄膜炎（7を参照）

a. クリプトコッカス髄膜炎
①墨汁染色：陽性率 60%
②抗原検査：血清・髄液のクリプトコッカス抗原
③培養
b. アスペルギルス髄膜炎・出血性脳梗塞・髄膜脳炎
①抗原検査：血清＞髄液
②生検組織の病理組織学的検査・培養
c. 中枢神経カンジダ症
①抗原検査：血清＞髄液のカンジテック™ 抗原，β-D グルカン
②生検組織の病理組織学的検査

5. マイコプラズマ感染症

①寒冷凝集素抗体
②特異抗体：血清マイコプラズマ抗体
③ PCR 法

6. 神経梅毒

①血清：STS（serologic tests for syphilis）（定性・定量），TPHA
②髄液：STS（定性・定量），FTA-ABS

TPHA：梅毒トレポネーマ血球凝集検定法，FTA-ABS：蛍光トレポネーマ抗体吸収検査.

6 ウイルス性髄膜炎・脳炎の検査診断

A. 血液・髄液の検査

1. ペア検体[*1]における血清・髄液ウイルス抗体価の 4 倍またはそれ以上の上昇
   1）補体結合反応（complement fixation test：CF）
   2）中和法（neutralization test：NT）
2. ペア検体における血清・髄液ウイルス抗体値の 1 段階またはそれ以上の上昇[*2]
   1）s-EIA（IgG）[*3]
   2）c-EIA（IgG）[*3]
3. 血清・髄液 c-EIA（IgM）陽性：IgM 陽性であれば，急性感染症の存在を意味する.
4. 髄腔内抗体産生を示唆する抗体価の上昇
   1）血清 / 髄液の抗体価比＜ 20
   2）抗体指数[*4] ＞ 1.91
   3）髄液 / 血清（c-EIA による抗体値のみ）[*5] ≫1.0：2.0 以上であればほぼ確実
5. polymerase chain reaction（PCR）法によるウイルス検出[7]
   ①髄液中ウイルス DNA の検出
   1）single PCR
   2）real time PCR
   3）nested PCR
   ②髄液中ウイルス RNA の検出
   ・reverse transcriptase PCR
6. 髄液の化学発光法（chemiluminescence assay）によるウイルス抗原の検出（Kamei, 1999）
7. 髄液からのウイルス分離

B. 生検による脳組織の検査（脳炎の診断に用いられることがある）

1）ウイルス分離
2）抗体を用いた免疫組織化学染色
3）電顕によるウイルスの検出

診断には上記 A-1～3 は，A-4 の髄腔内抗体産生を示唆する所見を満たすことが必要である.

*1 ペア検体：急性期とその 2～3 週後の回復期とに採取した検体.
*2 (-) → (+)，(-) → (++) などの上昇.
*3 EIA: enzyme-linked immunosorbent assay. 固相化（solid）EIA（s-EIA）と抗体捕捉（capture）EIA（c-EIA）とがある. s-EIA では検査する血清の希釈倍数と髄液の希釈倍数とが異なることがあり，血清・髄液の抗体比を単純に計算できないので注意する. c-EIA では，免疫グロブリンに対する抗体の比率を出しているので，抗体比をそのまま比較することが可能である. なお，検査施設により，測定方法が異なるので注意する.
*4 抗体指数：[髄液抗体価 / 血清抗体価] ÷ [髄液アルブミン濃度 / 血清アルブミン濃度]. 抗体価測定法はウイルスの種類によって異なるが，検査室によっても用いる方法が異なるので，注意が必要である. 単純ヘルペス脳炎では，一般に，CF，EIA（IgG·IgM），PCR 検査（特に real time PCR）が用いられている（本文も参照）. エプスタイン・バー（EB）ウイルスの可能性を考えるときは，Paul-Bunnell test，EB-VCA IgG，EB-VCA IgM，EBNA を測定し，EBNA は回復期のペア検体の 1～2 か月後にも測定したほうがよい.
VCA：viral capsid antigen，EBNA：Epstein-Barr nuclear antigen.
*5 髄液・血清ともに (+) であることが必要.

（神経系の感染症 ― Update. *Clinical Neuroscience* 2010[2]；水谷智彦. *Clinical Neuroscience* 2003[3] より改変）

CRP を含む. 必要であればウイルス抗体価，アデノシンデアミナーゼ〈ADA〉も検査する），④細胞数と白血球血液像，⑤髄液（9参照）の沈渣に対する各種染色（グラム染色・Ziehl-Neelsen 染色. 墨汁染色など）と培養検査（細菌・結核菌・真菌），髄液の上清の細菌抗原・クリプトコッカス抗原，必要であれば polymerase chain reaction（PCR）検査（単純ヘルペス脳炎ヘルペスの real time PCR あるいは nested PCR，結核菌の nested PCR），ミエリン塩基性蛋白，細胞診などを追加する. 後に追加の予備検査を

7 深在性真菌症の診断と検査法

診断法		クリプトコッカス症	アスペルギルス症	カンジダ症
1. 確定診断法	培養検査	○	△～○	○～◎
	顕微鏡検査（鏡検）	◎（髄液の墨汁染色）	×	×
	病理組織学的検査	◎	○	○～◎
2. 血清診断法	特異抗原検出	○～◎ グルクロノキシロマンナン抗原	○ アスペルギルスガラクトマンナン抗原	○ カンジダマンナン抗原
	特異抗体検出	×	△	×
	β-D-グルカン測定*1	×	△	◎
	D-アラビニトール測定	×	×	△
	カンジダ抗原（カンジテック™）	×	×	△
3. 髄液診断法	特異抗原検出	○～◎	NS	NS
	培養検査	○	○（陰性が多い）	○

◎：非常に有用，○：有用，△：病態により有用な場合がある，×：通常，あまり有用でない．NS：データ不十分．アスペルギルス抗原は感度 71%，特異度 89% であるが，血中半減期が短いので，頻回に検査する．また，偽陽性・偽陰性のこともあるので，注意する．カンジダ抗原は，特異度は高いが，感度は高くない．

*1 β-D-グルカン測定：特定の真菌に特異的というわけではなく，深在性真菌症のスクリーニング検査．

（水谷智彦．今日の神経疾患治療指針，第 2 版，2013[4] より）

8 腰椎穿刺の禁忌

1. 穿刺部位の感染巣（皮膚感染巣，硬膜外膿瘍，硬膜下膿瘍など）
2. 頭蓋内圧亢進状態・両側うっ血乳頭のあるとき（大脳・小脳に大きな占拠性病変のあるとき，ならびにその可能性のあるとき）
3. 出血性病態があるとき：血小板が 50,000 / μL 未満，ヘパリン・ワルファリンを含む抗凝固剤投与時
4. 脊髄の硬膜外・硬膜内病変などにより脊髄くも膜下腔ブロックがあるとき
5. 穿刺部のレベルに脊髄動静脈奇形があるとき
6. 患者・家族から腰椎穿刺の同意が得られないとき

- 上記 2 の禁忌がある場合は，①注意して腰椎穿刺を行う，②腰椎穿刺を行わずに empirical に抗菌薬を開始する，のどちらを選択するかは，その患者の状況および「患者ないし患者の家族からの同意の有無」で決めることになる．腰椎穿刺を行う場合は，23～26 G の細い穿刺針で採取髄液量は必要最低限にし，腰椎穿刺 30～60 分前からマンニトールを投与する，あるいは挿管して過換気とマンニトール静注をしながら，腰椎穿刺を行うとよい[6]．脳内占拠性病変ではなく，髄膜脳炎などによるび漫性脳浮腫による頭蓋内病変の場合は，腰椎穿刺による脳ヘルニアの危険性は少ないが，上述の方法に準じて穿刺を行うとよい．
- 上記 3 の禁忌では，「血小板数は 20,000 / μL 以下が禁忌．あるいは血小板数が急速に減少している場合は，腰椎穿刺直前に血小板輸血をして行う」という人もいる．血小板数と出血傾向は必ずしもよく相関するとは限らないので，そのときは出血時間を参考にする[5]．ヘパリン投与時はプロタミンを投与後，ワルファリンの場合はビタミン K あるいは新鮮凍結血漿を用いて INR を 1.5 未満に下げて腰椎穿刺を行う．

（Fishman RA. Cerebrospinal Fluid in Diseases of Nervous System, 2nd ed, 1992[5] を参考に作成）

行う必要のある場合に備えて，予備の髄液（血清も）を－20℃のディープフリーザーで保存する．ウイルス分離には，－70℃に検体を保存する必要があるが，ディープフリーザーがオーバーヒート（overheat）しないように注意する．

どの程度の髄液量を採取すれば十分であるかについては，どの程度の検査項目を出すかにもよるので，一概にはいえないが，個人的経験および検査室からの要望では，7～8 mL 採取すれば十分であるように感じている．成人では，約 500 mL / 日（20 mL / 時）の髄液が産生されるので，脳に大きな占拠性病変がなければやや太

9 髄液からの起炎菌とその同定法

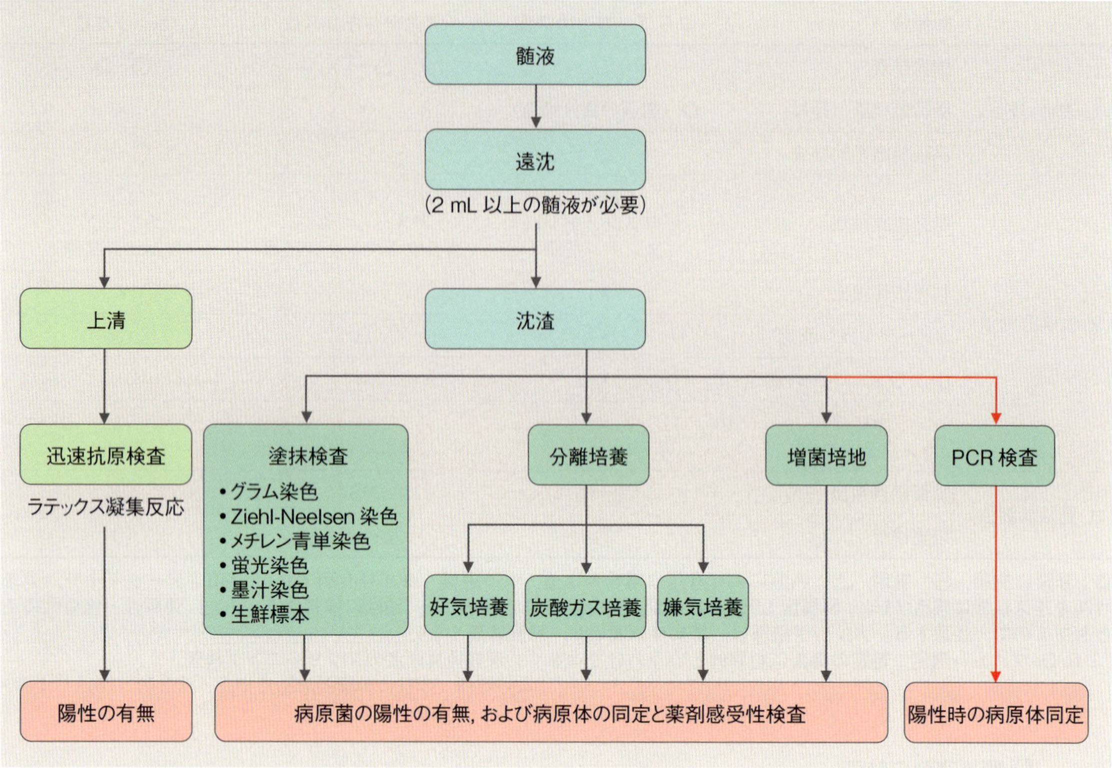

現時点では PCR 検査（赤矢印）はルーチンには行われていない．本文参照.
（小栗豊子〈編〉．臨床微生物検査ハンドブック，第 4 版，2012 [8] 図 IV-8 を参考に作成）

めの穿刺針（19～21 G）を用い（通常は 21～23 G を使うことが多い），10～20 mL 採取しても差し支えないのではないかと筆者は感じている．細菌検査では，髄液が 2 mL 以上あると，遠沈して沈渣を各種染色で染色でき，上清は抗原の検査に用いることができる（9）[8]．いずれにしても，種々の検査を行うときは，多めの髄液を採取し，将来の追加検査用に予備の髄液を上述の条件下で保存しておく．参考として，青木 [1] のスピッツごとの検査項目を **Memo** に紹介する．

なお，検査室では，検査項目に応じて各検査室で調整して振り分けて検査し，余った髄液は短期間であれば検査室に保存しておいてくれることが多い．

Memo

1 本目：細胞数と白血球分画，2 本目：生化学（糖と蛋白など）（同時血糖も採血しておく），3 本目：塗抹・培養，4 本目：1 本目と同じ（traumatic tap とくも膜下出血との鑑別のためである．traumatic tap では，白血球数・総蛋白濃度を補正する必要がある．補正法は成書 [5] を参照）.

1）髄液沈渣を用いた染色 [8]

沈渣のグラム染色は，所要時間約 30 分である．細菌性髄膜炎における陽性率は，80～85％であるが，腰椎穿刺前に抗生物質が投与されていると，陽性率は低下する．クリスタル紫で青紫色に染色される細菌であればグラム陽性菌（10-A, B）である．青紫には染まらないが，その後，サフラニンで赤色に染まれば，グラム陰性菌（10-C）である．このグラム染色による染色性と細菌の性状，患者の年齢，基礎疾患の有無などを考慮に入れて，暫定的に菌種を診断して適切と考えられる抗生物質を投与する．確定診断は培養結果による．なお，背景には多形核白血球が優位に認められる．

2）急性細菌性髄膜炎の抗原検査

細菌抗原検査としては，検査キットがあり，約 20 分で結果が得られる．抗菌薬投与後でも

10 各種病原体の検出

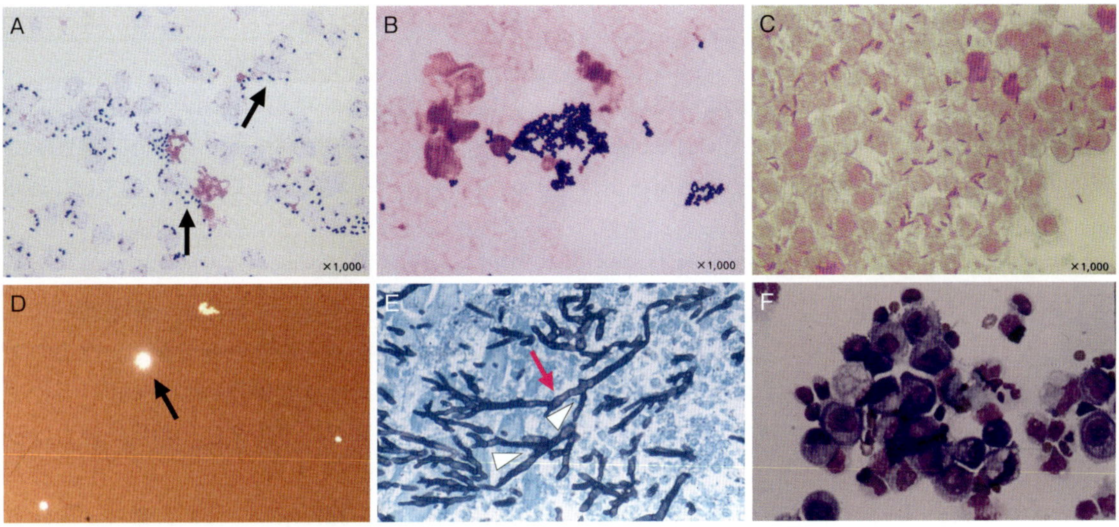

A：グラム染色陽性肺炎レンサ球菌（*Streptococcus pneumoniae*）．短い鎖状のレンサ球菌の状態以外にも，2 つの菌がくっついた双球菌（→）の状態を示すので，肺炎双球菌とも呼ばれる．
B：グラム陽性を示す黄色ブドウ球菌（*Staphylococcus aureus*）．
C：グラム陰性桿菌である大腸菌（E. coli）．
D：髄液の墨汁染色で陽性を示すクリプトコッカス菌（→）．
E：分節構造（septated hypha）（→）を呈し，分岐（▷）しているアスペルギルス菌糸．髄膜脳炎の脳組織．グロコット染色．
F：髄液細胞診．腫瘍細胞が集簇している癌性髄膜炎．
（A・B・C の図は，日本大学医学部内科学系神経内科学分野の小川克彦博士からの御厚意による）

陽性に出る．肺炎双球菌，インフルエンザ桿菌，髄膜炎菌，B 群レンサ球菌を検査できる．ただし，現在の保険診療上認められているのは，2 種類までの検査であるが，必要であれば，やむをえず 3 種類またはそれ以上出さざるをえない．余分の髄液をディープフリーザーに保存し，必要であれば後から提出してもよい．

3）急性ウイルス感染の髄液検査

ウイルス感染による血液・髄液の検査診断は **6** に示したとおりである．血清抗体価との組み合わせと血清・髄液のアルブミン濃度比による補正が必要であり，一部では PCR 検査が行われている（次節参照）．

4）細菌感染とウイルス感染の髄液 PCR

細菌性髄膜炎の PCR 法は行われているが，現段階では治療の現場には活用できてはいないものの，将来的には非常に期待できる方法である．この項目に関しては，本章「16S rRNA 遺伝子をターゲットにした細菌叢解析」（p.20–26）も参照．

現在，臨床の現場の診断で PCR 法がよく使用されている疾患は，単純ヘルペス脳炎と結核性髄膜炎である．結核性髄膜炎については，「亜急性髄膜炎」で後述する．単純ヘルペス脳炎では，single PCR 法は感度が不十分であり，nested PCR か real-time PCR を用いる．real-time PCR は定量的であり，感度もよく，商業ベースで検査可能である．ただし，この脳炎では発症 48 時間以内は陰性であることが多く，また，発症 10～14 日以降およびアシクロビル投与 1 週間以降は陰性になることが多いので，病初期に陰性であっても 2～3 日後には再検をしたほうがよい．なお，PCR 陰性の場合に備えて，「血清・髄液の単純ヘルペス抗体価で髄腔内抗体産生の有無」，および「ペア検体（初期と 2～3 週間後）で 4 倍以上の上昇の有無」も合わせて検査したほうが無難である（**6**）．

なお，PCR 検査では，コンタミネーションの可能性をいつも考慮に入れておくことが重要であり，臨床症状・経過・臨床所見・他の検査所見（血液培養・ウイルス抗体価を含む）を考え合わせて総合的に判断する必要がある．

亜急性髄膜炎

■結核性髄膜炎

髄液沈渣（9）の Ziehl-Neelsen 染色で紅色に染色されれば，抗酸菌である．Ziehl-Neelsen 染色での陽性率は 20〜30％と低いが，10〜20 mL の髄液を遠沈して沈渣を検査すると，陽性率はかなり高くなるので，結核性髄膜炎の可能性がある場合は，髄液量を多く採取して細菌検査室に出すとよい．塗抹標本では陽性率が高くないので，現在，早期診断には PCR 検査が最もよく用いられている．single PCR は感度が低く，それよりも 1,000 倍以上も感度が高い nested PCR が商業ベースで検査可能である[4,9,10]．

なお，培養・薬剤感受性に関しては，従来の方法では結果が判明するまでに時間がかかりすぎるため，米国疾病管理予防センター（Centers for Disease Control and Prevention：CDC）が 1994 年，①結核菌の分離と同定結果を 21 日以内に報告する，②薬剤感受性を 30 日以内に報告する，ことを検査室に求めた[8]．その結果，小川培地では陽性になるのに 4〜8 週間かかり，この条件を満たせないため，液体培地である MGIT（Mycobacteria Growth Indicator Tube）が用いられるようになっている．MGIT では早ければ 1 週間以内に結果が判明し，薬剤耐性結果も早期に得られる．

髄液 ADA 値は自験例では 10 U／L 以上が異常であるが，感度 44〜48％，特異度 75〜100％であり，十分な感度とは言い難い．クォンティフェロン（QFT）検査は interferon-γ release assays と呼ばれる検査の一種で，静脈血採血で行う．潜在性結核／活動性結核の補助診断に用いられ，感度は 80〜90％，特異度は 100％に近いが，陳旧性結核と活動性結核との識別はできない．結核患者との接触者検診に役立ち，接触後 8〜10 週間後に検査する．ただし，QFT 陰性を理由に結核を否定する場合は慎重に行う必要がある[8]．

■真菌性髄膜炎（7）

①クリプトコッカス髄膜炎

髄液沈渣の墨汁染色（10-D）で円形の菌体が染色されると診断がつく．しかし，陽性率は 60％であり，それに比べると，クリプトコッカス抗原のほうがはるかに陽性率は高い．クリプトコッカス抗原は感度・特異度ともに優れており，定量的でもあるので，治療の経過観察にも有用である．なお，髄液のみでなく，血清のクリプトコッカス抗原も検査しておく．

②中枢神経アスペルギルス症，中枢神経カンジダ症

両疾患とも，7に示すように，髄液における特異抗原のデータは不十分であり，ともに組織の病理組織学的検査（10-E）が有用である．血清抗原に関しては，アスペルギルス・ガラクトマンナン血清抗原の特異度は高いが，感度が低いため，陰性であってもアスペルギルス感染を否定できない．血中 β-D グルカンも上昇するが，特異性に欠ける．カンジダ症では，血清カンジテック™抗原検査は迅速性に優れるが，感度・特異度とも 30〜80％とバラツキが大きい．血清 β-D グルカンの検出感度は高いが，特異度は低い．

アスペルギルス感染症・カンジダ感染症は，亜急性経過のみでなく，急性発症のこともあるので注意する．

なお，腫瘍性髄膜炎も結核性髄膜炎・クリプトコッカス髄膜炎同様，亜急性経過と類似の髄液異常を呈するので，髄液細胞診（10-F），血清・髄液の腫瘍マーカーを念のため，一度は検査に出しておいたほうがよい．

謝辞

御助言をいただいた日本大学医学部附属板橋病院，細菌検査室主任，名越美智子氏に深謝します．

（水谷智彦）

文献

1）青木眞. レジデントのための感染症診療マニュアル, 第2版. 東京：医学書院；2008, pp.27-29（血液培養）, pp.391-470（第Ⅴ章 中枢神経感染症）.
2）神経系の感染症— Update. *Clinical Neuroscience* 2010；28：254-342.

3) 水谷智彦．ウイルス性髄膜炎・脳炎．*Clinical Neuroscience* 2003；21：894-897.
4) 水谷智彦．真菌性髄膜炎．水澤英洋ほか（編），今日の神経疾患治療指針，第 2 版．東京：医学書院；2013, pp.432-438.
5) Fishman RA. Cerebro-spinal Fluid in Diseases of the Nervous System, 2nd edition. Philadelphia：W.B. Saunders；1992.
6) Roos KL. Lumbar puncture. *Semin Neurol* 2003；23：105-114.
7) Studahl M, et al. Acute viral infections of the central nervous system in immunocompetent adults：Diagnosis and management. *Drugs* 2013；73：131-158.
8) 小栗豊子（編）．臨床微生物検査ハンドブック，第 4 版．東京：三輪書店；2012.
9) Takahashi T, et al. Nested polymerase chain reaction for assessing the clinical course of tuberculous meningitis. *Neurology* 2005；64：1789-1793.
10) 高橋輝行ほか．結核性髄膜炎の遺伝子診断─ PCR 法による診断の進歩と今後の展開．臨床神経学 2013；53：1187-1190.

Further reading

- 高橋輝行ほか．結核性髄膜炎に対する迅速・高感度診断法．鈴木則夫ほか（編）．Annual Review 神経 2011．東京：中外医学社；2011, pp.150-161.

結核性髄膜炎の nested PCR 法の詳細が述べられている

I. 総論

神経感染症の診断

TOPICS 16S rRNA 遺伝子をターゲットにした細菌叢解析

Point

- 細菌叢とは,「叢(くさむら)」のごとく多種類の菌が共存している様を示す.
- 16S リボソーム RNA(rRNA)とは原核生物のリボソームを構成する RNA サブユニットの一つで,その遺伝子配列は細菌分類の重要な指標の一つとして用いられる.
- 16S rRNA 遺伝子クローンライブラリー法は,PCR で増幅した試料中の 16S rRNA 遺伝子のクローンライブラリーを作成し,各々のクローンの塩基配列に基づき,試料中の細菌種の構成や割合を明らかにする細菌叢解析手法の一つである.

感染症診断の基本戦略として,通常,コッホの 4 原則に従い,染色・培養をはじめ,特定の病原菌(起炎菌)の検出・同定が行われる.しかし,培養検査を中心とした従来の起炎菌検出法では起炎菌の同定が困難な症例や治療困難な症例が年々増加している.その原因の一つとして,起炎菌の複雑化が考えられる.医療技術の進歩などによって長期の生存が可能となった一方で,相対的に免疫力の低下を伴う患者が増加している.それに伴い,常在菌や弱毒菌によって起こる日和見感染や複数の細菌による混合感染が増加していると考えられる.常在性弱毒菌,複数菌種が起炎菌であった場合,起炎菌の推測は困難であり,仮に培養法にて検出されても起炎菌か常在菌かの判断は難しい.

近年,培養に依存することなく,検体中に存在する細菌を一つの「叢(flora)」として把握・評価するさまざまな手法が臨床検体の起炎菌検索に応用されている.本稿では,筆者らが臨床検体の細菌叢解析に用いているクローンライブラリー法を中心に,16S rRNA 遺伝子をターゲットにした細菌叢解析手法について概説する.

16S rRNA 遺伝子の概要

rRNA(ribosomal RNA〈ribonucleic acid〉;リボソーム RNA)は,リボソーム蛋白とともにリボソームを構成し,蛋白合成の場を提供する(**1**).細菌では,大きさによって 23S, 16S, 5S rRNA に分類される(真核生物では 28S, 18S, 5.8S, 5S rRNA).カール・ウーズ(Woese, CR)ら[1,2]は,原核生物の 16S rRNA,真核生物の 18S rRNA の塩基配列を用いて全生物の系統分類法を提案した.その後,バクテリアの系統分類には,約 1,500 塩基の 16S rRNA 配列が用いられている.rRNA はウイルスを除く全生物に存在し,蛋白質合成に関わる重要な分子であるため,配列の保存性が高いこと,遺伝子の長さが系統解析に十分な情報量をもつことなどの理由から,分類の指標として適した遺伝子の一つと考えられる.

16S rRNA 遺伝子をターゲットとした各種遺伝子工学的解析手法

16S rRNA 遺伝子をターゲットとした細菌叢解析法として,蛍光標識プローブとのハイブリッド形成を利用した FISH 法[3],菌種特異的プライマーを用いる定量 PCR 法[4],PCR 産物の制限酵素処理による断片長を指標にした T-RFLP 法[5],変性剤濃度勾配ゲル電気泳動を用いる DGGE 法[6],大腸菌を用いるクローンライブラリー法[7]などがあげられるが,各手法はそれぞれ異なる特徴を有する(**2**).

これらの解析手法は 1990 年代から,試料や目的に応じてさまざまな細菌叢解析研究に用い

1 細菌のリボソームと rRNA の構成

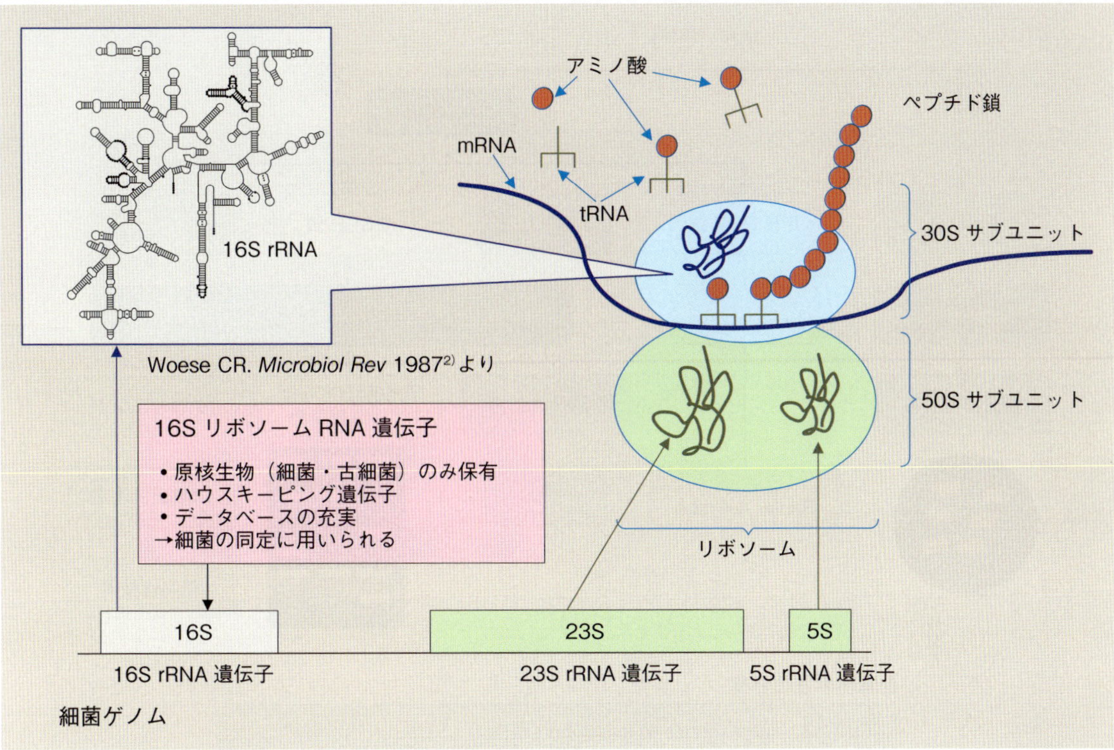

tRNA：transfer RNA（転移 RNA，トランスファー RNA）.

られている．これは細菌の分類に 16S rRNA 遺伝子塩基配列が用いられるようになり，あらゆる細菌の 16S rRNA 遺伝子塩基配列情報が公的なデータベースに登録されるようになったことに起因すると考えられる．

16S rRNA 遺伝子クローンライブラリー法の概要

筆者らが用いているクローンライブラリー法の概要を**3**に示す．クローンライブラリー法は，検体に「どんな細菌種」が，「どのような割合」で含まれるかを明らかにする手法である．

解析は，①細菌数の計測，② DNA の抽出，③ユニバーサルプライマー[8] を用いた 16S rRNA 遺伝子の増幅（PCR），④クローンライブラリーの作成，⑤クローン化された増幅産物（約 100 クローン / 検体）のサンガー法（Sanger method）による塩基配列決定，⑥細菌基準株の 16S rRNA 遺伝子データベースを対象とした相同性検索（Basic Local Alignment Search Tool：BLAST）の 6 つの行程から成る．筆者らは，全菌数の計測にエチジウムブロミド（EtBr；臭化エチジウム）を用いた蛍光染色法を利用している．EtBr が DNA の二本鎖にインターカレートし紫外線照射により蛍光を発する性質を利用して，蛍光顕微鏡下で細菌様の像を計測し，細菌数を算出する．この方法は，生菌，死菌の区別はできないが，抗菌薬治療が施された後に培養不能状態になった菌でも，試料中に存在する細菌菌体の総数の一部として把握することが可能である．

また，クローンライブラリー中の 16S rRNA 遺伝子構成比率(既知菌種との相同性検索結果)と合わせて，試料中の総菌数における各菌種の

Key words

サンガー法

フレデリック・サンガー（Sanger, F）らが 1975 年に発表した DNA 合成酵素反応に基づく塩基配列決定法である．さまざまな改良が加えられ，キャピラリーDNAシークエンサーなどに用いられている．汎用性，読み取り鎖長の長さや精度などにおいて優れている．

2 細菌叢解析で用いられる主な遺伝子工学的手法

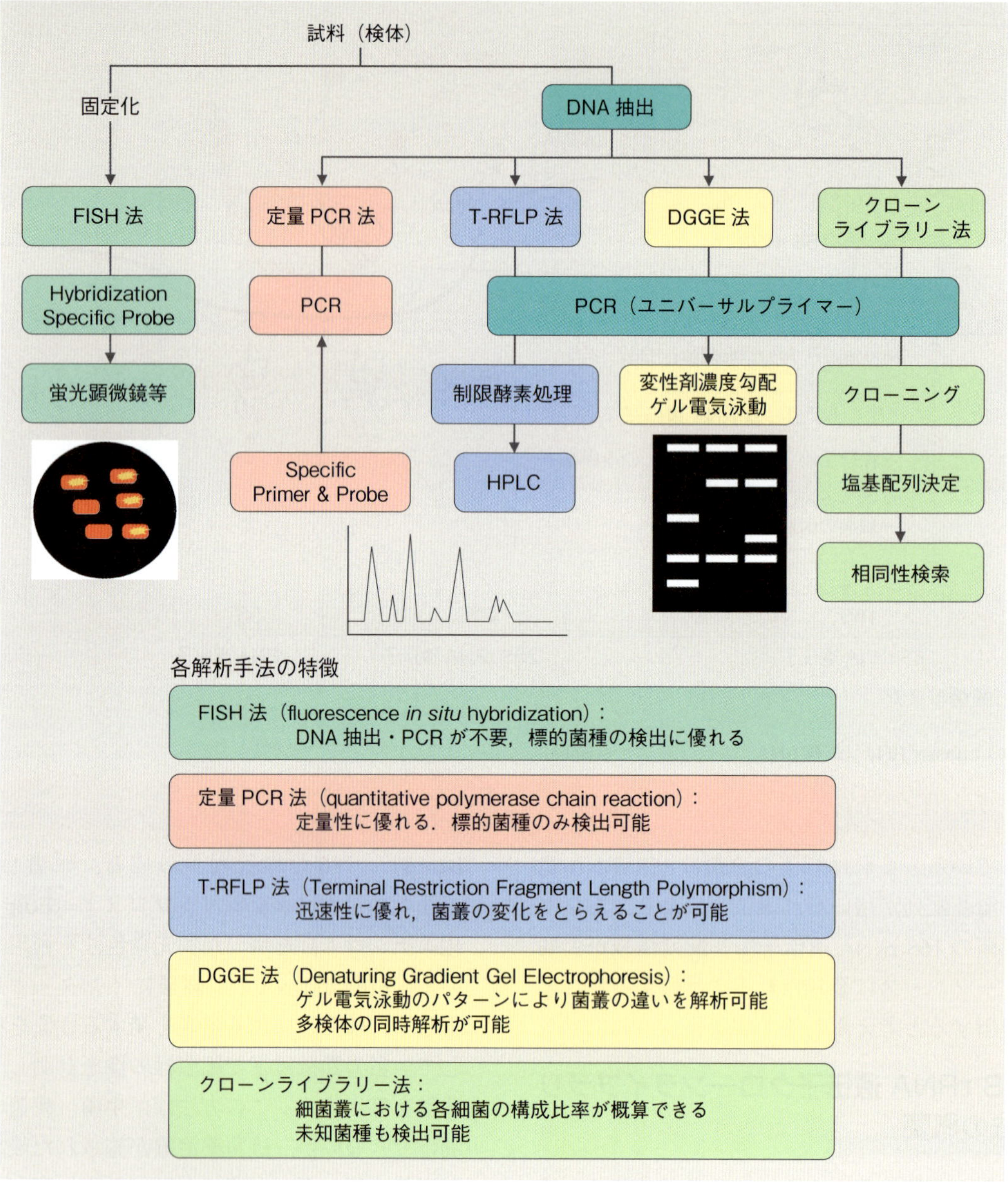
試料（検体）
固定化
DNA 抽出
FISH 法
定量 PCR 法
T-RFLP 法
DGGE 法
クローン
ライブラリー法
Hybridization
Specific Probe
PCR
PCR（ユニバーサルプライマー）
蛍光顕微鏡等
制限酵素処理
変性剤濃度勾配
ゲル電気泳動
クローニング
Specific
Primer & Probe
HPLC
塩基配列決定
相同性検索
各解析手法の特徴
FISH 法（fluorescence *in situ* hybridization）：
DNA 抽出・PCR が不要，標的菌種の検出に優れる
定量 PCR 法（quantitative polymerase chain reaction）：
定量性に優れる．標的菌種のみ検出可能
T-RFLP 法（Terminal Restriction Fragment Length Polymorphism）：
迅速性に優れ，菌叢の変化をとらえることが可能
DGGE 法（Denaturing Gradient Gel Electrophoresis）：
ゲル電気泳動のパターンにより菌叢の違いを解析可能
多検体の同時解析が可能
クローンライブラリー法：
細菌叢における各細菌の構成比率が概算できる
未知菌種も検出可能

HPLC：High-performance liquid chromatography（高速液体クロマトグラフィー）.

相対的な割合を推定することが可能である．

細菌叢解析における注意点

試料中の細菌の種類と割合を反映した細菌叢情報を得るうえで，特に，DNA の抽出方法と PCR に用いるユニバーサルプライマーについては注意を払う必要がある．

まず，細菌には菌体が壊れにくいものと壊れやすいものがある．したがって，DNA 抽出過程で，試料中の細菌がどの程度破壊されているかを検証する必要がある．筆者らは，DNA 抽出処理前後の細菌数を EtBr 蛍光染色法により計測し，溶菌効率を求めている（**4**）．つまり，試料に応じて，最も溶菌効率の高い方法を用いて DNA を抽出するようにしている．

ユニバーサルプライマーについては，PCR による増幅バイアスの影響が少ないものを選択する必要がある．この増幅バイアスは主に，プ

3 16S rRNA 遺伝子クローンライブラリー法の概要

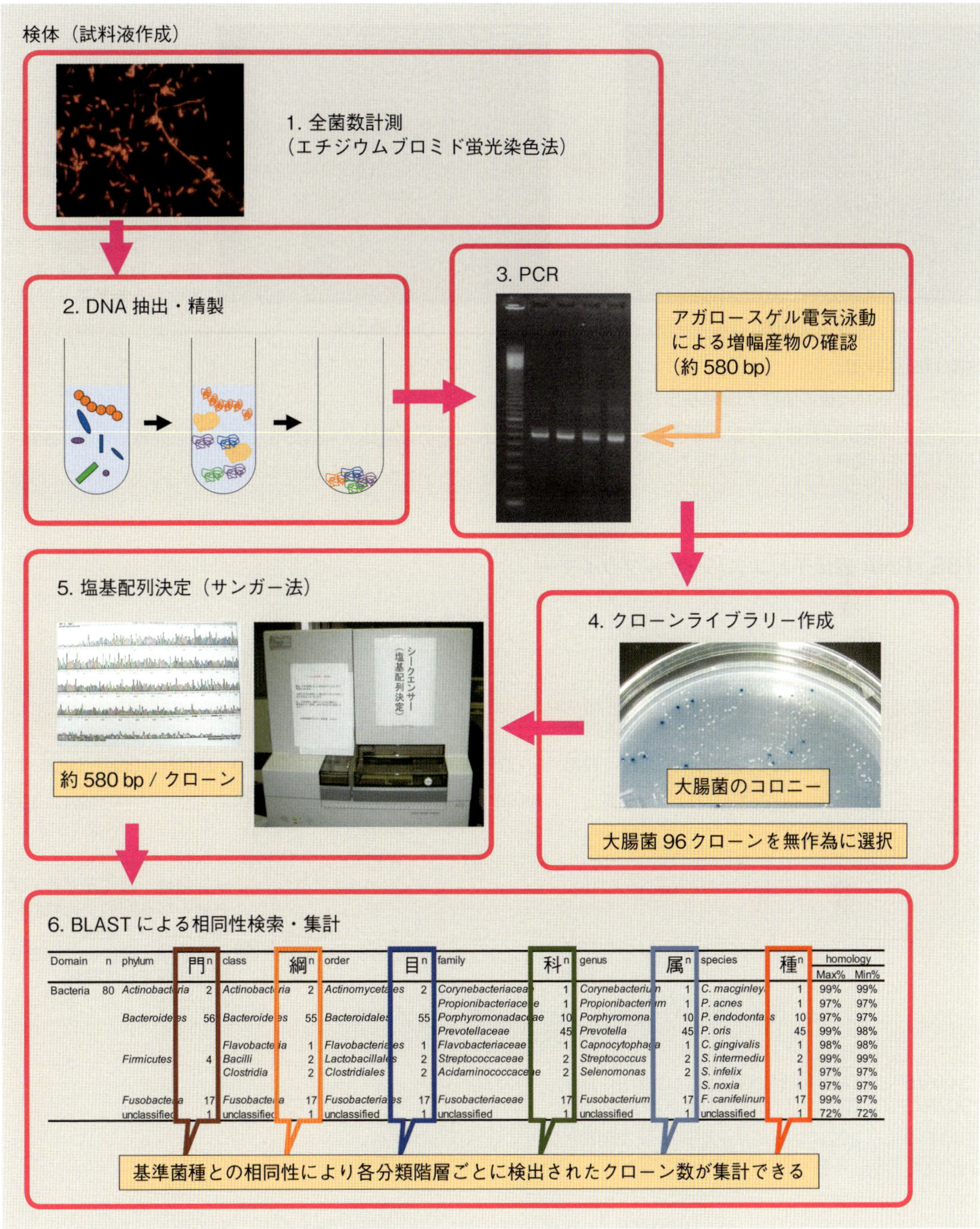

BLAST：Basic Local Alignment Search Tool.

ライマー配列に特定の細菌種に対してミスマッチがある場合に顕著である．したがって，試料中の細菌叢を反映した結果を得るためには保存領域の中でも配列の保存性が高い領域のプライマーを用いる必要がある．筆者らは，最も保存性の高い領域のプライマーを用いることで，PCR による増幅バイアスを低減している（5）[9]．

また，試料中の細菌数が少ない場合，水や試薬に混入した微量の細菌由来 DNA を検出してしまう可能性がある．特に 16S rRNA 遺伝子のようなすべての菌種に存在する遺伝子を対象とする際は，実験に用いる水や試薬のクオリティ

4 エチジウムブロミド（EtBr）蛍光染色法による全菌数計測

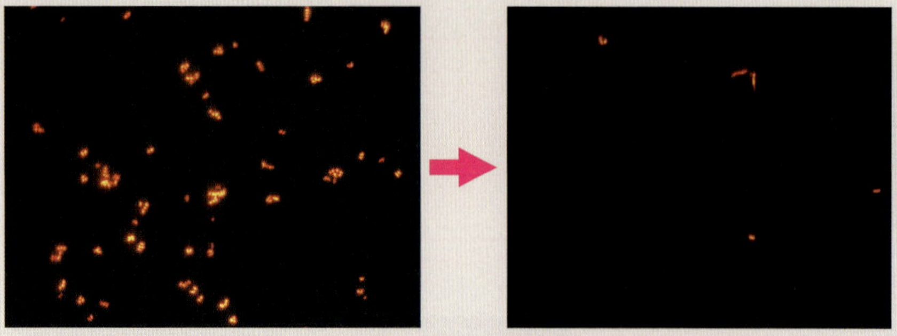

DNA 抽出前　　DNA 抽出後

試料液をエチジウムブロミド（二本鎖 DNA にインターカレートし，紫外線で蛍光を発する）で染色後，蛍光顕微鏡下で観察し，形態，大きさ，蛍光性から細菌数を計測.

溶菌効率の計測

[100－(DNA抽出後の菌数 / DNA抽出前の菌数×100)] %

DNA 抽出前後の細菌数を計測することで，DNA 抽出でどれくらいの菌体が溶菌できているかを評価できる．残存する菌体が多い場合は，DNA 抽出法を検討する必用がある.

5 16S rRNA 遺伝子とユニバーサルプライマー

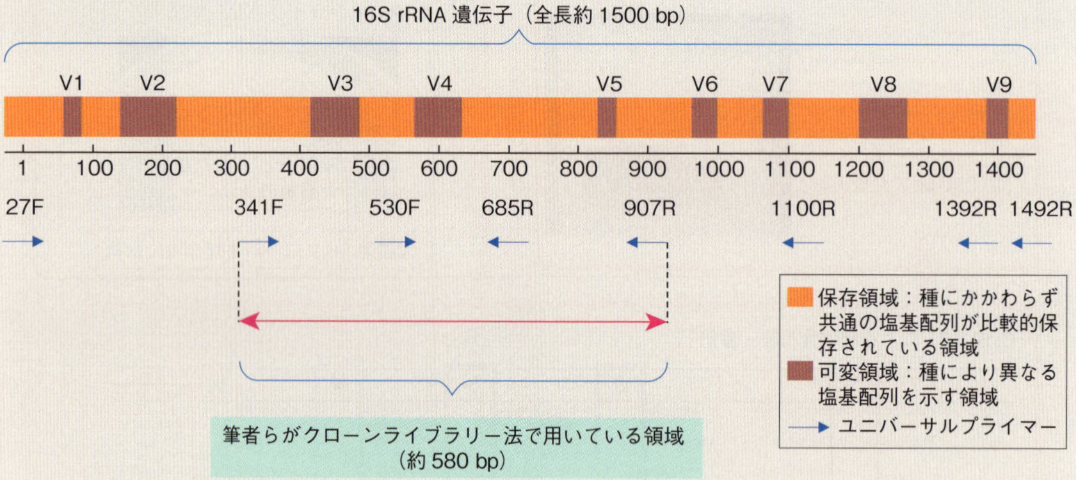

341F (5'-CCTACGGGAGGCAGCAG-3')
907R (5'-CCGTCAATTCMTTTRAGTTT-3')

341F および 907R プライマー配列は 既知菌種に対して最も保存性が高い．
（ミスマッチによる PCR バイアスが少ない）

（Akiyama T, et al. *Oral Surg Oral Med Oral Pathol Oral Radiol Endod* 2010[9] より）

ーにも細心の注意を払う必要がある．臨床検体を対象として行った研究結果は，時として直接的に治療に影響を及ぼすことになる．解析に用いる手法の精度管理は言うに及ばず，手法の限界について，研究者およびその情報を基に診療を行う者には十分な理解が必要である.

クローンライブラリー法の利点

クローンライブラリー法の利点として，培養困難な菌種でも検出可能であること，ある菌種が全体に占める割合を定量的に知ることができることなどがあげられる．呼吸器検体の解析において，嫌気性常在菌による混合感染の症例を

Column

メタゲノム解析

ゲノム解析とは，分離培養された一つの菌の全ゲノム解析のことを指す．メタゲノム解析は，検体に含まれる全細菌種のゲノム全体を分離培養せずに解析することを指す．

この手法は，ある種の遺伝子（たとえば16S rRNA 遺伝子）のみをターゲットとすることなく，試料中に含まれるすべての遺伝子を解析し，機能を含めた解析が可能である．当然ながら，一つの検体に含まれる遺伝子情報量が膨大なため，次世代型シークエンサーの出現により実用可能になった解析手法であるといえる．次世代型シークエンサーの最も重要な利点の一つとして，得られる塩基配列情報が豊富であることがあげられる[14]．この性能は，多様な細菌が含まれる試料（腸内細菌叢や口腔細菌叢など）の解析に適していると考えられる．次世代型シークエンサーを用いた解析は，ヒト常在細菌叢[15]や，臨床検体のみならず環境試料などのさまざまな試料に用いられ，解析で得られた膨大な塩基配列情報は，National Center for Biotechnology Information（NCBI）* の Sequence Read Archive（SRA）などで参照することができる．

しかし，細菌叢解析を目的としたプロジェクトには，全ゲノム対象ではなく，16S rRNA 遺伝子を PCR で増幅したものを次世代型シークエンサーで解析している場合が多い．16S rRNA 遺伝子の PCR アンプリコンの解析は，DNA の抽出，16S rRNA 遺伝子の PCR による増幅，それぞれの増幅産物の塩基配列決定，細菌 16S rRNA 遺伝子データベースを用いた相同性検索と，筆者らが用いているクローンライブラリー法と基本的には同様の概念に基づくものである．大きな違いは，PCR 産物をクローニングする（大腸菌などを用いる場合，DNA 組換え実験になる）必要がない点と，解読する塩基配列の数が比較にならないほど多いことである．膨大な塩基配列を 1 回のランで得られる点は，多様な細菌叢におけるマイナーポピュレーションで存在する細菌の割合まで明らかにすることができるメリットでもあるが，もともと細菌が存在しない部位の検体や，単独菌種による感染症検体の解析には明らかにオーバースペックであり，臨床検体の解析としては費用対効果や迅速性などにおいてデメリットになる場合もある．当然のことながら，研究の目的と試料の概要に合致した手法を選択する必要がある．

* http://www.ncbi.nlm.nih.gov

多数経験した[10]．嫌気性菌群の混合感染の場合，嫌気培養で検体に含まれるすべての菌種を検出することは難しい．また，市中肺炎（community-acquired pneumonia）の起炎菌解析に本法を応用し，従来法では起炎菌が特定できなかった症例の大部分が嫌気性常在菌や，口腔内細菌を原因とする症例であることなどを明らかにした[11]．検体中に多数の菌種が存在している場合の解釈において，細菌叢における各菌種の相対的な割合は起炎菌の推測に有用である．このことは嫌気性菌主体の細菌叢が一般的である腟関連疾患の解析においても明らかであった[12]．また，眼のような元来菌数が少ない部位の検体の解析において，蛍光染色法による菌数計測結果は細菌感染症か否か，もしくは起炎菌と常在菌の判断にきわめて有用であることも明らかになった[13]．クローンライブラリー法を用いた臨床検体の解析で得られた知見は，患部の細菌叢を正確に把握し，適切な治療に供することのみならず，慢性，難治性疾患などの原因解明および新規治療法の考案にも貢献できると考えられる．

（福田和正）

Key words

次世代型シークエンサー

サンガー法とは異なる原理により，従来のキャピラリー DNA シークエンサーを遥かに凌駕するハイスループット性能（数百倍～数千倍）を実現している．イルミナ社の HiSeq やロシュ社の GS-FLX などがメタゲノム解析などに用いられている．

文献

1）Woese CR, Fox GE. Phylogenetic structure of the prokaryotic domain：The primary kingdoms. *Proc Natl Acad Sci U S A* 1977；74：5088-5090.
2）Woese CR. Bacterial evolution. *Microbiol Rev* 1987；51：221-271.
3）Raj A, et al. Imaging individual mRNA molecules using multiple singly labeled probes. *Nat Methods* 2008；5：877-879.
4）Postollec F, et al. Recent advances in quantitative PCR（qPCR）applications in food microbiology.

Food Microbiol 2011；28：848-861.
5) Kitts CL. Terminal restriction fragment patterns：A tool for comparing microbial communities and assessing community dynamics. *Curr Issues Intest Microbiol* 2001；2：17-25.
6) Jany JL, Barbier G. Culture-independent methods for identifying microbial communities in cheese. *Food Microbiol* 2008；25：839-848.
7) Stackebrandt E, et al. Bacterial diversity in a soil sample from a subtropical Australian environment as determined by 16S rDNA analysis. *FASEB J* 1993；7：232-236.
8) Lane DJ. 16S／23S rRNA sequencing. In：Stackebrandt E, et al (editors). Nucleic Acid Techniques in Bacterial Systematics. New York, NY：John Wiley and Sons；1991, pp.115-175.
9) Akiyama T, et al. Development of a novel PCR method to comprehensively analyze salivary bacterial flora and its application to patients with odontogenic infections. *Oral Surg Oral Med Oral Pathol Oral Radiol Endod* 2010；109：669-676.
10) Kawanami T, et al. Severe pneumonia with *Leptotrichia* sp. detected predominantly in bronchoalveolar lavage fluid by use of 16S rRNA gene sequencing analysis. *J Clin Microbiol* 2009；47：496-498.
11) Yamasaki K, et al. Significance of anaerobes and oral bacteria in community-acquired pneumonia. *PLoS ONE* 2013；8：e63103.
12) Yoshimura K, et al. Intravaginal microbial flora by the 16S rRNA gene sequencing. *Am J Obstet Gynecol* 2011；205：235.e1-9.
13) Aoki R, et al. Identification of causative pathogens in eyes with bacterial conjunctivitis by bacterial cell count and microbiota analysis. *Ophthalmology* 2013；120：668-676.
14) Mardis ER. The impact of next-generation sequencing technology on genetics. *Trends Genet* 2008；24：133-141.
15) Weinstock GM. Genomic approaches to studying the human microbiota. *Nature* 2012；489：250-256.

Further reading

● 服部正平（監修）．メタゲノム解析技術の最前線．東京：イーエムシー出版；2010.

新しいシークエンス技術とメタゲノム解析手法が解説されている．医療・環境・農業といった各分野での研究事例も紹介されており，メタゲノム解析技術を学びたい人にお勧め

Ⅱ．ウイルス感染症

II. ウイルス感染症

急性無菌性髄膜炎・髄膜脳炎

Point

- 急性無菌性髄膜炎・髄膜脳炎とは，急性髄膜炎・髄膜脳炎のうち塗抹・培養で細菌，結核菌，真菌，寄生虫が検出されないものをいう．
- エンテロウイルスによる無菌性髄膜炎は，夏から秋に幼児・学童期に流行し予後はよい．
- 単純ヘルペス脳炎が疑われる場合は，アシクロビル 10 mg / kg，1日3回1時間以上かけて点滴静注を開始する．
- 鑑別診断，病因検索が重要で，急性散在性脳脊髄炎では副腎皮質ステロイドが治療に用いられる．

臨床症候

発熱，頭痛，嘔吐，項部硬直，ケルニッヒ徴候（Kernig sign）[1] などが，急性に発現する．意識障害，痙攣を伴えば髄膜脳炎，伴わないと髄膜炎[2] である．新生児・乳児では，大泉門膨隆，易刺激性がみられることもある．高齢者では発熱と錯乱で発症し項部硬直を呈さないことがあるので，注意を要する．

病因，発症機序

1[3-7] に病因を示したが，最も多いのがエンテロウイルスによるものである[8]．エンテロウイルスは，患者・無症状病原体保有者からの糞口感染・飛沫感染で感染し，潜伏期は4〜6日である．

単純ヘルペスウイルス2型による髄膜炎では，性器ヘルペスを認めることがある．

サイトメガロウイルス脳炎は，免疫能が低下したときに潜伏感染していたウイルスが再活性化して起こる．

ヒトヘルペスウイルス6型脳炎は，免疫抑制薬を使用したときに潜伏感染していたウイルスが再活性化して起こる．

日本脳炎は，ブタを刺したコガタアカイエカがヒトを刺して感染する．西日本を中心に夏期に年間10例くらいの報告があり，海外渡航で感染する可能性もある．

ウエストナイル脳炎は，トリやウマを刺したカ（蚊）がヒトを刺して感染する．日本ではまだ報告はないが，今後日本への波及も十分考えられる．

予防接種の副反応として脳炎，無菌性髄膜炎，急性散在性脳脊髄炎（acute disseminated encephalomyelitis：ADEM）が起きることがあり，生ワクチンの場合は接種の2〜3週後に起こり，不活化ワクチンの場合は接種から数日以内に起こる．

ADEMは感染や予防接種の後に急性・亜急性に発症し，脳白質と脊髄に多巣性の脱髄を生じる疾患である．

薬剤による無菌性髄膜炎は，薬剤投与後30分〜48時間に発症することが多く，薬剤中止により1〜5日で改善する．無菌性髄膜炎を起

Key words

難治頻回部分発作重積型脳炎（AERRPS）

AERRPS（acute encephalitis with refractory, repetitive partial seizures）は，きわめて難治かつ頻回の部分発作を特徴とする脳炎で，予後は不良である．

Key words

Bickerstaff 型脳幹脳炎

外眼筋麻痺，運動失調などを呈する炎症性自己免疫疾患で，免疫グロブリン大量静注療法や血漿浄化療法を考慮する．

1 急性無菌性髄膜炎・髄膜脳炎の病因

ウイルス	エンテロウイルス 単純ヘルペスウイルス 水痘-帯状疱疹ウイルス エプスタイン・バー（EB）ウイルス サイトメガロウイルス ヒトヘルペスウイルス6型 ヒトヘルペスウイルス7型 インフルエンザウイルス パラインフルエンザウイルス ロタウイルス 日本脳炎ウイルス ウエストナイルウイルス ヘニパウイルス 狂犬病ウイルス ムンプスウイルス アデノウイルス 風疹ウイルス 麻疹ウイルス ヒト免疫不全ウイルス（HIV） エボラウイルス 韓国出血熱ウイルス シベリア出血熱ウイルス リンパ球性脈絡髄膜炎ウイルス
クラミジア	肺炎クラミジア オウム病
リケッチア	日本紅斑熱 発疹チフス Q熱 ツツガムシ病
薬剤	•非ステロイド抗炎症薬：イブプロフェン，ケトプロフェン，プラノプロフェン，ロキソプロフェンナトリウム，ナプロキセン，ジクロフェナクナトリウム，アスピリン，スルピリン，アンピロキシカム，セレコキシブ •抗菌薬：スルファメトキサゾール・トリメトプリム合剤，シプロフロキサシン，アモキシシリン，セファロスポリン系，メトロニダゾール，イソニアジド，ピラジナミド，リファンピシン •静注用人免疫グロブリン製剤 •モノクローナル抗体医薬品：インフリキシマブ，アダリムマブ，セツキシマブ •抗てんかん薬：ラモトリギン，カルバマゼピン，ゾニサミド •その他：アザチオプリン，インジナビル，トラピジル，ラニチジン，ファモチジン，レフルノミド，ゾピクロン
髄腔内注射	•薬剤：バクロフェン，メトトレキサート，ゲンタマイシン，シタラビン，メチルプレドニゾロン，ヒドロコルチゾンコハク酸エステルナトリウム •造影剤：イオパミドール，イオトロラン，ガドリニウム製剤 •アイソトープ：ジエチレントリアミン五酢酸インジウム-111
手術	脳外科手術 脊髄麻酔（レボブピバカイン）
予防接種後	流行性耳下腺炎（ムンプス） 麻疹・風疹 日本脳炎 インフルエンザ B型肝炎
免疫介在性脳炎	急性散在性脳脊髄炎（ADEM） 抗NMDA受容体脳炎[3] 抗AMPA受容体脳炎 抗LGI1抗体脳炎 抗Caspr2抗体脳炎 抗GABA-B受容体抗体脳炎[4] 抗グリシン受容体脳炎 抗代謝型グルタミン酸受容体5脳炎 抗GAD抗体関連辺縁系脳炎 難治頻回部分発作重積型脳炎（AERRPS） Bickerstaff型脳幹脳炎
腫瘍	頭蓋内腫瘍・嚢胞[5] 白血病の中枢神経浸潤 ホジキン病 髄膜癌腫症
膠原病・自己免疫疾患	全身性エリテマトーデス（CNSループス） 混合性結合組織病 シェーグレン症候群 再発性多発軟骨炎 サルコイドーシス ベーチェット病 フォークト-小柳-原田病 成人スティル病
その他	川崎病 重金属中毒 菊池・藤本病[6] モラレ髄膜炎[7] 可逆性脳梁膨大部病変を有する軽症脳炎・脳症 神経スウィート病 髄膜近傍の感染症

NMDA受容体：*N*-methyl-D-aspartate receptor，AMPA受容体：α-amino-3-hydroxy-5-methyl-4-isoxazolepropionic acid receptor，LGI1：leucine-rich glioma-inactivated 1，GABA：ガンマアミノ酪酸，GAD：グルタミン酸脱炭酸酵素.

Key words

成人スティル病

16歳以上で発症または，小児発症で成人まで遷延した全身型若年性特発性関節炎を成人スティル病（adult-onset Still disease）といい，副腎皮質ステロイドが著効する.

Key words

可逆性脳梁膨大部病変を有する軽症脳炎・脳症

発熱後1週間以内に意識障害，痙攣，異常言動・行動などで発症し，神経症状発症後10日以内に後遺症なく回復することが多い.

Column

自己抗体性脳炎の抗体は診断マーカーか病態マーカーか？

細胞内非シナプス抗原の場合は，抗体は細胞内に入らないので直接の病原性はないと思われるため診断マーカーである[10]．血清中の抗体は種々の疾患でみられるので，疾患特異性は髄液中の抗体よりも低い[11]．細胞内シナプス抗原および細胞表面受容体抗原の場合は，抗体が発症に関与しているので病態マーカーである（2）．

2 自己抗体性脳炎の抗原による分類

	細胞内非シナプス抗原	細胞内シナプス抗原	細胞表面受容体抗原
例	Hu 蛋白 Mal118	GAD65 アンフィフィジン	NMDAR AMPAR
病原性	T 細胞	T 細胞と抗体	抗体
神経障害	神経細胞を非可逆性に障害	シナプス前軸索終末を障害	受容体を可逆性に障害

GAD65：65 kDa glutamic acid decarboxylase，NMDAR：NMDA 受容体，AMPAR：AMPA 受容体．

こす経口・静注薬剤には，非ステロイド抗炎症薬（イブプロフェンなど），抗菌薬（スルファメトキサゾール・トリメトプリム合剤など），静注用人免疫グロブリン製剤，モノクローナル抗体医薬品（インフリキシマブなど），抗てんかん薬（ラモトリギンなど），その他（アザチオプリンなど）がある．

ベーチェット病（Behçet disease）は口腔粘膜のアフタ性潰瘍，皮膚症状，眼のぶどう膜炎，外陰部潰瘍を主症状とし，髄膜炎，脳幹脳炎も起こすことがある．

検査所見

髄液所見では細胞数増多（100～500 / μL が多い）がみられ，病初期は好中球優位のことが多く，その後リンパ球優位になる．髄液蛋白は軽度に上昇することが多いが，糖は通常正常範囲内である．髄液の塗抹染色標本で微生物は認められず，細菌培養も陰性である．一般血液検査では，異常を認めないことが多い．

脳炎では，脳波で異常がみられる．単純ヘルペス脳炎では，頭部 MRI・CT で側頭葉・前頭葉などに病巣がみられる．頭部 CT よりも頭部 MRI のほうが異常を検出しやすく，脳炎が疑われた場合は頭部 MRI（単純・造影）を撮ったほうがよい．

診断

発熱，頭痛，嘔吐が急性に出現し，髄膜刺激徴候があり，髄液検査で細胞数増多がみられ，髄液の塗抹・培養で細菌，結核菌，真菌，寄生虫が検出されないと，急性無菌性髄膜炎・髄膜脳炎と診断する．意識障害，痙攣，頭部 MRI 異常があれば急性脳炎，なければ急性無菌性髄膜炎と診断する（3）．急性脳炎は後遺症を残すことがあるが，急性無菌性髄膜炎は後遺症なしに回復することが多い．

夏から秋にかけてヘルパンギーナ，手足口病，発疹性熱性疾患の流行があれば，病因としてエンテロウイルスを疑う．海外渡航歴があれば，アルボウイルス，ウエストナイルウイルスも疑う．耳下腺の腫脹があれば流行性耳下腺炎（ムンプス），ダニへの曝露があればリケッチア症，発疹があれば風疹，麻疹，帯状疱疹，リケッチア症などを疑う．再発性の場合はモラレ髄膜炎（Mollaret meningitis），ベーチェット病，菊池・藤本病を疑い，免疫不全患者ではサイトメガロウイルス，ヒトヘルペスウイルス 6 型なども考慮する．ヒト免疫不全ウイルス（human immunodeficiency virus：HIV）は HIV 関連神経

Key words

菊池・藤本病 [6]

組織球性壊死性リンパ節炎で，再発性無菌性髄膜炎を起こすことがあり，予後はよい．

3 診断の順序

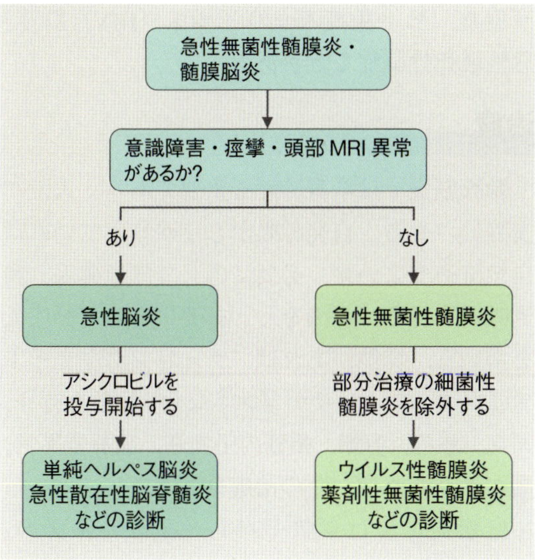

認知障害（HIV-associated neurocognitive disorders：HAND）を起こすことが多いが，無菌性髄膜炎，脳炎を起こすこともある．

ウイルス性が疑われれば，髄液・血液・便・咽頭拭い液をウイルス培養に出してもよいし，髄液・血液を急性期と回復期のペアで抗体検査に出してもよい．髄液抗体価の経時的かつ有意な上昇または髄腔内抗体産生を示唆する所見（血清 / 髄液抗体比≦ 20 または抗体価指数≧ 2）がみられれば，そのウイルスが病因と確定される．

髄液抗体価の経時的かつ有意な上昇とは，補体結合（complement fixation：CF）法，中和（neutralization：NT）法など 2 段階希釈法による表示抗体価が，急性期と比較して回復期で 2 管以上（4 倍以上）の上昇がみられた場合をいう．酵素免疫法（enzyme immunoassay：EIA；enzyme-linked immunosorbent assay：ELISA）での吸光度測定結果の直接表示や任意的単位による表示では，有意差の判定，髄腔内抗体産生の判定には慎重を要する．抗体価指数は下記の式で計算するが，血清と髄液の抗体価は同一の方法で検査しなくてはならない．

抗体価指数＝髄液抗体 / 血清抗体÷髄液アルブミン / 血清アルブミン

エンテロウイルスの中では，エコーウイルス 4, 6, 9, 13, 18, 30, 33，コクサッキーウイルス A4, A9, B2, B4, B5，エンテロウイルス 71 が多い．エンテロウイルスは，血清型による分類と遺伝子型による分類がある．

エンテロウイルス，単純ヘルペスウイルス 1 型，単純ヘルペスウイルス 2 型，水痘–帯状疱疹ウイルス，エプスタイン・バー（Epstein-Barr：EB）ウイルス，サイトメガロウイルス，ヒトヘルペスウイルス 6 型，ヒトヘルペスウイルス 7 型，インフルエンザウイルス，日本脳炎ウイルス，ムンプスウイルス，麻疹ウイルスなどが疑われれば，髄液を PCR（polymerase chain reaction）法による検査に出してもよい[9]．single PCR よりも nested PCR や高感度 real time PCR のほうが，感度が高い．PCR の陽性率は発症 48 時間以内と発症 14 日以後は低いので，発症後 2〜7 日に PCR 検査に出すのがよい．

抗 NMDA（*N*-methyl-D-aspartate）受容体脳炎は，若年女性に好発するも，小児から成人に広く発症する．感冒前駆が多く，発熱，精神症状で初発し，意識障害，痙攣，不随意運動，自律神経症状を呈し，中枢性低換気のため人工呼吸器を要する場合も多い．急性期は重篤で各種治療に抵抗を示し遷延化するが，長期的予後は良好である．腫瘍併発頻度は約 40％で，女性では卵巣奇形腫が多いが，卵巣神経内分泌腫瘍，卵巣間質細胞腫瘍，子宮神経内分泌癌，乳癌，膵癌，ホジキンリンパ腫（Hodgkin lymphoma），神経芽細胞腫の報告もある．男性では女性に比し併発頻度はきわめて低いが，縦隔奇形腫，精巣精上皮腫，肺小細胞癌の報告がある．

鑑別診断

細菌性髄膜炎，結核性髄膜炎，真菌性髄膜炎，梅毒性髄膜炎，寄生虫性髄膜脳炎，脳症，硬膜下膿瘍などと鑑別する必要がある．ウイルス性髄膜炎，細菌性髄膜炎，単純ヘルペス脳炎，原発性アメーバ髄膜脳炎は急性に発症することが多く，結核性髄膜炎，真菌性髄膜炎，梅毒性髄膜炎，レプトスピラ性髄膜炎，寄生虫性髄膜脳炎，トキソプラズマ性髄膜脳炎，髄膜癌腫症，サルコイドーシス，フォークト–小柳–原田症候群（Vogt-Koyanagi-Harada syndrome），肉芽腫性血管炎は亜急性・慢性に発症することが多い．

髄液検査では，髄液初圧，細胞数と分画，髄液糖／血糖比，髄液蛋白量，グラム染色・検鏡，髄液細菌培養の検査をし，必要に応じてウイルス抗体などの検査をする．髄液中の糖の減少があれば，細菌，結核菌，真菌，寄生虫，悪性腫瘍，サルコイドーシスなどを疑う．腰椎穿刺をするときには血糖も検査し，髄液糖／血糖比が0.6以下であれば絶対値が正常範囲でも異常とみなす．髄液糖／血糖比が0.4以下の場合は，細菌性髄膜炎が強く疑われる．初回の腰椎穿刺は急ぐので，頭部CTで脳ヘルニアの危険がないのを確認し次第行うが，2回目以降の腰椎穿刺は点滴をしている患者では前夜からブドウ糖の入っていない点滴にし，朝食前に行うのが同時血糖と比較するうえで望ましい．

抗菌薬がすでに投与されている部分治療の細菌性髄膜炎では，髄液細菌培養の陽性率は60％程度である．細菌性髄膜炎が疑われた場合は，髄液を細菌抗原検出，CRP，乳酸[12,13]，TNF-α，インターロイキン-1の各検査に出してもよい．細菌抗原検出は，その検出対象が可溶性の莢膜多糖類抗原であるため，抗菌薬の先行投与によって起炎菌が死滅した症例においても起炎菌診断が可能である．髄液乳酸値は細菌性髄膜炎，結核性髄膜炎で上昇し，ウイルス性髄膜炎では上昇しない．カットオフ値は35～40 mg／dLで，鑑別に有用である．

広義の脳症は脳炎を含むが狭義の脳症は脳炎を含まず，意識障害や痙攣があり髄液所見で細胞数増多がない，び漫性脳疾患をいう．脳炎と鑑別すべき脳症には，橋本脳症，インフルエンザ脳症，ヒト免疫不全ウイルス（HIV）脳症，急性壊死性脳症などがある．

> **Memo**
>
> **抗VGKC抗体脳炎はあるか？**
>
> 抗体が認識する抗原は，VGKC（voltage-gated potassium channel：電位依存性Kチャネル）と複合体を形成しているleucine-rich glioma inactivated 1（LGI1）あるいはcontactin-associated protein-like 2（Caspr2）であり，抗LGI1抗体脳炎は辺縁系脳炎を起こし，抗Caspr2抗体脳炎はモルヴァン病（Morvan disease）を起こす．
>
> 抗体が認識する抗原はVGKCそのものではないので[4]，“抗VGKC複合体抗体脳炎”はよいが，“抗VGKC抗体脳炎”は間違いである．

治療

髄膜脳炎では全身管理も重要であり，入院で安静にさせる．自発呼吸がしっかりしていれば自然気道でよいが，必要に応じて気道確保，酸素吸入を行う．輸液をし，必要に応じて昇圧薬を用いる．発熱があれば，クーリングやアセトアミノフェン（ピリナジン®など）投与を行う．頭痛，悪心，痙攣，頭蓋内圧亢進，電解質異常，高血糖があれば，その治療を行う．

痙攣発作にはジアゼパム（ダイアップ®），フェノバルビタール（フェノバール®など），ホスフェニトイン（ホストイン®）の静注を行い，痙攣重積には呼吸管理下でミダゾラム（ドルミカム®），ペントバルビタール（ラボナ®）などの持続点滴を行う．

頭部MRI・CTで脳浮腫がみられる場合は，濃グリセリン（グリセオール®），D-マンニトール（マンニゲン®など）の点滴静注を行う．

単純ヘルペス脳炎が疑われる場合は，アシクロビル（ゾビラックス®など）10 mg／kg，1日3回1時間以上かけて点滴静注，14日間を開始し，単純ヘルペス脳炎が否定された段階で抗ウイルス薬を中止する．アシクロビルの効果がないときは，ビダラビン（アラセナ-A®など）15 mg／kg，1日1回点滴静注，10～14日間に変更してもよい．

単純ヘルペスウイルスや水痘-帯状疱疹ウイルスによる髄膜炎ではアシクロビルを投与するが，脳炎所見がない場合は臨床症状の消失を目安に7日間程度で中止する．

細菌性髄膜炎が疑われる場合はその治療を開始し，否定された段階でその治療を中止する．

ADEMの急性期には，副腎皮質ステロイド（メチルプレドニゾロン500 mg／日以上を静注にて3～5日間）を投与し，副腎皮質ステロイドで十分な治療効果が得られなかった場合は，血漿交換療法を行う[14]．ADEMは単相性のことが多いので，再発予防治療は必要ない．

リケッチア症ではミノサイクリン，サイトメガロウイルス脳炎ではガンシクロビル（デノシン®）とホスカルネット（ホスカビル®）の投与を考える．

抗 NMDA 受容体脳炎では，迅速に腫瘍を検索し，確認されたら早期切除を行う．急性期には，副腎皮質ステロイドのパルス療法，血漿交換療法，免疫グロブリン大量静注療法を行い，軽快しない場合にはシクロホスファミド（エンドキサン®），リツキシマブ（リツキサン®）などの免疫抑制薬の使用が薦められる．

エンテロウイルス 71 は手足口病，ヘルパンギーナ，無菌性髄膜炎，脳炎などを起こすが，重症例では心肺不全になることがあるので，必要に応じてミルリノン（ミルリーラ®）を投与する[15]．

難治頻回部分発作重積型急性脳炎の急性期には，フェノバルビタール（フェノバール®）の大量持続静注，人工呼吸管理，昇圧薬の投与を考慮する．

ベーチェット病の脳幹脳炎，髄膜炎などの急性期の炎症には，ステロイドパルス療法，免疫抑制薬なども考慮する．

抗利尿ホルモン分泌異常症候群（syndrome of inappropriate secretion of antidiuretic hormone：SIADH），水頭症，難聴など髄膜脳炎の合併症が出現した場合は，その治療を行う．

（大石　実，亀井　聡）

文献

1）大石実．Kernig 徴候と Lasègue 徴候．*Clinical Neuroscience* 2012；30：536-537.
2）Irani DN. Aseptic meningitis and viral myelitis. *Neurol Clin* 2008；26：635-655.
3）亀井聡．抗 NMDA 受容体脳炎．ペインクリニック 2013；34：977-985.
4）Mundiyanapurath S, et al. GABA-B-receptor antibodies in paraneoplastic brainstem encephalitis. *J Neuroimmunol* 2013；259：88-91.
5）Rajput D, et al. Recurrent chemical meningitis in craniopharyngioma without reduction in size of cyst：Case report of two cases and review of the literature. *Turk Neurosurg* 2012；22：233-236.
6）Komagamine T, et al. Recurrent aseptic meningitis in association with Kikuchi-Fujimoto disease：Case report and literature review. *BMC Neurology* 2012；12：112.
7）Poulikakos PJ, et al. A case of recurrent benign lymphocytic（Mollaret's）meningitis and review of the literature. *J Infect Public Health* 2010；3：192-195.
8）Kupila L, et al. Etiology of aseptic meningitis and encephalitis in an adult population. *Neurology* 2006；66：75-80.
9）de Almeida SM, et al. Laboratorial diagnosis of lymphocytic meningitis. *Braz J Infect Dis* 2007；11：489-495.
10）Lancaster E, Dalmau J. Neuronal autoantigens -- pathogenesis, associated disorders and antibody testing. *Nat Rev Neurol* 2012；8：380-390.
11）Ramanathan S, et al. Autoimmune encephalitis：Recent updates and emerging challenges. *J Clin Neurosci* 2014；21：722-730.
12）Huy NT, et al. Cerebrospinal fluid lactate concentration to distinguish bacterial from aseptic meningitis：A systemic review and meta-analysis. *Crit Care* 2010；14：R240.
13）Sakushima K, et al. Diagnostic accuracy of cerebrospinal fluid lactate for differentiating bacterial meningitis from aseptic meningitis：A meta-analysis. *J Infect* 2011；62：255-262.
14）Wender M. Acute disseminated encephalomyelitis（ADEM）. *J Neuroimmunol* 2011；231：92-99.
15）Wang J-N, et al. Critical management in patients with severe enterovirus 71 infection. *Pediatr Int* 2006；48：250-256.

Further reading

- Solomon T, et al. Viral encephalitis：A clinician's guide. *Pract Neurol* 2007；7：288-305.
ウイルス性脳炎の臨床医ガイドで，鑑別診断・治療を調べたい人に推薦する

- Tunkel AR, et al. The management of encephalitis：Clinical practice guidelines by the Infectious Diseases Society of America. *Clin Infect Dis* 2008；47：303-327.
米国感染症学会の脳炎臨床ガイドラインで，脳炎の診断・治療を調べたい人に推薦する

- Granerod J, et al. Causality in acute encephalitis：Defining aetiologies. *Epidemiol Infect* 2010；138：783-800.
急性脳炎の病因検索のフローチャートがあり，感染の原因を調べたい人に推薦する

II. ウイルス感染症

ヘルペスウイルス感染症

単純ヘルペスウイルス感染症

Point

- 単純ヘルペスウイルス（HSV）による神経感染症として，脳炎，脊髄炎，髄膜炎，モラレ髄膜炎，根神経炎（エルスバーグ症候群）などがあり，いずれも抗ウイルス薬が有効な治療可能な疾患である．
- 単純ヘルペス脳炎（HSE）は成人における散発性の急性ウイルス性脳炎のなかで最も頻度が高く，脳炎全体の中では約20%を占める．抗ウイルス薬のアシクロビルはHSEの致死率を大きく改善させたが，後遺症を軽減するためには抗ウイルス薬の早期開始（診断が確定する前に）が不可欠である．
- 良性再発性無菌性髄膜炎として知られるモラレ髄膜炎の主な原因はHSV-2であり，再発の多い症例ではアシクロビルによる間欠期の再発抑制療法も考慮される．
- 単純ヘルペス脊髄炎は腰髄から頸胸髄レベルに横断性脊髄症が上行して進行する上行性脊髄炎を呈することが多く，原因はHSV-2が多いとされていたが，近年はHSV-1の報告も増えている．
- エルスバーグ症候群は無菌性髄膜炎に伴う仙髄神経根障害であり，尿閉，会陰・下肢の感覚障害や神経痛を呈する．種々のウイルスが原因となるが，HSV-2の頻度が高い．

単純ヘルペスウイルスによる神経感染症

単純ヘルペスウイルス（herpes simplex virus：HSV）による中枢神経感染症の病型として，脳炎，脊髄炎，髄膜炎，脳幹脳炎などがあり，また，近年になって再発性髄膜炎（モラレ髄膜炎）や根神経炎（エルスバーグ症候群）とHSVの関連についても明らかにされている．脳炎以外の病型の頻度はまれであるが，脳炎と同様に抗ウイルス薬が有効なため，それらの臨床像を把握しておくことは重要である．

HSVはHSV1型（HSV-1；*Human herpesvirus* 1〈HHV-1〉）とHSV2型（HSV-2；*Human herpesvirus* 2〈HHV-2〉）に分けられる．HSV-1は三叉神経節に潜伏感染して，口唇ヘルペスや脳炎，髄膜炎の原因となり，最近では特発性末梢性顔面神経麻痺（ベル麻痺〈Bell palsy〉）の主な原因ウイルスであることも判明した．一方，HSV-2は腰仙髄神経節に潜伏感染して，性器ヘルペス，脊髄炎，髄膜炎，新生児の急性脳炎の原因となることが多い．モラレ髄膜炎（Mollaret meningitis）は原因不明の再発性無菌性髄膜炎として知られていたが，最近になってHSV-2がモラレ髄膜炎の主病因であることが明らかになった．また，エルスバーグ症候群（Elsberg syndrome）は無菌性髄膜炎に伴う仙髄神経根障害により尿閉を生ずるもので，原因として種々のウイルスがあげられているがHSVの頻度が最も高い．

近年，国内でも性器ヘルペスなどHSV感染の頻度が増加しており，これらHSVによる神経感染症への関心が高まってきている．

単純ヘルペス脳炎

単純ヘルペス脳炎（herpes simplex encephalitis：HSE）は成人における散発性の急性ウイルス性脳炎の中で最も頻度が高く，起因ウイルスが判明したウイルス性脳炎の約60%，脳炎全体の中では約20%を占めるとされる[1]．

抗ウイルス薬が開発される以前ではHSEは致死的疾患であったが，抗ウイルス薬であるビダラビン，アシクロビルの登場後はHSEの死亡率と後遺症は著明に減少し，HSEが治療可能な疾患と認識されるようになった．しかし，抗ウイルス薬で治療されても後遺症が残ることが少なくなく，診断と治療の遅れが高度の後遺症を招くおそれがある．

HSEの症状と徴候

HSEはどの年齢にも発症するが，50～60歳にピークが認められ，性差はなく，発症時期の季節性もない．また，成人のHSV-1によるHSEでは皮膚・粘膜のHSV感染の先行は少なく関連性は明らかでないが，HSV-2による髄膜炎では性器ヘルペスを認めることがある．

大部分のHSEは急性発症の様式をとり，時に亜急性の経過を示す．臨床症状では全身炎症症状として発熱，頭痛，倦怠感，上気道感染症状が高頻度に認められ，神経所見として頭痛，悪心･嘔吐，項部硬直，ケルニッヒ徴候（Kernig sign）など髄膜刺激症候と急性意識障害が高頻度に認められる．意識障害の程度は覚醒度低下から高度意識障害，幻覚・妄想，錯乱など意識の変容とさまざまであり，また，亜急性の人格変化や見当識障害で発症するものも少なくない．痙攣は46～72％と中～高頻度に，片麻痺や記憶障害など局在徴候は低～中頻度に認められ，ミオクローヌスなど不随意運動がみられることもある．

HSEでは少数であるが再発例や慢性発症例がある．また，PCR（polymerase chain reaction）法による診断精度の向上により，完全回復するような軽症例，神経学的局在徴候がなく画像所見で異常を認められない非典型例も指摘されるようになり，重症度は軽くなる傾向にある．

HSEの検査所見

脳波検査では，ほぼ全例で病初期から何らかの異常を認めるとされ，片側性あるいは両側性の周期性複合波，振幅の減衰，焦点性あるいは全般性の徐波，焦点性てんかん性放電などがあげられる．このなかで側頭葉にみられる周期性一側てんかん型放電（periodic lateralized epileptiform discharges：PLEDs）はHSEに特徴的であるとされるが，出現頻度は30％程度といわれる（1）．

MRI所見としてHSEの病変は，T1強調画像にて等～低信号，T2強調画像とFLAIR画像にて高信号のパターンを示すことが多い．また，病初期での病巣検出には拡散強調画像（diffusion weighted image：DWI）が有用なこともあり，MRI検査にあたってはT1強調画像，T2強調画像，FLAIR画像，DWIのすべてを施行することが推奨される．HSEの最も代表的な病変部位は側頭葉，辺縁系の病巣とされ，画像所見として側頭葉，前頭葉（側頭葉内側面，前頭葉眼窩，島回皮質，角回）などに病巣が検出されることが多い（1）．

HSEが疑われた場合，髄液検査は禁忌でない限り必須である．髄液所見ではリンパ球優位の細胞増多，蛋白増加を認めるが，細胞数と蛋白の増加の程度はさまざまで，糖は正常である．外観は水様透明であることが多いが，赤血球やキサントクロミーを認める場合もある．まれに細胞数正常や蛋白濃度正常の症例，また糖低下を示す症例もあり注意を要する．確定診断に必要なウイルス学的検査であるPCR法とHSV抗体検査は髄液を用いて行うことが最も重要である．

HSEの診断

2005年に公表された，本邦の単純ヘルペス脳炎診療ガイドラインにおいて[3]，HSEの診断基準の骨子は，①発熱，頭痛，意識障害，痙攣など臨床症状，②CTやMRIによる神経放射線検査，脳波，髄液検査を含む神経学的検査，さらに③PCR法によるHSV DNAの検出，HSV抗体価上昇を確認するためのウイルス学的検査の3項目によって行い，臨床症状，神経学的検査によりHSEを疑う症例は「疑い例」とし，ウイルス学的に確定診断された症例を「確定例」としている．病因確定診断のためには，このウ

Memo

周期性一側てんかん型放電（PLEDs）

1～2秒の周期で鋭波が一側性に限局して出現する脳波パターン．単純ヘルペス脳炎などでよく出現するといわれるが，急性ないし亜急性器質性病変時に出現し，脳血管障害や代謝性脳症でも認められることがある．

1 単純ヘルペス脳炎（HSE）の脳波と MRI 所見

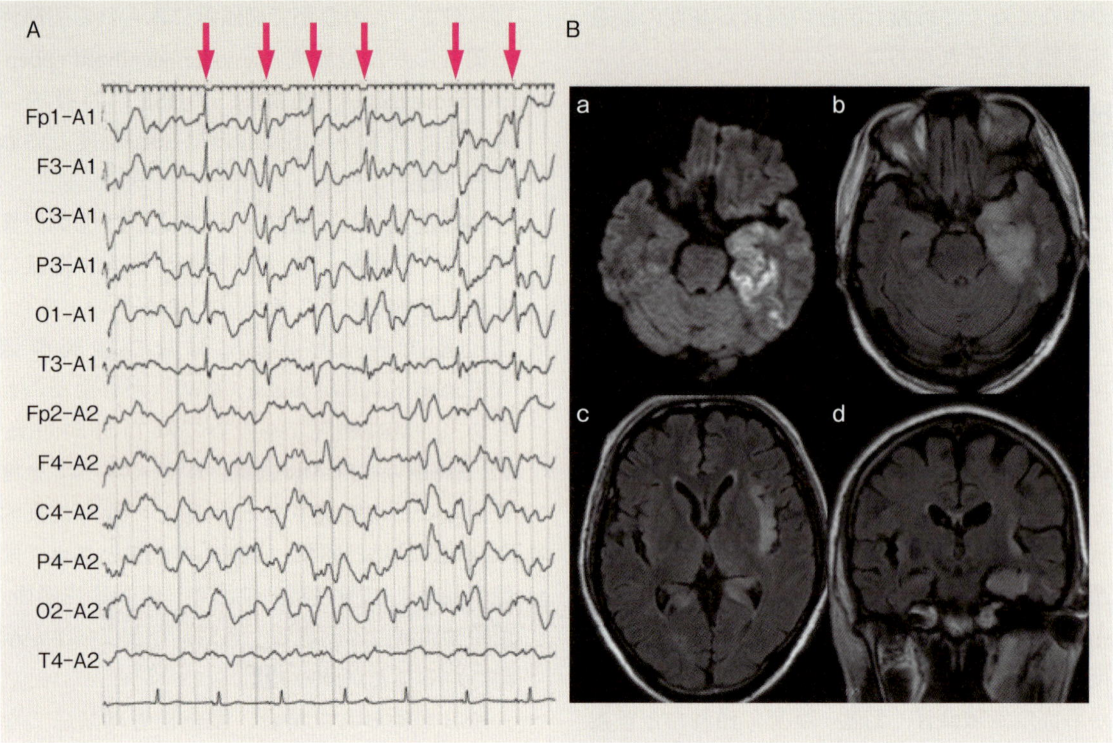

A：脳波所見．左側に周期性一側てんかん型放電（PLEDs）を認める（→）．
B：MRI DWI（a），FLAIR 画像（b〜d）にて側頭葉内側の皮質と皮質下，島回皮質，海馬に高信号を呈する病変を認める．

イルス学的検査が必須であり，PCR 検査が最も重要である．PCR には通常の single PCR，nested PCR，および real time PCR があるが，single PCR は検出感度が低く，本症の診断には感度の高い nested PCR や real time PCR による検索が必要である．その詳細と注意点については〈付録 2〉「感染症関連ガイドラインと使用上の注意」(p.325) を参照されたい．

Memo

single PCR と nested PCR

通常の single PCR で 30〜40 サイクルの増幅を行った後に，single PCR で用いたプライマー領域の内側に設定したプライマーを用いて，さらに 30〜40 サイクルの増幅を行う PCR を nested PCR と呼ぶ．single PCR は感度が低く，HSE の診断には適さない．

real time PCR

PCR による DNA 増幅を経時的（リアルタイム）に測定することができる．蛍光色素標識プローブなどを用いるため single PCR に比べて感度が高く，ウイルスコピー数として定量的結果が得られるため，経時的変化や治療効果の判断に有用である．

HSE の治療

抗ウイルス薬の投与法として本邦のガイドラインでは[3]，アシクロビル（ゾビラックス® など）10 mg / kg，1 日 3 回点滴静注し，14 日間を 1 クールとすることが推奨されている．抗ウイルス薬は HSE の致死率を大きく改善させたが，救命率を上げ，後遺症を軽減するためには抗ウイルス薬の早期投与，すなわち HSE「疑い例」の段階（診断が確定する前）に抗ウイルス療法を開始することが重要である．また，最近の欧米のガイドライン[4,5]において，アシクロビルの推奨投与期間が従来の 2 週間から 2〜3 週間へと投与期間が延長してきている．近年，アシクロビルに副腎皮質ステロイド薬を追加併用したほうがアシクロビル単独投与よりも予後良好であったことが示された[6]．副腎皮質ステロイド薬がウイルス感染時の宿主免疫反応による細胞傷害性を伴う炎症反応を抑制することが，その有用性の機序として考えられており，

Column

免疫抑制宿主の単純ヘルペス脳炎

免疫抑制状態にある易感染性宿主における単純ヘルペス脳炎の臨床的特徴と予後について，後方視的に検証した報告がある[2]．免疫抑制宿主 14 例と免疫正常宿主 15 例の単純ヘルペス脳炎について比較したところ，免疫抑制宿主では発熱などの前駆症状，また局所的神経学的所見に乏しく，MRI ではより広範囲の大脳皮質病変を呈した．免疫抑制宿主の致死率は免疫正常宿主の 6 倍になり，発症から死亡するまでに期間も有意に短く，アシクロビル開始の遅れと髄液細胞数の低下が回復後の全身状態の低下に関連した．また免疫抑制宿主 14 例中 2 例に単純ヘルペス脳炎の再発が認められた．

欧米のガイドラインでも副腎皮質ステロイド薬併用を考慮してもよいとされている．高齢者，アシクロビル治療開始時に意識障害が高度であること，CT にて病巣が検出されることは脳炎遷延因子，転帰不良因子になることが判明しており[7]，初回アシクロビルの増量や抗ウイルス薬の追加投与などを検討し，さらなる治療成績の改善を目指した新たな治療指針の構築が必要である（☞〈付録 2〉「感染症関連ガイドラインと使用上の注意」p.325）．

HSE の鑑別疾患

辺縁系に病変を示す疾患の原因として，HSV 以外のヘルペスウイルス，エンテロウイルス，神経梅毒，非ヘルペス性辺縁系脳炎，傍腫瘍性辺縁系脳炎，SLE（CNS ループス），ミトコンドリア脳筋症・乳酸アシドーシス・脳卒中様発作症候群（mitochondrial encephalomyopathy, lactic acidosis and stroke-like episodes：MELAS）などの報告があるが，画像上明らかな辺縁系の病変を示さない HSE 症例もあることから鑑別疾患は多岐にわたる．近年，自己免疫介在性脳炎の報告が増え，その中でも抗 NMDA（*N*-methyl-D-aspartate）受容体脳炎や抗 VGKC（voltage-gated potassium channel）複合体抗体関連脳炎を診断する機会が増加しており，HSE の鑑別疾患として重視する必要がある．

Memo

抗 NMDA 受容体脳炎

グルタミン酸受容体である *N*-methyl-D-aspartate（NMDA）受容体に対する抗体を介する自己免疫性脳炎．若年女性に多く，発熱と統合失調症様の精神症状で発症し，中枢性低換気の合併や遷延性経過が特徴である．2005 年に卵巣奇形腫に合併する傍腫瘍性神経症候群として報告されたが，卵巣奇形腫の非合併例の報告が増えている．

単純ヘルペス髄膜炎

単純ヘルペス髄膜炎の症状と徴候

髄膜炎は脳の表面を被う脳軟膜とくも膜の炎症である．厚生省感染症サーベイランス（当時）によるとウイルス性髄膜炎の病因ウイルスとして HSV は 0.3％とされ[10]，多くは HSV-2 による．臨床徴候は通常，発熱（38〜40℃）が先行し，頭痛，悪心，嘔吐を伴い，項部硬直，ケルニッヒ徴候，ブルジンスキー徴候（Brudzinski sign）など髄膜刺激症状を認めるが，これらは原因にかかわらず髄膜炎に共通する症状と所見である．一般に全身状態は良く予後良好のことが多いが，意識障害や精神症状，痙攣は脳実質病変を示唆する徴候と考え，脳炎としての対処が必要である．HSV-2 による性器ヘルペス患者にしばしば髄膜炎症状を認めるとされ，欧米ではその頻度は 8％から女性に限った場合 36％との報告もある[11]．

Memo

抗 VGKC 複合体抗体関連脳炎

亜急性あるいは慢性経過で記憶障害，てんかん発作，見当識障害を呈する．抗利尿ホルモン（ADH）分泌異常症候群（SIADH）による低ナトリウム血症の合併が多く，MRI で側頭葉内側部の異常信号を認めることが多い．以前は抗 VGKC 抗体陽性辺縁系脳炎と呼ばれたが，2010 年になってその真の標的抗原が VGKC そのものではなく VGKC 複合体の構成分子である LGI1 や Caspr2 であることが判明し，現在は抗 VGKC 複合体抗体関連脳炎と呼ばれる．

Column

自己免疫性脳炎との鑑別

脳炎に対し適切な治療を行うためには早期の診断が重要であるが，原因は種々あり診断を確定するのは必ずしも容易ではない．2010 年の論文で英国において 2005 年から 2 年間にエントリーされた脳炎患者の原因を検討したところ，何らかの感染が原因と立証されたのは半数未満で，そのうち，単純ヘルペスウイルス（19%）と水痘-帯状疱疹ウイルス（5%）が最も一般的な原因であるが，結核菌（5%）も少なからずあることが示されている[8]．2011 年に発表された追加報告では，診断のために追加検査を行っても 1 / 3 を超える患者では原因が同定されなかったこと，また 8%に抗 NMDA 受容体抗体か抗 VGKC 複合体抗体が検出され，ADEM や傍腫瘍症候群を含めると自己免疫介在性脳炎が全体の約 1 / 5 を占めており，脳炎の診断アルゴリズムに自己免疫介在性脳炎の検索を含める必要性があることを説いている[9]．

単純ヘルペス髄膜炎の検査所見

髄液検査は他のウイルス性髄膜炎の所見と同様である，すなわち，外観水様透明，髄液圧亢進（200～300 mmH_2O），リンパ球優位の細胞増多，蛋白増加，糖正常を認める．末梢血では白血球数の軽度減少，CRP の軽度上昇を認めることがあるが，正常のことも多い．CT と MRI では一般に異常所見を認めないが，高度の脳圧亢進に伴い脳室の狭小化を認めることがある．

診断にはヘルペス脳炎と同じく，ウイルス学的検査が必須である．髄液からウイルスを分離できることはまれで，PCR 法による HSV DNA の検出が診断に有効である．

単純ヘルペス髄膜炎の治療

HSV による髄膜炎は他のウイルス性髄膜炎と同様に予後は良好である．安静，栄養維持が基本的治療であり，頭痛，悪心，嘔吐に対する対症療法を行う．しかし，高齢者や免疫能低下状態では遷延化，重症化するおそれがあること，また，脳炎を合併した場合は重症化することや高度の後遺症を残す可能性もあることから，髄膜炎の病因として HSV が疑われれば，早期からアシクロビルの投与を脳炎の治療に準じて行う．

モラレ髄膜炎・再発性単純ヘルペス髄膜炎

性器ヘルペスの存在などから HSV-2 髄膜炎と診断された症例が，髄膜炎を再発することがあるが，近年，良性再発性無菌性髄膜炎として知られていたモラレ髄膜炎と HSV-2 との関連性について関心が高まってきた．

モラレ髄膜炎の原因

1944 年，Mollaret が再発性無菌性髄膜炎を報告して以来，モラレ髄膜炎は原因不明の再発性無菌性髄膜炎として認識され，病初期の髄液中に上皮細胞様の大型単核細胞（モラレ細胞）が出現しやすいことが知られている．原因としてウイルス感染症，ベーチェット病（Behçet disease），サルコイドーシス，フォークト・小柳・原田症候群（Vogt-Koyanagi-Harada syndrome），頭蓋内類上皮嚢胞の破裂による化学物質の刺激による炎症，また種々の薬剤が報告されていた．性器ヘルペスの存在などから HSV-2 髄膜炎と診断された症例で髄膜炎を再発することがあり，近年，良性再発性無菌性髄膜炎として知られていたモラレ髄膜炎と HSV との関連性について注目されるようになり，特異抗体検査や PCR 法を用いた解析により HSV との関連を証明する報告が相次ぎ，現在では HSV がモラレ髄膜炎の主病因であり，さらに，HSV-2 が圧倒

Memo

モラレ細胞

辺縁が不鮮明な大型細胞で胞体には空胞を認める．核も大きく不整円形で，いくつもの深い切れ込みのある足跡形（foot print cell）を呈する．マクロファージなど単球系細胞で感染初期に誘導される免疫細胞と考えられる．モラレ髄膜炎の髄液に特徴的に認められるとされるが，検査のタイミングにもよるので，診断の必須条件ではない．

2 PCR 法により HSV-1 / HSV-2 が同定されたモラレ髄膜炎の報告

報告者	症例数	男：女	HSV-1：HSV-2
Picard FJ（*Neurology* 1993）	3	0：3	0：3
Cohen BA（*Ann Neurol* 1994）	1	1：0	0：1
Tedder DG（*Ann Intern Med* 1994）	11	4：7	1：10
Monteyne P（*Eur Neurol* 1996）	1	1：0	0：1
Bachmeyer C（*J Infect* 1996）	1	0：1	0：1
Jensenius M（*Acta Neurol Scand* 1998）	9	2：7	0：9
Tang YW（*Clin Infect Dis* 2000）	23	1：22	0：20*
Kojima Y（*Jpn J Infect Dis* 2002）	1	1：0	0：1
Chan TY（*Diagn Cytopathol* 2003）	14	8：6	0：2*
Dylewski JS（*Eur J Clin Microbiol Infect Dis* 2004）	1	0：1	0：1
瀬川文徳（*Neuroinfection* 2004）	4	2：2	0：4
合計	69	20：49	1：53

* HSV-1 / HSV-2 が同定された症例数を記載.

3 モラレ髄膜炎（27 歳，女性）の臨床経過

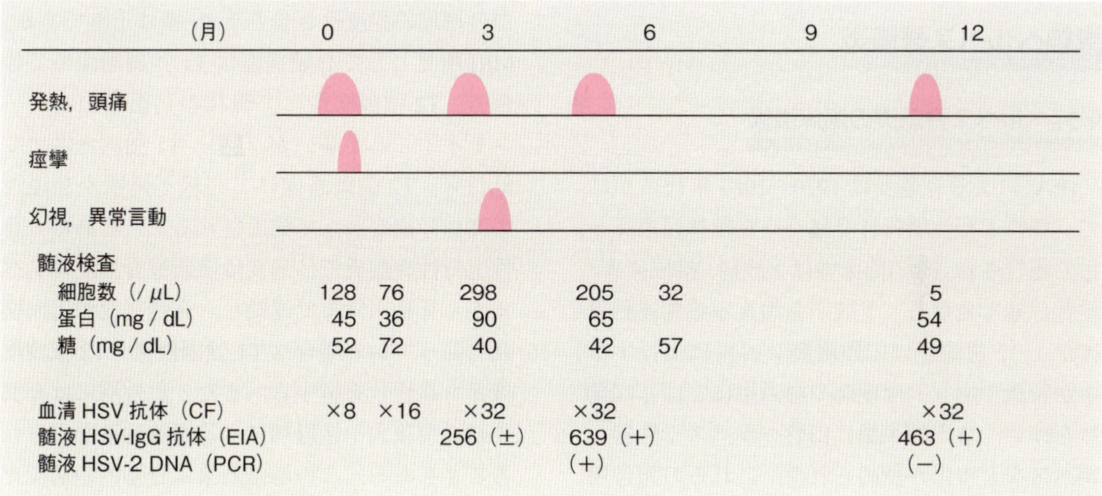

（月）
0
3
6
9
12
発熱，頭痛
痙攣
幻視，異常言動
髄液検査
細胞数（/μL）　128　76　298　205　32　5
蛋白（mg / dL）　45　36　90　65　54
糖（mg / dL）　52　72　40　42　57　49
血清 HSV 抗体（CF）　×8　×16　×32　×32　×32
髄液 HSV-IgG 抗体（EIA）　256（±）　639（＋）　463（＋）
髄液 HSV-2 DNA（PCR）　（＋）　（－）

CF：補体結合反応，EIA：酵素免疫法.

的に多いことが判明している（2）.

モラレ髄膜炎の臨床徴候

モラレ髄膜炎の臨床徴候は発熱，頭痛，悪心，嘔吐，背部痛などの定型的な髄膜炎症状に加え，痙攣，幻覚，昏睡，複視，顔面神経麻痺，瞳孔不同などの神経徴候が一過性に認められることがある．これらの症状は 2～5 日で速やかに消失し，再発するまでまったく症状を残さないことが多い（3）．再発回数は症例によりさまざまで，罹病期間も十数年に及ぶものもある．初発は 20～30 歳代に多く，性差では女性に多い（2）．HSV-2 による性器ヘルペスと髄膜炎の合併が女性により高い報告もあることから，腰仙髄神経節に潜伏感染している HSV-2 の再活性化がモラレ髄膜炎の発症と再発に関与していると推測されている．モラレ髄膜炎の再発時にヘルペス疹を伴ったという報告がなく，モラレ髄膜炎における HSV-2 再活性化の誘因，機序について詳細は不明であるが，モラレ髄膜炎では HSV-2 IgG 特異抗体の上昇が遅く，髄液内の抗体産生が証明されない症例も多いことから，モラレ髄膜炎を生じる個体では HSV-2 の免疫回避反応が生じていることが示唆されている[12]．

モラレ髄膜炎の治療

再発時の治療は髄膜炎の急性期の治療に準ずる．モラレ髄膜炎は予後良好であり，数回の再発後，経過観察のみで軽快，寛解した例もあることから，確立された治療法はない．しかし，再発は社会的にも精神的にも苦痛を伴うため，再発の多い症例では間欠期の再発抑制療法も考慮される．具体的には低用量のアシクロビル内服を持続する方法，臨床症状が疑われる場合に自己判断でアシクロビルを開始する方法がある．

単純ヘルペス脊髄炎

単純ヘルペス脊髄炎の臨床徴候

HSV による脊髄炎は 1970～1980 年代にかけて，急性上行性壊死性脊髄炎や脊髄神経根炎として報告され，その臨床像は下肢痛，排尿障害，腰背部痛で発症し，下肢から始まる感覚運動障害が 1～2 週間かけて頸胸髄レベルに上行するのが特徴であり，発症時や経過中にしばしば発熱を伴い，また約半数に口唇ヘルペスや性器ヘルペスなど皮疹が認められた．これらの報告例は後天性免疫不全症候群（AIDS），担癌状態や糖尿病など免疫抑制状態を来す基礎疾患を有する症例が多く，予後不良で致死的であった．そのため大半の症例は剖検により診断が確定し，原因のほとんどが HSV-2 であった[13]．

Memo

上行性脊髄炎

下肢や会陰の感覚障害，排尿障害で発症し，下肢運動障害を伴って横断性脊髄症となり，腰仙髄レベルから頸胸髄レベルに横断性脊髄症が上行して進行する．腰仙髄レベルの脊髄後根神経節に潜伏感染していた HSV が再活性化して脊髄内に侵入して，脊髄炎が頸胸髄へ上行性に伸展する機序による．

1990 年代後半から MRI による脊髄画像診断と PCR 法を用いたウイルス学的診断により，それまでの HSV 脊髄炎の特徴である上行性脊髄炎とは異なり，頸胸髄レベルの横断性脊髄症で発症する症例や上行性経過が認められない症例（非上行性脊髄炎），一側上肢の感覚運動障害で発症しポリオ様筋萎縮を呈した症例，再発例が報告された．また，発熱やヘルペス疹が認められる頻度が低下し，HSV の型別では HSV-2 の頻度が高いが，HSV-1 による例も報告されるようになった．さらに，以前に報告されていたような免疫抑制を引き起こす基礎疾患はむしろ少ないとも認識されるようになった（**4**）．

単純ヘルペス脊髄炎の検査所見

髄液検査では外観は水様透明でリンパ球優位の細胞増多，蛋白増加を認めるが，細胞数と蛋白の増加の程度はさまざまで，糖は正常である．MRI 所見として脊髄病変は T1 強調画像にて等信号，T2 強調画像にて線状の高信号のパターンを示すことが多いが（**5**），T1 強調画像にて低信号，T2 強調画像にて辺縁不鮮明かび漫性の高信号病変として描出されることもある．急性上行性脊髄炎では病変は横断性脊髄症のレベルから脊髄円錐まで連続し，脊髄病変が出血壊死に陥っている場合は T1 強調画像，T2 強調画像とも高信号を呈する．また，急性期には脊髄の紡錘型腫大や造影剤による増強効果がみられることもある．この増強効果は脊髄内の病変だけでなく，脊髄周囲の髄膜や後根神経に認めることもあり，脊髄神経根炎を示唆する．

以上の所見は非特異的であり，MRI 画像所見から単純ヘルペス脊髄炎と HSV 以外の病原

Memo

HSV の型判別検査

一般には型判別可能な PCR 法で区別する．血清学的診断法では HSV-1 と HSV-2 で交差反応を起こすため，通常の検査で行う補体結合反応，中和反応，酵素免疫法（enzyme immunoassay：EIA）では型判別はできないが，研究室において HSV-1 と HSV-2 に交差のない glycoprotein G を用いた EIA により判別できる．また，病理組織では HSV-1 と HSV-2 に対する各特異抗体による免疫染色により同定可能である．

4 単純ヘルペス脊髄炎の報告例

	1995 年以前の報告例 (*n*=14)		1995 年以降の報告例 (*n*=15)	
年齢（平均）	48 歳		52 歳	
性別（男：女）	9：5		12：3	
神経症状	急性上行性脊髄炎 亜急性上行性脊髄炎 再発性上行性脊髄炎 急性非上行性脊髄炎	10 例 2 例 1 例 1 例	急性上行性脊髄炎 亜急性上行性脊髄炎 再発性上行性脊髄炎 急性非上行性脊髄炎 亜急性非上行性脊髄炎 再発性非上行性脊髄炎	8 例 1 例 1 例 3 例 1 例 1 例
ヘルペス皮疹	8 例		4 例	
基礎疾患	AIDS 糖尿病 肺癌 成人 T 細胞白血病	2 例 2 例 1 例 1 例	糖尿病	2 例
HSV 型別（HSV-1：HSV-2）	3：9（型不明 2 例）		4：9（型不明 2 例）	
予後	死亡 高度後遺症	10 例 4 例	死亡 高度後遺症 軽度後遺症・回復	0 例 7 例 8 例

（中嶋秀人．Annual Review 神経 2007 [13] より）

5 単純ヘルペス脊髄炎の MRI 所見

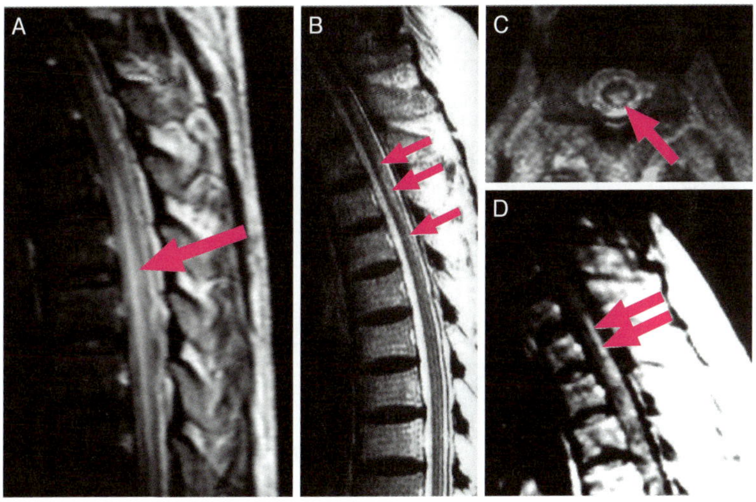

A：60 歳女性．胸髄 MRI T2 強調画像矢状断．胸髄から腰髄は浮腫状に腫脹し，髄内に高信号域を認める．
B：60 歳女性．胸髄 MRI T2 強調画像矢状断．T1-5 レベルにかけて脊髄内に線状の高信号域を認める．
C：49 歳女性．T3 レベル MRI T2 強調画像水平断．脊髄後索部を中心に脊髄背側部に高信号域を認める．
D：胸髄造影 MRI 矢状断．T2-4 レベルにかけて脊髄後索部に Gd-DTPA による信号増強効果を認める．

体による脊髄炎，多発性硬化症，急性散在性脳脊髄炎（acute disseminated encephalomyelitis：ADEM），自己免疫疾患に伴う脊髄障害，脊髄腫瘍などと鑑別するのは困難である．しかし，一般には単純ヘルペス脊髄炎の病巣は多発することはない．

単純ヘルペス脊髄炎の診断

MRI 画像所見から HSV 脊髄炎と HSV 以外の病原体による脊髄炎，脱髄疾患，炎症性疾患，脊髄腫瘍などと鑑別するのは困難であるが，一般には HSV 脊髄炎の病巣は多発性ではない．剖検による病理学的所見から，HSV 脊髄炎の発症機序として脊髄後根神経節に潜伏感染していた HSV が再活性化し，脊髄後根を介して脊髄後索に侵入した後，脊髄内を増殖拡大することが推測されていることより，連続性の脊髄病変，脊髄後索病変，神経根炎の所見は HSV 脊

6 エルスバーグ症候群の造影 MRI 所見

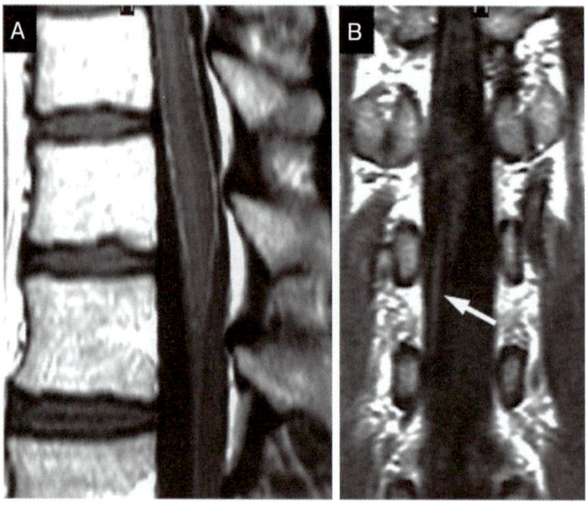

A：矢状断．仙髄から脊髄円錐部の髄膜のガドリニウム増強効果を認める．
B：前額断．ガドリニウム増強効果を伴う右側の馬尾神経の腫脹（⇨）を認める．

髄炎の診断において参考所見として有用と考えられる．

臨床症状として上行性脊髄症や背部痛，発熱は原因として HSV を疑う所見であるが，神経学的検査を進め，ウイルス学的検査を行うことが必須である．ヘルペス疹は HSV 脊髄炎の診断の手がかりになると考えられるが，最近の報告では皮疹の出現頻度は高くなく，髄液検体を用いて HSV 感染を証明することが診断に不可欠である．

単純ヘルペス脊髄炎の治療

抗ウイルス薬の登場後，単純ヘルペス脊髄炎の生命予後は大きく改善された．しかし，救命できても対麻痺や四肢麻痺など高度後遺症を残すことが多く（**4**），アシクロビルの早期開始が重要である．過去の報告例の中にはアシクロビルとステロイドが併用された症例が多くある．自験例 9 例についても，うち 7 例が併用投与され，使用されたステロイドは 4 例がメチルプレドニゾロン（ソル・メドロール®など）パルス療法，2 例がベタメタゾン（リンデロン®など），1 例がプレドニゾロン（プレドニン®）であった[14]．ステロイドが投与された経緯は，単純ヘルペス脊髄炎の診断に基づいた場合もあるが，ADEM や多発性硬化症など脱髄疾患，自己免疫疾患や血管炎など炎症性疾患，さらに原因不明の横断性脊髄症も疑われたため，アシクロビルと併せて投与された，などさまざまである．最近，ヘルペス脳炎の治療において，抗ウイルス薬とステロイドの併用投与がアシクロビル単独投与より効果が優れていることが報告されている[6]．その機序として，ステロイドの抗浮腫作用だけでなく，炎症性サイトカインの産生抑制や二次的に生じる自己免疫機序の抑制作用が推測されており，単純ヘルペス脊髄炎の治療においてもステロイドの併用は積極的に用いてよいと考える．

エルスバーグ症候群・単純ヘルペス根神経炎

エルスバーグ症候群の概念・原因

エルスバーグ症候群とは両側性の仙髄神経根障害による症候をいい，尿閉，会陰・下肢の感覚障害や神経痛の症状がみられる．性器ヘルペスでは外陰部の水疱，潰瘍形成，鼠径部のリンパ節腫脹などの症状の他に尿閉を伴うことがあることから，エルスバーグ症候群は性器ヘルペスに伴う仙髄神経根炎による尿閉を指すこともあったが，現在では無菌性髄膜炎に伴う仙髄神経根障害とするのが妥当である．原因ウイルスとしては HSV が最も多く，型別では HSV-2 の頻度が高い．その他には帯状疱疹ウイルス，

EBウイルス，麻疹ウイルスなどの報告がある[15,16]．原因ウイルスが同定されていない症例も多いが，性器ヘルペスなどヘルペス疹がなくてもHSV-2抗体価高値を示した尿閉を伴う髄膜炎の報告もあることから，エルスバーグ症候群の多くの症例でHSV-2が関与していると推測される[15]．

エルスバーグ症候群の臨床徴候

全身倦怠感，頭痛，筋肉痛，下肢感覚異常など前駆症状を有することが多く，その後，仙髄神経根障害による症状として排尿障害，便秘，インポテンツ（不能症，陰萎），下肢，会陰の感覚障害が出現する．頭痛，嘔気，項部硬直など髄膜炎症状や性器ヘルペスの出現後，排尿障害が出現するまでの期間は2週間以内が多いとされる．髄液検査ではリンパ球優位の細胞増多を認めることが多く，蛋白増加を認めることもある．胸腰髄MRIでは明らかな異常が認められないことが多いが，仙髄神経根や脊髄円錐に造影増強効果を認めることがある（**6**）．

エルスバーグ症候群の治療

治療として尿閉時には導尿が必要となるが，髄膜炎の軽快とともに尿閉も改善することが多い．まれに1か月以上遷延することもある．尿閉に対するアシクロビルの効果は不明だが，エルスバーグ症候群のうち性器ヘルペスを有している症例，また髄膜炎症状の明らかな症例では，HSVによる髄膜炎としてアシクロビルによる治療を考慮する必要がある．

（中嶋秀人）

文献

1）Kamei S, Takasu T. Nationwide survey of the annual prevalence of viral and other neurological infections in Japanese inpatients. *Intern Med* 2000；39：894-900.
2）Tan IL, et al. Atypical manifestations and poor outcome of herpes simplex encephalitis in the immunocompromised. *Neurology* 2012；79：2125-2132.
3）日本神経感染症学会．ヘルペス脳炎のガイドライン．*Neuroinfection* 2005；10：78-87.
4）Solomon T, et al. Viral encephalitis：A clinician's guide. *Pract Neurol* 2007；7：288-305.
5）Tunkel AR, et al. The management of encephalitis：Clinical practice guidelines by the Infectious Diseases Society of America. *Clin Infect Dis* 2008；47：303-327.
6）Kamei S, et al. Evaluation of combination therapy using aciclovir and corticosteroid in adult patients with herpes simplex virus encephalitis. *J Neurol Neurosurg Psychiatry* 2005；76：1544-1549.
7）Taira N, et al. Predictors of prolonged clinical course in adult patients with herpes simplex virus encephalitis. *Intern Med* 2009；48：89-94.
8）Granerod J, et al. Causes of encephalitis and differences in their clinical presentations in England：A multicentre, population-based prospective study. *Lancet Infect Dis* 2010；10：835-844.
9）Ambrose HE, et al. Diagnostic strategy used to establish etiologies of encephalitis in a prospective cohort of patients in England. *J Clin Microbiol* 2011；49：3576-3583.
10）石井慶蔵ほか．ウイルス関連神経感染症の疫学．日本臨牀 1997；55：839-848.
11）Tyler KL. Herpes simplex virus infections of the central nervous system：Encephalitis and meningitis, including Mollaret's. *Herpes* 2004；11（Suppl 2）：57A-64A.
12）Aurelius E. Neurological disease in herpes simplex virus type 2 infection. In：Studahl M, et al（editors）. Herpes Simplex Viruses. New York：Taylor and Francis Group；2006, pp.317-338.
13）中嶋秀人．単純ヘルペス感染と脊髄炎．Annual Review 神経 2007．東京：中外医学社；2007, pp.106-113.
14）Nakajima H, et al. Herpes simplex virus myelitis：Clinical manifestations and diagnosis by the polymerase chain reaction method. *Eur Neurol* 1998；39：163-167.
15）林良一，大原慎司．Elsberg症候群．Annual Review 神経 2004．東京：中外医学社；2004, pp.126-132.
16）中嶋秀人．HSV脊髄炎とElsberg症候群．*Clinical Neuroscience* 2010；28：336-337.

Further reading

- 日本神経感染症学会（編）．ヘルペス脳炎—診療ガイドラインに基づく診断基準と治療指針．東京：中山書店；2006.
- 庄司紘史．ヘルペス脳炎とその周辺．大阪：永井書店；2009.

II. ウイルス感染症

ヘルペスウイルス感染症

水痘-帯状疱疹ウイルス感染症

Point

- 水痘-帯状疱疹ウイルス（VZV）は小児期に水痘を発症した後，後根神経節などに潜伏し，全身の免疫力低下に伴って再活性化し帯状疱疹を発症する．この際，髄膜炎，脳炎，脊髄炎，運動麻痺，多発脳神経麻痺など多彩な神経疾患を合併する．
- VZV の中枢神経感染の診断では，髄液中の PCR 法による VZV DNA の検出，抗 VZV IgG 抗体の検出が標準的診断方法となっている．
- 痛みはあるが皮疹を欠く，無疹性帯状疱疹（zoster sine herpete）に伴って神経合併症が起こることはまれではない．原因不明の脳炎，脊髄炎，運動麻痺などでは，皮疹がなくとも VZV 再活性化に伴う神経合併症も鑑別に入れる必要がある．
- 帯状疱疹，およびその神経合併症ともに早期から抗ウイルス薬の治療が必要である．予防的観点から，帯状疱疹ワクチン接種による帯状疱疹の発症率の低下と帯状疱疹後神経痛の減少が期待される．

病態と神経合併症

水痘-帯状疱疹ウイルス（varicella-zoster virus〈VZV〉；*Human herpesvirus* 3〈HHV-3〉）はαヘルペスウイルス亜科に属する DNA ウイルスであり，小児期に初感染し水痘を発症する．その後，三叉神経節，後根神経節，自律神経節に潜伏し，加齢やストレス，感染症（AIDS〈acquired immunodeficiency syndrome：後天性免疫不全症候群〉など）等の免疫能低下とともに後根神経節内で VZV が再活性化する．

帯状疱疹は，この VZV の再活性化により発症する神経／皮膚感染症で，その際神経支配に一致する皮膚分節（デルマトーム）の皮疹が特徴的である．その際に，髄膜炎，脳炎／脳血管炎，脳幹脳炎，脊髄炎，運動麻痺，多発脳神経障害，視神経炎などの多彩な神経合併症も引き起こされる（**1**）．また，皮疹と合併症との関連では，定型皮疹を示さない例，皮疹に先行して神経症状を来す例，皮疹を欠く例がみられ，診断に難渋することもある．特に皮膚症状を欠き，神経根痛またはデルマトームに一致した痛みのみを来す帯状疱疹を無疹性帯状疱疹（zoster sine herpete）といい，近年髄液中の VZV DNA 検出が容易になり診断例が増え，注目されている．

また最近では，VZV 中枢神経合併症を呈した患者のうち，明らかな免疫抑制状態であった患者の割合は，意外にも 10〜38％程度と報告されており，免疫抑制状態でない健常者でも起こりうる点を強調したい[1,2]．

神経合併症の診断

帯状疱疹の発症直後に神経症状が出現した場合，診断は容易である．しかし，皮疹出現から数か月がたっている場合，皮疹が非定型である場合，皮疹がみられない場合は，臨床症状，画像所見，血液・免疫学的検査，髄液所見を基に診断する．特に臓器移植患者や AIDS など免疫抑制状態にある患者では，VZV 神経合併症を常に考慮する必要がある．

現在，VZV 中枢神経感染の証明に，髄液抗 VZV IgG／IgM 抗体の検出，PCR 法を用いた VZV DNA の検出，髄腔内抗体産生を示す抗体価比・抗体価指数などが用いられている．特に前 2 者を組み合わせて診断精度を上げることが

Column

zoster sine herpete の概念と歴史的な変遷

zoster sine herpete とは，VZV 再活性化によるデルマトームに一致する痛みを伴っているが，皮疹を生じない状態をいう．sine とは without のことであり，日本語では無疹性帯状疱疹などと訳されるが，そのまま zoster sine herpete と使われることが多い．

この概念は新しいものではなく，1907 年 Widal が最初に“zona fruste”という名で提唱し，1916 年には Weber が“zoster sine herpete”という名で報告した．その後 1958 年に Lewis が複数の症例を zoster sine herpete としてまとめた[20]．彼は痛みを伴うものの皮疹がなく，一側の運動麻痺を伴うもの，眼病変を伴うもの，顔面神経麻痺を伴うもの，軟口蓋麻痺を伴うものなどを報告し，皮疹はないが帯状疱疹と思われる痛みを有し，VZV の関与が考えられる神経疾患群を zoster sine herpete として報告した．

近年になり，抗 VZV 抗体や PCR による VZV DNA 検出により，VZV の再活性が多彩な神経疾患を起こすことがわかってくると，皮疹を伴わない症例が多く報告されてきた．この際，皮疹を生じないが VZV 再活性化により起きる神経疾患を zoster sine herpete と報告する研究者が出てきた．このとき，痛みを伴ったか問わないことが多い．

さらに，各診療科でも，この概念が導入されるに至り，用語の理解に注意が必要である．たとえば，耳鼻科領域では，zoster sine herpete を「VZV 再活性化によるが，皮疹を認めない顔面神経麻痺」という意味で使用されている．したがって，ベル麻痺と診断される症例の一部に VZV の関与する病態，すなわち皮疹のないラムゼイハント症候群が少なからず存在し，geniculate zoster sine herpete または単に zoster sine herpete とも呼ばれ注目されている．また眼科領域では，三叉神経第一枝領域に帯状疱疹が生じる際に結膜炎や角膜炎，ぶどう膜炎眼合併症を来すことがあるが，皮疹を生じない場合に，herpes zoster ophthalmicus sine herpete と呼ばれるが，単純に zoster sine herpete と呼ばれることもある．

1 水痘-帯状疱疹ウイルス（VZV）の再活性化によって起こる神経合併症

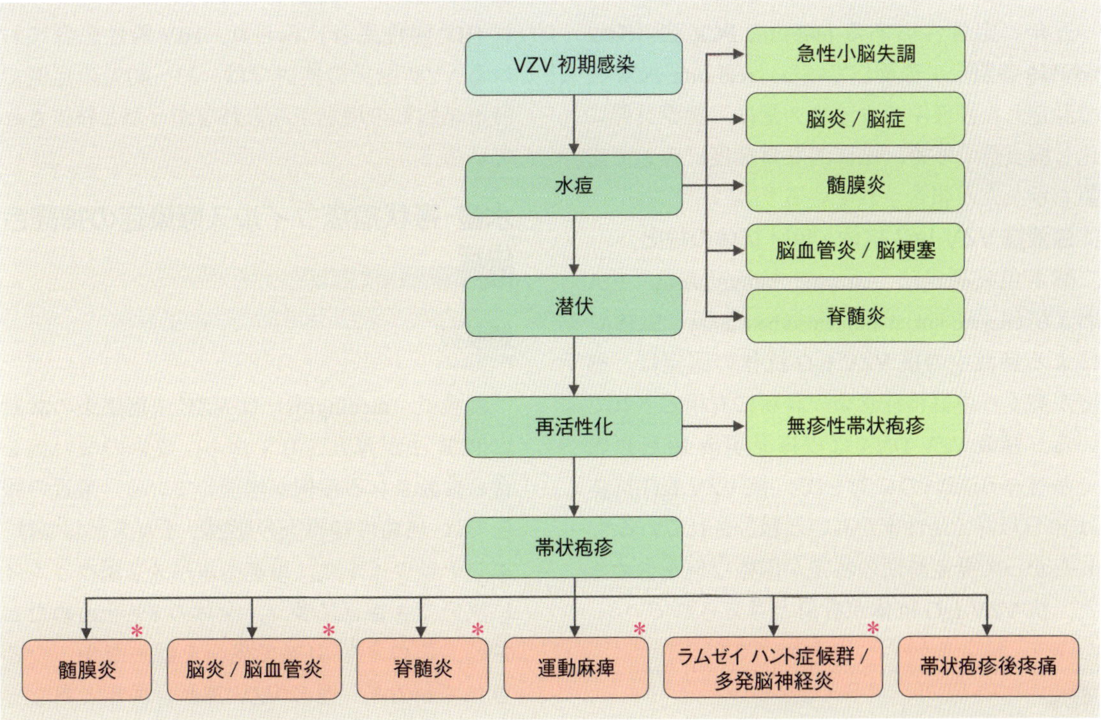

＊：皮疹なしでも起こりうる病態．

(Gilden D, et al. *Lancet Neurol* 2009[13] を参考に作成)

2 VZV の中枢神経感染症の診断

①髄液 PCR 法での VZV DNA の検出
②髄液抗 VZV IgG 抗体の上昇
髄液抗 VZV IgM 抗体の上昇
③髄腔内抗体産生所見
- 抗体価指数≧ 2.0
  抗体価指数＝（髄液抗 VZV IgG 抗体価 / 血清抗 VZV IgG 抗体価）÷（髄液 IgG / 血清 IgG）
- 抗体価比≦ 20
  抗体価比＝血清抗 VZV IgG 抗体価 / 髄液抗 VZV IgG 抗体価

④血清抗体価の上昇

重要である．以下①～④で概説し**2**にまとめを示した．

①髄液 VZV DNA の検出

PCR 法による髄液 VZV DNA の検出が VZV 中枢神経感染の診断の gold standard となっている．特に皮疹を欠く症例での有用性は高い．HIV 感染患者での VZV 神経合併症の検討で，感度 0.8，特異度 0.98 であったと報告されている[3]．ただし，治療開始後や経過が遷延している例では陰性化している症例もあり，陰性例の評価は注意が必要である．

近年，定量性のある real-time PCR 法（**Key words** 参照）が普及している．real-time PCR 法で測定した髄液中のウイルス量は，髄膜炎群に比し脳炎群で多く，臨床的な重症度に応じて高値を示したと報告されている[4]．

②髄液抗 VZV IgG 抗体・IgM 抗体の検出

酵素免疫測定法（enzyme immunoassay：EIA および enzyme-linked immunosorbent assay：ELISA）による髄液中の抗 VZV IgG 抗体の測定は，感度が高く，中枢神経感染の診断に有用とされている．髄液 VZV DNA は皮疹発現後 10 日以内で陽性率が高いのに対して，抗 VZV IgG 抗体は 10 日以降で陽性率が高いと報告されている[5]．したがって発症時期の特定が困難な例を含めると，抗 VZV IgG 抗体が有用と考えられている．

Key words

real-time PCR 法

蛍光標識プローブの蛍光をリアルタイムで検出することで効果判定するため，従来の PCR よりコンタミネーションが少なく，迅速で，手技が簡便である．定量したウイルス量は，病勢を反映し予後の予測に役立つ．

一方，IgM 抗体は検出されることはまれである．

③髄腔内抗体産生を示す抗体価指数，抗体価比

抗体価指数は 2.0 以上，抗体価比は 20 以下で特異的な髄腔内抗体産生を示すとされている．それぞれの計算式は**2**に記載した．

④血清抗体価の上昇

血清 VZV 抗体価を用いて，VZV 再活性化を診断する場合は，ペア血清を用い注意深い評価が必要である．急性期と回復期のペア血清を比較し，補体結合法（CF）で 4 倍以上，酵素免疫測定法（ELISA）で 2 倍以上の変化で診断的価値を有する．1 回のみの抗 VZV IgG 抗体価に，絶対的な基準がなく診断的意義は乏しい．

その他，髄液一般検査ではリンパ球優位の細胞数増加，蛋白の増加がみられるが非特異的所見にとどまる．ただし，神経合併症のない帯状疱疹入院患者の約 45％で髄液細胞数の増加を認めたとする報告もあり，診断には注意が必要である[6]．一方，VZV 脳炎と診断された例で，髄液細胞数が増加しない例もある．これらは主に HIV 陽性患者にみられ，HIV 陽性患者における VZV 脳炎の検討では，33～40％の症例で髄液細胞数の増加がみられなかったと報告されている[7]．

水痘-帯状疱疹ウイルス感染症の神経合併症

髄膜炎

髄膜炎（meningitis）は VZV 中枢感染の診断に PCR 法が導入されてから，皮疹のない例を含め診断される症例が増加している．最近の報告では，無菌性髄膜炎の原因ウイルスとしては，エンテロウイルス，単純ヘルペス 2 型ウイルスに次いで 3 番目に多く，全体の 8％を占めたとされ，このうち 31％で皮疹を認めなかったとされている[8]．他の VZV 神経合併症と異なって若年者にもみられ，必ずしも全身的な免疫不全は関与しない．症状は，髄膜刺激症候を認めるが特異的なものはない．多くは皮疹出現から数日以内に発症するが，皮疹に先行して出現す

ディベート

primary VZV encephalitis は存在しない？ —"vasculopathy" vs "encephalitis"—

Gilden らは，VZV 感染に伴う中枢神経合併症のほとんどが，大小の脳血管炎により二次的に引き起こされた梗塞によるものだとして，原発性の VZV 脳炎（primary VZV encephalitis）は存在するのだろうか，と疑問を投げかけている[13]．過去に VZV encephalitis として報告された症例報告も，MRI のない時代の報告で，病理組織学的検討でも多巣性の壊死巣，梗塞巣，血管炎を記載しているものは，small vessels multifocal vasculopathy の所見として矛盾しないものであり，ウイルスが大脳実質で見つかるものについては原発巣である脳血管壁を超えて侵入したものと考え，実際は多くが VZV vasculopathy であると推定している．

一方，Broucker らは HIV 陰性で臨床症状，髄液 DNA などから診断した 17 例の成人の帯状疱疹脳炎（varicella zoster encephalitis）を検討し報告している[11]．この中で，彼らは，血管炎機序を疑えるのは 1 例だけであり，14 例では，画像検査で血管病変や脱髄病変を認めず，脳炎の原因として vasculopathy や脱髄とは別の機序であるウイルスの直接侵襲による脳炎を推定している．最近のまとまった症例報告でも，血管炎機序を疑う脳炎は多くないとする報告が増えている[2,12]．

本邦では，VZV 脳炎として，血管炎機序による vasculopathy と，MRI に異常のない encephalitis の両者の報告がある．以上より，現地点では両群の存在を認め，それぞれ別々の病態を想定する必要があるものと考えられる．今後，両群の病態の違いが何に由来するのかは大きな課題であり，さらに多数例の詳細な臨床的，病理学的な検討が待たれる．

ることもある．予後は良好で神経学的後遺症を残すことはほとんどないと考えられている．

脳炎／脳血管炎

帯状疱疹に合併する脳炎はまれな病態だが，予後不良であることが多く，早期診断，早期治療が必要である．亀井らの 1989～1991 年の調査によると，本邦での VZV 脳炎はウイルス性脳炎全体の 2.5％，病原ウイルス確定例の 8％とされている[9]．しかし，その後の PCR 法の普及により，本例の上記％数は増加しているものと思われる．最近の欧米からの報告で，急性脳炎の 8％で VZV が起因ウイルスと同定されている．

また，VZV 脳炎においても 30～50％が皮疹を伴っておらず，皮疹がないことが VZV 脳炎を除外する根拠にはならない[10-12]．主な病変の分布が，脳幹に存在し，多発性脳神経障害，意識障害を認め，脳幹脳炎と診断される例もある．近年，これまで脳炎と診断した中に，いくつかの病態が存在するとの報告が多い．以下にその特徴を要約する（3）．

■ VZV 脳炎（VZV encephalitis）

脳炎は急性の意識障害，痙攣，頭痛などで発症するが，頭部 MRI は異常を認めないものが多い．最近の連続例の報告では，頻度的には以下に記す血管炎と考えられる症例よりも多くを占めている[2,11,12]．

■ VZV 脳血管炎（VZV vasculopathy）

血管炎を病変の主座とする病態で，Gilden らが vasculopathy と呼んでいる[13]．さらに，large vessel unifocal vasculopathy と small vessels multifocal vasculopathy の 2 群に分類している．

前者の典型例は，従来"眼部帯状疱疹後片麻痺""post-herpetic contralateral hemiplegia"と呼ばれていたものである．眼部帯状疱疹に続発し一定期間をおいて反対側に片麻痺を生じ，CT や MRI で同側の脳梗塞巣，血管造影で梗塞巣の血管支配に一致し，前または中大脳動脈の狭窄・閉塞所見が認められる．これらの症例の病理学的検索では，VZV 抗原あるいはヘルペス様ウイルス粒子が病変に一致する血管壁中膜の平滑筋細胞に認められたとする報告がある[14]．その機序として，VZV が三叉神経第一枝を経

3 VZV 脳炎／脳血管炎の分類

	脳炎型（encephalitis）	脳血管炎型（vasculopathy）	
		large vessel unifocal vasculopathy	small vessels multifocal vasculopathy
臨床症状	頭痛，意識障害，痙攣	対側片麻痺，失語など	意識障害，発熱，脳局所徴候
皮疹	しばしば欠く	三叉神経第一枝に多い	しばしば欠く
免疫状態	主に免疫正常者	免疫正常者	主に免疫不全状態
頭部 MRI	異常なし	前・中大脳動脈領域の出血，梗塞	白質-灰白質境界に類円形の病変
感染経路	直接侵襲？ 免疫学的機序？	求心性神経を介して中枢血管に伝播	血行感染？
頭部 MRA	異常なし	前・中大脳動脈の狭窄，閉塞	異常なし
病理	不明	血管平滑筋に VZV 抗原	脱髄，小血管炎，壊死
同義		post-herpetic contralateral hemiplegia, 肉芽腫性血管炎	
予後	一部不良	不良	不良

由し主幹動脈近位部の血管平滑筋に感染するという説が有力と考えられている．

一方，後者は免疫不全例に多くみられ，小動脈領域の多発性の血管炎とされ，しばしば皮疹を欠く．頭部 MRI では，梗塞や出血，白質に類円形の T2 高信号病変が散在性に認められることが多く，特に灰白質と白質の境界領域にみられることが特徴的とされている．ただし，Gilden らが small vessels multifocal vasculopathy と呼んでいる病態に対し，脱髄性機序を想定しているグループもあり，一定の結論に達していない[11]．

最近の VZV 脳炎／脳血管炎の予後についての報告では，死亡率 5～15％と高く，後遺症も 10～50％の症例に認めたとされている[11,12]．

脊髄炎

脊髄炎（myelitis）はまれな病態であるが，生命予後，機能的予後ともに悪い症例が多い[15]．海外からの報告は AIDS などに伴う免疫不全患者の報告が多いが，本邦では免疫正常者の報告が多い．

症状は，一側の運動麻痺に限局する例から対麻痺に至るものまであり，症状が数週かけて進行することもある．皮疹は胸髄部，頸髄部，腰仙髄部の順に多く，通常皮疹の出現した髄節に一致して脊髄炎を認めるが，対応しない例もある．MRI では，T1 強調画像で低信号，T2 強調画像で高信号の病巣が示され，ガドリニウムで造影効果を認めるものが多い．初期は脊髄の一側後方に病変がみられることが多く，数髄節に及び，不連続にみられることもある．一般に機能予後は不良で，軽快した報告例でも改善までに数か月を要し，脱髄性疾患によるミエロパチーとは予後が異なる．

脊髄炎の発症機序は，後根神経節で再活性化した VZV が後根神経節から前角細胞あるいは脊髄前根に直接ウイルスが浸潤することによると考えられている．その後，症例によって側索へ浸潤し，二次的な免疫機序で血管炎や脱髄が新たに加わり拡大していくものと推定され，個々の免疫応答の相違によっても病態は一律ではないと考えられている．

多発脳神経麻痺，ラムゼイ ハント症候群

顔面～頸部の帯状疱疹では脳神経障害を呈する例があり，多数の脳神経を同時に侵すことも多い．ここではラムゼイ ハント症候群（Ramsay Hunt syndrome）を中心に，嚥下・構音障害をきたす下位脳神経障害，眼部帯状疱疹後に起こる外眼筋麻痺についても述べる．

■ラムゼイ ハント症候群

顔面神経膝神経節または第 VIII 脳神経のらせん神経節，前庭神経節における VZV 再活性化によって発症し，①顔面神経麻痺，②耳介帯状疱疹，③難聴またはめまいを 3 徴とし，急性期顔面神経麻痺を来す疾患の約 15%を占める．3 徴すべてそろうものは約 60%にすぎない．約 30%で疱疹が遅れて出現すると報告されており，唾液中または耳介擦過を用いた VZV DNA の検出がベル麻痺（Bell palsy）との鑑別に有用とされている．

顔面（VII）・聴（VIII）神経は緻密な連絡があり，炎症が神経吻合を介して波及すると考えられている．さらに下位脳神経障害を合併する症例も多数報告されているが，顔面神経と下位脳神経にもいくつかの交通枝があり，これらを介してウイルスが伝播すると考えられている．顔面神経麻痺の自然治癒率は 30%以下で HSV によるベル麻痺の自然治癒率 70%と比較して著しく悪く，神経障害の程度も高度といわれている．

■下位脳神経障害

亜急性に発症する嚥下障害，構音障害が，VZV による一側性の舌咽（IX）・迷走（X）・舌下（XII）神経障害によるとする症例も多数報告されている．上行咽頭動脈などの血流障害，血管を介した炎症の波及などにより下位脳神経が多発性に障害されると考えられている．予後は良好とされている．

■眼部帯状疱疹後外眼筋麻痺

眼部帯状疱疹後に外眼筋麻痺を来す症例も多く報告されている．急性期は腫脹・疼痛のため見過ごされやすい．動眼（III），滑車（IV），外転（VI）神経の順に障害されやすく，視神経炎を来すこともある．これらの脳神経は三叉神経第一枝に近接して走行するため，海綿静脈洞内または上眼窩裂，または眼窩先端部において三叉神経から炎症が波及すると考えられている．外眼筋麻痺の予後は比較的よく，1～2 か月で改善し，数か月で治癒する症例が多い．

節性運動麻痺

節性運動麻痺（segmental zoster paresis）は，帯状疱疹の皮膚節と一致した筋節で運動障害が起こるもので，約 1～5%にみられるとされている．四肢に帯状疱疹を認めた 101 例を前向きに検討すると 26 例（約 26%）に節性運動麻痺を確認したという報告もあり，実際にはより高頻度にみられるようである[16]．

皮疹の髄節と麻痺の筋節はほぼ一致するが，より広範囲に認めたり，解離したりすることもある．運動麻痺に対応する障害部位は，前角，前根，神経叢および末梢神経が考えられている．発現の機序としては，後根神経節の VZV または炎症が直接前根へ伝播する説が有力であるが，後角から前角・前根へ直接または髄液を介して感染するとするものや，免疫学的機序による炎症の波及によるものなどもあり，確定されていない．脊髄 MRI で，前根や後根に造影効果を認めた例，後角や前角に T2 高信号がみられた例の報告がある．予後は四肢の麻痺の 7～8 割で改善するとされているが，後遺症が残ることも少なくない．

帯状疱疹後神経痛（PHN）

帯状疱疹後神経痛（post-herpetic neuralgia：PHN）は帯状疱疹発症後の旧皮疹部の慢性の疼痛である．帯状疱疹発症からの期間についての定義は統一されていない．最近は少なくとも 4 か月以上経過しても，残存した痛みが日常生活を障害しているときに，PHN として検討すべきであるとする考えが提唱されている．

PHN の発症率は年齢に依存し，50 歳未満では 2%と低いが，50 歳を超えると約 20%で，80 歳を超えると約 35%とされる[17]．PHN に移行しやすい要因としては，高齢者，重症の皮疹，初期からの強い疼痛，免疫抑制状態などがあげられている．帯状疱疹に対する抗ウイルス薬の使用は，帯状疱疹から PHN への移行を減少させるといわれている．

PHN は知覚神経の炎症に伴う神経変性に起因する神経障害性疼痛で，難治性である．痛み

4 帯状疱疹の神経合併症の治療と予後

	治療	予後
髄膜炎	アシクロビル 10 mg / kg × 8 時間ごと点滴	良好
脳炎，脳血管炎	アシクロビル 10 mg / kg × 8 時間ごと　点滴　14 日間 プレドニゾロン 60 mg / 日 内服　5 日間	不良例多い
脊髄炎	アシクロビル 10 mg / kg × 8 時間ごと　点滴　7～14 日間	不良例あり
運動麻痺	初期に抗ウイルス薬投与 プレドニン中等量内服？　リハビリテーション	一般に良好だが，麻痺残存例あり
ラムゼイ ハント症候群	高度麻痺：アシクロビル 10 mg / kg × 8 時間ごと点滴＋プレドニン 60～120 mg 内服 中等度以下の麻痺：バラシクロビル 3,000 mg / 日　内服＋プレドニン 60 mg　内服	自然治癒率は 30% 麻痺発症 3 日以内の治療開始で約 75%が治癒
多発脳神経炎	上記に準ずる？	良好
帯状疱疹後神経痛	プレガバリン，ガバペンチン，三環系抗うつ薬	難治性，一部軽減

の性状は多彩で，疼く，灼ける，刺す，締め付けるように痛む，などと訴える．疼痛部の痛覚は鈍麻しており，約半数の症例で，軽微な皮膚への触刺激により疼痛が誘発されるアロディニア（異痛症）を伴う．強い痛みのため，睡眠や日常活動に支障を来し，うつ状態になりやすく，十分な疼痛対策が肝要である．

神経合併症の治療と予後

各合併症についての，現在一般に行われている治療・予後を4にまとめた．予後については各論ですでに触れたので，ここでは治療について概説する．

Memo

抗 VZV 治療薬

以下の 3 剤がある．

①アシクロビル（ACV）：VZV 感染症のスタンダードな治療薬．ACV は感染細胞内で VZV のチミジンキナーゼ（TK）によってリン酸化され，ウイルス DNA 鎖に取り込まれた後，DNA 合成を阻害する．細胞 TK は ACV をリン酸化できず，正常細胞には毒性を示さないため，特異性，安全性が高い．商品名：ゾビラックス®など．

②バラシクロビル（VCV）：ACV プロドラッグである．きわめて吸収率がよく，ACV の約 20%に比し約 80%と良好で，経口投与で静注並みの血中濃度が得られる．商品名：バルトレックス®．

③ビダラビン（Ara-A）：ACV 耐性株（95%が TK の変異株）に効果が期待される薬剤．作用機序が TK に関与しておらず，VZV の DNA 合成酵素を特異的に阻害する．商品名：アラセナ-A®など．

合併症に対する抗ウイルス薬（**Memo** 参照）の有効性は，単純ヘルペス脳炎と異なり，明確なエビデンスを示した研究はない．直接のウイルスの関与が推定されている脳炎，脳血管炎，脊髄炎にはアシクロビルの点滴が勧められる．

最近公表された英国からのウイルス性脳炎の治療ガイドライン[18]では，VZV 再活性化に関連する脳炎，他の中枢神経合併症に関して，エビデンスは限られるものの，発症後数日以内に，10 mg / kg のアシクロビルを 8 時間ごと，14 日間の点滴静注が勧められるとしている（B, II）[18]．また，3～5 日間 の副腎皮質ステロイド（60～80 mg プレドニン換算）の使用も，特に血管炎の要素がある場合には積極的に使用するべきとしている（B, II）．免疫不全患者の脳炎においては，より長期のアシクロビルの点滴が必要かもしれないとコメントされている．

ラムゼイ ハント症候群に対しては，抗ウイルス薬とステロイド薬の併用投与で，皮疹出現早期ほど治癒率の上昇が認められ，皮疹出現後

Key words

アシクロビル脳症

腎機能低下時に ACV の排泄が遅延することにより血中濃度が上昇し，精神神経症状を来したもの．ACV による腎障害が契機になることも多い．発症時には投与を中止し，血液透析も考慮する．注射剤だけでなく，内服薬の VCV での報告例もあり，高齢者，腎不全患者には投与量・投与間隔の調節が必要になる．

Column

Oka 株水痘ワクチンと帯状疱疹ワクチン（Zostavax®）

Oka 株弱毒生水痘ワクチンは，1974 年に大阪大学の高橋らが，水痘を発症した小児から分離したウイルスを継代培養することによって弱毒化に成功したものをワクチン株としたものである．WHO によっても安全性，有効性ともに推奨されており，世界 80 か国の 1,600 万人が恩恵を被ることとなっている．Oka とは小児の性が岡であったことに由来している．米国では 2 回接種法が推奨され，大きな効果を上げ，ドイツではすでに水痘ワクチンの 2 回接種が定期接種に組み込まれている．一方，日本では水痘ワクチンは任意接種のため，接種率は低く約 30～40%にとどまっていたが，2014 年 10 月から水痘ワクチンが定期接種となり，1～2 歳児は 2 回の接種が受けられるようになるため，その効果が期待されている．

帯状疱疹，帯状疱疹後神経痛（PHN）は，加齢に伴い増加するが，これは VZV に対する細胞性免疫の低下に関連していると考えられている．米国の Oxman らは，帯状疱疹ワクチンの接種が，高齢者の帯状疱疹および PHN の発症率，重症度を減少させるかどうか臨床試験を実施した[19]．彼らは，Oka 株ワクチンを米国メルク社が自社でさらに 3 代継代して製造した帯状疱疹ワクチンを用いプラセボ対照無作為化二重盲検比較試験において，60 歳以上の成人 3 万 8,456 人をワクチン接種群とプラセボ群に割り振り，ワクチンあるいはプラセボの 1 回接種を行った．帯状疱疹の調査期間の中央値は 3.12 年で，帯状疱疹の重症度は 61.1%，発症率も 51.3%と減少し，PHN の発症率も 66.5%減少したとされた．この成績を基に米国 FDA は 2006 年に 60 歳以上の高齢者に対する帯状疱疹ワクチン（Zostavax®）の接種を認可した．このように Oka ワクチン株は水痘だけでなく，帯状疱疹の予防にも有用であることが証明された．

日本では，帯状疱疹の予防としては認められていないが，水痘ウイルスに対する免疫能が低下した高齢者に対して水痘罹患防止のための接種は承認されている．しかし，PHN，帯状疱疹の神経合併症を減少させる目的で，また費用対効果の側面からも，帯状疱疹ワクチンの導入が期待される．

5 日以内の治療開始が勧められている．

節性運動麻痺では，初期の抗ウイルス薬の投与とリハビリテーションがその出現頻度を低下させ，麻痺の改善に寄与すると考えられている．

PHN の治療は，薬物療法，神経ブロック，手術療法に分けられる．基本的な治療は薬物による疼痛のコントロールであり，海外のガイドラインでは，抗痙攣薬であるプレガバリン（リリカ®）やガバペンチン（ガバペン®），三環系抗うつ薬を第一選択薬として推奨しているものが多い．

アシクロビル治療中に注意すべきは，アシクロビル脳症（**Key words**, p.50）で，腎機能を頻回にチェックする必要がある．アシクロビル脳症の疑いおよび治療抵抗性が考えられる場合はビダラビンへの変更を考慮する．

おわりに

帯状疱疹は日本で年間 30 万～50 万人が罹患すると推測されている．VZV に対する細胞性免疫は加齢に伴い低下し，高齢化が進む本邦では，患者数はさらに増加するものと思われる．必然的に神経合併症を発症する患者も増加する．皮膚科医，神経内科医を含め医療従事者の認識，早期診断，早期からの抗ウイルス薬の使用が重要と考える．また，予防という観点で，帯状疱疹ワクチンが帯状疱疹の発症・重症度，PHN の発症率を下げることが証明されており，本邦でも，帯状疱疹ワクチンの導入が待たれる[19]．

（加藤秀紀，三竹重久，湯浅浩之）

文献

1) Persson A, et al. Varicella-zoster virus CNS disease--Viral load, clinical manifestations, and sequels. *J Clin Virol* 2009；46：249-253.
2) Pollak L, et al. Varicella zoster vs. herpes simplex meningoencephalitis in the PCR era. A single center study. *J Neurol Sci* 2012；314：29-36.
3) Corral I, et al. Neurological complications of varicella-zoster virus in human immunodeficiency virus-infected patients：Changes in prevalence and diagnostic utility of polymerase chain reaction in

cerebrospinal fluid. *J Neurovirol* 2003；9：129–135.
4) Aberle SW, et al. Quantitative real time PCR detection of varicella-zoster virus DNA in cerebrospinal fluid in patients with neurological disease. *Med Microbiol Immunol* 2005；194：7–12.
5) Nagel MA, et al. The value of detecting anti-VZV antibody in CSF to diagnose VZV vasculopathy. *Neurology* 2007；68：1069–1073.
6) 樋口由美子，森嶋隆文．帯状疱疹にみられる髄膜炎現象に関する研究．日皮会誌 1988；98：721–730.
7) De La Blanchardiere A, et al. Neurological complications of varicella-zoster virus infection in adults with human immunodeficiency virus infection. *Scand J Infect Dis* 2000；32：263–269.
8) Kupila L, et al. Etiology of aseptic meningitis and encephalitis in an adult population. *Neurology* 2006；66：75–80.
9) 亀井聡．神経系感染症の疫学．神経研究の進歩 1999；43：5–13.
10) Pahud BA, et al. Varicella zoster disease of the central nervous system：Epidemiological clinical, and laboratory features 10 years after the introduction of the varicella vaccine. *J Infect Dis* 2011；203：316–323.
11) De Broucker T, et al. Acute varicella zoster encephalitis without evidence of primary vasculopathy in a case-series of 20 patients. *Clin Microbiol Infect* 2012；18：808–819.
12) Becerra JC, et al. Infection of the central nervous system caused by varicella zoster virus reactivation：A retrospective case series study. *Int J Infect Dis* 2013；17：e529–534.
13) Gilden D, et al. Varicella zoster virus vasculopathies：Diverse clinical manifestations, laboratory features, pathogenesis, and treatment. *Lancet Neurol* 2009；8：731–740.
14) Doyle PW, et al. Herpes zoster ophthalmicus with contralateral hemiplegia：Identification of cause. *Ann Neurol* 1983；14：84–85.
15) Hung CH, et al. Features of varicella zoster virus myelitis and dependence on immune status. *J Neurol Sci* 2012；318：19–24.
16) Mondelli M, et al. Herpes zoster of the head and limbs：Electroneuromyographic and clinical findings in 158 consecutive cases. *Arch Phys Med Rehabil* 2002；83：1215–1221.
17) Opstelten W, et al. Herpes zoster and postherpetic neuralgia：Incidence and risk indicators using a general practice research database. *Fam Pract* 2002；19：471–475.
18) Solomon T, et al. Management of suspected viral encephalitis in adults-Association of British Neurologists and British Infection Association National Guidelines. *J Infect* 2012；64：347–373.
19) Oxman MN, et al. A vaccine to prevent herpes zoster and postherpetic neuralgia in older adults. *N Engl J Med* 2005；352：2271–2284.
20) Lewis GW. Zoster sine herpete. *Br Med J* 1958；16：418–421.

II. ウイルス感染症

ヘルペスウイルス感染症

エプスタイン・バーウイルス感染症

Point

- エプスタイン・バーウイルス（EBV）は通常 B 細胞に感染し，伝染性単核球症の原因となる．
- EBV が関連する神経障害は，① EBV 初感染あるいは再活性化に伴うもの，②自己免疫的機序により生じるもの，③ EBV 感染細胞の腫瘍性増殖に関連するもの，の 3 つに大きく分けられる．
- EBV は，一部の宿主においては，T あるいは NK 細胞に感染し，増殖を誘発することにより，慢性活動性 EBV 感染症や EBV 関連血球貪食性リンパ組織球症を引き起こす．これらは時に重篤な神経障害の原因となる．

概説

エプスタイン・バーウイルス（Epstein-Barr virus〈EBV〉；*Human herpesvirus* 4〈HHV-4〉）はガンマヘルペスウイルス亜科に分類される二本鎖 DNA ウイルスである．EBV ゲノムは terminal repeat（末端反復配列）を有しており，その繰り返しの回数はウイルスごとに異なっている．臨床的には，これを利用して EBV のクロナリティの有無を判定することができる．EBV は唾液などを介して咽・扁頭より侵入し，B 細胞に直接感染する．EBV は B 細胞に感染後，核内に潜伏し，B 細胞を形質転換し，不死化・増殖させる．芽球化・増殖した EBV 感染 B 細胞は NK 細胞，EBV 特異的細胞傷害性 T 細胞により制御・排除される．その後，芽球化した B 細胞の一部はメモリー B 細胞へと分化し，潜伏感染を維持する．

EBV の初感染は，小児の場合多くは不顕性感染，もしくは軽微な非特異的上気道感染症に終わるが，時に伝染性単核球症に進展する．EBV はほとんどの健常者に潜伏・持続感染をし，時に再活性化するが，細胞性免疫能が正常であれば，通常臨床症状を示すことはない．AIDS（acquired immunodeficiency syndrome：後天性免疫不全症候群）や臓器・造血幹細胞移植時など，細胞性免疫が損なわれた状態では，メモリー B 細胞に感染していた EBV が再活性化し，細胞が芽球化する．また，EBV はバーキットリンパ腫（Burkitt lymphoma），加齢性 EBV 陽性び漫性大細胞型 B リンパ腫，混合細胞型古典的ホジキンリンパ腫（Hodgkin lymphoma）などの B 細胞腫瘍にも潜伏感染しており，これらの腫瘍において発癌との関連が示唆されている．

EBV は，一部の宿主においては，T あるいは NK 細胞に感染し，増殖を誘発することにより，慢性活動性 EBV 感染症（chronic active EBV infection：CAEBV）や EBV 関連血球貪食性リンパ組織球症（EBV-associated hemophagocytic lymphohistiocytosis：EBV-HLH）など，すなわち EBV 関連 T／NK リンパ増殖性疾患を引き起こす[1]．CAEBV および EBV-HLH は圧倒的に日本を含めた極東からの報告が多く，民族集積性があり，これらの疾患になんらかの遺伝的背景が存在しうることを示唆する[2]．

EBV が関連する神経障害にはさまざまな分類があるが，今回，著者らは，① EBV 初感染（伝染性単核球症を含める）あるいは再活性化に伴うもの，②自己免疫的機序により生じるもの，③ EBV 感染細胞の腫瘍性増殖に関連するもの，の 3 つに大きく分類した（**1**）．本稿では，まず，

1 EBVに関連する神経障害

1. EBV初感染（伝染性単核球症を含む）あるいは再活性化に伴うもの
   - 髄膜炎，脳炎，小脳炎，脊髄神経根炎，視神経炎，顔面神経麻痺
2. 自己免疫的機序により生じるもの
   - 急性散在性脳脊髄炎，急性小脳性運動失調，ギラン・バレー症候群，慢性炎症性脱髄性多発根ニューロパチー
3. EBV感染細胞の腫瘍性増殖に関連するもの
   - CAEBV，EBV-HLH，移植後リンパ増殖症，AIDS関連中枢神経原発悪性リンパ腫，リンパ腫様肉芽腫症

CAEBV：慢性活動性EBV感染症，EBV-HLH：EBV関連血球貪食性リンパ組織球症．

EBV関連疾患として重要な伝染性単核球症，CAEBV，EBV-HLHについて述べ，次にEBVが関連する神経障害について自験例[3-5]を交え解説する．

伝染性単核球症

伝染性単核球症（infectious mononucleosis：IM）は思春期から若年青年層に好発し，大部分がEBVの初感染によって起こる[6]．主な感染経路はEBVを含む唾液を介した感染であり，乳幼児期に初感染を受けた場合は不顕性感染であることが多いが，思春期以降に感染した場合に伝染性単核球症を発症することが多く，kissing diseaseとも呼ばれている．EBVの既感染者の約15～20％は唾液中にウイルスを排泄しており，感染源となりうる．伝染性単核球症の発症機序はEBV感染B細胞に対する細胞性免疫の過剰反応であると考えられており，このことにより，細胞性免疫が発達した思春期以降のほうが乳幼児期よりも発症頻度が高いことが説明される[6]．

伝染性単核球症は4～6週間の長い潜伏期を経て発熱，咽頭扁桃炎，リンパ節腫脹，発疹，末梢リンパ球増加，異型リンパ球増加，肝機能異常，肝脾腫などを示す急性感染症である．異型リンパ球は，B細胞の増殖に対する反応として，CD8陽性細胞傷害性T細胞が活性化したものであるといわれている．CD4／CD8比はCD4陽性細胞の減少，CD8陽性細胞の増加により1以下になる場合が多い[6]．

EBVの抗体価は，通常3種類の抗原に対して測定される．すなわち，ウイルスカプシド抗原（viral capsid antigen：VCA），早期抗原（early antigen：EA），EBV核内抗原（EBV nuclear antigen：EBNA）である．実際には各々のIgG，IgA，IgMクラスの抗体が測定され，これらの抗体価が一定のパターンで推移することを利用して，伝染性単核球症の病期を推定する（**2**）．なお，単に抗EBNA抗体という場合は，通常，抗EBNA-IgG抗体を指す．伝染性単核球症では，急性期には血漿1 mL中に平均$10^{2.4}$個のウイルスが検出されるが，その後徐々に減少し，1か月以内に消失する[7]．一方，重症例であるEBV-HLHや移植後リンパ増殖症ではウイルス量が著明に増加し，血漿1 mL中のウイルス量は$10^{5.5}$～$10^{7.4}$個に達する[7]．

小児の伝染性単核球症の診断基準は，臨床症状，血液所見，EBV抗体価の3項目から構成され[6]，診断のためには，各々の項目の基準を満たす必要がある．臨床症状は，①発熱，②咽頭扁桃炎，③頸部リンパ節腫脹（1 cm以上），④肝腫，⑤脾腫，のうち3項目以上が陽性であることが必要である．血液所見は，末梢血リンパ球分画が50％以上（または5,000／μL以上）でかつ異型リンパ球が10％以上（または1,000／μL以上）である必要がある．EBV抗体価は，①抗VCA-IgM抗体価の一過性の上昇，②抗VCA-IgG抗体価の経過中4倍以上の上昇，③EA抗体の一過性の上昇，④抗VCA-IgG抗体価が陽性で抗EBNA-IgG抗体が後に陽性化，⑤抗EBNA-IgM抗体が陽性で抗EBNA-IgG抗体が陰性，のうち1項目以上が陽性であることが求められる．しかし実際には，診断基準を満たさず部分症にとどまる患者が多数存在することや，伝染性単核球症に特異的治療がないことから，個々の症例で基準を満たすかどうかを厳密に判断する意義は大きくないと考えられる．

伝染性単核球症における神経障害は全体の1～5％にみられ[8]，この中には髄膜炎，脳炎，急性散在性脳脊髄炎，ギラン・バレー症候群(Guillain-Barré syndrome)，視神経炎，脳神経麻痺，

2 伝染性単核球症（IM），EBV 既感染，CAEBV における EBV 抗体価のパターン

		抗 VCA-IgM 抗体	抗 VCA-IgG 抗体	抗 VCA-IgA 抗体	抗 EBNA 抗体	抗 EA-DR IgG 抗体	抗 EA-DR IgA 抗体
初感染	IM 急性期	+	+	−	−	++	−
	IM 回復期	+/−	+	−	+/−	+	−
EBV 既感染		−	+	−	+	−	−
CAEBV		+/−	++	+/−	+/−	++	+/−

−：陰性．+/−：陽性・陰性いずれの場合もあり．+：陽性．++：強陽性．

脊髄炎，急性小脳性運動失調などが含まれる．

CAEBV

慢性活動性 EBV 感染症（CAEBV）は EBV の感染細胞により，通常，T 細胞タイプ（CD4, CD8，$\gamma\delta$-T），NK 細胞タイプの 4 型に分類されるが[2)]，B 細胞タイプも存在する[9)]．T 細胞型は発熱，貧血，肝腫大，リンパ節腫脹，EBV 関連抗体価の異常高値が特徴的であり，なかでも CD4 陽性 T 細胞型は急激な進行を示すものが多い．$\gamma\delta$-T 細胞型では種痘様水疱症を伴うことがある．NK 細胞型では顆粒球増加症，蚊刺過敏症，高 IgE 血症が特徴的で，EBV 関連抗体価は必ずしも高くない．CAEBV の重篤な合併症として，血球貪食症候群，脾機能亢進症，DIC（disseminated intravascular coagulation：播種性血管内凝固），肝不全，消化管潰瘍 / 穿孔，神経障害，心筋炎，間質性肺炎，悪性リンパ腫，白血病などが知られている．

CAEBV の診断基準を 3 [2)] に示す．この中にもあるように，CAEBV では特徴的な抗体価パターンが認められるが，必ずしも全例に認められるわけではなく，より重要なのは，組織もしくは末梢血中で EBV 感染細胞の増加を証明することである．EBV terminal repeat probe を用いたサザンブロット解析を行うと，CAEBV ではオリゴクローナルもしくは単クローン性の感染細胞の増殖が証明されることが多い．さらに EBV が T 細胞に感染した患者では，T 細胞受容体の再構成もしばしば認められる．しかし，病理組織学的所見からは，異形成の強い均一な細胞の集積が認められることは少なく，むしろ非特異的な炎症性反応と区別できないことも多い[2,5)]．また，クロナリティをもつ細胞が末梢血中に多量に認められるにもかかわらず，病状が悪化しない患者も多く存在することから，この疾患を単純に悪性リンパ腫ということもできない．

これまで，CAEBV 患者においては EBV 特異的細胞傷害性 T 細胞活性が低いことが示されている．患者の細胞性免疫を制御する機構になんらかの欠陥があり，限られた免疫原性の低いウイルス抗原しか発現していない EBV 感染細胞を排除できず，感染細胞の増殖を許している可能性がある[2)]．

EBV-HLH

ウイルス関連血球貪食性リンパ組織球症（HLH）の約 7 割はヘルペスウイルスによるものであり，さらにその約 8 割は EBV 関連血球貪食性リンパ組織球症（EBV-HLH）いわれている[10)]．

EBV-HLH の病態は，EBV の T 細胞（主に CD8 陽性細胞）への持続感染により，活性化 T 細胞から産生される IFN-γ，TNF-α，IL-2 などのサイトカインが組織球を活性化し，血球貪食が引き起こされるというものである[1)]．

発症様式としては，①伝染性単核球症が急速に進行して発症するもの，② CAEBV の経過中に発症するもの，③ EBV 陽性 T / NK 細胞リンパ腫の経過中に発症するもの，などに分けられる[1)]．EBV-HLH は，症状のみでは重症伝染性単核球症と区別が難しい場合があるが，感染細胞の検討やサイトカインプロファイリングに

3 慢性活動性 EBV 感染症（CAEBV）の診断指針

1. 持続的あるいは再発する伝染性単核症様症状
2. VCA, EA 抗体価高値を伴う異常な EB ウイルス抗体反応または病変組織（含末梢血）における EB ウイルスゲノム量の増加
3. 慢性に経過し既知の疾患とは異なること*

以上の 3 項目をみたすこと.
*経過中しばしば EB ウイルス関連血球貪食性リンパ組織球症，主に T 細胞・NK 細胞リンパ増殖性疾患 / リンパ腫などの発症をみる．一部は蚊刺過敏症などの皮膚病変をともなう.

補足条項
1. 伝染性単核症様症状とは，一般に発熱・リンパ節腫脹・肝脾腫などをさす．加えて，伝染性単核症に従来主に報告される血液，消化器，神経，呼吸器，眼，皮膚あるいは心血管合併症状・病変（含動脈瘤・弁疾患）などを呈する場合も含む.
2. VCA，EA 抗体価高値とは一般に VCA-IgG 抗体価 640 倍以上，EA-IgG 抗体価 160 倍以上がひとつの目安となる．加えて，VCA および EA-IgA 抗体がしばしば陽性となる.
3. 診断の確定，病型の把握のために以下の臨床検査の施行が望まれる.
   a) 病変組織（含末梢血）の EB ウイルス DNA, RNA, 関連抗原およびクロナリティの検索
      1. PCR 法（定量，定性）：末梢血における定量を行った場合，一般に $10^{2.5}$ コピー / μg DNA 以上がひとつの目安となる．定性の場合，健常人でも陽性となる場合がある.
      2. *In situ* hybridization 法（EBER などの同定）
      3. 蛍光抗体法など（EBNA，LMP などの同定）
      4. Southern blot 法（含 EB ウイルスクロナリティの検索）
      5. EB ウイルス感染標的細胞の同定：蛍光抗体法，免疫組織染色またはマグネットビーズ法などによる各種マーカー陽性細胞（B 細胞，T 細胞，NK 細胞，単球 / マクロファージ / 組織球などを標識）と EBNA，EBER あるいは EBV DNA 検出などを組み合わせて行う.
   b) 病変組織の病理組織学的・分子生物学的評価
      1. 一般的な病理組織所見
      2. 免疫組織染色
      3. 染色体分析
      4. 遺伝子再構成検査（免疫グロブリン，T 細胞受容体など）
   c) 免疫学的検討
      1. 一般的な免疫検査（細胞性免疫［含 NK 細胞活性］・抗体・補体・食細胞機能など）
      2. 末梢血マーカー分析（含 HLA-DR）
      3. 各種サイトカイン

VCA：ウイルスカプシド抗原，EA：早期抗原，EBER：EBV-encoded RNA，EBNA：EBV 核内抗原，LMP：latent membrane protein.

（木村宏．ウイルス 2011[2] より）

より鑑別可能である[1]．EBV-HLH では，CAEBV と異なり，IL-1αの遺伝子多型が発症に関連するとの報告がある[2].

EBV-HLH の診断では，まず HLH の診断基準に合致し，かつ EBV の関与を示す必要があるが，約 2 / 3 の症例では抗体価のみでは確定できない[11]．そのため，末梢血液中のウイルスゲノムの定量 PCR（quantitative polymerase chain reaction）が必要である．ウイルス関連 HLH の中で，ウイルス感染細胞のクローナルな増殖が示されているのは EBV-HLH のみである[12]．EBV-HLH の診断基準を 4 に示す[11,12].

EBV による神経障害

EBV が関連する神経障害の機序，表現型は非常に多様である．機序に注目した場合，① EBV 初感染（伝染性単核球症を含める）あるいは再活性化に伴うもの，②自己免疫的機序により生じるもの，③ EBV 感染細胞の腫瘍性増殖に関連するもの，の 3 つに大きく分けられる（1）．しかし実際には，明確な区別が困難な場合や，これらの病態が共存する場合もあると考えられる．神経障害の具体的な機序としては，神経組織へのウイルスの直接浸潤，反応性のリンパ球の浸潤，EBV 感染リンパ球の増殖や浸潤，抗原抗体複合体の沈着，腫瘍性病変の正常組織への浸潤・圧迫などが想定される.

以下に，特に重要と思われる髄膜炎，脳炎，脊髄神経根炎，ギラン・バレー症候群，CAEBV / EBV-HLH 関連神経障害，移植後リン

4 EBV 関連血球貪食性リンパ組織球症（EBV-HLH）の診断基準

A. HLH の診断基準 1. 発熱（期間＞7日，ピーク＞38.5℃） 2. 血球減少（2系統以上が侵される．骨髄の低形成・異形成は除外）：ヘモグロビン 9 g / dL 未満，血小板 10 万 / μL 未満，好中球数 1,000 / μL 未満 3. 高フェリチン血症（通常は 1,000 ng / mL を超える），高 LDH 血症（通常は 1,000 IU / L を超える） 4. 骨髄，脾臓，リンパ節に血球貪食がみられる．成熟・未成熟な大顆粒リンパ球がしばしば増加している
B. EB ウイルスの関与（下記のいずれか） •明らかな初感染，再活性化を示す抗体価 •末梢血中の EBV ゲノムの著増 •骨髄，リンパ節，肝脾組織中の EBER 陽性細胞の証明

EBER：EBV-encoded RNA.
（今宿晋作ほか．炎症と免疫 2003[11]；津田弘之．ウイルス 2002[12] より）

パ球増殖症，AIDS 関連中枢神経原発悪性リンパ腫について述べる．

髄膜炎

他のウイルス性髄膜炎と同様，発熱，頭痛，嘔吐などを呈し，髄液検査では単核球優位の細胞増多，軽度の蛋白上昇を認める[8]．一方，伝染性単核球症のみでも髄液異常がみられる可能性があり[8]，注意を要する．EBV 関連髄膜炎では髄液中 EBV 抗体の上昇がみられる場合があるが[8]，感度，特異度に関する検討は不十分であり，ルーチンでの測定は推奨されていない[13]．髄液中 EBV-DNA 定量は有用な可能性があるが，偽陽性を示すことがあり，微量の場合は解釈に注意が必要である[13]．

筆者らは，EBV 初感染で髄膜炎をきたしたまれな症例を過去に経験し報告した[3]．この症例では，血液検査で異型リンパ球，肝酵素の上昇を認め，脾腫も合併していた．末梢血中の CD4 / CD8 比は 0.32 と低下し，末梢血中 EBV-DNA は 340 copies/mL と上昇していた．髄液細胞数は 779 / μL と高度に増加し，単核球が 97％を占め，異型細胞は 1％であった．髄液蛋白は 251 mg / dL と高度に上昇し，EBV-DNA は 200 copies / mL であった．末梢血中および髄液中 EBV-DNA 量は経過中に上昇したが，症状の軽快に伴い低下した．本例では経過中，一側の聴力低下をきたしたことが特徴的で，副腎皮質ステロイドホルモンの投与により改善がみられた．髄膜の炎症が聴神経に進展したと推測した．

脳炎

他のウイルス性脳炎と同様，発熱，頭痛，嘔吐に加え見当識障害，意識障害，精神症状を呈するが，他のウイルス性脳炎と比較し，片麻痺や不随意運動が高率にみられるとされる[8]．髄液細胞増多は髄膜炎の症例よりは軽度のことが多い．脳 MRI では，一部の症例で信号異常を認めるが一過性のことが多い．信号異常は，急性散在性脳脊髄炎など，自己免疫学的機序による場合に，より高率にみられる．

筆者らは，EBV によると思われる急性小脳炎の患者を過去に経験し報告した[4]．この症例では，造影 MRI で小脳髄膜に異常な増強効果を認めたが，実質の異常は検出されなかった．EBV による小脳障害は，EBV 感染後に自己免疫的機序で生じるものも知られている[14]．

脊髄神経根炎

EBV 感染に伴う脊髄炎，神経根炎の症例が報告されている[15,16]．Majid らの報告では，視神経炎を合併した症例も含まれ，死亡例はなかったが，下肢麻痺などの後遺症がみられた[15]．脊髄炎，神経根炎は脳炎に合併することが多く，EBV 関連脳炎の症例で四肢の症状をきたした場合に，脳障害だけでなく，脊髄や神経根障害の可能性も考慮することが重要である．

ギラン・バレー症候群

先行感染として，*Campylobacter jejuni* 感染がよく知られているが，サイトメガロウイルス（*Cytomegalovirus*），肺炎マイコプラズマ（*Mycoplasma pneumoniae*），インフルエンザ菌（*Hemophilus influenzae*）のほか，EBV との関連を示唆する報告がある．CAEBV および EBV-HLH に関連したギラン・バレー症候群も報告されている[17]．

CAEBVやEBV-HLHに関連する神経障害

CAEBVやEBV-HLHが日本を含めた極東からの報告が多いことと関連し，神経障害の報告は日本からのものが多い[5,17,18]．

筆者らは，CAEBVおよびEBV-HLHに関連し，臨床的に肺病変のみならず，脳病変，脊髄病変を合併した症例を経験し報告した[5]．剖検では，肺，脳，脊髄のみならず，心筋，肝，脾，腎，脂肪組織，骨髄にリンパ球，マクロファージの浸潤を認めた．異型細胞は認められなかった．脂肪組織や骨髄ではマクロファージによる血球貪食像が確認された．脳において，EBV-encoded RNA-1（EBER1）を用いた *in situ* hybridization（ハイブリッド形成法）でEBER陽性のCD3陽性細胞の浸潤を確認した．神経障害の機序としては，EBV感染細胞の増殖・浸潤や，これに反応した細胞の浸潤，あるいはその両方が考えられた．一方，CAEBVに伴い，自己免疫的機序で小脳障害をきたしたと推測される症例も報告されている[18]．

移植後リンパ球増殖症

移植後リンパ球増殖症（post-transplant lymphoproliferative disorder：PTLD）の病態は，免疫抑制による細胞傷害性T細胞の機能障害に関連した，EBV感染B細胞の増殖である．好発部位はリンパ節，肝，肺，腎，骨髄，小腸，脾などであり，中枢神経病変も約2割の症例でみられる[8]．

中枢神経系に限局した移植後リンパ球増殖症患者34例の検討[19]では，移植から発症までの期間は2.4か月～17.2年で，中央値は4.4年であった．臓器別では，腎移植後が最も多く，症状は頭痛，片麻痺，運動失調，失語，精神障害，痙攣などさまざまであった．画像上，皮質下白質や基底核に多発する病変を認め，均一あるいはリング状に造影された．血清LDHは正常例が多く，髄液検査では細胞増多，蛋白増加が認められることがあるが，細胞診は陰性例が多かった．多くの例で，診断のために生検が行われ，EBV陽性B細胞の増殖が確認された．化学療法や放射線治療に対する反応は良好で，生存期間の中央値は47か月であった．

AIDS関連中枢神経原発悪性リンパ腫

ヒト免疫不全ウイルス（human immunodeficiency virus：HIV）感染者には高率に悪性リンパ腫が続発するが，そのほとんどが非HIV感染者に発生する悪性リンパ腫と異なり，リンパ節外の臓器を原発部位とするのが特徴である．この中で脳を原発部位とするものをAIDS関連中枢神経原発悪性リンパ腫（AIDS-associated primary central nervous system lymphoma：AIDS-associated PCNSL）と呼ぶ[20]．その頻度はHIV感染者では非HIV感染者と比較して約3,600倍であり，通常，血中のCD4陽性Tリンパ球数が50／μL以下で発症するとされる．この95％以上は，病理学的にはび漫性大細胞型B細胞リンパ腫であり，リンパ腫細胞にEBVが検出される．

AIDS関連中枢神経原発悪性リンパ腫の発生に関しては，次のような機序が推定されている[20]．①HIV感染により宿主の免疫が低下すると，EBVが再活性化する．②EBV感染によりBリンパ球が不死化し，悪性リンパ腫細胞が出現する．同時にリンパ腫細胞上でCD18の発現が高まる．③HIV感染の進行に伴う慢性炎症により，あるいはリンパ腫細胞自体からの産生により，血清中のIL-8が増加し，リンパ腫細胞上のCD18の発現がさらに増強する．④発現が増強したCD18とICAM-1（intracellular adhesion molecule-1：細胞内接着分子-1）の相互作用により，リンパ腫細胞が脳の血管内皮に接着し，やがて血液脳関門を通過する．⑤細胞傷害性T細胞はHIV感染の影響で機能が低下し，悪性リンパ腫細胞を排除できず，中枢神経内で悪性リンパ腫細胞が増殖する．

治療

伝染性単核球症は通常self-limitingであるため，対症療法で治療することがほとんどである．アシクロビル（ゾビラックス®など）は鼻咽頭へのウイルスの排泄は抑制するものの，症状の改善には効果が認められず，EBV関連脳炎に対する使用も推奨されていない[13]．脳炎に対しては副腎皮質ステロイドホルモンが有効な場合がある[13]．ガンシクロビル（デノシン®），ホスカルネット（ホスカビル®），ビダラビン（Ara-A，アラセナ-A® など）などは時に重症のCAEBVなどに用いられる．CAEBVや移植後リンパ球増殖症に対しては，化学療法やEBV特異的細胞傷害性T細胞療法，抗CD20単クローン抗体，造血幹細胞移植などの治療法が試みられている．

（小林　禅，水澤英洋）

文献

1）今留謙一．EBV-T/NK-LPD（CAEBV, EBV-HLH etc.）の病態と診断．臨床血液 2013；54：1992-1998.
2）木村宏．慢性活動性EBV感染症．ウイルス 2011；61：163-174.
3）Miyashita T, et al. Epstein-Barr virus-associated meningitis presenting with hearing impairment. *Intern Med* 2012；51：1755-1757.
4）Hashimoto Y, et al. Leptomeningeal enhancement in acute cerebellitis associated with Epstein-Barr virus. *Intern Med* 2008；47：331-332.
5）Kobayashi Z, et al. An autopsy case of chronic active Epstein-Barr virus infection（CAEBV）：Distribution of central nervous system（CNS）lesions. *J Neurol Sci* 2008；275：170-177.
6）多屋馨子．伝染性単核症．http://idsc.nih.go.jp/idwr/kansen/k03/k03_23/k03_23.html
7）Kimura H, et al. Monitoring of cell-free viral DNA in primary Epstein-Barr virus infection. *Med Microbiol Immunol* 2000；188：197-202.
8）Volpi A. Epstein-Barr virus and human herpesvirus type 8 infections of the central nervous system. *Herpes* 2004；11（Suppl 2）：120A-127A.
9）木村宏．EBウイルス関連 T/NK リンパ増殖性疾患に関する最新知見．小児感染免疫 2012；24：291-295.
10）今宿晋作ほか．ヘルペスウイルス感染と血球貪食症候群．日本臨牀 2006；64（増刊号3）：663-667.
11）今宿晋作ほか．EBウイルス関連血球貪食性リンパ組織球増殖症（EBV-HLH）．炎症と免疫 2003；11：302-308.
12）津田弘之．ウイルス関連血球貪食症候群．ウイルス 2002；52：233-238.
13）Tunkel AR, et al. The management of encephalitis：Clinical practice guidelines by the Infectious Diseases Society of America. *Clin Infect Dis* 2008；47：303-327.
14）Uchibori A, et al. Autoantibodies in postinfectious acute cerebellar ataxia. *Neurology* 2005；65：1114-1116.
15）Majid A, et al. Epstein-Barr virus myeloradiculitis and encephalomyeloradiculitis. *Brain* 2002；125：159-165.
16）越智雅之ほか．Epstein-Barrウイルスによる髄膜脊髄神経根炎後，再発性に横断性脊髄炎と複視をきたした1例．臨床神経学 2007；47：348-352.
17）Takahashi K, et al. Guillain-Barré syndrome and hemophagocytic lymphohistiocytosis in a patient with severe chronic active Epstein-Barr virus infection syndrome. *Clin Neurol Neurosurg* 2005；108：80-83.
18）荒木克哉ほか．小脳性運動失調と多形紅斑が共に増悪と寛解をくりかえした慢性活動性Epstein-Barrウイルス感染症の1例．臨床神経学 2013；53：119-124.
19）Cavaliere R, et al. Primary central nervous system post-transplantation lymphoproliferative disorder：An International Primary Central Nervous System Lymphoma Collaborative Group Report. *Cancer* 2010；116：863-870.
20）笹川淳ほか．AIDS関連中枢神経原発悪性リンパ腫発生におけるリンパ球機能関連抗原（LFA-1）の関与．近畿大医誌 2012；37：45-52.

II. ウイルス感染症

ヘルペスウイルス感染症

サイトメガロウイルス感染症

Point

- サイトメガロウイルス（CMV）感染症は，ほとんどの場合，免疫不全状態の患者に起こる日和見感染症である．
- 乳幼児期にCMVに不顕性感染し，体内に潜伏感染していたCMVの再活性化によりCMV感染症が起こることが多いと考えられている．
- 診断には，感染臓器の障害による症状や炎症所見に加え，ウイルス学的検査によりCMV感染を証明する必要がある（1参照）．中枢神経系のCMV感染症を診断するためには髄液所見が重要である．
- 治療には，対症療法に加え，抗CMV薬（ガンシクロビル，ホスカルネット，バルガンシクロビルなど）を使用する．

臨床症候

サイトメガロウイルス（CMV）は神経系，肺，肝，膵，消化管，腎，膀胱など全身諸臓器に感染し，感染臓器の障害による症状を惹起する．CMV脳炎の症状は，頭痛，発熱，悪心，嘔吐，意識障害，痙攣などであり，他のウイルス性脳炎と同様である．また，横断性脊髄炎や脊髄根末梢神経炎なども報告されており，それぞれの障害部位に対応する神経症状や神経学的所見を呈する．ほとんどの患者は重篤な基礎疾患を有し免疫不全状態にあり，日和見感染としてCMV感染症が起こるが，少数ではあるが健常者にCMV脳炎などが起こることも報告されている[1,2]．

CMV網膜炎はAIDSに伴う眼科領域の日和見感染症では最も多く，視力障害，視野狭窄，中心暗点，飛蚊症，光視症などを呈する．眼底検査では出血を中心とした特徴的な眼科的網膜所見が認められ，進行すると網膜剥離が起こり失明する．

妊婦が妊娠初期にCMVに初感染すると，33～40％の割合で胎児がCMVに感染（先天性CMV感染）するが，大部分は無症状である．一部に出生後または遅れて，難聴，視力障害，てんかん，精神発達遅滞などをきたし，さらには小頭症，脳室拡大，頭蓋内石灰化などが認められることもあり，先天性巨細胞封入体症とも呼ばれる．

病因，発症機序

ヒトサイトメガロウイルス（*Human cytomegalovirus*：CMV）はヘルペスウイルス科βヘルペスウイルス亜科に属し，学名はヒトヘルペスウイルス5型（*Human herpesvirus* 5：HHV-5）である．ウイルス粒子の大きさは直径約180 nmであり，内部に230 kbpの二本鎖DNAをもつ．ほとんどの人は乳幼児期に感染し，不顕性感染の形で生涯にわたり宿主に潜伏感染する[3]．CMVの潜伏感染部位については不明であるが，顆粒球や単球との報告がある[4,5]．本邦でのCMVの抗体保有率は，1970年代は95％以上と考えられていたが，2004年では20歳代前半の抗体保有率は60％程度に低下しており，欧米の水準に近づいている[6]．

感染経路は，母乳，唾液，尿による感染が主であるが，胎盤，産道，輸血，臓器移植，性行為による感染もみられる[7]．通常の免疫能をもつ人では，前述のように，ほとんどの人は初感染でも不顕性感染であるが，一部に肝炎や伝染性単核球症様の症状（発熱，倦怠感，肝脾腫，肝機能障害，末梢血の異型リンパ球の出現など）を呈することもある．このような場合でも重篤になることはまれである．成人でのCMV感染症は，免疫抑制薬や抗癌薬の投与により免疫不全状態にある患者やAIDS（acquired immunodeficiency syndrome：後天性免疫不全症候群）患者[8-10]がほとんどであり，体内に潜伏感染していたCMVの再活性化により起こると考えられている．

検査所見[11]

CMV脳炎・脊髄炎では，脳脊髄液（髄液）の圧・蛋白濃度の上昇，単核球優位の細胞増多が認められるが，髄液の糖濃度の低下はない．これらの髄液所見は他のウイルス性脳炎・脊髄炎と同様であるため，CMV感染があることを証明するためには，髄液や血液を用いてCMVの核酸（DNAやmRNA）や蛋白質（抗原）を検出することが必要である（**1**）．

臨床現場で最も頻用されているのは「CMV抗原血症検査」（CMVアンチゲネミア〈antigenemia〉法）である（保険適用）．これは，患者の末梢血中の多核白血球を分離しスライドグラス上に固定し，これをCMVpp65抗原に対するモノクローナル抗体を用いて免疫染色し，陽性細胞の有無および数を検査するものである．迅速（通常3〜4時間）に結果が判明し，感度・特異性も高く（＞85％），CMV感染の病勢や治療経過の判定にも有用である．PCR法はCMV-DNAを検出するものであり，この検査も感度・特異性が高く，迅速性にも優れている．NASBA（nucleic acid sequence based amplification）法は，CMVpp67 mRNAを検出するもので，ウイルスが活発に増殖しているときに陽性となる．潜伏感染では検出されない．

血清学的検査として，CMV特異的IgM抗体やCMV特異的IgG抗体の測定が行われている．CMV特異的IgM抗体（保険適用）が陽性であればCMVの初感染であると考えられるが，再活性化でも陽性になることがある．多くの人は乳幼児期にCMVに感染しているので，CMV特異的IgG抗体は陽性であることが多い．したがって，ペア血清による評価が必要である．通常，急性期および2週後に採血し，CMV特異的IgG抗体価の4倍以上の上昇が認められれば有意な上昇と判断する．

1 CMV感染の検査法

1. CMV抗原血症検査（CMVアンチゲネミア法） • CMVpp65抗原に対するモノクローナル抗体を用いて，末梢血中のCMV抗原陽性細胞を検出 • 感度・特異性が高く，迅速性に優れる
2. PCR法 • CMV-DNAを検出．感度・特異性が高く，迅速性に優れる
3. NASBA（nucleic acid sequence based amplification）法 • CMVpp67 mRNAを検出
4. 血清学的検査 • CMV特異的IgMやIgGの検出
5. 細胞・組織病理学的検査 •「フクロウの目（owl eye）様の封入体」をもつ巨細胞の検出 • 抗CMV抗体を用いた免疫染色
6. CMVの分離・同定

細胞・組織病理学的検査法は，生検組織標本や気管支肺胞洗浄液中から特徴的な核内封入体をもつ巨細胞を検出する検査である．この封入体は，その形態的特徴から「フクロウの目（owl eye）様の封入体」と呼ばれる（**2**）．抗CMVモノクローナル抗体を用いて細胞・組織標本の免疫染色を併用することで，診断精度はさらに向上する．直接ウイルスを分離・同定する方法は検出感度が低く日数も要するので，実用的ではない．

脳MRIの所見は非特異的所見であるが，CMV脳炎では脳室上衣炎をきたすことが多いため（**2**），拡散強調画像で脳室壁に高信号所見が認められたり，ガドリニウム造影MRIで脳室壁に造影増強効果が認められることがある[12,13]．

診断（**3**）

CMV感染症を診断するためには，感染臓器の障害を示す所見と炎症所見に加え，**1**に示すような検査法を用いて，CMVの抗原，核酸あ

2 CMV 脳炎の脳室壁

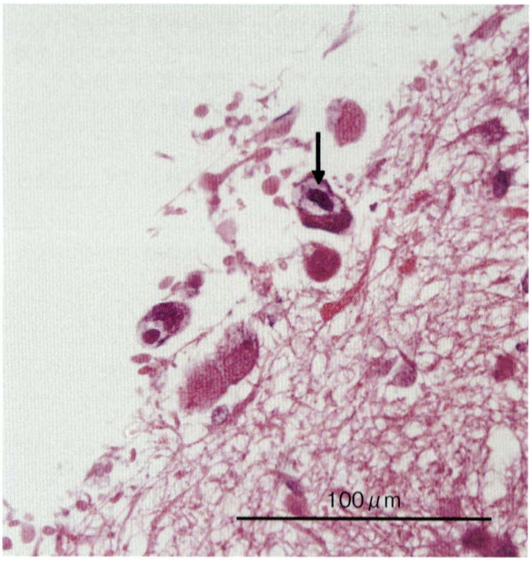

AIDS 患者（59 歳，男性）．HE 染色．
上衣細胞は脱落し，特徴的な核内封入体（フクロウの目様封入体）をもつ巨細胞封入体細胞が認められる（→）．

3 CMV 感染症の診断

1. 臓器障害の症状と炎症所見	CMV 脳炎であれば，頭痛，意識障害，痙攣などの脳症状と発熱，髄液細胞数増多・蛋白濃度上昇などの炎症所見
2. ウイルス学的所見（1を参照）	1）CMV（ウイルス / 抗原 / DNA）の検出 2）CMV-IgM 抗体の検出 3）ペア血清で CMV-IgG 抗体の陽転あるいは抗体価の 4 倍以上の上昇

参考事項：ほとんどの患者は重篤な基礎疾患があり免疫不全状態にある．

4 CMV 感染症の治療

1. 対症療法	CMV 脳炎であれば，抗脳浮腫療法，副腎皮質ステロイド薬の投与，抗痙攣薬による痙攣のコントロールなど
2. 抗 CMV 療法	1）ガンシクロビル（デノシン®注） 2）ホスカルネット（ホスカビル®注） 3）バルガンシクロビル（バリキサ®錠） 4）抗 CMV 高力価免疫グロブリン，など

るいは CMV そのものを検出，あるいは CMV 特異的 IgM 抗体陽性やペア血清での CMV 特異的 IgG 抗体価の陽転や有意な上昇（通常，4 倍以上）を証明することが必要である．

また，ほとんどの患者は重篤な基礎疾患に罹患し免疫不全状態にあることも，CMV 感染症を疑うためのヒントになる．

治療（4）

CMV 脳炎では，他の脳炎と同様に，抗脳浮腫療法（濃グリセリン〈グリセオール®注〉など），副腎皮質ステロイド薬の投与，抗痙攣薬による痙攣のコントロールなどの対症療法を行う．それに加えて，抗 CMV 薬による治療が行われる．

抗 CMV 薬として，ガンシクロビル（デノシン®注），ホスカルネット（ホスカビル®注），バルガンシクロビル（バリキサ®錠）などがある．ガンシクロビルはヌクレオシド類似体で，CMV の UL 97 protein kinase によりリン酸化を受け活性体に変化し，DNA 合成を阻害する．5 mg / kg（1 時間以上かけて点滴静注）を 12 時間ごとに投与し，2〜3 週間継続投与する．副作用として，骨髄毒性や腎機能障害が知られている．ホスカルネットは DNA ポリメラーゼ阻害作用をもち，ガンシクロビル耐性 CMV にも効果が期待できる．60 mg / kg（1 時間以上かけて点滴静注）を 8 時間ごと，あるいは 90 mg / kg（2 時間以上かけて点滴静注）を 12 時間ごとに投与し，2〜3 週間継続投与する．副作用として，強い腎機能障害が知られている．バルガンシクロビルは経口薬であり，ガンシクロビルやホスカルネットによる治療後に維持療法として用いられることがある．

免疫不全患者や先天性 CMV 感染症では，上記の抗 CMV 薬に加えて，抗 CMV 高力価免疫グロブリンも併用される．造血幹細胞移植や臓器移植患者では，臓器障害の所見がなくても CMV 抗原血症検査を頻回に行い，陽性化した段階からガンシクロビルを投与する（抗ウイルス薬の先制治療〈preemptive therapy〉）．

（加藤丈夫）

文献

1）Saliba WR, et al. Cytomegalovirus encephalitis in an immunocompetent pregnant woman. *Eur J Clin Microbiol Infect Dis* 2004；23：563-566.
2）Rafailidis PI, et al. Severe cytomegalovirus infection in apparently immunocompetent patients：A systematic review. *Virol J* 2008；5：47.
http://www.virologyj.com/content/5/1/47
3）木村英紀ほか．CMV 脳炎．*Clinical Neuroscience* 2010；28：278-279.
4）Bolovan-Fritts CA, et al. Peripheral blood CD14（+）cells from healthy subjects carry a circular conformation of latent cytomegalovirus genome. *Blood* 1999；93：394-398.
5）Kondo K, et al. Human cytomegalovirus latent infection of granulocyte-macrophage progenitors. *Proc Natl Acad Sci U S A* 1994；91：11879-11883.
6）干場勉ほか．βヘルペスウイルスの抗体保有率．日本臨牀 2006；64：451-454.
7）多屋馨子．サイトメガロウイルス感染症．日本臨牀 2005；63 増刊号 4：528-533.
8）Kato T, et al. Neuropathology of acquired immune deficiency syndrome（AIDS）in 53 autopsy cases with particular emphasis on microglial nodules and multinucleated giant cells. *Acta Neuropathol* 1987；73：287-294.
9）Griffiths P. Cytomegalovirus infection in the central nervous system. *Herpes* 2004；11（Suppl 2）：95A-104A.
10）Silva CA, et al. Neurologic cytomegalovirus complications in patients with AIDS：Retrospective review of 13 cases and review of the literature. *Rev Inst Med Trop Sao Paulo* 2010；52：305-310.
11）日本造血細胞移植学会（編）．造血細胞移植ガイドライン—サイトメガロウイルス感染症，第 2 版．
www.jshct.com/guideline/pdf/guideline_CMV_2.pdf
12）Clifford DB, et al. Magnetic resonance imaging lacks sensitivity for AIDS associated with cytomegalovirus encephalitis. *J Neuroviol* 1996；2：397-403.
13）Seok JH, et al. Diffusion MRI findings of cytomegalovirus-associated ventriculitis：A case report. *Br J Radiol* 2011；84：e179-e181.

II. ウイルス感染症

ヘルペスウイルス感染症

ヒトヘルペスウイルス 6 型脳炎

Point

- ヒトヘルペスウイルス 6 型（HHV-6）脳炎は，ハイリスク同種造血幹細胞移植に頻度が多く，移植後 2～4 週間後に発症することが多い．
- 初発症状として，失見当識や近時記憶障害などが特徴的である．
- 診断には，髄液の HHV-6 DNA PCR 検査が重要である．
- MRI で辺縁系脳炎の所見を認めることが多い．
- 治療は，早期にガンシクロビルまたはホスカルネットを投与する．

ヒトヘルペスウイルス 6 型（HHV-6）

ヒトヘルペスウイルス 6 型（*Human herpesvirus 6*：HHV-6）は，乳児における突発性発疹の原因ウイルスであるが，成人においてもその再活性化によってさまざまな病態を形成することが知られている．HHV-6 は，免疫系細胞とともに神経系細胞にも感染性を有することから，神経疾患との関連が注目されているウイルスである（**1**）．特に，乳児の熱性痙攣や，同種造血幹細胞移植や臓器移植後の脳炎との関連が注目されている．

HHV-6 は，HHV-7 やヒトサイトメガロウイルスとともにβヘルペスウイルス亜科に属する．HHV-6 はその遺伝子構造の差異や抗原性からさらに，HHV-6A と HHV-6B の 2 つのバリアントに分けられ，最近それぞれ独立したウイルスとして分類された．

両ウイルス遺伝子間には約 90％の相同性がある．山西らによって HHV-6 は乳児の突発性発疹の原因ウイルスであることが明らかとなったが[1]，多くの成人に潜伏感染しているのは HHV-6B である．他方，HHV-6A と病態との関連性についてはいまだ不明な点が多い．HHV-6 脳炎の原因はほとんどが HHV-6B であるが，ごくまれに HHV-6A による報告もある[2]．

はじめ HHV-6 は B 細胞に感染性を有するウイルスとして報告されたが，その後の検討によって主たる感染許容細胞は CD4 陽性 T 細胞や単球・マクロファージであることが明らかとなった．しかし，*in vitro* の感染実験系では種々の細胞に感染できることが知られており，これまでに報告されている HHV-6 感染許容細胞としては，骨髄前駆細胞，線維芽細胞，上皮細胞，血管内皮細胞，肝細胞株，グリオブラストーマ（膠芽腫）細胞株，アストロサイト（星状細胞），オリゴデンドロサイト（乏突起膠細胞）などがある[3]．このように HHV-6 は，免疫系細胞とともに神経系細胞にも感染性を有することから神経疾患との関連が注目されているウイルスである．

臨床徴候

同種造血幹細胞移植後の HHV-6 脳炎の発症時期は，症例によってさまざまであるが，移植後 2～4 週間，つまり生着後 10 日目辺りに発症することが多い．臍帯血移植では生着前後と発症時期がやや早い傾向がある．初発症状としては，見当識障害や近時記憶障害などが特徴的で，発熱や頭痛を伴うことが多く，進行につれて痙攣，意識障害をきたすこともある（**2**）．また随伴症状として，低 Na 血症（抗利尿ホルモン

1 HHV-6 の形態

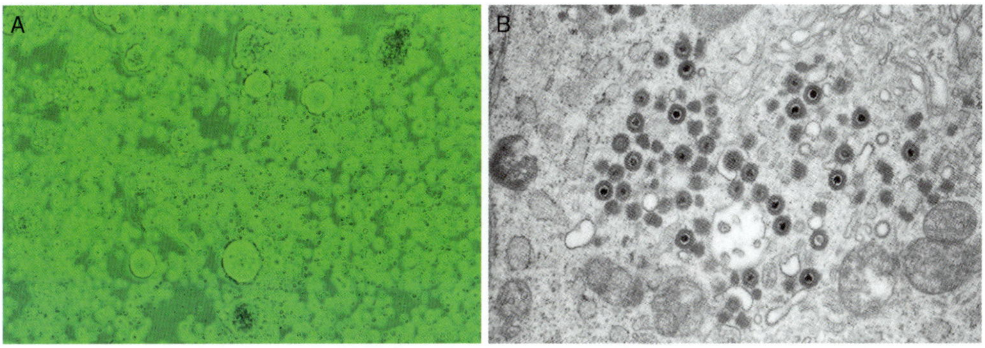

A：リンパ球の細胞変性効果，B：透過型電子顕微鏡像．

2 典型的 HHV-6 脳炎の経過

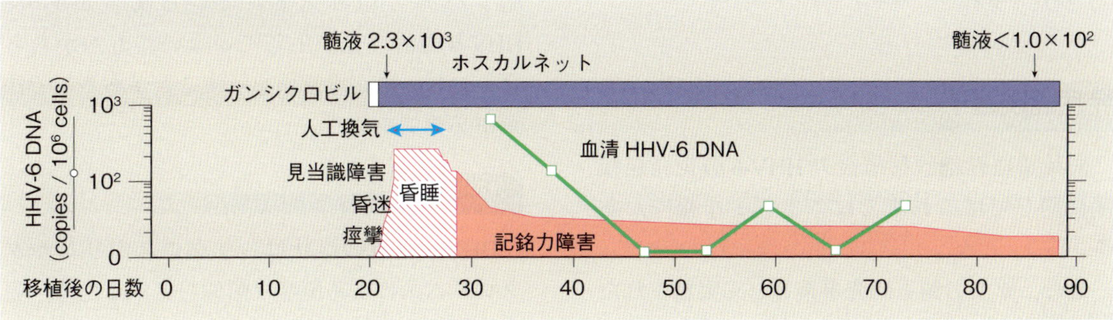

（牟田毅ほか．神経内科 2006[12] より）

〈ADH〉分泌異常〈syndrome of inappropriate secretion of antidiuretic hormone：SIADH〉）を伴うことがある．

病因，発症機序

HHV-6 脳炎の発症機構はいまだ不明な点が多い．実験的に HHV-6 はグリア細胞に感染可能であること，脳組織に HHV-6 の存在が確認された剖検例が報告されていること，抗ウイルス薬の効果が期待できることなどから，HHV-6 の中枢神経系への直接的影響が考えられる．他方，HHV-6 ゲノムの消失と臨床症状の軽快とは必ずしも一致しないことや高サイトカイン血症を認めることなど，生体の過剰な反応が発症機構に関与していると思われる．したがって，正確には HHV-6 脳炎・脳症と呼ぶべき病態であると考えられる．

なお，小児の HHV-6 初感染に伴う中枢神経症状とは，臨床症状や MRI 所見などに差異が認められ，免疫不全症における再活性化による発症機構と初感染におけるそれとは異なるものと考えられている．

検査所見，診断

診断には，臨床症状に加え，髄液の HHV-6 DNA PCR 検査が重要である．髄液 HHV-6 コピー数と重症度との相関が報告されているので，定量的 PCR（quantitative polymerase chain reaction）法を実施することが望ましい．約半数の症例では，髄液の細胞数増加や蛋白上昇を認めないので注意が必要である．また，通常抗ウイルス薬投与によって HHV-6 DNA は速やかに消失するので，髄液検査は治療前に実施することが望ましい．

MRI による画像診断も HHV-6 脳炎の診断に有用である[4,5]．つまり，海馬・辺縁系に異常信号を認め，急性辺縁系脳炎の所見を呈することが多い（3）．

3 HHV-6 脳炎の MRI 所見

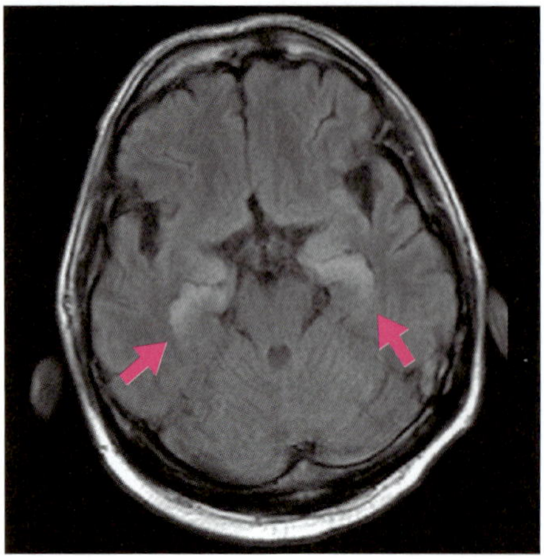

両側の海馬領域に高信号を認める（→）.

発症危険因子

同種造血幹細胞移植後の HHV-6 脳炎発症頻度に関してはこれまでにさまざまな報告がある.

最近，厚生労働省研究事業として実施された前向き試験の結果が報告されている[6]．週 2 回の末梢血 HHV-6 DNA モニタリングを行い HHV-6 脳炎の発症を追跡したもので，髄液検査が実施され，HHV-6 DNA が検出された症例のみ HHV-6 脳炎と診断している．その結果，解析対象 230 例において HHV-6 再活性化は移植後 15～21 日目に集中しており，移植後 70 日目までの再活性化累積発現率は 72.2%，高レベル再活性化（10^4 コピー／mL 以上）は 37.0％であった．HHV-6 脳炎は 7 例発症したが，すべて高レベル再活性化症例であった．つまり，高レベル再活性化症例における HHV-6 脳炎発症頻度は 8%にのぼり，その発症時期は血漿中 HHV-6 DNA 出現のピークにほぼ一致していた.

なお本試験において，移植後何らかの中枢神経症状が出現した症例は 33 例あり，この中で髄液検査が実施できなかった症例が多く含まれていることから，実際の移植後 HHV-6 脳炎発症率は高頻度であると考えられる．したがって，今後末梢血中の HHV-6 DNA モニタリングによる発症予防も必要と考えられる.

これまでの報告を総合的に解析すると，HHV-6 脳炎発症は HLA（human leukocyte antigen：ヒト白血球抗原）一致同胞移植ではまれで，免疫抑制薬を大量に長期投与しなければならない HLA 不一致移植や非血縁者間移植などの移植条件が悪い症例に発症頻度が高い[7]．また，臍帯血移植症例での HHV-6 再活性化頻度が高いことが注目されている[8,9]．この理由として，HHV-6 特異的メモリー T 細胞が移植細胞に含まれていないことがあげられているが，移植後免疫再構築の違いなども加わっているのかもしれない.

なお，ごくまれに，HHV-6 ゲノムが生殖細胞レベルで組み込まれている場合があり，HHV-6 再活性化が生じていないにもかかわらず，コピー数が異常値を示すことがあるので注意が必要である[10].

鑑別診断

HHV-6 脳炎の症状は，シクロスポリンやタクロリムスによる脳症と類似しているため，免疫抑制薬の血中濃度測定などで鑑別診断する．また，単純ヘルペスウイルス，帯状疱疹ウイルス，ヒトサイトメガロウイルスなどによる脳炎も鑑別する必要があり，特徴的 MRI 画像所見，髄液 HHV-6 定量的 PCR などが鑑別診断に有用である.

治療

治療は，早期にガンシクロビル（デノシン®）またはホスカルネット（ホスカビル®）を投与する[11]．単純ヘルペス脳炎に用いるアシクロビルの効果は望めない．抗ウイルス薬の投与が遅れることで，予後が不良になることが明らかにされているので，発症早期の治療開始がきわめて重要である．他方，抗ウイルス薬の投与によって髄液 HHV-6 が速やかに消失しても臨床症状の改善が認められないこともある．したがって，生体の過剰反応による高サイトカイン血症などを抑制するための対応も適宜組み合わせることが必要である.

（安川正貴）

文献

1) Yamanishi K, et al. Identification of human herpesvirus-6 as a causal agent for exanthem subitum. *Lancet* 1988；1：1065-1067.
2) Zerr DM. Human herpesvirus 6 and central nervous system disease in hematopoietic cell transplantation. *J Clin Virol* 2006；37（Suppl 1）：S52-56.
3) Dockrell DH. Human herpesvirus 6：Molecular biology and clinical features. *J Med Microbiol* 2003；52：5-18.
4) Seeley WW, et al. Post-transplant acute limbic encephalitis：Clinical features and relationship to HHV6. *Neurology* 2007；69：156-165.
5) Noguchi T, et al. MR imaging of human herpesvirus-6 encephalopathy after hematopoietic stem cell transplantation in adults. *AJNR Am J Neuroradiol* 2006；27：2191-2195.
6) Ogata M, et al. Human herpesvirus 6（HHV-6）reactivation and HHV-6 encephalitis after allogeneic hematopoietic cell transplantation：A multicenter, prospective study. *Clin Infect Dis* 2013；57：671-681.
7) Fujimaki K, et al. Human herpesvirus 6 meningoencephalitis in allogeneic hematopoietic stem cell transplant recipients. *Int J Hematol* 2006；84：432-437.
8) Sashihara J, et al. High incidence of human herpesvirus 6 infection with a high viral load in cord blood stem cell transplant recipients. *Blood* 2002；100：2005-2011.
9) Muta T, et al. Human herpesvirus-6 encephalitis in hematopoietic SCT recipients in Japan：A retrospective multicenter study. *Bone Marrow Transplant* 2009；43：583-585.
10) Morissette1 G, Flamand L. Herpesviruses and chromosomal integration. *J Virol* 2010；84：12100-12109.
11) Yoshikawa T. Human herpesvirus 6 infection in hematopoietic stem cell transplant patients. *Br J Haematol* 2004；124：421-432.
12) 牟田毅ほか．造血幹細胞移植後の HHV-6 脳炎．神経内科 2006；64：152-159.

II. ウイルス感染症

インフルエンザ脳症

Point

- インフルエンザ脳症は，インフルエンザウイルス感染症を契機に発症した急性脳症である．
- インフルエンザ脳症の主病態としてサイトカインストームの関与（全身性炎症反応・血管内皮細胞障害→血管透過性の亢進・BBB障害→脳浮腫・細胞死）が考えられている．
- インフルエンザ脳症に対しメチルプレドニゾロンパルス療法などの抗炎症療法を中心としたガイドラインが用いられて以降，致死率が30%から10%以下にまで改善した．
- 一方で後遺症は25%と依然多く，神経興奮毒性の関与が考えられる「けいれん重積型脳症」などの多様なインフルエンザ脳症の病態が明らかになってきている．

インフルエンザ脳症は，インフルエンザウイルス感染症を契機に急激に進行する脳障害である．病理解剖の結果から，中枢神経系へのウイルスの感染や炎症細胞の集簇は認められず，脳炎ではなく脳症と呼ぶべき病態である．

1990年代後半頃から，インフルエンザ流行中にけいれんや意識障害を伴う急死例が小児を中心に多数経験された．当初は原因不明であったが，後にその多くがインフルエンザ脳症によるものであることが判明した．当初は年間約500例の発症を認め，5歳以下が60%であり，特に2歳以下が44%と多くを占めた．調査開始時の致死率は30%を超え，後遺症なく治癒する例は半数以下と非常に予後不良な疾患であった．インフルエンザ脳症の主病態は「サイトカインストームによる急激な多臓器障害」と考えられ，抗炎症療法を中心としたガイドラインが2005年に作成された．その結果，致死率は10%以下にまで改善した（**1**）[1,2]．

一方，後遺症を残す割合は25%と依然多く，抗炎症治療に反応不良であり後遺症を残しやすい「けいれん重積型」などの異なる病型が明らかになってきた．本稿では，インフルエンザ脳症についてこれまでに解明されてきた点と今後の問題点を整理し，ガイドライン[3]を中心に紹介する．

インフルエンザ脳症の診断（**2**）

インフルエンザ脳症の特徴として，発熱から神経症状発現までの時間が非常に短いことがあげられる（24時間以内：30%，48時間以内：70%）．一般的な臨床症状は非特異的な発熱・頭痛から始まり，その後神経障害に起因する症状（けいれん・意識障害・異常言動・異常行動など）が出現する．インフルエンザ脳症の診断は**2**に示した「インフルエンザ脳症ガイドライン改訂版（2009年改訂）：インフルエンザ脳症の診断指針」[3]に従って行う．特に意識障害の

Key words

サイトカインストーム

IL-6やTNF-αなどの炎症性サイトカインが血清中で著明に上昇する状態をサイトカインストームと呼ぶ．この結果，過剰な好中球活性化・血液凝固機構活性化・血管拡張などを認め，進行するとショック・DIC・多臓器不全に至る．

Key words

インフルエンザ脳症ガイドライン

インフルエンザ脳症ガイドラインは厚生労働科学研究の研究班（代表 森島恒雄）により2005年に刊行された．「初期対応，診断，治療，リハビリテーション，グリーフケア」の包括的指針が示されている．2009年に改訂版が刊行された．

1 インフルエンザ脳症の予後の変化

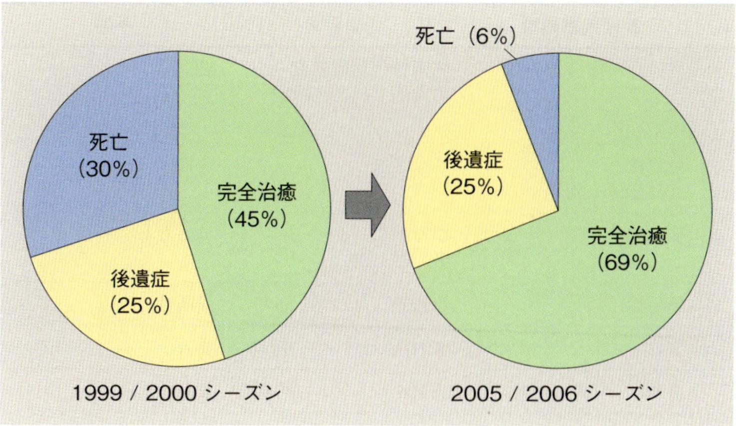

（左図：Morishima T, et al. *Clin Infect Dis* 2002[1] より．右図：森島恒雄．小児科診療 2011[2] より）

2 インフルエンザ脳症の診断指針

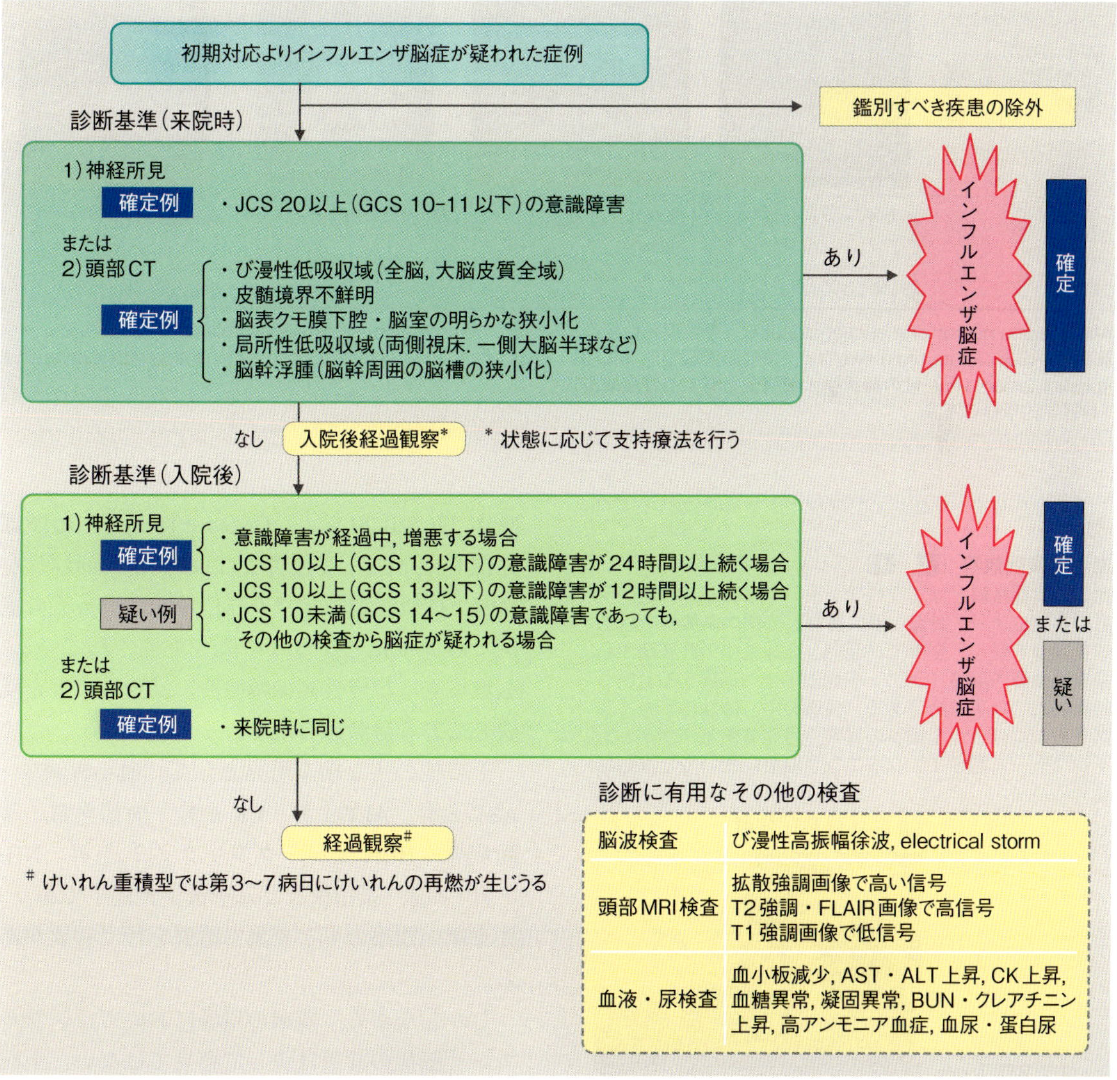

初期対応よりインフルエンザ脳症が疑われた症例
鑑別すべき疾患の除外
診断基準（来院時）
1）神経所見
確定例
・JCS 20以上（GCS 10-11以下）の意識障害
または
2）頭部CT
確定例
・び漫性低吸収域（全脳，大脳皮質全域）
・皮髄境界不鮮明
・脳表クモ膜下腔・脳室の明らかな狭小化
・局所性低吸収域（両側視床，一側大脳半球など）
・脳幹浮腫（脳幹周囲の脳槽の狭小化）
あり
インフルエンザ脳症
確定
なし
入院後経過観察*
* 状態に応じて支持療法を行う
診断基準（入院後）
1）神経所見
確定例
・意識障害が経過中，増悪する場合
・JCS 10以上（GCS 13以下）の意識障害が24時間以上続く場合
疑い例
・JCS 10以上（GCS 13以下）の意識障害が12時間以上続く場合
・JCS 10未満（GCS 14〜15）の意識障害であっても，その他の検査から脳症が疑われる場合
または
2）頭部CT
確定例
・来院時に同じ
あり
インフルエンザ脳症
確定
または
疑い
なし
経過観察#
けいれん重積型では第3〜7病日にけいれんの再燃が生じうる

診断に有用なその他の検査

脳波検査	び漫性高振幅徐波，electrical storm
頭部MRI検査	拡散強調画像で高い信号 T2強調・FLAIR画像で高信号 T1強調画像で低信号
血液・尿検査	血小板減少，AST・ALT上昇，CK上昇，血糖異常，凝固異常，BUN・クレアチニン上昇，高アンモニア血症，血尿・蛋白尿

JCS：日本式昏睡尺度，GCS：グラスゴー昏睡尺度．

（インフルエンザ脳症ガイドライン改訂版，2009[3] より）

3 急性脳症の病態的分類

病態分類	サイトカインストーム	神経興奮毒性	代謝異常	不明
基礎疾患	ANE HSE 症候群 ABS 急性脳症	けいれん重積型脳症	先天性代謝異常症 古典的 Reye 症候群	MERS
経過	急性 しばしば劇症	亜急性 しばしば二相性	さまざま	急性
危険因子（薬剤）	NSAIDs	テオフィリン	グリセロール サリチル酸	特になし
中枢神経障害	び漫性	局所性	び漫性	局所性
DIC / 多臓器不全	しばしば	まれ	まれ	まれ
血球貪食症候群	しばしば	まれ	まれ	まれ
頭部画像所見	両側視床病変など	大脳皮質の遅発性，限局性浮腫	び漫性萎縮	脳梁膨大部の浮腫
MRI（DWI）（代謝異常のみ T1 強調）	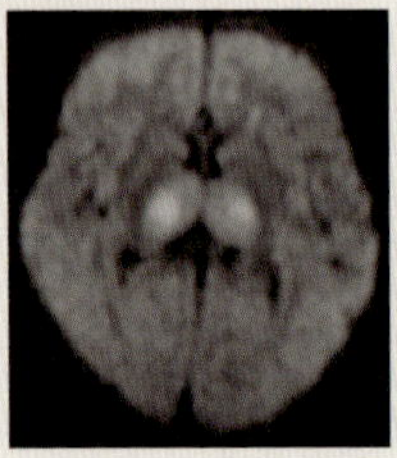	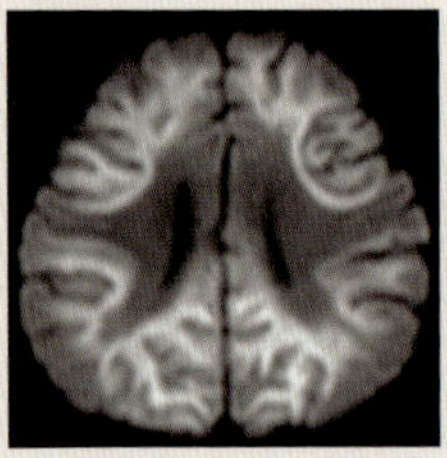	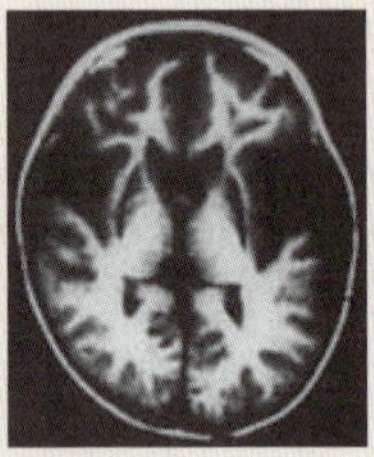	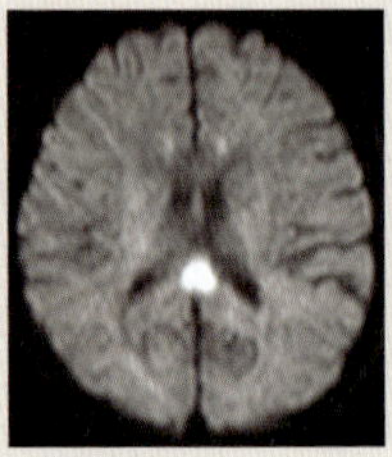
治療	抗サイトカイン療法	けいれん抑制 脳保護	代謝異常の是正	支持療法のみ
致死率	高（約 30%）	低（5%以下）*	中（約 10%）	低（5%以下）

ANE：acute necrotizing encephalopathy（急性壊死性脳症），HSE：hemorrhagic shock encephalopathy（出血性ショック脳症），ABS：acute brain swelling（急性脳腫脹型），MERS：clinically mild encephalitis/encephalopathy with a reversible splenial lesion（可逆性の脳梁膨大部病変を有する軽症脳炎）.
*神経学的予後は不良.

Key words

血球貪食症候群（3，4）

血球貪食症候群とはマクロファージやリンパ球の過剰反応の持続により，骨髄・肝・脾などの網内系臓器では血球貪食像を呈し，全身では発熱・血球減少・肝脾腫から播種性血管内凝固（DIC）・多臓器不全へ進展するという特徴をもつ疾患概念である．病態の中心はサイトカインストームに伴う免疫細胞の異常活性化である．サイトカインストーム型のインフルエンザ脳症においてしばしば認める．

4 血球貪食症候群

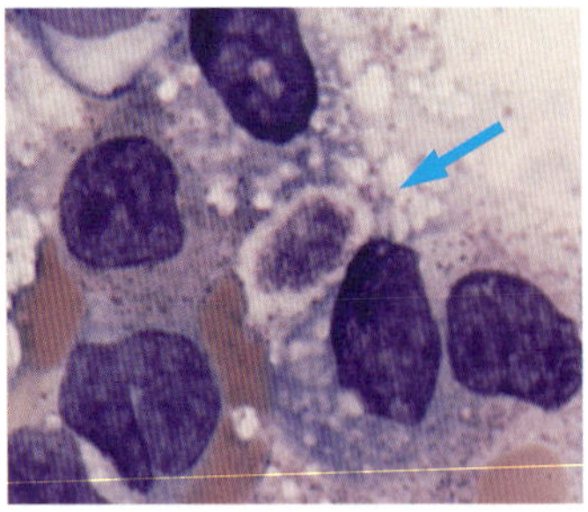

→はマクロファージによって貪食された細胞.

評価（JCS II 20 以上，GCS 10–11 以下）と頭部画像所見（CT：び漫性または局所の低吸収域，MRI：拡散強調画像での高信号域）は多くの症例で診断根拠となるため最も重視されている．脳波検査（び漫性高振幅徐波）は意識障害を反映しており診断に有用である．

その他の主な検査所見として，血小板減少・AST 上昇・ALT 上昇・CK 上昇・血糖異常・凝固異常・BUN 上昇・クレアチニン上昇・NH_3 上昇・血尿・蛋白尿などは予後不良因子であり，注意深い観察のもとで集中治療を行う必要がある．

しかしながら，臨床の現場においてインフルエンザ脳症の診断は決して容易ではない．上記基準を満たさない場合には，脳症と複雑型熱性けいれんとの鑑別に苦慮する例がある．年少児

5 インフルエンザ脳症の急性期治療

支持療法	A. 心肺機能の評価と安定化	PALS に基づいた全身管理	
	B. 中枢神経の安定化		
	C. 体温の管理		
特異的治療	A. 抗ウイルス薬：ペラミビル	10 mg / kg / 日	1～3 日間
	B. メチルプレドニゾロンパルス療法	30 mg / kg / 日	3 日間
	C. 免疫グロブリン大量静注療法	1 g / kg / 日	1～2 日間
特殊治療	A. 脳低体温療法	33～35℃	数日間
	B. 血漿交換療法		3 日間
	C. シクロスポリン療法	1～2 mg / kg / 日	7 日間
	D. アンチトロンビン III 大量療法	250 U / kg / 日	5 日間
	E. フリーラジカル除去薬：エダラボン	1 mg / kg / 日	7～14 日間

PALS：Pediatric Advanced Life Support.

（特に乳児）では意識障害の評価が困難である．けいれんの治療（予防）のためにジアゼパムやミダゾラムなどの抗けいれん薬を用いると正確な意識レベルの判定は難しく，脳波判読にあたっても薬剤の影響を考慮しなければならない．けいれん重積型脳症の場合では亜急性（しばしば二相性）の経過をとるため早期診断は困難である．したがってこれらの場合にはまず全身状態を管理したうえで，経過を注意深く観察し，状態に応じて追加治療に踏み切る必要がある（次頁「インフルエンザ脳症の治療」参照）．また，急性期の頭部 MRI はインフルエンザ脳症の診断に最も有用な検査の一つではあるが，撮影に一定時間を要する．急性期は病状が急変しやすいため，患者のバイタルサインを絶えず観察することが必要であることも補足しておく．

インフルエンザ脳症の病態と分類（3）

インフルエンザ脳症ではインターロイキン（interleukin：IL）-6 や腫瘍壊死因子（tumor necrosis factor：TNF）-αなどの炎症性サイトカインが髄液および血清中で著明に上昇し，全身性炎症反応を引き起こすことが明らかになっている[4]．発症者には何らかの遺伝的素因のためサイトカインを制御できない状態が生じ，その結果，血管内皮の障害・血管透過性の亢進・血液脳関門（blood brain barrier）の破壊が引き起こされ，脳浮腫・細胞死に至ると推察されている．しかしけいれん重積型脳症などサイトカインが関与しない群の存在が近年明らかとなり，インフルエンザ脳症患者の約 5%に有機酸代謝異常症・脂肪酸代謝異常症が関与していることも確認されている．したがってインフルエンザ脳症は単一の疾患ではなく，複数の症候群の集合体と考えられる．

現在，経過や画像などをまとめた疾患群による分類と，病態を中心とした分類が主に用いられている．病態的分類は，「サイトカインストームの関与」，「神経興奮毒性の関与（けいれん重積型）」，「代謝異常の関与」が代表的な 3 群であり，それぞれ病態・臨床経過・治療・予後が異なっている[5]．サイトカインストーム型脳症（急性壊死性脳症〈ANE〉，出血性ショック脳症〈HSE〉症候群，急性脳腫脹型〈ABS〉急性脳症）では急性（しばしば劇症）の経過をとり，播種性血管内凝固（DIC）や多臓器不全を合併し，生命予後は不良である．けいれん重積型脳症では亜急性（しばしば二相性）の経過をとり，死亡率は低いものの抗サイトカイン療法は無効であり神経学的後遺症を残すケースが多い．2009 年改訂版ガイドラインでは，このけいれん重積型脳症の位置づけが明確にされた．

インフルエンザ脳症の中には，上記 3 群のいずれにも分類不能な病態不明症例が数十%存在

Column

急性脳炎・脳症の病因（6）

原因の同定

小児の急性脳炎・脳症は年間約1,000例程度の患者数が発生している．原因が同定される中では，インフルエンザウイルスに伴うものが最多であり，約1/4を占める．HHV-6やHHV-7に合併するものが2番目に多く，ロタウイルス，ムンプスウイルス，マイコプラズマなどが続く．小児期の急性脳炎・脳症の原因の多くは感染症であり，近年，RSウイルス，エンテロウイルス，アデノウイルス感染に伴うものが注目されている．また原因不明症例の中には，報告は少ないものの日本脳炎ウイルスの関与も推察される．

サーベイランスの重要性

小児期発症急性脳症の約1/4は原因不明であり，この不明率を下げることは今後の重要な課題である．インフルエンザ脳症を含む急性脳炎・脳症は感染症5類全数届出疾患で，診断した全医師に最寄りの保健所への届出義務が定められている．病原体診断を待たずとも臨床的に診断した時点で迅速に届けることが重要である．原因が判明しない場合には，国立感染症研究所へ病原体の網羅的解析を依頼することができる．そのためにも急性期の各検体（血液，髄液，咽頭拭い液，尿，便など）を採取後に速やかに冷凍しておくことが有用である．急性脳炎・脳症のサーベイランスを強化することは，公衆衛生的にも臨床的にも有用であり，世界に先駆けてのシステム作りである．

6 小児急性脳炎・脳症の病因

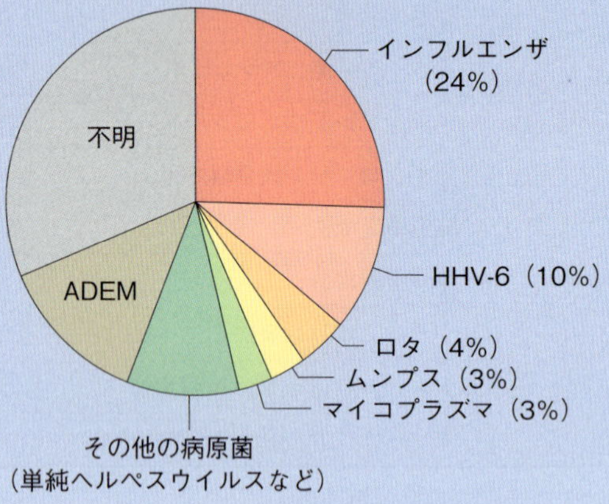

（森島恒雄．ウイルス 2009[14]より）

する．可逆性の脳梁膨大部病変を有する脳炎・脳症（MERS）は比較的軽症かつ高年齢（平均9歳）で認めやすい．多くは脳梁病変のみ（対称性白質病変を含むこともある）であり予後良好だが，小脳などその他の部位に病変を認める場合には神経学的予後は不良となる．

3に記載した分類の他に，難治頻回部分発作重積型急性脳炎（acute encephalitis with refractory, repetitive partial seizures：AERRPS）といった慢性期まで難治性けいれんが持続するタイプも報告されている．上記の病態は必ずしもインフルエンザウイルス感染のみが契機となるわけではなく，ヒトヘルペスウイルス6型やロタウイルス，水痘-帯状疱疹ウイルス，マイコプラズマなど，その他の病原体でも引き起こしうる[6]．

インフルエンザ脳症の治療（5）

インフルエンザ脳症は，発症が急激で症状の進行も早い．進行してしまってからではどのような治療を行っても効果は限定的である．そのためインフルエンザ脳症が疑わしい段階で，全身状態の管理としての「支持療法」がまず重要となる．PALS（Pediatric Advanced Life Support）に基づいた生命維持･呼吸循環管理を踏まえて，けいれんの頓挫，体温管理，血糖管理，脳圧管理などを行う．そのうえで，主にサイトカインストームの沈静化を目的とした「特異的治療（抗ウイルス薬，メチルプレドニゾロンパルス療法，免疫グロブリン大量静注療法）」を追加する．特異的治療は比較的簡単・安全に実施できるため，疑い例の時点で施行されてもよい．早期のメチルプレドニゾロンパルス療法が有意に予後を改善することが確認されている[7]．これらに

Key words

PALS（Pediatric Advanced Life Support）

米国心臓協会（American Heart Association：AHA）が米国小児科学会（American Academy of Pediatrics：AAP）などと協力して提唱している小児二次救命処置法のこと．米国やカナダでは小児科研修を開始もしくは修了するには原則としてPALSを習得していることが義務づけられており，現在では欧米のみならずアジア諸国を含めて取り入れられてきている教育プロトコール．

Column

2009 pdm 脳症の特徴（7）

2009/2010 シーズンに猛威を振るった豚由来 A/H1N1 インフルエンザ（2009 pdm）は記憶に新しい．2009 pdm では小児の重症肺炎の多発が特徴的であった．しかし死因の多くは脳症（36%）であり，呼吸不全（15%）を上回っている．心肺停止（CPA）による自宅死亡（36%）も多く，この大半は脳症が原因と推察される（8）．このことよりインフルエンザ脳症は依然として小児インフルエンザの最も重篤な合併症といえる．2009 pdm 脳症では従来の季節性インフルエンザ脳症とは異なるいくつかの特徴がみられた（7，9）[15-17]．一般にインフルエンザ脳症の初発症状は低年齢ではけいれんが多く，年齢が上がり学童期になると異常言動が多くなる．2009 pdm 脳症では，好発年齢が高い分，異常言動での発症が多かったと考えられる．また，頭部 MRI での脳梁異常も異常言動との関連が示唆されている．脳梁異常のみの場合，神経学的予後は比較的良好であり，2009 pdm 脳症では一過性の脳梁異常が多かったため後遺症が少なかったと考えられる．しかし，致死率には差を認めず，死亡群では著明な AST，CK の上昇と多臓器不全を認めており，重症例では季節性と同様にサイトカインストームの関与が推測された．インフルエンザ脳症においては，ウイルス亜型の違いが病態にも反映される場合がある．

7 2009 pdm 脳症の特徴（季節型との比較）

脳症	季節型	2009 pdm
男女差	男女差なし	やや男児に多い
好発年齢（中央値）	1〜4 歳（3 歳）	5〜9 歳（7 歳）
初発症状の特徴	けいれん	異常言動
MRI 所見	多彩	脳梁異常が多い
後遺症率	25%	14%
重症例の検査所見（AST，CK，LDH，フェリチンなど）	上昇あり	上昇あり
死亡率	6%	7%

n=188

（森島恒雄．小児科診療 2011[2] より一部改変）

8 2009 pdm 小児死亡 41 例の解析

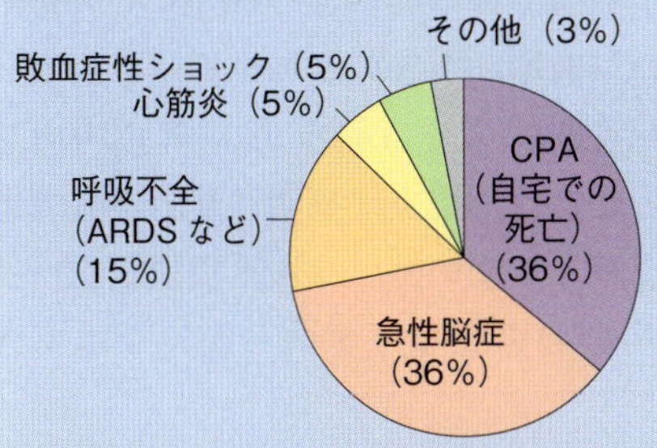

（奥村彰久．「インフルエンザ脳症など重症インフルエンザの発症機序の解明とそれに基づく治療法，予防法の確立に関する研究」．2011[18] より）

9 2009 pdm 脳症の予後

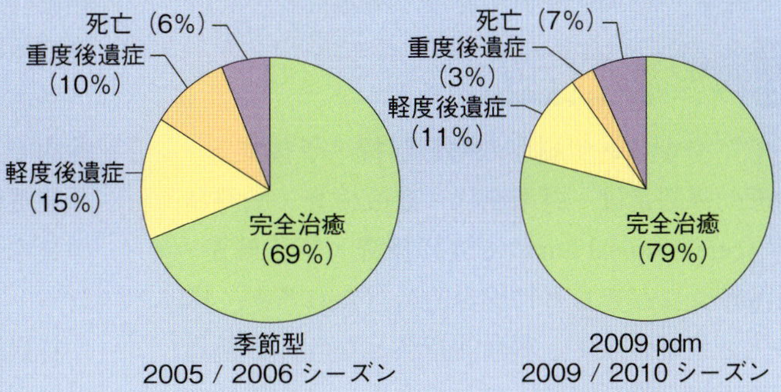

（森島恒雄．小児科診療 2011[2] より）

加え，現在想定されている脳症のメカニズムから有効性を期待できる治療法として，「特殊治療（脳低体温療法，血漿交換療法，シクロスポリン療法，アンチトロンビン III 大量療法，フリーラジカル除去療法など）」を考慮する．これらの特殊治療の実施例はいまだ少数であり，また重症例に施行されるため，効果判定が難しく十分なエビデンスは得られていない．しかし死亡率は確実に低下してきている．脳低体温療法を発症後 12 時間以内に施行できた例では良好な予後を得られたことが近年報告された[8]．慢性期（回復期以降）はリハビリテーションを行う．脳性麻痺など他疾患のリハビリテーションと基本的には同様である．病態安定後にできるだけ早期から開始することが，長期的な神経学的予後回復に有効である．

インフルエンザ脳症は複数の症候群の集合体と考えられるため，各々の病態あるいは病型の違いに準じた対応が望ましい．現在のところけいれん重積型脳症の神経学的後遺症の軽減にエビデンスのある有効な治療法はないが，神経保護を目標にした脳低体温療法の効果が検討されつつある[9)]．

最近注目される病態評価法

頭蓋内圧（ICP）モニタリング

脳低体温療法は脳症発症後に二次的に発生する脳圧亢進，脳浮腫，脳循環障害を防ぐため，脳症の病型にかかわらず脳細胞保護に働くと考えられている．しかし，いったん開始すると画像検査を施行できないため，脳低体温療法中の中枢神経評価は限定される．頭蓋内圧（intra cranial pressure：ICP）モニターを用いると脳循環動態を評価することができる．小児脳炎・脳症における神経学的予後不良例では，頭蓋内圧が 20 mmHg 以上を呈する時間が有意に長いとの報告があり[10)]，ICP モニタリングは脳低体温療法中の中枢神経評価に有用である．

新規脳症バイオマーカー

インフルエンザ脳症の病態解析・予後推定・治療効果判定は，臨床症状・血液検査・脳脊髄液（cerebrospinal fluid：CSF）検査・脳波検査・画像検査などをもとに総合的に行われるが，標準化されておらず，客観的指標となりうる新規バイオマーカーが期待される．以下に有用性が期待される物質について述べる．

壊死細胞の核内から主に分泌される HMGB-1（high mobility group box-1）は代表的な DAMPs（damage associated molecular patterns）であり，重症インフルエンザ（2009 pdm）脳症の血清中で高値を示し，血清 IL-6, IL-10 と有意な正の相関を示した[11)]．神経グリア障害マーカーである S100B, GFAP, Tau は急性脳症の CSF 中で上昇を認め，後遺症の重症度と相関した[12)]．脂質酸化物である総ヒドロペルオキシド（total hydroperoxides：TH）はインフルエンザ脳症の CSF において，熱性けいれん群と比較し有意に上昇し，治療後に低下した[13)]．

これらは何れも生体内物質の障害マーカーであるため，インフルエンザ脳症の病型にかかわらず病態を反映するマーカーとなりうる．現時点では，インフルエンザ脳症の早期診断や重症度判定に有用な病態評価法やバイオマーカーは確立されていないが，今後症例数を増やし，各々を組み合わせて評価することが判定に有用と考えられ，将来的な実用化が期待される．

今後の展望

最近 10 年余の研究により，インフルエンザ脳症の病態は多様であることが明らかになった．冒頭に述べたようにインフルエンザ脳症の致死率は 1990 年代後半には 30％と高かったが，近年は 6～8％に低下している．その理由の一つとしては，インフルエンザ脳症ガイドラインに代表される診療の進歩が考えられる．初期診療にあたる医師が共通認識をもって初期対応を行い，迅速に抗炎症療法を中心とした特異的治療を行ったことが功を奏した．その他にも，解熱薬の使用制限や軽症の病型（MERS や分類不能型）の登録数増加などの関与も推測される．

一方，死亡例の多くは発症 48 時間以内の急性期であることや，抗炎症療法に反応不良であり後遺症を残しやすいけいれん重積型脳症などの異なる病型の存在などが明らかになってきた．

特異的治療への反応が不良な場合には，速やかに脳低体温療法や血漿交換療法などの“特殊治療”を行うのが理想だが，施行できる施設は限定されている．ハイリスク症例を速やかに高次医療機関へ送る全国規模でのシステム作成が

Key words

HMGB-1（high mobility group box-1）

HMGB-1 は核内に存在する非ヒストン DNA 結合蛋白質であり，炎症時にはマクロファージなどの炎症細胞から能動的に放出されると同時に，傷害された細胞からも受動的に放出される．細胞外へと遊離された HMGB-1 は自然免疫・止血・修復などの誘導に関与していると考えられている．しかし HMGB-1 が侵襲部位に慢性的に存在すると炎症の遷延化につながり，さらに HMGB-1 が血中を循環するとショックや多臓器不全，播種性血管内凝固症候群などを引き起こすことが判明しており，これらの病態の治療標的分子となっている．

急務である．そのためには“特殊治療”を施行できる施設の整備とスタッフの教育，そして“特殊治療”のエビデンスの確立が不可欠である．このシステム整備はいまだ確立された治療法が少ないけいれん重積型脳症に対する早期からの脳低体温療法導入にも応用できる．

ガイドライン公表後9年が経過した．当初と比較するとインフルエンザ脳症という未知の病気に対する視野はかなり開けてきた．その結果，新たな解明すべき問題も明確になってきている．今後も症例の蓄積を重ね，ガイドラインの改訂を含めさらなる診断法・治療法の確立を目指していく．

Key words

解熱薬の使用制限

ジクロフェナクナトリウムとメフェナム酸はインフルエンザ脳症重症化への関与が考えられるため，2000～2001年に投与禁止となっている．現在，小児への解熱薬は主にアセトアミノフェン（アンヒバ®，カロナール®など）を用いる．

謝辞

代謝異常症（グルタル酸血症2型）の画像（3）を提供して頂きました島根大学，山口清次先生に深謝いたします．

（八代将登，森島恒雄）

文献

1）Morishima T, et al. Encephalitis and encephalopathy associated with an influenza epidemic in Japan. *Clin Infect Dis* 2002；35（5）：512–517.
2）森島恒雄．「新型インフルエンザ」の臨床的特徴．小児科診療 2011；74：1337–1342.
3）厚生労働省インフルエンザ脳症研究班．インフルエンザ脳症ガイドライン改訂版．研究代表者：森島恒雄．2009.
http://www.mhlw.go.jp/kinkyu/kenkou/influenza/hourei/2009/09/dl/info0925-01.pdf
4）Ichiyama T, et al. Cerebrospinal fluid and serum levels of cytokines and soluble tumor necrosis factor receptor in influenza virus-associated encephalopathy. *Scand J Infect Dis* 2003；35：59–61.
5）Mizuguchi M, et al. Acute encephalopathy associated with influenza and other viral infections. *Acta Neurol Scand* 2007；115：45–56.
6）Hoshino A, et al. Epidemiology of acute encephalopathy in Japan, with emphasis on the association of viruses and syndromes. *Brain Dev* 2012；34（5）：337–343.
7）小林慈典ほか．インフルエンザ脳症特殊治療の全国調査．日本小児科学会雑誌 2007；111：659–665.
8）Kawano G, et al. Determinants of outcomes following acute child encephalopathy and encephalitis：Pivotal effect of early and delayed cooling. *Arch Dis Child* 2011；96：936–941.
9）中川拓ほか．脳低温／平温療法は難治性てんかん重積状態で発症する急性脳症による神経学的後遺症を低減する．脳と発達 2011；43：459–463.
10）中村俊紀ほか．重症急性脳症の管理に頭蓋内圧センサは必要か．日本小児救急医学会雑誌 2011；10：225.
11）Momonaka H, et al. High mobility group box 1 in patients with 2009 pandemic H1N1 influenza-associated encephalopathy. *Brain Dev* 2014；36：484–488.
12）藤井洋輔ほか．脳炎・脳症とバイオマーカー．小児内科 2013；45（2）：187–190.
13）Yamanaka G, et al. Diagnostic and predictive value of CSF d-ROM level in influenza virus-associated encephalopathy. *J Neurol Sci* 2006；243：71–75.
14）森島恒雄．小児の急性脳炎・脳症の現状．ウイルス 2009；59：59–66.
15）森島恒雄，長岡義晴．インフルエンザA（H1N1）2009（新型インフルエンザ）脳症全国調査結果．厚生労働省，新型インフルエンザ等新興・再興感染症研究事業「インフルエンザ脳症の発症因子の解明とそれに基づく発症前診断の確立に関する研究」平成22年度報告書．2011，pp.9–12.
16）Kawashima H, et al. National survey of pandemic influenza A（H1N1）2009-associated encephalopathy in Japanese children. *J Med Virol* 2012；84：1151–1156.
17）Okumura A, et al. Acute encephalopathy with 2009 pandemic flu：Comparison with seasonal flu. *Brain Dev* 2012；34：13–19.
18）奥村彰久．新型インフルエンザ小児死亡例の実態調査結果．厚生労働科学研究費補助金 新型インフルエンザ等新興・再興感染症研究事業「インフルエンザ脳症など重症インフルエンザの発症機序の解明とそれに基づく治療法，予防法の確立に関する研究」（研究代表者：森島恒雄）．平成22年度報告書．2011，pp.21–28.

II. ウイルス感染症

フラビウイルス感染症

日本脳炎，ウエストナイル脳炎ほか

Point
- フラビウイルス属のウイルスは，蚊やダニによって媒介される．
- 日本脳炎は，ワクチンにより予防できる．
- フラビウイルスによる急性脳炎は，視床，黒質，脳幹に病変をきたすことが多い．

概念

黄熱ウイルス，デングウイルス，日本脳炎ウイルス，ウエストナイルウイルス，ダニ媒介性脳炎ウイルスは，ウイルス学的にはフラビウイルス科フラビウイルス属のウイルスであり，一本鎖RNA，エンベロープを有する直径約50 nmの球形ウイルスである．

フラビウイルス科フラビウイルス属には70数種のウイルスがあり，そのうち約40種がヒトに病原性を有するウイルスとされている．環境中ではウイルスそのものの抵抗性は弱く，速やかに不活化される．節足動物によりヒトや脊椎動物にウイルスが伝播するという疫学的な共通性に基づいた概念であるアルボウイルスにも分類される．ダニ媒介性脳炎ウイルスはダニによって媒介されるが，他の4つのウイルスはいずれも蚊によって媒介される．ここでは，脳炎を起こすフラビウイルス（*Flaviviruses*）について述べる．

日本脳炎

定義，概念

日本脳炎（Japanese encephalitis）は，日本脳炎ウイルスに感染することによって引き起こされる．日本脳炎ウイルス（**1**）は，主としてブタと蚊の間で感染環が維持され，蚊を介してヒトやウマに感染し，脳炎を引き起こす．

疫学

日本脳炎はアジアにおける最も重要なウイルス性脳炎で，その流行域は，東アジア，東南アジア，南アジア，北部オーストラリアの一部が含まれる．世界的に小児を中心に毎年約50,000人が発症し，およそ10,000人が死亡している．

日本では1966年まで毎年1,000人以上，時には約5,000人の患者発生があったが，予防接種政策とブタの飼育環境の改善，ヒトの居住環境の変化などにより，1972年以降は100人を超えず，1992年以後は10人以下の患者報告にとどまっている．近年の日本の患者の多くは小児ではなく高齢者である．日本などの温帯地域での主たる媒介蚊は水田などで発生するコガタアカイエカである．ブタは非常に効率の良い増幅動物となっている．

臨床症状，検査成績

日本脳炎は不顕性感染率が高く，発症するのは300～1,000人に1人である．初発症状は発熱，倦怠感，頭痛，悪心，嘔吐などで，その後高熱とともに意識障害，項部硬直，振戦，筋硬直，不随意運動，あるいは麻痺症状が出現し，病状の進行に伴う脳浮腫による脳圧亢進，痙攣や呼吸不全をきたす．治療が長期化する場合，肺炎などの合併症に注意が必要である．日本脳炎の臨床検査で留意すべき点は，発病早期（1～2日後）の髄液検査では，むしろ多核球優位の細胞増加を示す場合があることである．平石らも

1 脳炎を起こすフラビウイルスの世界分布図

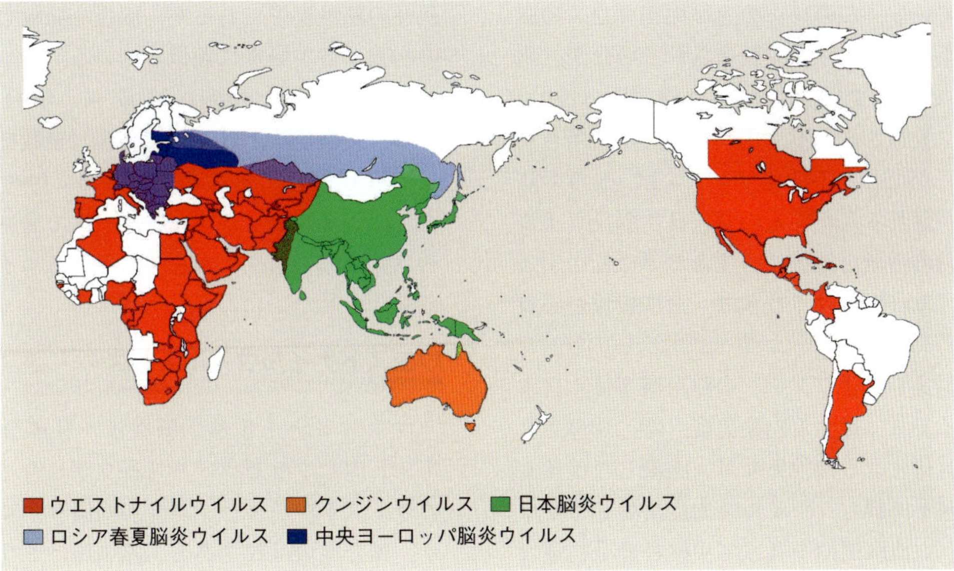

クンジンウイルスはウエストナイルウイルスの亜型と考えられている．

1967年に，多核球優位の髄液所見を示す症例を報告している[1]．また，末梢血でも病初期では白血球数の軽度上昇がみられることもある．頭部MRIでは，視床，黒質，脳幹がT2強調画像で高信号域を認める．

診断

日本脳炎患者では，①逆転写遺伝子増幅法（reverse transcriptase-polymerase chain reaction：RT-PCR）で髄液中あるいは血液中から日本脳炎ウイルス遺伝子が検出される，あるいは日本脳炎ウイルスが分離されるが，脳炎発症早期の検体でないと遺伝子検出やウイルス分離は困難である．②特異的IgM抗体が陽性であれば，単一血清でも診断の根拠となる．ただし，IgM抗体は症例によっては数か月検出できることもあり，ペア血清で抗体価上昇を確認することが望ましい．また，髄液中のIgM抗体が陽性であれば，中枢神経系にウイルスが感染したことを間接的に証明したことになる．日本脳炎の場合，脳炎発症後早期に髄液中にIgM抗体が出現する．③赤血球凝集阻止（hemagglutination inhibition：HI）試験，補体結合反応（complement fixation：CF）試験，中和試験においてペア血清で4倍以上の抗体価上昇を認めることである．ただしCF試験はHI試験，中和試験に比べて感度が劣る．IgG ELISA（enzyme-linked immunosorbent assay）試験で抗体価上昇を確認する場合には血清を段階希釈によるエンドポイント法により抗体価を決定する．

治療

特異的治療法はなく対症療法が中心となる．脳浮腫対策として脳圧亢進予防のために発症早期から脳圧降下剤を投与する．脳圧降下が十分でない場合はステロイドを投与する．また脳低体温療法も有用である[2]．痙攣に対して抗痙攣薬の予防投与などを行う．意識障害が持続することが多く，長期化例では合併症が予後を大きく左右するので肺炎や褥瘡などの合併症の予防や早期発見が重要である．

経過，予後

日本脳炎は脳炎を発症した場合，一般にその約20％が死亡し30％に後遺症が残る．主な後遺症として，パーキンソン病様症状，痙攣，麻痺，精神発達遅滞，精神障害などがあげられる．

予防

日本脳炎に対しては，不活化ワクチンが日本をはじめ韓国，台湾，東南アジアなどでも広く使われている．このワクチンは従来マウスの脳でウイルスを増殖させて製造されていたが，現在日本では培養細胞（ベロ細胞〈Vero cell〉）を用いて製造された不活化ワクチンが使用されている．ただし，不活化ワクチンは，5年で防御効果が薄れる人がいるので，日本脳炎ウイルスの活動の活発な地域に居住あるいは転居する人や流行地に出かけるときは，追加接種が必要である．

日本脳炎不活化ワクチンの作用機序は，日本脳炎ウイルスに対する能動免疫，特に誘導された中和抗体による液性免疫が，感染したウイルスの増殖を抑制し，ウイルス血症を生じさせない結果，血液脳関門を通って中枢神経系に運ばれることを阻止すると考えられている．中国では，主として弱毒生ワクチン（SA-14-14-2）が使用され，インド，スリランカおよび東南アジアの一部でも使用され始めている[3)]．この日本脳炎弱毒生ワクチンは2013年，世界保健機関（WHO）によりpre-qualify（事前診査）された．

ウエストナイル脳炎

ウエストナイルウイルス（*West Nile virus*）は1937年にウガンダのウエストナイル地方の発熱患者から分離された．1990年中頃からヨーロッパでも散発的に流行していたが，1999年ニューヨークで流行したのが西半球では初めての流行であった[4)]．この北米の流行では従来の流行より，感染鳥の発病や死亡，ウマおよびヒトにおける流行，重篤な脳炎患者発生が顕著で，その流行は1999年にはニューヨーク州周辺で62人の患者が確認され，以来2000年にはアメリカ東海岸諸州で21人の患者が，2001年にはアメリカ東海岸から南部諸州，中西部で66人の患者が報告された．さらに2002年にはアメリカ大陸西部へ流行地域が拡大し，ウエストナイル熱患者4,156人，死者284人が報告された．2008年以降，2011年までは患者数は漸減する傾向をみせていたが，2012年にふたたびテキサス州（844症例）を中心に患者が急増し，5,674症例が報告され，286人が死亡した．

発熱のみで軽快するウエストナイル熱は非致死性の熱性疾患であるが，脳炎を発症した場合の病態は日本脳炎に類似している．ウエストナイル熱／脳炎は，2002（平成14）年11月1日以降，感染症法上は4類感染症（全数把握）として取り扱われることとなった．1999年，ウエストナイル脳炎がニューヨークで発生した当初は，米国中西部に常在するセントルイス脳炎と考えられた．

ウエストナイルウイルスとは

ウエストナイル熱／脳炎は，日本脳炎ウイルスと同じフラビウイルス科フラビウイルス属のウエストナイルウイルスが病因ウイルスであり，媒介昆虫は蚊である．感染環はトリと蚊によって維持されている．フラビウイルス属の中でも，日本脳炎ウイルス，セントルイス脳炎ウイルス，マレー渓谷脳炎ウイルス，クンジンウイルスと相同性が高く，抗原的に強く交叉反応を示す日本脳炎血清型群（Japanese encephalitis serocomplex）に分類される．

動物宿主，病原体の自然分布と疫学

トリが自然宿主であり，増幅動物である．終末宿主としてヒトやウマなどがあげられる．米国で感染が確認されたトリの種類は110以上に及ぶ．トリの中でもBlue Jay（青カケス），House Sparrow（家スズメ）などが高いウイルス血症をきたす．感染が報告された哺乳動物としては，イヌ・ネコ・コウモリ・リス・スカンク・ウサギなどがあげられる．

ウエストナイルウイルスの活動域はアフリカ，ヨーロッパ，中東，中央アジア，西アジアなど広い地域に分布している．1990年代以降

Key words

セントルイス脳炎とは

セントルイス脳炎ウイルスは，イエカと鳥類で感染環を形成している．米国中西部の農村部に常在し，6～10月の夏季に流行する．重症度は年齢とともに増し，小児や若年成人では髄膜炎あるいは軽度の脳炎がみられる．中枢神経症状は他のフラビウイルス脳炎と同様であるが，排尿障害が頻発し尿（時に膿尿）にウイルス抗原が認められる．死亡率は約7%であるが，60歳以上の高齢者では20%に達することがある．

の北米以外のウエストナイル熱／脳炎の流行としては，アルジェリア（1994），ルーマニア（1996〜1997），チェコスロバキア（1997），コンゴ共和国（1998），ロシア（1999），イスラエル（2000），ギリシャ（2010），クロアチア（2013）などがあげられる．

伝播経路

媒介蚊は，主にアカイエカやコガタアカイエカなどのイエカ属だが，ヤブカ属の蚊にも媒介能があり，媒介蚊の種類は，日本脳炎ウイルスに比べて多い[5]．鳥類はウイルス感染後2〜10日間以上ウイルス血症をきたす．ヒトやウマは終末宿主であり，ウイルス血症は認められるがそのウイルス量は低い．流行域の拡大には，感染者の移動よりも渡り鳥の存在や蚊の移動の関与が大きい．一方，特殊な感染経路として，2002年の米国の流行では輸血や血液製剤での感染例や，臓器移植により感染した症例も報告されている[6,7]．

臨床症状，検査成績

ウエストナイルウイルスのヒトにおける潜伏期間は2〜15日で，多くは不顕性感染に終わる．不顕性感染率は約80％である[8]．発症した場合の多くは，急性熱性疾患であり，発熱，頭痛，背部痛，筋肉痛，筋力低下，食欲不振などの症状が3〜6日間続いた後，短期間に回復する．リンパ節腫脹や発疹が認められることもある．筋力低下が主症状となり，ギラン・バレー症候群（Guillain-Barré syndrome）様症状を呈することもある．実際，この筋力低下は多発性ニューロパチーによるもので，剖検例から脊髄神経根に著明な炎症所見を認めたとの報告がある[9]．ヒトの発病前の1〜5日間はウイルス血症が存在する可能性がある．ウイルス血症の期間は，平均6.2日間（1〜11日間）である．血中のウイルス量は10^3 pfu／mLとそれほど高くはない．

さらに重篤になると，激しい頭痛，高熱，強い筋力低下，弛緩性麻痺および方向感覚の欠如，意識低下，麻痺，昏睡，振戦，痙攣などの髄膜炎・脳炎症状があげられ，感染者の約1％弱が重篤な症状を示すといわれている[8,9]．主として高齢者に多くみられ，死亡率は重症患者の3〜15％である．しかしながら，脳炎を発病する危険性は小児を含めて全年齢層にある．

髄液検査は必須で，蛋白量・細胞数の上昇（リンパ球増多）をみる．脳炎症例のMRIでは，強調画像では大脳基底核や白質および髄膜・脳室辺縁部が増強される[9,10]．

診断，鑑別診断

鑑別すべき疾患としては，わが国では日本に常在するフラビウイルス感染症である日本脳炎である．また，北海道にはやはりフラビウイルスであるダニ媒介性脳炎（ロシア春夏脳炎）ウイルスが常在しており，これも鑑別すべき疾患である．

診断は血清や脳脊髄液からのRT-PCR法によるウイルス遺伝子（RNA）の検出，ウイルス分離といった病原体診断と血清学的診断による．ウイルス分離や遺伝子検出は発病早期の血液または脳脊髄液から可能である．日本脳炎血清型群のウイルスでは抗原は近似しており，IgG ELISA，補体結合（CF）試験，赤血球凝集阻止（HI）反応は交叉反応を示す．IgM抗体は比較的特異的であるが，IgM捕捉ELISA法でも日本脳炎ときわめて近い抗原性を示すため多少の交叉反応を示す．

感染しているフラビウイルスを分類するためには中和試験も特異的であるが，診断には1週間程度の期間が必要である．急性期と回復期の血清または髄液での中和抗体価が4倍以上上昇すれば陽性と判断できる．ペア血清の採取には2週間以上の期間を空けることが望ましい．最終的に血清診断のみで判定する場合は，IgM捕捉ELISA法と中和抗体価から判断しなければならない症例もある．

治療，予防法

一般にウエストナイルウイルス感染に対する特異的治療法はない．脳炎を発症した場合は，日本脳炎同様，脳浮腫対策や抗痙攣薬の予防投与を含めた治療など一般的な急性脳炎に対する対症療法を行う．

予防法は，流行地域においては蚊との接触を防ぐことである．ヒト用のワクチンはまだ実用化されてはいない．ウマ用不活化ワクチン（フォートダッチ・アニマルヘルス社製）は米国で2001年から承認され使用されている．2002（平成14）年10月4日以降，農林水産省により米国からわが国に輸入される馬は，全頭このワクチンを接種することが義務づけられている．

日本のようにまだ発生のない地域においては早期にウイルス検査を迅速に実施することが感染の広がりを最小限に抑えることにつながる．鳥類における感染の把握，特にカラスの死亡などはウイルスの活動動向を知る指標となり，蚊のコントロールおよび動向の把握と公衆衛生教育，確定診断を行うための検査法の確立と普及も重要となる．また，臓器移植や血液製剤による感染の危険性は，現状においても十分存在する．ドナーが流行地域の住民であった場合は，その感染を否定する必要がある．

ダニ媒介性脳炎

ダニ媒介性脳炎ウイルス群はダニ媒介性脳炎ウイルスを含めて14種から成るが，このうち8種類がヒトにダニ媒介性脳炎，跳躍病，キャサヌル森林熱，オムスク出血熱，ポワッサン脳炎などを起こす．

世界のダニ媒介性脳炎患者は，患者数の集計が整った1993年以降，毎年1万人前後発生している．ダニ媒介性脳炎はヨーロッパからロシア極東地域にかけて広く分布している．主なものとしてロシア春夏脳炎と中央ヨーロッパ脳炎がある．

ロシア春夏脳炎は，わが国でも1993年に北海道渡島支庁管内の酪農家の主婦が本疾患に罹患した報告[11]があり，ロシア春夏脳炎ウイルスが道南地域に広範に分布していることが判明した．本ウイルスはマダニとノネズミなどの小型野生哺乳類の間で感染環が確認されている．

その他邦人の罹患例としては，2001年にオーストリアのザルツブルク滞在中にダニ媒介性脳炎に罹患し死亡した60歳代の日本人の事例があり，6月19日に髄膜炎で発症，脳炎に進行し四肢麻痺，意識障害が出現し9月6日に死亡したと報告されている[12]．また，50歳代の男性が，2006年6月にロシアのバイカル湖畔でダニに刺され脳炎を発病したが，γ-グロブリン製剤を投与され，幸い7月には回復した事例もあった．

ダニ媒介性脳炎の臨床症状

脳炎を起こす危険性は，年齢とともに高くなる．45歳以下では脳炎（脊髄炎を含む）は髄膜炎患者より少ないが，60歳以上では70％以上が脳炎を発症する．

■中央ヨーロッパ脳炎

潜伏期間は，7～14日であり，二相性の病状を呈する．第1期は，インフルエンザ様の発熱（38℃以上の高熱），頭痛，筋肉痛が2～8日間続く．この第1期は約1／3の症例で認められない場合もある．解熱後1～20日間（多くは2～4日）は症状が消え，その後第2期に入り発熱とともに痙攣，眩暈，知覚異常などの中枢神経系症状を呈する．脳炎，髄膜脳炎あるいは髄膜炎であることもあるが，通常脊髄炎は伴わない．麻痺症状は報告によってばらつきがあるが，3～23％に認められる．死亡率は1～5％とされている．

後遺症としては，感覚障害，平衡障害，感音性難聴などがある．後遺症の頻度は35～60％とされている．疾患の重篤度は，ヨーロッパの東から西に移るにつれて低下する．

■ロシア春夏脳炎

潜伏期間は，7～14日であるが，中央ヨーロッパ脳炎のような二相性の病状は呈さない．発症は比較的緩やかで，潜伏期の後に前駆症状として頭痛，発熱，悪心，嘔吐，羞明がみられ，極期には精神錯乱，昏睡，痙攣および麻痺などの脳炎症状の出現することもある．中央ヨーロッパ脳炎と比べて，致死率は20～30％，後遺症の頻度は30～80％と，中央ヨーロッパ脳炎より高い．死亡する場合は，発症後1週間程度で死亡することが多い．また，出血熱を伴った

2 脳炎を起こすフラビウイルス

ウイルス	症候	流行地域	ワクチンの有無
ウエストナイルウイルス	脳炎 / 熱		ウマ用
セントルイス脳炎ウイルス	脳炎	北米大陸	無
ダニ媒介性脳炎ウイルス	脳炎		
•ロシア春夏脳炎ウイルス		ロシア（極東）	有
•中央ヨーロッパ脳炎ウイルス		ロシア中西部〜東ヨーロッパ	有
•ポワッサンウイルス		米国，カナダ東部	無
日本脳炎ウイルス	脳炎	東アジア，東南アジア，南アジア，オーストラリアの北部	有
マレー渓谷脳炎ウイルス	脳炎	オーストラリア	無

ロシア春夏脳炎8症例が1999年に報告されている[13]．

治療，予防法

予防法としては不活化ワクチンの接種がある．ヨーロッパではワクチンとして，Baxter社のFSME-IMMUN® とNovartis（Chiron Behring）社のEncepur® が森林労働者などリスクのある者に使用されている．しかし，ワクチン接種率は，積極的に予防接種を勧めているオーストリアの87％を除いて，その他の国では10％程度である．わが国では市販されておらず，ワクチンが存在するという認識も乏しい．

ダニ媒介性脳炎に対する特異的治療法はない．予防接種を受けておらず流行地の森林でダニに刺された場合，γ-グロブリン製剤（オーストリア，Baxter社）を投与する．ただし副作用のリスクがあり，小児には使用されない．この方法の有効性に関する比較対照試験はないが，高力価免疫グロブリンを発病後早期に投与するべきである．ただし，わが国では入手は困難である．髄膜炎あるいは脳炎を発症した場合，絶対安静のうえウイルス性急性脳炎に準じた対症療法を施す．ヒトは終宿主でありヒトからヒトへの感染はないので隔離する必要はない．しかしヒトへの感染は，ダニによる刺咬だけでなく感染したヤギやヒツジの生乳を飲んだり，生乳から作ったチーズを食べても感染する[14]ので，注意が必要である．

その他のフラビウイルスと中枢神経症状

その他のフラビウイルス脳炎として，セントルイス脳炎，ポワッサン脳炎，マレー渓谷脳炎がある（2）．それぞれアメリカ大陸，オーストラリアが流行地である．どちらも臨床症状は，日本脳炎やウエストナイル脳炎に類似している．

フラビウイルスの中でも，デングウイルス（*Dengue virus*）やジカウイルス（*Zika virus*）は発疹性発熱疾患を引き起こす．しかし，熱帯・亜熱帯地域で大きな流行を繰り返しているデング熱は，時に脳炎や髄膜炎を引き起こすという報告がある[15]．しかし，熱帯・亜熱帯の主媒介蚊であるネッタイシマカは，屋内に生息するヤブカである．病院によっては，デングウイルス感染ネッタイシマカが院内に生息していることもある．この場合，原因不明の脳炎患者が，院内でデングウイルスに感染する可能性もあり，実験室診断だけから安易にデング脳炎と診断してはならず，発疹の有無，血小板減少，白血球減少など臨床経過を十分観察する必要がある．

フラビウイルス脳炎に共通する検査所見

血液検査

末梢血白血球数は正常か軽度上昇し，中枢神経症状を合併した場合は髄液の白血球数は増加する．通常はリンパ球優位であるが，脳炎発症初期には多核球優位を示す症例もある．

蛋白濃度も上昇するが，グルコースの低下は認められない．ただし髄膜炎，脳炎いずれでも髄液中の細胞数が正常な症例もある．

画像所見

頭部CTでは，急性期には特徴的な像を示さないことが多い．ウエストナイル脳炎患者の約30％はMRI T2強調画像で大脳基底核，視床，脳幹，脳軟膜，脳室周囲，脊髄の増強効果が認められる．

脳波

脳炎を呈している患者では，全般性の徐波を認める．特に前頭葉，側頭葉で著明である．急性弛緩性麻痺を呈した患者では知覚神経の伝導は正常であるが，運動神経伝導の低下が認められる．

おわりに

フラビウイルス脳炎のなかで，日本国内に常在する日本脳炎ウイルスによる日本脳炎は依然として警戒すべき脳炎である．特に住環境の変化により自然感染によるブースター効果が薄れ，50歳代の中和抗体保有率が低くなっている現在，高齢者の日本脳炎患者発生に注意する必要がある．日本脳炎ウイルスは，夏季には関東以西の日本国内でブタと蚊の間で活発に活動している．日本脳炎患者は，日本国内で毎年数例報告されている．しかし，夏季の急性脳炎に対して日本脳炎に関する抗体検査が必ずしも実施されていない．夏季のウイルス性脳炎症例を見た場合に，ヘルペス脳炎を疑うだけでなく日本脳炎も疑う必要がある．フラビウイルス脳炎の病因ウイルスは，蚊やダニにより媒介されるが，刺された記憶のない場合も多く，「刺された」というエピソードは必ずしも必要条件ではないことに留意する必要がある．

（髙崎智彦）

文献

1) 平石克平ほか．日本脳炎の臨床 最近10年間の自験例を中心として．神経研究の進歩 1967；11（2）：273-292.
2) 池田ちずるほか．日本脳炎の1幼児例．日児誌 2008；112（9）：1390-1397.
3) Bista MB, et al. Efficacy of single-dose SA 14-14-2 vaccine against Japanese encephalitis：A case control study. *Lancet* 2001；358：791-795.
4) Lanciotti RS, et al. Origin of the West Nile virus responsible for an outbreak of encephalitis in the northeastern United States. *Science* 1999；286（5448）：2333-2337.
5) Chaskopoulou A, et al. Detection and early warning of West Nile Virus circulation in Central Macedonia, Greece, using sentinel chickens and mosquitoes. *Vector Borne Zoonotic Dis* 2013；13（10）：723-732.
6) Hayes EB, et al. Epidemiology and transmission dynamics of West Nile virus disease. *Emerg Infect Dis* 2005；11（8）：1167-1173.
7) Centers for Disease Control and Prevention（CDC）. Possible dialysis-related west nile virus transmission--Georgia, 2003. *MMWR Morb Mortal Wkly Rep* 2004；53（32）：738-739.
8) Pile J. West Nile fever：Here to stay and spreading. *Cleve Clin J Med* 2001；68：553-560.
9) Weiss D, et al. Clinical findings of West Nile virus infection in hospitalized patients, New York and New Jersey, 2000. *Emerg Infect Dis* 2001；7：654-658.
10) Rosas H, Wippold FJ II. West Nile virus：Case report with MR imaging findings. *AJNR Am J Neuroradiol* 2003；24：1376-1378.
11) Takashima I, et al. A case of tick-borne encephalitis in Japan and isolation of the virus. *J Clin Microbiol* 1997；35：1943-1947.
12) 国立感染症研究所．感染症発生動向調査週報．2002；4（3）：11.
13) Chiba N. et al. Protection against tick-borne encephalitis virus isolated in Japan by active and passive immunization. *Vaccine* 1999；17：1532-1539.
14) Labuda M, et al. Tick-borne encephalitis virus foci in Slovakia. *Int J Med Microbiol* 2002；291（Suppl 33）：43-47.
15) Solomon T, et al. Neurological manifestations of dengue infection. *Lancet* 2000；355（9209）：1053-1059.

II. ウイルス感染症

ニパウイルス感染症

Point
- ニパウイルス感染による急性発熱性の中枢神経感染症である（人獣共通感染症）.
- ウイルスの自然宿主は熱帯のオオコウモリで，コウモリからの直接感染，ブタを介しての感染，ヒト-ヒト感染が報告されており，気道分泌液，血液，尿などが感染源となる.
- 回復後，数年を経て再発することがある.
- 4 類感染症であり届け出義務がある.

臨床症候

潜伏期は4～14 日である．発熱，頭痛，筋肉痛，咽頭痛，吐き気，などの症状を呈し，やがて中枢神経症状が現れ，50％以上の患者でミオクローヌス，筋力低下，異常反射，反射喪失，高血圧，頻脈，意識レベルの低下が顕著となる．一部の患者では咳，肺炎症状が報告されている．意識障害の軽度の患者では予後はよく 2 週間以内に回復するが，意識障害の強い場合には予後は悪く死亡率 75％程度と報告されており，死を免れた場合も約 30％は重度の神経学的な後遺症がある．高齢者，糖尿病患者においては予後が悪い．経過中の合併症として，敗血症，消化管出血，腎不全，まれに肺塞栓，心房細動などがある．マレーシアでの流行では不顕性感染率は 8～15％であった．回復者の 7.5％が数か月～2 年間（平均 8.5 か月）に再発例が報告されており，長期のフォローアップが必要である．ただし再発時には，感染性のウイルス排出はないとされている[1].

ニパウイルスはブタにも感染して呼吸器症状，脳炎，髄膜炎症状がみられる．病理学的には肺の出血と浮腫，神経細胞の壊死が顕著で，重症な間質性肺炎では「吠えるような咳」が特徴である．分泌物，血液，尿は感染性のウイルスを含みヒトへの感染源となる．ウイルスの自然宿主であるオオコウモリでは，実験感染でもまったく症状を示さない[2].

病原体，感染経路

ニパウイルス（*Nipah virus*）はパラミクソウイルス科のヘニパウイルス属に分類されるエンベロープを有する RNA ウイルスで，1998 年にマレーシアでのアウトブレイクで発見された（1）．自然界での宿主はアジア，オセアニア，アフリカの熱帯地帯に広く生息するオオコウモリ（別名フルーツバット）である（2）．患者発生は現在までにマレーシア，バングラデシュ，インドで確認されている[3]．その他の国では患者発生は確認されていないが，カンボジア，イ

1 ニパウイルスの電子顕微鏡写真

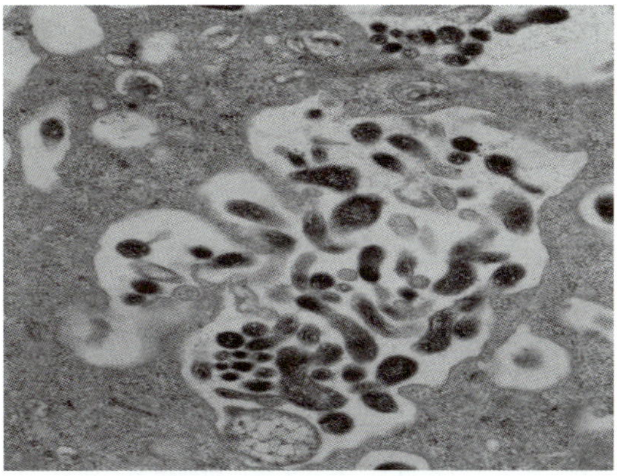

ニパウイルスを感染させた BHK 細胞．多数のウイルス粒子（不定形：150～300 nm）が感染細胞から放出されている．

（長崎大学熱帯医学研究所，一ノ瀬豊氏 撮影）

2 オオコウモリの分布

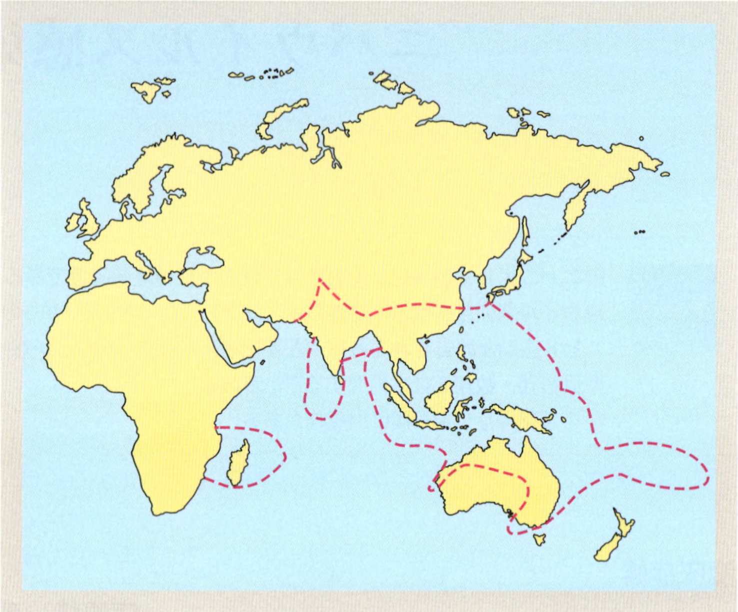

ニパウイルスを保有できるオオコウモリの生息地域．アジア，オセアニア，アフリカの一部まで広く生息しており，患者発生が報告されているマレーシア，バングラデシュ，インド以外の地域でもコウモリ血液にはウイルス特異的抗体が確認されている（琉球列島を除く）．
[点線枠]：オオコウモリの生息地域．
（Luby SP, et al. *Emerg Infect Dis* 2009[8]より）

ンドネシア，タイ，ベトナムでは捕獲されたオオコウモリの血液，尿からニパウイルスに対する抗体やウイルス RNA が検出されている[4-6]．

バングラデシュではほぼ毎年，ニパウイルスのアウトブレイクが発生している．当地ではヤシの樹液を採取して飲用しているが，樹液を吸いにくるオオコウモリの唾液や尿が混入してウイルスに汚染した飲用樹液がヒトへの感染源と考えられている．またマレーシアの流行ではヒトの流行の前に，養豚場のブタでの流行が発生し，ヒトは感染ブタの分泌物や尿から感染した．さらにバングラデシュでは家庭，病院内でヒト-ヒト感染が発生している．重症患者の気道分泌物，尿，血液には多量の感染性ウイルスが確認されている[1,2]．

Key words

ヘニパウイルス属（Genus：*Henipah virus*）

ニパウイルスと近縁のヘンドラウイルスがこの属に含まれる．このヘンドラウイルスは1994年にオーストラリアで初めて報告されたヒトとウマに病原性をもつウイルスで，ウイルスの構造，免疫原性，自然界での宿主，ヒトの症状もニパウイルスと近似しており，2つを合わせてヘニパウイルス感染症とも呼ばれる．ウマの感染では重症の間質性肺炎が特徴である．

検査所見

MRI 検査では白質に直径 2〜7 mm の円形の障害部位が多数みられる．ニパウイルスは血管内皮細胞に感染して，脳の広範囲な小血管の炎症が発生しそれに続く塞栓を反映していると考えられる．この MRI 所見は不顕性感染でもみられることがある．しかし，再発例や潜伏期の長い例ではこのような所見は報告されていない．胸部 X 線検査で異常所見がみられることがある．一般臨床実験室検査では，50％程度の患者で血小板減少，白血球減少や肝機能値に軽度の上昇がみられる．脳波検査で異常を認めることがあるが，ニパウイルス感染に特徴的な所見はない．

診断，鑑別疾患

確定診断にはウイルス学的あるいは免疫学的な実験室診断が必須である．ウイルス遺伝子検出のためには患者の血液，分泌液，尿から RNA を抽出して，RT-PCR 法，real time PCR 法で検出する．特異的抗体検出には ELISA 法，ウイルス中和法，蛍光染色法により血液や髄液中の抗体を検出する．同じく，血液，尿，髄液

ディベート

ニパウイルス感染症のパンデミック（世界的流行）はあるか？

ニパウイルスが含まれるパラミクソウイルス科には，麻疹ウイルスなどヒトで感染性の高いウイルスが多い．今のところ，ニパウイルスのヒト-ヒト感染は発生しているものの，大規模な拡大は発生していない．しかしRNA ウイルスは変異しやすいことが特徴であり，ヒト-ヒト感染にさらに適合したニパウイルス出現の可能性はある．重症急性呼吸器感染症（severe acute respiratory syndrome：SARS）ウイルスの出現や世界への拡散事例，2009 年の新型インフルエンザのパンデミック事例を思い出せば，いまからニパウイルスのヒト用のワクチンや抗ウイルス薬の開発を実施しておくことが必要かもしれない[7]．

から Vero-E6 培養細胞を用いてウイルスを分離する．髄液からウイルスが分離された症例ではきわめて予後が悪いと報告されている．診断した場合には感染症法に基づき，直ちに 4 類感染症として最寄りの保健所に届け出ることが必要である．

すべての急性ウイルス性脳炎が鑑別疾患となる．マレーシアで発生した最初のアウトブレイクでは日本脳炎の流行と間違われたことにより混乱が生じた．ウイルス流行地域から帰国し発症した脳炎症例では，ニパウイルス脳炎も念頭に診断を進める必要がある．

治療，予防

特異的な抗ウイルス薬はない．対症療法により延命を図る．実験的にはリバビリン（レベトール®など）が有効とされ，ウイルス量を 1 / 50 分程度に下げる効果が確認できるが，ヒトでの効果判定については十分な検証がなされていない．唯一，マレーシアにおけるニパウイルスの流行の際に実施された臨床試験例では，投与群は対照群と比較して救命率が向上したと報告されているのみである[1,2]．

ヒト用のワクチンは実用化されていない．流行地域を旅行する際は，感染動物（特にブタとコウモリ）への接触を避ける，また生のヤシ樹液の飲用などを控える等の対応が必要である．

また患者の治療に際しては，適切な感染防護器具（ゴーグル，マスク，ゴム手袋，キャップ，防護衣など）を身に着けて，注意深い barrier nursing（院内感染防止対策）が必要である．

（森田公一）

文献

1）Croser EL, Marsh GA. The changing face of the henipaviruses. *Vet Microbiol* 2013；167：151-158.
2）Luby SP. The pandemic potential of Nipah virus. *Antiviral Res* 2013；100：38-43.
3）Eaton BT, et al. Hendra and Nipah viruses：Different and dangerous. *Nat Rev Microbiol* 2006；4：23-35.
4）Sendow I, et al. Henipavirus in Pteropus vampyrus bats, Indonesia. *Emerg Infect Dis* 2006；12：711-712.
5）Wacharapluesadee S, et al. Bat Nipah virus, Thailand. *Emerg Infect Dis* 2005；11：1949-1951.
6）Olson JG, et al. Antibodies to Nipah-like virus in bats（Pteropus lylei）, Cambodia. *Emerg Infect Dis* 2002；8：987-988.
7）Aljofan M. Hendra and Nipah infection：Emerging paramyxoviruses. *Virus Res* 2013；177：119-126.
8）Luby SP, et al. Recurrent zoonotic transmission of Nipah virus into humans, Bangladesh, 2001-2007. *Emerg Infect Dis* 2009；15：1229-1235.

II. ウイルス感染症

リッサウイルス感染症

狂犬病

Point

- 致死性のウイルス感染症である狂犬病は，世界中に常在し，発生のない国は世界中でもごく一部である.
- すべての哺乳動物が狂犬病を媒介する可能性があり，特にイヌはヒトへの感染を伝播する動物として重要である.
- 恐水症，恐風症など典型的な狂騒型症状を示す場合と，一部に麻痺型を呈するものがあり他の神経疾患との鑑別が必要となる．最も重要なのは動物との接触，咬傷など曝露の病歴である.
- 加害動物からの曝露を受けた場合は，ワクチンや免疫グロブリンによる適切な曝露後発症予防策を取るべきである.
- ひとたび狂犬病症状が明らかになった場合の致死率はほぼ 100％である.
- 海外で動物に触れるリスクが高い場合は，事前にワクチンで感染予防が可能である.

狂犬病について

狂犬病（rabies；Lyssa）は，狂犬病ウイルスにより引き起こされる致死性の中枢神経系人獣共通感染症である．狂犬病が常在していない国は日本，北欧諸国，英国，アイスランド，オーストラリア，ニュージーランドなど世界でもごく一部で，これらを除き全世界に存在している（**1**）．ヨーロッパや北米ではイヌやネコなどコンパニオンアニマルへのワクチン接種により発生は少ないが，野生動物による感染例は報告されており，キツネ，アライグマ，コウモリなどがその宿主となる．特にコウモリは狂犬病ウイルスだけでなく類似のリッサウイルス属（*Lyssavirus*）のウイルスにも感受性を有し，狂犬病保有動物として重要である．一方アジア，アフリカでは，ヒトの生活圏の周りのイヌからの狂犬病が主たる流行の形態である.

WHO により報告された世界における狂犬病による死亡者数は約 55,000 人，うち約 9 割近くがアジア，アフリカで，大部分は都市部から離れた農村部での発生である．なかでもインドは常に狂犬病死亡者の数が多く（年間 20,000 人前後），このほかアジアではバングラデシュ，パキスタン，ミャンマー，最近では中国本土，特に南部での増加が目立つ.

わが国では狂犬病予防法により，飼い犬の登録，年 1 回のワクチン接種義務と野犬の抑留駆除などの効果，さらに感染した野生動物が生息せず，島国であるという特性から，1954 年に最後の犠牲者が出てから，ほぼ半世紀以上を狂犬病発生のない清浄国として経過してきた．その後現在まで国内ではネパールとフィリピンから 3 例の輸入発症例が報告されただけであるが，海外で動物に咬まれて帰国後に発症する可能性は常に存在する.

病因，発生機序

狂犬病ウイルスはラブドウイルス科のリッサウイルス属のウイルスで，すべての哺乳動物が感受性を有し感染しうる．通常，咬傷（感染）部位から感染し，局所でゆっくりと増殖して末梢神経の末端から神経系（感覚神経，運動神経）に侵入，retrograde（逆行性）に神経を上行し（15～100 mm / 日），脊髄から脳に侵入し，脳内で爆発的に増殖することにより致死的な脳炎を引き起こす．ウイルスが中枢神経系で増殖するとその後は anterograde（遠心性）に角膜，唾液腺，

1 狂犬病，リッサウイルス感染症の世界における侵淫状況

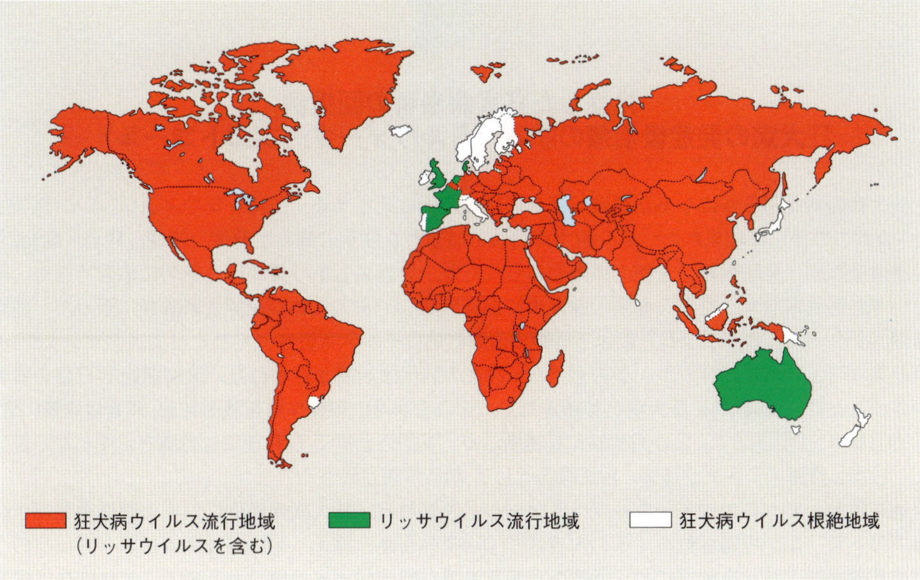

（Rupprecht CE, et al. *Lancet Infect Dis* 2002[2] より）

内臓，筋肉，皮膚など神経分布に沿ってすべての臓器に広がる．病理学的には他のウイルス性脳炎と異なり，明らかな神経細胞の脱落や壊死像はみられず，ごくわずかの変性像やミクログリアの増生をみるのみである．しかし細胞内ではおびただしいウイルス関連抗原の蓄積を認める．ウイルスの脳内での増殖は，辺縁系や延髄など生命の基本的機能をつかさどる部分でよく観察される[1,2]．

これまで狂犬病ウイルスは単一の血清型から成ると考えられていたが，狂犬病類似で血清学的には異なるウイルス（リッサウイルス属）の存在が知られている．リッサウイルス属は狂犬病と臨床的に区別をつけがたい脳炎を起こし，アフリカ，ヨーロッパ，オーストラリア，さらに近年では中央アジア，旧ソ連などユーラシア大陸でコウモリから新たに分離の報告がある．コウモリは狂犬病ウイルスとリッサウイルスに感受性を有する動物であることが知られている[3]．現実にはコウモリとの接触で狂犬病が伝播した例はしばしば報告されているが，一般に咬傷自体が軽微であり，それとは自覚されないことも多い．

臨床徴候

狂犬病は感染症法4類感染症全数把握疾患（三種病原体）に分類され，他のリッサウイルスによる感染でも同様の症状を呈するとされる．発症までの潜伏期間は咬傷部位や程度で異なり，傷が頭部に近いほど短いが，多くは平均30〜90日で，なかには1年以上に及ぶ例もある．また感染コウモリなどが住む洞窟内で，霧状になった病獣の唾液を吸い込んだり，原因不明の脳炎（おそらく狂犬病であろうが確定診断がなされていないもの）で，死亡したドナーからの角膜移植や臓器移植後に狂犬病の発症した例も報告されている[4]．

潜伏期の後は中枢神経でのウイルスの増殖とともに，前駆症状として全身倦怠感，食欲不振，頭痛，精神不安など非定型的な症状や咬傷部に灼熱感，疼痛や痒みなどの知覚異常，咬傷側の筋肉痛などを訴えることがあり，これらは咬傷が癒えた後にも自覚される特徴的な症状である．

前駆期に続き興奮，躁動などを主症状とし，呼吸困難，嚥下困難さらには恐水症状（hydrophobia）から成る興奮期（狂躁型狂犬病）に陥る．

ディベート

発症した狂犬病患者の回復例
―狂犬病の発症後治療の試み（ミルウォーキープロトコール）―

通常，狂犬病症状が明らかになった場合，患者のほぼ全例は死亡する．2004年ウィスコンシン州で生来健康な15歳少女がコウモリに咬まれた．その約1か月後に咬まれた左手の痛みと麻痺，複視，悪心・嘔吐が出現し，発熱，協調運動障害，発語困難，左腕の振戦がみられたが，見当識もあり質問にも適切に応答できた．頭部画像検査ではいずれも異常なかったが，血清・髄液中に抗狂犬病ウイルス抗体が確認され診断に至った．挿管・人工呼吸，薬物（ケタミン，ミダゾラム）による昏睡の誘導と抗ウイルス薬投与（リバビリン，アマンタジン），抗痙攣薬と鎮静薬（フェノバルビタール，ジアゼパム）などの脳保護治療が行われた．治療開始8日目の腰椎穿刺で抗体価がさらに上昇し，臨床的に狂犬病と診断された．その後徐々に鎮静作用を減弱させ，患者は次第に覚醒した．患者は1か月後ICUから出て，2か月半後には退院した．初診から約5か月後には意識も清明となり言語機能も回復した．しかし舞踏アテトーゼ運動，言語障害そして 歩行障害が残った[6)]．

この経験を生かして，ミルウォーキープロトコールと呼ばれる，狂犬病発症例に対する曝露後発症予防によらない治療プロトコールが提唱された．その内容は，①治療的昏睡の導入，②曝露後免疫によらず自己のウイルス排除免疫応答の立ち上がりを待つこと，③抗ウイルス治療と新陳代謝支持療法から成る．具体的には呼吸管理に加えて①ケタミン，ミダゾラムの静注，②リバビリンやアマンタジンの投与，L-アルギニン，テトラヒドロビオプテリン（tetrahydrobiopterin），ビタミンC，コエンザイムQなどの投与を行うものである．

しかしその後，発症後患者に対して同治療法が試みられたが確実に救命しえたという報告はなく，実験的治療の段階にとどまっている．現在でも狂犬病動物からの曝露を受けた場合は，可及的速やかに適切な曝露後治療を行うことが，狂犬病死を免れる唯一の方法であることに変わりはない[7)]．

この時期最も目立つ症状は恐水発作である．これ以外に極度の不安感，衝動的な動作，諸感覚器の過敏症状，分泌機能亢進，筋緊張，腱反射の亢進などが現れる．恐水症状は水を飲む際に嚥下困難を起こし，苦しみ飲み込めず，甚だしい場合水を見るまたは水の音がするだけで避けるようにして苦しむもので，誤って熱湯を呑み込んだときの様子に似ているともいわれる．また，エアコンや送風機からの風の動きに過敏に反応しこれを避けようとすることもある（恐風症）．狂犬病のほぼ8割がこの狂躁型で，この時期は腱反射，瞳孔反射も亢進する．時に40℃を超える高体温を示すこともある．

これに対し狂躁状態がなく，最初から脱力，歩行困難，深部腱反射の低下など麻痺症状を主徴とするものを麻痺型狂犬病と呼び，2割前後の患者でこの病型を呈する．麻痺型の場合ギラン・バレー症候群（Guillain-Barré syndrome）軸索型などに症状が近似して動物咬傷の不明な場合などは，生前診断の困難な場合が多い．また，ヒトの狂犬病症例の30〜60％は15歳以下の小児であり，咬傷の部位も頭部や顔面などに多く，潜伏期も短く発症の危険性も高い．

いずれの場合も最終的には脳神経や全身の筋肉麻痺をきたし，嚥下性肺炎や呼吸，循環不全のため，症状がひとたび明らかになれば有効な治療・救命法はなく，ほぼ100％が死亡する．これまでに発症後に回復した例が世界で6例報告されていたが，そのいずれもが曝露後発症予防（後述）を行うことでウイルス排除免疫が速やかに立ち上がり，ウイルスが排除されたものと考えられている（もちろん十分な発症予防をとったにもかかわらず，ウイルスの脳内での増殖を食い止められず致死に至った例も多い）．

狂犬病の診断・鑑別診断，検査所見[5)]

現在日本国内では発生がみられない疾患なので，鑑別診断項目の一つとして念頭におきつつ，海外渡航歴や狂犬病常在地で動物に咬まれた（あらゆる哺乳動物でその可能性がある）病歴から脳炎症状，典型的な恐水症状などを参考にして診断を下す．麻痺型狂犬病の場合や動物咬傷が不明な場合などは最終診断に苦慮する場合も多いが，進行性脳炎を呈する患者では必ず狂犬病も鑑別診断に加えるべきである．

生前の実験室内確定診断としては，毛包を含む項部皮膚の生検材料や角膜スメアなどを用いて，狂犬病ウイルス核蛋白（N）抗体を用いた蛍光抗体法によるウイルス抗原の検出が最もよく行われる．血清や髄液を用いたウイルス特異抗体上昇による診断法は，抗体価が死亡直前まで上昇してこないことが多く情報量は少ない．古くは剖検脳の病理組織のヘマトキシリン・エオジン（HE）染色でエオジン好性の細胞質内封入体（ネグリ小体〈Negri body〉）を観察することが行われたが感度が低い．この他ウイルスゲノム配列上保存性の高いN遺伝子配列内にプライマーを設定し，RT-PCR法でウイルスゲノムを検出する方法も信頼性が高く推奨される．脳乳剤を用いてイムノクロマト法による迅速抗原診断法も開発されている．

頭部CT所見で異常所見を認めることはほとんどなく，MRI検査ではT2強調画像で高信号域を呈する脳炎所見が認められることがあるが特徴的なものではない．また脳波所見では，徐波がみられることがある．

狂犬病の予後，治療・予防[5)]

発症した場合の死亡率はほぼ100％なので，感染の機会があったと疑われる場合には，曝露後発症予防，すなわち傷口の十分な洗浄とそれに引き続く曝露後ワクチン接種などを開始して，発病を抑えることが唯一の方法である．曝露後発症予防は，狂犬病の臨床症状が発現する前に開始された場合にのみ有効であり，曝露後どれほど時間が経過していても，臨床徴候が発現する前であれば投与するように勧告されている．

曝露後発症予防法

動物咬傷による曝露を受けた場合は，まず傷口を流水と石鹸で十分に洗うことが肝要である．その後はしかるべき医療機関を受診し，ワクチンや免疫グロブリンの投与を行う．他のウイルス性疾患と異なり多くの場合感染の時期が明確であること，発症までの潜伏期間が一定でなく幅が大きいこと，感染の機会があった後にいわゆる「曝露後ワクチン」を行ってその発症を抑えることができるのは，この疾患の大きな特徴である．

■曝露後に用いるワクチン

曝露後に用いるワクチンとしてWHOは，安全な組織培養ワクチンを使用するように推奨している．現在世界中で流通しているのは，ヒト二倍体細胞ワクチン（human diploid cell vaccine：HDC），精製ベロ細胞ワクチン（purified Vero cell rabies vaccine：PVRV），精製ニワトリ胚細胞ワクチン（purified Chick-embryo cell vaccine：PCEC）などである．ちなみにわが国では唯一，化血研（化学及血清療法研究所，http://www.kaketsuken.or.jp/index.html）が製造しているPCECワクチンのみが使用可能である．

■接種スケジュール

WHOが推奨する標準的な曝露後免疫のスケジュール（エッセン方式）は，最初の注射を0日として，以後3, 7, 14, 28日の計5回各1バイアル（2.5国際単位以上）の組織培養狂犬病ワクチンを三角筋内に筋注（臀部への筋注は禁，化血研ワクチンの添付文書では皮下注）する．もしカテゴリーIII，すなわち大量のウイルス感染の疑いがある場合や，頭部に近い部位への咬傷の場合は後述の体重1 kgあたり20単位のヒト抗狂犬病免疫グロブリン（ウマのグロブリン製剤では体重1 kgあたり40単位）の咬傷部位への浸潤と筋注とを併せて行う（**2**）．

また接種方法はこの他にも，0日のみ両側三角筋内に1バイアルずつ筋注し，以後7, 21日に一側のみに筋注を行うザグレブ法，0.1 mLのワクチンを左右の上腕の皮内に0，3，7，28日の4回にわたり接種する方法（タイ赤十字皮内接種法）などがある．曝露後の処置の程度は**3**に沿って行うようWHOでは勧めており，たとえ軽度の引っかき傷程度でも専門医を受診しその後の対処を仰いだほうがよい．

2 曝露後発症予防（WHO 方式とタイ赤十字方式）と曝露前予防（WHO 方式と日本方式）のためのワクチン接種スケジュール

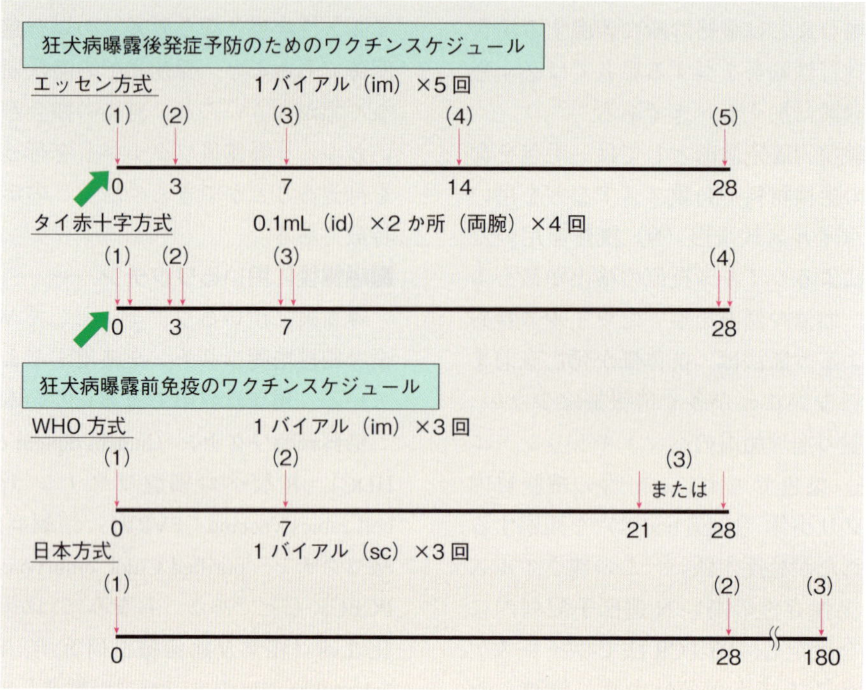

➡：抗狂犬病免疫グロブリンの投与.

（WHO Expert Consultation on Rabies, First Report. 2005[5] より）

3 WHO が規定する接触・曝露の種類と勧告される曝露後発病予防処置（WHO 2005）

分類	曝露の程度	被疑もしくは確定した狂犬病の家畜もしくは野生動物，または逃走して経過観察できない動物との接触の履歴	勧告される曝露後発症予防
I	なし	•動物をなでたり，餌を与えた •傷や病変のない皮膚をなめられた	•接触歴が信頼できれば治療は不要
II	軽微	•素肌を軽く咬まれた •出血のない小さい引っかき傷やかすり傷	•直ちに狂犬病ワクチンを投与 •10 日間経過観察または適切な実験室内診断で狂犬病陰性と判断されたら，治療中止してよい
III	重度	•1 か所ないし数か所の皮膚を破る咬傷または引っかき傷，傷がある皮膚を舐められた •唾液による粘膜の汚染 •コウモリによる曝露	•直ちに抗狂犬病免疫グロブリンと狂犬病ワクチンを投与 •10 日間経過観察または適切な実験室内診断で狂犬病陰性と判断されたら，治療中止してよい

（WHO Expert Consultation on Rabies, First Report, 2005[5] より）

狂犬病ウイルス以外のコウモリなどからのリッサウイルスによる曝露に対しても，交差免疫は成り立つと思われるが，現行の狂犬病ワクチンで十分な発病予防効果が得られるかについては不明な点がある．

曝露前予防法

狂犬病ウイルスを扱う研究者や動物検疫関係者，あるいは流行地への立ち入り（アドベンチャー旅行，洞窟探検家，都市部の医療機関から遠く離れた地域で長期間活動する場合）を予定する者はあらかじめ基礎免疫を賦与しておくことが望ましい．このために渡航前に組織培養型狂犬病ワクチン 1 バイアルを 0 日，7 日，21 あるいは 28 日に 3 回筋注することで，十分な中和抗体の産生が 1～2 年近く維持される．その後も継続的な危険が予想される場合には，さらに2年おきに追加接種をするのが望ましい．曝露前免疫済みでも不幸にして病獣から咬傷を受けた場合は，0日と3日にそれぞれ1回ずつの追加ワクチン接種を行い，中和抗体価を十分に再上昇させる必要がある．

抗狂犬病免疫グロブリン

抗狂犬病免疫グロブリン製剤は，曝露分類IIIに属する曝露があった場合に行うべき処置であり，ヒト型もしくはウマ型抗狂犬病免疫グロブリンの傷口周辺への浸潤と傷口付近から離れた筋肉内への投与を併用する．しかし両グロブリン製剤とも生産量は僅少かつ高価であり，現在日本国内での入手は不可能である．グロブリンの投与のため，傷口の縫合は完全には行わないほうがよい．

狂犬病ウイルスは血液中には存在することはないので，狂犬病患者の治療や看護にあたる医療従事者は，スタンダードプリコーションを感染防御の基本にするが，生検，挿管手技，唾液，髄液などに触れた可能性のあるものに対しては，ウイルスへの曝露の可能性も否定できないので，動物咬傷後に行われる曝露後発症予防治療を行うべきである．

おわりに

日本は世界にもまれにみる狂犬病の清浄国である．これは島国という地の利とイヌなどの登録・検疫制度を維持しうる国民の意識の高さがもたらしたものである．一般的に狂犬病の侵淫国では70％以上のイヌにワクチンを接種することが，イヌの間での狂犬病の感染環を断ち切るために必要とされている．しかし現実には，国内犬に対するワクチンの接種割合は5割を切っているともいわれ，万が一海外から狂犬病が侵入した場合その対応が懸念される．また一歩国外に出ると，（特にアジアでは）狂犬病はありふれた感染症であり，イヌや野生動物との不用意な接触をもつことへの危険性を改めて認識させるべきである．さらに，動物からの咬傷を受けた場合の正しい対処法も知っておくべきである．

（西園　晃）

文献

1) Jackson A C, Wunner WH (editors). Rabies, 2nd Edition. Great Britain : Academic Press, Elsevier Science Imprint ; 2007.
2) Rupprecht CE, et al. Rabies re-examined. *Lancet Infect Dis* 2002 ; 2 (6) : 327-343.
3) Warrell MJ, Warrell DA. Rabies and other lyssavirus diseases. *Lancet* 2004 ; 363 (9413) : 959-969.
4) Srinivasan A, et al. Transmission of rabies virus from an organ donor to four transplant recipients. *N Engl J Med* 2005 ; 352 : 1103-1111.
5) World Health Organization. WHO Expert Consultation on Rabies, First Report. Geneva : WHO ; 2005.
6) Willoughby RE Jr, et al. Survival after treatment of rabies with induction of coma. *N Engl J Med* 2005 ; 352 (24) : 2508-2514.
7) Hemachudha T, et al. Failure of therapeutic coma and ketamine for therapy of human rabies. *J Neurovirol* 2006 ; 12 (5) : 407-409.

II. ウイルス感染症

ピコルナウイルス感染症

Point

- ピコルナウイルス科はプラス一本鎖RNAをもち，粒子として最小のウイルスである．
- ポリオは日本では根絶されたが，常在国からの輸入やポリオ後症候群（PPS），生ワクチン（OPV）によるワクチン関連麻痺性ポリオ（VAPP）が問題となる．
- コクサッキーウイルスは手足口病やヘルパンギーナの原因ウイルスで，髄膜炎や脳炎をきたす．
- エンテロウイルス71（EV71）はまれに致死的な脳炎，肺水腫，ショックをきたすため注意が必要である．不活化ウイルスの開発が進んでいる．

ピコルナウイルスの概念

ピコルナウイルス科（*Picornaviridae*）はプラスの極性を示す一本鎖RNAをゲノムとしてもちエンベロープをもたない．直径が25～30 nmと最小のウイルスである．胃液や膵液などの強酸・強アルカリ下でも安定し，腸管内で増殖する性質をもつエンテロウイルス属に分類されるポリオウイルス，エンテロウイルス，コクサッキーウイルスが神経系感染症として問題になりやすい．

ポリオウイルス感染症

概念

ポリオウイルス（Poliovirus：PV）は抗原性により1型，2型，3型の3種類に分類される．経口的に体内に侵入し，咽頭や腸管で増殖した後にウイルス血症をきたし，中枢神経内に侵入する．中枢神経内では脊髄前角の運動神経細胞を特異的な標的として感染・破壊し，運動ニューロンの脱落・支配筋の麻痺・萎縮をきたす．これが典型的な急性灰白髄炎，いわゆる「ポリオ」である[1-3]．

疫学

ポリオは20世紀前半まで世界各地で流行したが，不活化ポリオワクチン（inactivated poliovirus vaccine：IPV）と経口ポリオ生ワクチン（oral poliovirus vaccine：OPV）の開発・導入で患者は激減した．

日本では1960年をピークとして5,000人以上の患者が発生したが，1961年にOPVが輸入され一斉に投与されることで発生は激減した．1963年からは国産OPVの2回投与による定期接種が実施され，1980年の1型ポリオを最後に野生株PVによる発症はみられない．

本邦でのポリオ根絶宣言のために，1998年5月1日からポリオ様疾患の発生動向調査が実施された．すなわち，急性弛緩性麻痺（acute flaccid paralysis：AFP）をきたした患児を報告するとともにAFP患児の糞便を発症14日以内に採取しPVの分離が試みられた．その結果，2000年3月までのすべてのAFP患者よりPVは確認されず，日本におけるポリオ根絶は世界的にも認められた[4]．

国際的には，アメリカ地域で1994年に根絶宣言が出された．日本を含む西太平洋地域では1980年代後半から1990年代前半の中国での流行を最後に収束し，2000年10月の京都会議で西太平洋地域の根絶宣言が出された．さらに，ヨーロッパからも2002年に根絶宣言が出された．

2013年現在，パキスタン，アフガニスタン，

1 2013年現在における野生型ポリオウイルス（PV）常在国

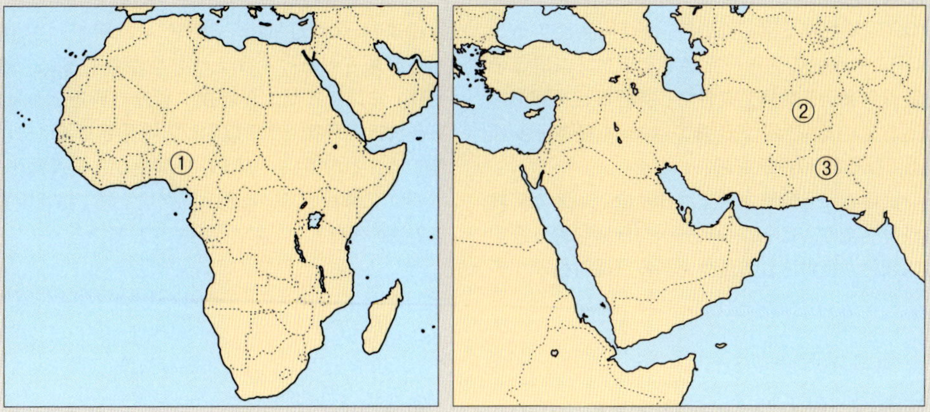

国	症例数	
	2013年	2012年
ナイジェリア（①）	53	122
アフガニスタン（②）	13	37
パキスタン（③）	91	58
ソマリア（輸入）	189	0
ケニヤ（輸入）	14	0
シリア（輸入）	16	0

2013年現在，WHOがPVの常在国としているのはナイジェリア，アフガニスタン，パキスタンの3国である．これらの常在国からの輸入発症がソマリアなどでみられている．

（WHO. Wild Poliovirus 2009-2014[5]を参考に作成）

ナイジェリアの3国が野生型PVの常在国である．これらの国からの輸入発症例は各地で散見され，常に野生株の侵入の危険がある[5]（**1**）.

発症機序

経口的に侵入したPVは咽頭および下部消化管で増殖し，数週間〜数か月間便中に排泄される．増殖後，頸部・腹腔リンパ節に進展してウイルス血症を生じる．

PVの中枢神経系への侵入は，血液脳関門を通過する場合と神経筋接合部の運動ニューロン終末からPV受容体を介してエンドソーム（endosome）として取り込まれ逆行性軸索輸送によって前角細胞に感染が成立する場合がある[6]．

病変の主体は脊髄灰白質腹側の脊髄前角であるが，時に下部脳幹の運動神経核や脳幹網様体，さらには脳灰白質にまで炎症が及ぶ[3]．

臨床所見

感染者の95%は不顕性感染にとどまる．約5%でウイルス血症の時期に非特異的な感冒様症状や筋肉痛，頭痛，消化器症状をきたす（不全型）．

1〜2%で不全型に続いて髄膜刺激症状や自律神経症状，精神症状が顕著となる（非麻痺型）．

0.1〜2%で前駆症状が1〜10日続いた後に障害レベル以下の腱反射消失・筋肉痛・線維束性収縮が1週間前後で進行し，さらに筋萎縮・麻痺が数週間かけて進行する（麻痺型〈acute anterior poliomyelitis：AAP；急性脊髄前角炎〉）．感覚障害は伴わない．胸髄レベルが高度に侵され，下肢の非対称性麻痺となることが多いが，まったく前駆症状がなく数時間で麻痺に至る例や，下部脳神経や脳幹網様体が障害され高度の球麻痺や呼吸不全・自律神経障害が出現する重症例もある[1-3,7]．

AAP罹患例が10数年以上経過してから緩徐

Column

ワクチン関連麻痺性ポリオ（VAPP）とワクチン由来株（VDPV）

VAPPはOPV投与250万回に1例程度発症するとされる．OPV由来株の弱毒化を規定するゲノム遺伝子部位が点変異や遺伝子組換えをきたし神経毒性を回復するためとされている．ワクチン株ではVP1領域の変異が1%以上になるとVAPPを起こしうる[1]．

ワクチン接種者から分離されるポリオウイルスの変異は0～1%程度だが，ヒトからヒトへの伝播を繰り返すうちに強病原性が獲得される危険がある（循環性ワクチン由来株〈circulating VDPV：cVDPV〉）．VAPP患者から分離されるウイルスは2型が最も多い．日本では1971年以降年間1例程度の頻度で報告されている[9]．接種者は接種後30日以内に，接触者は60日以内に発症することが多い．VAPPの問題から先進国ではOPVはIPVに移行しているが，開発途上国では経済負担や投与方法の問題からOPVが継続されている．

進行性の筋萎縮，筋力低下，筋痛を患肢やそれ以外の四肢の一部に出現することがあり，ポリオ後症候群（post-polio syndrome：PPS）と呼ばれる．AAP罹患時に正常の30%前後まで減少した脊髄運動ニューロンに過剰な機械的負荷や加齢性変化が加わった結果と考えられている．1960年代前半の罹患患者が高齢化している現在，新たに疼痛や筋力低下をきたすPPSは問題となっている[1-3,7]．

OPVの接種者やそれとの接触者にAAP様の弛緩性麻痺をきたすことがあり，ワクチン関連麻痺性ポリオ（vaccine-associated polio paralysis：VAPP）と呼ばれる．臨床症状はAAPと同様で，非対称性の筋力低下や麻痺を残すことが多い[1-3]．

検査所見，鑑別疾患

髄液検査では単核球優位の細胞増多と蛋白上昇を認める．電気生理学的検査では，F波の異常や針筋電図での脱神経電位・高振幅運動単位電位が認められる．脊髄MRIでは障害レベルの脊髄前角に非対称性のT2強調高信号やガドリニウム造影効果を認める．ただし，これらの所見はポリオに特異的ではない[2]．

確定診断は糞便からのウイルス分離や血清診断による．麻痺出現後のできるだけ早い時期（初発症状から2週間以内）に2回糞便を採取する必要がある．ウイルスが検出された場合は，血清型の判別や，野生株かワクチン由来株（vaccine-derived poliovirus：VDPV）かの鑑別が必要となる．血清診断は，急性期と回復期のペア血清で4倍以上の上昇が認められれば診断的価値がある[1]．

日本ではポリオは2類感染症に定められており，診断後直ちに最寄りの保健所に届け出る必要がある．

鑑別疾患としては，各種ウイルスや炎症性脱髄による脊髄炎，脊髄血管障害，脊髄腫瘍，ギラン・バレー症候群（Guillain-Barré syndrome）などがある．また，小児では解熱剤や抗生物質の臀部筋筋注による坐骨神経麻痺や気管支喘息発作後に弛緩性麻痺をきたすホプキンズ症候群（Hopkins syndrome）も鑑別にあがる[7]．

治療，予後，予防

AAPに対する有効な治療法はなく，リハビリテーションや球麻痺・呼吸不全に対する人工呼吸器などの対症療法が主体である．PPSやVAPPに対して副腎皮質ステロイドや免疫グロブリン大量投与が試みられるが，効果は証明されていない[1-3,7]．

発症から12か月過ぎても筋力低下が残る症例では，永続的な障害となる可能性が高い．小児での死亡率は2～5%，成人での死亡率は15～30%とされる．球麻痺の合併例の死亡率は25～75%と高率になる．

OPV接種の有効性は明らかであるが，まれではあるがVAPPの発症が問題となる．そのため，先進国ではIPV接種への移行が進められ，日本でも2012年9月1日からIPV接種に移行した．具体的な接種スケジュールは図の通りである[8]（**2**）．

IPVは注射での接種であり，手技や注射の疼

2 ポリオワクチンの接種スケジュール（2012年10月23日〜）

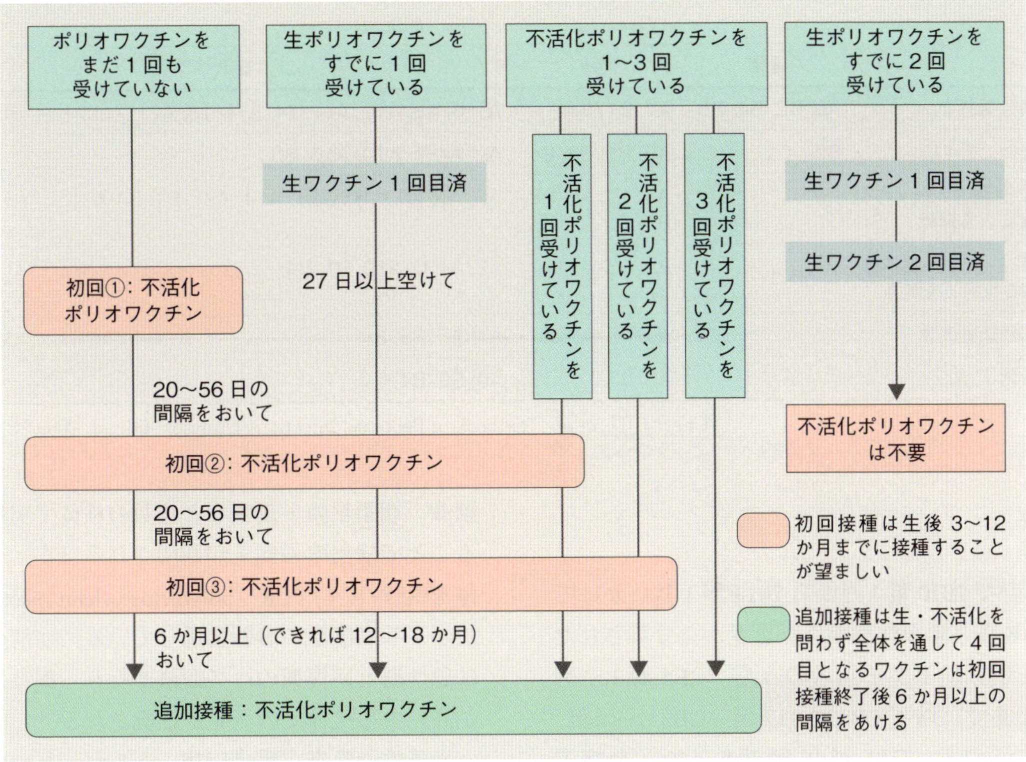
ポリオワクチンを まだ1回も 受けていない
生ポリオワクチンを すでに1回 受けている
不活化ポリオワクチンを 1〜3回 受けている
生ポリオワクチンを すでに2回 受けている
生ワクチン1回目済
不活化ポリオワクチンを1回受けている
不活化ポリオワクチンを2回受けている
不活化ポリオワクチンを3回受けている
生ワクチン1回目済
生ワクチン2回目済
27日以上空けて
初回①: 不活化ポリオワクチン
20〜56日の間隔をおいて
不活化ポリオワクチンは不要
初回②: 不活化ポリオワクチン
20〜56日の間隔をおいて
初回接種は生後 3〜12か月までに接種することが望ましい
初回③: 不活化ポリオワクチン
追加接種は生・不活化を問わず全体を通して4回目となるワクチンは初回接種終了後6か月以上の間隔をあける
6か月以上（できれば12〜18か月）おいて
追加接種：不活化ポリオワクチン

使用する不活化ワクチンは，単独の不活化ワクチンもしくは4種混合ワクチン（ジフテリア・百日咳・破傷風・ポリオ）．ポリオワクチンまたは3種混合ワクチンの接種をすでに開始している場合は単独の不活化ワクチンを，いずれも未接種の場合は4種混合ワクチンの接種を行う．
上記期間を過ぎた例でも生後90か月までであれば接種可能．
（厚生労働省ホームページ予防接種情報・ポリオワクチン[8]を参考に作成）

痛・副反応などが問題となることもあるが，ワクチン接種率の低下は抗体保有率の低下・野生株侵入のリスク上昇につながるため接種率を高めることが必要である．

コクサッキーウイルス感染症

概念

ピコルナウイルス科エンテロウイルス属に含まれるウイルスであり，血清型からコクサッキーウイルスA（Coxsackievirus A: CA）群（1–24型，除くA23）とコクサッキーウイルスB（Coxsackievirus B: CB）群（1–6型）に分類される．

孤発または流行性に発症する．流行性の場合は他のエンテロウイルス属と同様に夏から秋にかけて多い．小児に多いが成人でも生じる．

不顕性感染のほかに発疹性疾患（手足口病），呼吸器疾患（ヘルパンギーナなど），消化器疾患（胃腸炎，肝炎など），循環器疾患（心筋炎など）などをきたしうる．神経系疾患としては髄膜炎と脳炎が多いが，下位脳神経障害やギラン・バレー症候群などをきたすこともある[10]（3）．ここでは頻度の高い髄膜炎と脳炎を中心に述べる．

Key words

手足口病とヘルパンギーナ

手足口病は手，足，口に限局して発疹がみられるウイルス性急性発疹性疾患であり，夏から秋を中心に学童期前の乳幼児に好発する．コクサッキーウイルスA16とエンテロウイルス71が主要原因である．ヘルパンギーナは発熱と口峡部に特有の水疱をきたす急性咽頭炎で，小児の夏かぜの代表的疾患である．主にコクサッキーウイルスA群によって生じる．

3 コクサッキーウイルス（A群，B群）感染による神経合併症

疾患名	頻度		
	通常	時々	まれ
無菌性髄膜炎	A9, B2, B4, B5	A7, B1, B3	A1-6, A8, A10, A11-14, A16-18, A21, A22, A24, B6
脳炎	B5	A9, B1, B2, B4	A2, A4-7, A10, A16, B3
下位運動ニューロン障害による麻痺		A4, A7, A9, B2, B3	A2, A5, A6, A10, A11, A14, A21, B1, B4-6
ギラン・バレー症候群および横断性脊髄炎		A9	A2, A4-6, A19, B1, B4
小脳性運動失調		A9	A4, A7, B3, B4
その他		A3, B3	A9, B2, B4

（Cherry JD, et al. Textbook of Pediatric Infectious Diseases, 6th ed, 2009[10] より）

疫学

本邦で 2010 年 1 月から 2014 年 1 月にかけていわゆる「無菌性髄膜炎」患者から分離されたコクサッキーウイルスのうち，CB5 が 132 例と最多で，以下 CB1 が 117 例，CB3 が 72 例，CB4 が 62 例，CA6 が 19 例であった．発症週別では第 28～35 週をピークに夏から秋にかけて流行がみられた[11]．過去にはその他の群でも発症が報告されている．

臨床所見，検査所見，鑑別疾患

いわゆる「無菌性髄膜炎」として発熱，頭痛，嘔気，嘔吐，倦怠感で発症するが，他の全身合併症として発疹，咽頭炎，心筋炎，胃腸炎をきたすこともある．頭痛は前頭部や眼球後部痛が多い．筋肉痛を伴うこともある．

脳炎になると性格変化などの精神症状や意識障害を伴い，時に巣症状や痙攣をきたす．

髄液検査では 0～数千 / μL の細胞増多を認める．初期は好中球優位であるが，病期が進むにつれて単核球優位となる．糖は正常であり，蛋白は正常～軽度上昇である[12]．頭部 MRI では脳皮質を中心とした T2 強調高信号性病変や拡散強調高信号性病変，脳溝に沿った造影効果を認める．脳波は全般的徐波傾向を認めることが多い．脳炎例や痙攣をきたした例では画像・脳波ともに異常が目立つことが多い．

確定診断はウイルス分離や血清診断である．髄液・咽頭粘膜・糞便など複数の検体で実施することで検出率の向上が期待されるほか，各検体を用いての PCR（polymerase chain reaction）法がより高感度の診断に適している．血清診断は急性期と回復期のペア血清で行う．型特異性が高い中和抗体での測定が推奨される[11]．

無菌性髄膜炎，手足口病，ヘルパンギーナは 5 類感染症（定点報告・届出対象）となっており，指定医療機関であれば届出を行う．

鑑別診断は，他の各種ウイルスや全身疾患に伴う髄膜炎，脳炎，急性散在性脳脊髄炎（acute disseminated encephalomyelitis：ADEM）があげられる．

治療，予後

コクサッキーウイルスに対する抗ウイルス薬は存在しないため，頭痛，発熱，嘔気などへの対症療法が中心となる．脳炎をきたし意識障害や痙攣，画像所見で脳浮腫が疑われる例では，浸透圧利尿薬や抗てんかん薬，副腎皮質ステロイド薬が用いられることがある．その他，必要に応じて気道確保，バイタルサイン維持，補液，経管栄養，理学療法など全身管理を行う．

髄膜炎の場合，通常 4～6 日で解熱し 1～2 週間で回復する[12]．脳炎例では死亡など重篤例も存在する[13]．

4 エンテロウイルス 71 感染の流行・死亡例報告

年	国	詳細	主症状
1969～73年	アメリカ	20人の患者のうち1人の死亡	髄膜炎，脳炎，ポリオ様麻痺
1975年	ブルガリア	705人の患者のうち44人の死亡	脳炎，ポリオ様麻痺
1978年	ハンガリー	1,550人の患者のうち45人の死亡	脳炎，ポリオ様麻痺
1997年	マレーシア	詳細不明．31人以上の死亡	脳炎，肺水腫，手足口病
1997年	日本（大阪）	3人の患者が死亡	脳炎，手足口病
1998年	台湾	407人の患者のうち78人の死亡	脳炎，肺水腫，手足口病
1999年	中国（香港）	1人の死亡	脳炎
2008年4月	中国（香港，安徽省）	19人の児童が死亡	脳炎
2010年4月	カンボジア	52人の小児が死亡	脳炎，手足口病

（法化図陽一．神経症候群〈第2版〉I，2014[14]より）

エンテロウイルス感染症

概念

ピコルナウイルス科エンテロウイルス属に含まれるウイルスであり，血清型からはエンテロウイルス（Enterovirus：EV）群（68-71型）に分類される．

特に問題となるのがエンテロウイルス71（EV71）である．CA10やCA16とともに手足口病の主な原因ウイルスであるが，中枢神経系への強い親和性をもち，各種の炎症を引き起こす．ここではEV71を中心に述べる．

疫学

本邦では1970年，1973年，1975年，1978年に認められた手足口病の流行のうち1973年と1978年の流行がEV71による[14]．2010年1月から2014年1月にかけての手足口病患者から分離されたウイルスのうちEV71の割合は，2010年が634／959例，2013年が323／1,718例であった[15]．一方,同期間の「無菌性髄膜炎」患者から分離されたウイルスのうち，EV71は2010年に61例，2012年に9例，2013年に40例であった[11]．

EV71は最初に発見されたのは1969年であるが，その後，アメリカ，ブルガルア，ハンガリー，東アジア諸国，日本で死亡例を含む流行が報告されている（4）[14]．

臨床所見，検査所見，診断

エンテロウイルスは不顕性感染，手足口病，ヘルパンギーナ，心筋炎などの原因となるが，EV71は主に手足口病のほかに無菌性髄膜炎，限局性脳炎，脳幹脳炎，ポリオ様麻痺などをきたす．

手足口病患者に無菌性髄膜炎として発熱，頭痛，悪心，嘔吐，倦怠感をきたすことがある．

脳炎をきたす例では小脳性運動失調，ミオクローヌス，振戦，痙攣，意識障害など小脳および脳幹部の限局性脳炎のこともあるが，脳幹脳炎の経過中に神経原性と思われる急性肺水腫やショックをきたし治療抵抗性に死亡する例も多く報告されている[16,17]．臨床的な特徴として，3歳未満に多い，発熱が3日以上遷延化する，発疹出現と同時に中枢神経症状を呈する，睡眠中のミオクローヌス，髄液細胞の多核球比率が60％程度と高い，などがあげられている[17]．

その他，EV71の流行時に，ポリオ様の急性弛緩性麻痺が報告されている．

鑑別診断は，各種のウイルスその他の原因による髄膜炎，脳炎があげられる．

確定診断は患者の各種検体（咽頭拭い液，発疹拭い液，糞便，髄液）からのウイルス分離，または急性期と回復期のペア血清を用いた血清診断で行う．中枢神経症状をきたした患者の髄

Column

EV71 重症中枢神経感染と不活化ワクチン

1990 年代後半以降，台湾や中国を中心とするアジア諸国で EV71 感染による重症脳炎・肺水腫・ショックによる死亡例が多発しており，発症予防や重症化予防のために不活化ワクチン開発が進められている[18]．

EV71 の主要抗原決定部位を含むカプシド VP 遺伝子は A，B1-5，C1-5 に分類され高い多様性を有する．そのため，免疫原性の高いウイルス株の選定および異なる遺伝子型株に対する交差中和活性の解析が重要であるとともに，力価の高いウイルスを産生する培養系の確立も重要な要因となる[19]．

近年，中国からは EV71 株（遺伝子型 C4）を用いた不活化ワクチンを用いた 10,245 例を対象とした二重盲検第 III 相試験の結果が報告されているが[20]，それによると手足口病に対する有効性は 90.0%，EV71 関連疾患（ヘルパンギーナ，髄膜炎 / 脳炎，非特異的症状）に対する有効性は 80.4%，重篤な有害事象はワクチン接種群 1.2% / プラセボ群 1.5%，有害事象はワクチン接種群 71.2% / プラセボ群 70.3%と有効性が示されている．今後は費用対効果や接種対象・スケジュールなどの検討が必要となってくると思われる．

液から EV71 を直接分離することは困難だが，PCR 法により遺伝子の検出が可能である．

無菌性髄膜炎，手足口病，ヘルパンギーナは 5 類感染症（定点報告･届出対象）となっており，指定医療機関であれば届出を行う．

治療，予後，予防

抗ウイルス薬は存在しないため特異的な治療法はない．頭痛，発熱，嘔気などへの対症療法が中心となる．脳炎をきたし意識障害や痙攣，画像所見で脳浮腫が疑われる例では，浸透圧利尿薬や抗てんかん薬，副腎皮質ステロイド薬が用いられることがある．その他，必要に応じて気道確保，バイタルサイン維持，補液，経管栄養，理学療法など全身管理を行う．EV71 による脳炎が重篤化した場合，肺水腫やショックの治療に加えてγ-グロブリンが用いられることがあるが効果は一定ではない[16]．

EV71 については不活化ワクチンの開発が進められている．

（大原義朗，長山成美）

文献

1) 山本悌司．ポリオウイルス感染症（ポリオ）．別冊日本臨牀，新領域別症候群シリーズ No.24，感染症症候群（第 2 版）上．大阪：日本臨牀社；2013，pp.392-399.
2) 奥田文吾．ポリオウイルス 1-3 型．別冊日本臨牀，新領域別症候群シリーズ No.26，神経症候群（第 2 版）I．大阪：日本臨牀社；2014，pp.568-571.
3) 大原義朗．急性灰白髄炎（ポリオ）．井村裕夫ほか（編），最新内科学大系 67，神経感染症と脱髄疾患．東京：中山書店；1996，pp.123-127.
4) 宮村達男．日本のポリオ．*IASR* 2000；21：214-216.
5) Wild Poliovirus 2009-2014. http://www.polioeradication.org/Portals/0/Document/Data&Monitoring/Wild_poliovirus_list_2009_2014_15Apr.pdf
6) 大岡静衣．ポリオウイルスの体内伝播機構解析．ウイルス 2009；59：107-114.
7) 山本悌司ほか．ポリオ臨床診断マニュアル―我国から 2000 年までにポリオを根絶するために．臨床とウイルス 2000；28：116-128.
8) 厚生労働省ホームページ予防接種情報・ポリオワクチン．http://www.mhlw.go.jp/bunya/kenkou/polio/dl/leaflet_120601.pdf
9) Hao L, et al. Poisson-model analysis of the risk of vaccine-associated paralytic poliomyelitis in Japan between 1971 and 2000. *Jpn J Infect Dis* 2008；61：100-103.
10) Cherry JD, et al. Enteroviruses and paraechoviruses. In：Feigin RD, et al (editors). Feigin & Cherry's Textbook of Pediatric Infectious Diseases, 6th edition. Philadelphia：WB Saunders；2009, pp.2110-2170.
11) IASR（病原微生物検出情報）無菌性髄膜炎由来ウイルス・週別 2010～2014 年．https://nesid3g.mhlw.go.jp/Byogentai/Pdf/data16j.pdf
12) 市山高志．コクサッキーウイルス．別冊日本臨牀，新領域別症候群シリーズ No.26，神経症候群（第 2 版）

I. 大阪：日本臨牀社；2014, pp.576-577.
13) Berger JR, et al. Coxsackie B meningoencephalitis in a patient with acquired immunodeficiency syndrome and multiple sclerosis-like illness. *J Neurovirol* 2009；15：282-287.
14) 法化図陽一. エンテロウイルス 71 型. 別冊日本臨牀, 新領域別症候群シリーズ No.26, 神経症候群（第2版）I. 大阪：日本臨牀社；2014, pp.572-575.
15) IASR（病原微生物検出情報）手足口病由来ウイルス・週別 2010〜2014 年. https://nesid3g.mhlw.go.jp/Byogentai/Pdf/data24j.pdf
16) 塩見正司ほか. エンテロウイルス 71 による脳幹脳炎. 小児内科 2004；36：1191-1195.
17) 吉田茂ほか. 中枢神経症状を伴う手足口病の臨床的検討. 日児誌 2003；107：473-479.
18) Liang Z, et al. Progress on the research and development of human enterovirus 71（EV71）vaccines. *Front Med* 2013；7：111-121.
19) 清水博之. 手足口病（エンテロウイルス 71）ワクチン開発の現状. *IASR* 2012；33：65-66.
20) Zhu FC, et al. Efficacy, safety, and immunology of an inactivated alum-adjuvant enterovirus 71 vaccine in children in China：A multicentre, randomised, double-blind, placebo-controlled, phase 3 trial. *Lancet* 2013；381：2024-2032.

Further reading

- Polio Eradication and Endgame Strategic plan 2013-2018.
  http://www.polioeradication.org/Resourcelibrary/Strategyandwork.aspx
  2018 年までにポリオを根絶するための WHO の戦略を知りたい人にお勧め

- Ooi MH, et al. Clinical features, diagnosis, and management of enterovirus 71. *Lancet Neurol* 2010；9：1097-1105.
  エンテロウイルス 71 感染による中枢神経症状や全身症状の診断・治療を深く学びたい人にお勧め

II. ウイルス感染症

ウイルス性出血熱

Point

- ウイルス性出血熱（VHF）は，フィロウイルス科，アレナウイルス科，ブニヤウイルス科およびフラビウイルス科に分類されるウイルスによる．
- すべての VHF は，動物由来感染症（節足動物媒介性ウイルス感染症を含む）である．
- VHF に分類されるそれぞれの疾患は，宿主動物の分布域に一致して流行する．致死率が高い．一方，ヒトからヒトへの感染は，接触感染により限定的である．
- 中枢神経障害による症状を呈することが多い．中枢神経組織で病原体が増殖して症状を呈する場合（脳炎）と，全身症状の一つとして症状を呈する場合（脳症）とがある．
- 2013 年に広義の VHF に分類されると考えられる新規ブニヤウイルス感染症，重症熱性血小板減少症候群（SFTS）が日本でも流行していることが明らかにされた．

概念

ウイルス性出血熱（viral hemorrhagic fever：VHF）は発熱，出血（皮下，粘膜，臓器），多臓器不全を引き起こすウイルス感染症と定義され，次の特定のウイルス感染症，エボラ出血熱（Ebola hemorrhagic fever：EHF），マールブルグ出血熱（Marburg hemorrhagic fever：MHF），クリミア・コンゴ出血熱（Crimean-Congo hemorrhagic fever：CCHF），ラッサ熱（Lassa fever：LF），南米出血熱（South American hemorrhagic fever：SAHF）が狭義の VHF に，そして，腎症候性出血熱（hemorrhagic fever with renal syndrome：HFRS），ハンタウイルス肺症候群（Hantavirus pulmonary syndrome：HPS），オムスク出血熱（Omsk hemorrhagic fever：OHF）等が広義の VHF に分類される．すべての VHF は人獣共通感染症か節足動物媒介性ウイルス感染症である．

これまで HFRS 以外の VHF が日本に流行しているとは考えられなかったが，2013 年に新規ブニヤウイルス（*Bunyaviridae*）による重症感染症，重症熱性血小板減少症候群（severe fever with thrombo-cytopenia syndrome：SFTS）と呼ばれる致死率の高い感染症が日本に流行していることが明らかにされた[1]．SFTS は VHF としての特徴を有する．

臨床症状のみからは，VHF は発熱と出血傾向を伴う他の疾患と鑑別することが難しく，診断にはウイルス学的検査が欠かせない．VHF 患者は中枢神経症状を呈することが多く，中枢神経組織で病原体が増殖することによる場合（脳炎，脳脊髄炎）やサイトカインストームなどに基づいて症状を呈する場合（脳症）とがある．

ウイルス性出血熱に分類される疾患

VHF に分類される各疾患の原因病原体，疫学，感染様式などの特徴を**1**に，流行地を**2**に示した．VHF のうち，アレナウイルス（*Arenavirus*）およびフラビウイルス（*Flaviviruses*）に分類されるウイルスが神経親和性が高い．VHF 患者において神経症状が伴う場合は，予後不良となる．

エボラ出血熱およびマールブルグ出血熱

エボラ出血熱（EHF）の病原体エボラウイルスにはザイール，スーダン，タイフォレスト，ブンディブギョ，およびレストンエボラウイルスの 5 亜属の存在が確認されている．レストン

1 ウイルス性出血熱（VHF）を引き起こすウイルス，自然宿主とヒトへの感染経路，分布域

疾患名	ウイルス（科，属）	自然宿主	媒介動物	ヒトへの感染経路	潜伏期間（日）	致死率（%）	中枢神経親和性の高低	特異的治療法の有無
EHF	エボラウイルス（フィロウイルス科，エボラウイルス属）	ウマズラコウモリ（*Hypsignathus monstrosus*），フランケオナシケンショウコウモリ（*Epomops franqueti*），等	不明（サル等の霊長類であることがある）	ウイルス血症を伴う動物・患者との直接的・間接的接触	2〜21	30〜90 *1	低	無
MHF	マールブルグウイルス（フィロウイルス科マールブルグウイルス属）	エジプトルーセットオオコウモリ（*Rousettus aegyptiacus*），等	不明	ウイルス血症を伴う動物・患者との直接的・間接的接触	3〜10	20〜80 *1	低	無
CCHF	クリミア・コンゴ出血熱ウイルス（ブニヤウイルス科ナイロウイルス属）	マダニおよび哺乳動物	マダニ	感染マダニによる刺咬，ウイルス血症を伴う動物・患者との直接接触	2〜10	5〜40	低	有（リバビリンの早期投与）*2
LF	ラッサウイルス（アレナウイルス科アレナウイルス属）	齧歯類（マストミス属）	なし	宿主から排出されるウイルスの吸入，患者との直接接触	5〜21	不明	高	有（リバビリンの早期投与）
SAHF	フニン，マチュポ，グアナリト，サビア（アレナウイルス科アレナウイルス属）	齧歯類	なし	宿主から排出されるウイルスの吸入，患者との直接接触	5〜21	不明	高	LF に準ずる
HFRS	ハンタウイルス（ブニヤウイルス科ハンタウイルス属）	野ネズミ	なし	宿主から排出されるウイルスの吸入	4〜42	1〜15（株による）*3	低	無
HPS	ハンタウイルス（ブニヤウイルス科ハンタウイルス属）	野ネズミ	なし	宿主から排出されるウイルスの吸入	9〜33	約 30	低	無
SFTS	SFTS ウイルス（ブニヤウイルス科フレボウイルス属）	マダニおよび哺乳動物	なし	感染マダニによる刺咬	5〜14	30〜40	低	無
OHF	フラビウイルス科フラビウイルス属	マダニおよび哺乳動物	なし	感染マダニによる刺咬	3〜7	5 以下	高	無

*1 株により致死率は異なる．ザイール，スーダン，タイフォレスト，ブンディブギョ，および，レストンエボラウイルスの 5 亜属の存在が確認されている．ザイールおよびスーダンエボラウイルスの場合，致死率はそれぞれ約 80％と約 50％であり，一方，レストンエボラウイルスはヒトに病原性を示さないと考えられている．

*2 科学的根拠は得られていないが，リバビリン投与による治療は効果が認められたとする報告もある．

*3 ハンタンウイルス，ドブラバウイルスによる HFRS の場合に致死率は 15％に及び，一方，プーマラウイルスによる流行性腎症の場合には 0.1〜0.3％と比較的低い．

エボラウイルスはフィリピンに，それ以外のエボラウイルスはアフリカに存在する（**2**）．

1976 年にスーダンとコンゴ民主共和国（Democratic Republic of Congo：DRC／旧ザイール）でそれぞれ独立して VHF が流行し，新規ウイルスが分離され，それがエボラウイルスと命名されたのが初めての報告となる．スーダンおよびコンゴでの致死率はそれぞれ 50％お

2 各ウイルス性出血熱の流行地

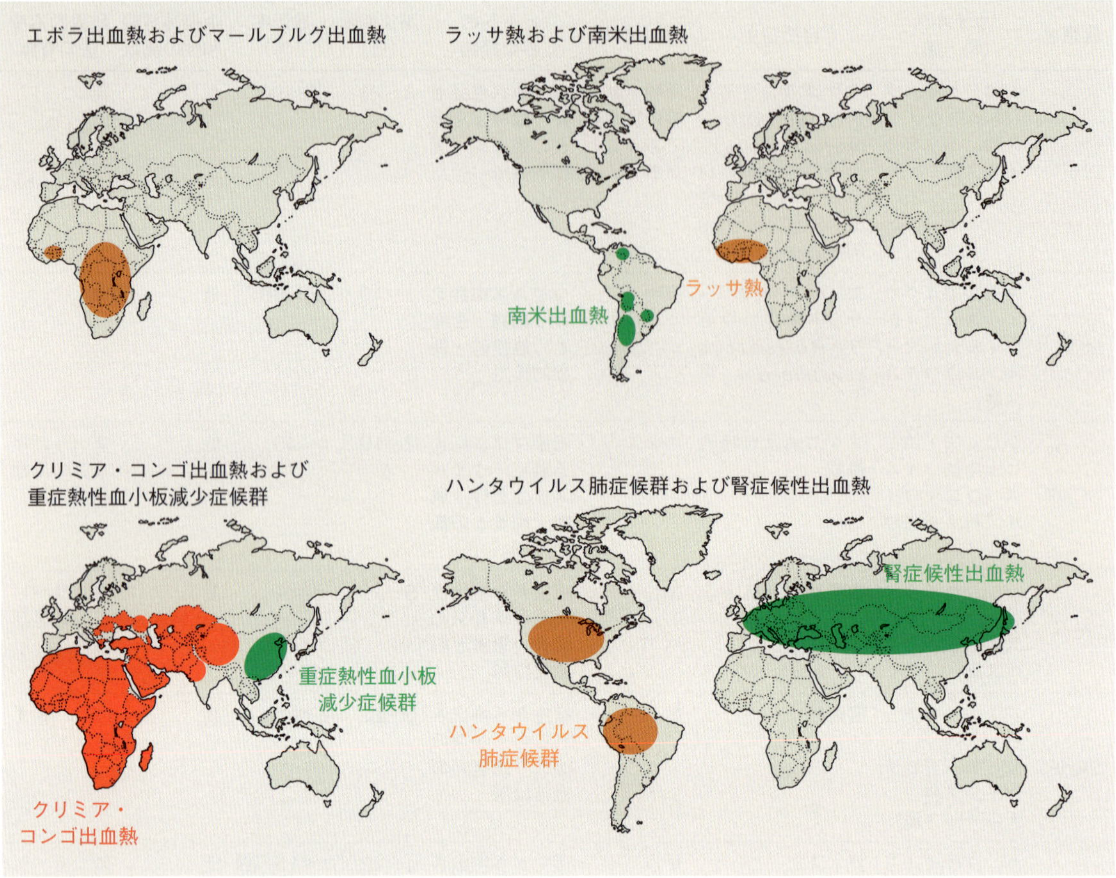

よび90％と異なり，病原ウイルスも同属のウイルスではあるが異なる性質を有することが明らかにされた．前者のウイルスはスーダンエボラウイルスと，後者のウイルスはザイールエボラウイルスと命名された．この初めてのEHFの流行が確認されて以来，1995年のコンゴでの大規模流行が確認されるまでは比較的小さな流行や散発例が確認されるのみであった．しかし，その後比較的大規模なEHFの流行が続いている．2000年にはウガンダで患者数約400人にのぼるスーダンエボラウイルスによる大規模流行が発生した．2008年にはウガンダで新種のエボラウイルス（ブンディブギョエボラウイルス）によるエボラ出血熱の流行が発生した．さらに2014年には西アフリカ（ギニア，シエラレオネ，リベリア）で，流行が発生してから約11か月が経過した11月初旬の時点で約13,000人の患者（約5,000人が死亡）が報告されている（WHO発表）．かつてない大きな規模の流行が発生している．

マールブルグ出血熱（MHF）の病原体，マールブルグウイルスもエボラウイルス同様に分布し，ともにアフリカ（サハラ砂漠以南の熱帯雨林地域）で流行している．発熱，悪寒，頭痛，筋肉痛，悪心，嘔吐，胸痛，腹痛，咽頭痛，下痢，紫斑，吐血，下血，意識障害などの症状を呈する．

MHFの流行が初めて報告されたのは1967年にドイツおよびセルビア・モンテネグロ（旧ユーゴスラビア）でのことで，ウガンダから実験用に輸出されたアフリカミドリザル（マールブルグウイルスに感染していた）を介して発生したものであった．32人の患者が報告され，7人が死亡した．その後，ケニヤとジンバブエで散発的に患者が確認されただけであったが，1998年にコンゴで100人以上の，2004～2005年にはアンゴラで約 400 人にものぼる流行が発生した．2009 年にはウガンダから帰国した人がオランダ[2)] および米国でそれぞれ MHF を輸入感染事例として発症した．

クリミア・コンゴ出血熱

ブニヤウイルス科ナイロウイルス属に分類されるクリミア・コンゴ出血熱（CCHF）ウイルスによるダニ媒介性ウイルス感染症である．ヒトは感染ダニに咬まれたり，感染動物や CCHF 患者の血液・体液・組織に接触したりして，CCHF ウイルスに感染する．発熱，頭痛，筋肉痛，関節痛，上腹部痛，結膜炎症状，顔面や胸部の紅潮，下痢，紫斑，下血，意識障害などの症状を呈する．患者の血液などに触れてヒトからヒトに感染する場合がある．

CCHF 患者は，アフリカ大陸，東欧，中近東，中央アジア（パキスタン，中国新疆ウイグル自治区を含む）にかけて広く発生している．2011 年には，インド北西部においても CCHF 患者発生が確認された．毎年多くの患者が発生していると考えられる．

ラッサ熱および南米出血熱

ラッサ熱（LF）の病原体ラッサウイルス（旧世界アレナウイルスに分類される）の宿主はマストミス（*Mastomys natalensis*）と呼ばれる齧歯類である．感染宿主から排出されるウイルスを吸入したり，ウイルスに接触したりして感染する．空気感染はない．ヒトからヒトへの感染は，感染者や患者の飛沫，血液や体液への直接的接触により起こり，性行為を介して感染した事例も報告されている．発熱，倦怠感，筋肉痛，腹痛，嘔吐，下痢，咽頭炎症状，胸骨背部痛，咳，結膜炎症状，顔面浮腫，紫斑，意識障害，後遺症として難聴を残すことがある．

1969 年にナイジェリア北東部のラッサ村の病院で，VHF 様疾患患者が発生し，その患者から分離された新規ウイルスがラッサウイルスと命名された．中央～西部アフリカ地域では毎年数十万人がラッサウイルスに感染し，多くの患者が発生していると考えられている．VHF の中で輸入感染症として最も多いのが LF である．1987 年には日本でも輸入感染例としての LF 患者が確認され，その患者はシエラレオネから帰国した者であった[3)]．

一方，南米出血熱（SAHF）の病原体は，新世界アレナウイルスである．なかでも患者が最も多いのがアルゼンチン出血熱で，その原因ウイルスはフニンウイルス（*Junin virus*）である．農作業中に感染することが多い．臨床経過は一般的に前駆期，神経学的-出血期，回復期に分類される．病原ウイルスに感染して 1～2 週間後に発熱，倦怠感，食欲不振，頭痛，筋肉痛などの症状が出現し，約 1 週間ほど続く．眼瞼浮腫や発疹も出現することがある．患者の 20～30％が発症後 8～12 日後に神経学的-出血期に進行する．その他，ガナリトウイルス，サビアウイルス，マチュポウイルスによるベネズエラ出血熱，ブラジル出血熱，ボリビア出血熱などが確認されている（**2**）．ヒトへの感染経路は LF の場合と同様である．

アルゼンチン出血熱はブエノスアイレス州およびコロドバ州南部などで流行しているが，1990 年以降有効なワクチン（Candid #1）が使用されるようになってから患者数は激減し年間 0～300 人である．その他のウイルスによる SAHF の流行は散発的である．

腎症候性出血熱およびハンタウイルス肺症候群

腎症候性出血熱（HFRS）の原因ウイルスはハンタウイルスである．HFRS は，ハンタウイルス感染による種々の程度の腎不全と血管障害に特徴づけられる多様な病態から成る疾患である．アジアからヨーロッパにかけて広く流行する（**2**）．HFRS を引き起こす主なものにハンタンウイルス（*Hantaan virus*），ドブラバウイルス（*Dobrava virus*），ソウルウイルス（*Seoul virus*），およびプーマラウイルス（*Puumala virus*）の 4 種が知られ，ハンタンウイルスによる HFRS が最も予後が悪く，プーマラウイルスによる HFRS のひとつである流行性腎症（nephropathia epidermica：NE）が最も予後がよ

Column

重症熱性血小板減少症候群（SFTS）の高い致死率

SFTSは中国の研究者らにより2011年に初めて報告されたブニヤウイルス科フレボウイルス属に分類される新規ウイルス（SFTSウイルス）による感染症である．致死率は12%と報告された．2013年には日本でもSFTSが流行していることが報告され，2013年3月から12月までの間に40人のSFTS患者が西日本を中心に報告された．そのうち13人が死亡していることから致死率は約30%にのぼる．予後不良の原因として，多臓器不全，血液凝固系の異常，血球貪食症候群があげられる．これほど致死率が高い感染症が日本に流行していることが明らかにされたのは，これが初めてのことである．

い．HFRSでは，突然の発熱，頭痛，出血症状，腎不全による乏尿およびそれに続く多尿，ショック症状が出現する．

韓国，中国では，ソウルウイルスおよびハンタンウイルスによる比較的多くのHFRS患者が発生している．東欧では毎年数百人のドブラバウイルスによるHFRS患者が，北欧では毎年数百人のプーマラウイルスによるNE患者が発生している．日本では，1960年代に大阪で流行し，また，1970年代にはウイルスに感染していた実験動物用ラットが感染源となった流行が，大学やその他の研究機関で発生した．しかし，近年日本ではHFRS患者は報告されていない．

1993年に，ハンタウイルス肺症候群（HPS）と命名された新規ハンタウイルスによる感染症が発見された[4]．それ以降，2012年12月までに585人の患者が報告され，その36%が死亡している．HPSは米国だけでなくカナダ，アルゼンチン，ボリビア，ブラジル，チリ，パラグアイ，パナマなどの北中南米に広く流行している．

HPSでは，3〜7日間の発熱，悪寒，頭痛，肩・腰・大腿部の筋肉痛，悪心，嘔吐，下痢および眩暈が出現し，これらの非特異的症状に引き続いて，急激に呼吸不全症状とショック状態に進行する．末梢血管透過性亢進によって，肺間質および肺胞に両側性にかつ広範に浮腫および胸水が生じる．2〜4日間の気管内挿管による呼吸管理を要することが多い．

重症熱性血小板減少症候群

2008年頃から中国で，発熱や消化器症状（嘔吐，下痢など）が出現し，末梢血液検査で白血球減少と血小板減少が認められることの多い感染性疾患がブニヤウイルス科フレボウイルス属に分類される新規ウイルス（重症熱性血小板減少症候群〈SFTS〉ウイルス）によることが明らかにされた．2013年には中国だけでなく，日本および韓国でもSFTSの流行が明らかにされた（**2**）．SFTSはマダニ媒介性感染症であり，SFTSウイルスの自然界における存在様式，ヒトへの感染経路，症状，病態などはCCHFのそれと類似する．出血症状，神経症状（失見当識，構語障害，痙攣など）を呈する場合は予後不良である[5]．

2013年に日本国内でSFTS患者が発生したことが明らかにされ，その事実が厚生労働省により発表された．後方視的調査により，2012年以前に発症したSFTS患者が11人存在することが明らかにされ，2013年3月以降2013年12月末日までに40人のSFTS患者（13人が死亡）が報告された[6]．

ウイルス性出血熱周辺疾患における中枢神経感染症

■オムスク出血熱

オムスク出血熱（OHF）は，フラビウイルス科フラビウイルス属（ダニ媒介性脳炎ウイルス抗原群）に分類されるOHFウイルスが病原体である．マダニ（*Dermarcentor reticulatus* など）媒介性感染症である．3〜7日の潜伏期の後，発熱，関節痛，頭痛などの急性感染症状に加えて，肺炎や消化器出血症状（血便，粘血便，下血）が出現する．脳脊髄炎に伴う症状（頭痛，項部硬直，悪心，意識障害など）が伴うことがある．ヒトからヒトへ感染することはない．致

ディベート

SARS および MERS 対策

EHF，MHF，CCHF および LF の致死率はきわめて高い．2003 年に多くは中国で流行したものの，世界的に流行した重症急性呼吸器症候群（severe acute respiratory syndrome〈SARS〉コロナウイルス感染症で，約 8,000 人の患者が発生して約 800 人が死亡した），2012 年から中近東で中東呼吸器症候群（Middle East respiratory syndrome〈MERS〉コロナウイルスによる重症呼吸器感染症）の流行が発生している．MERS においては 2013 年 12 月 27 日の時点で，WHO にはウイルス学的に証明された MERS 患者は 170 人報告され，そのうち 72 人が死亡例である（致死率 42%）．ウイルス性出血熱の一つと考えられる SFTS も日本において流行していることが明らかにされた．これらのウイルス感染症を正しく理解することにより，そして，ヒトへの感染リスクを明らかにし，さらに治療法やワクチン開発を含めた研究成果を積み重ねることにより，感染症対策は可能である．それには研究者が安全に研究できる施設，いわゆる高度封じ込め施設の稼働が必要である．

死率は約 5%である．

OHF ウイルスは流行地においてマダニと齧歯類の間で維持されている．ヒトは，マダニに咬まれて感染したり，まれにマスクラット（Muskrat）と呼ばれるネズミを捕獲する際にハンターなどが感染することもある．主に秋から冬にかけて流行する．例年約 100 人の患者が報告されている．

■ LCM ウイルス感染症

リンパ球性脈絡髄膜炎（lymphocytic choriomeningitis virus：LCM）ウイルスは，ネズミなど齧歯類が宿主となるウイルスでラッサウイルス同様旧世界アレナウイルスに分類される．ヒトが感染すると無菌性髄膜炎を引き起こすことがある．発熱，筋肉痛などの非特異的症状にはじまり，頭痛，羞明，悪心，嘔吐が生じ，脳炎にまで進行する場合もある．欧米で先天性 LCM ウイルス感染症患者（精神遅滞，小頭症，水頭症，視力障害，脳室周囲の石灰化，網膜炎が認められる）も報告されている．

病態

VHF に分類されるそれぞれの疾患ごとにその病態は異なる．すべての疾患で認められる所見は，病原体が全身臓器で増殖して重篤な症状を誘導することである．ウイルス血症が認められる．重症患者では各臓器不全，播種性血管内凝固症候群，ショックなどが認められる．

最近 CCHF において血球貪食症候群の所見が認められることが証明され，SFTS においても CCHF と同様に血球貪食症候群の所見が認められることが明らかにされている[1]．

また，VHF に分類される疾患すべてにおいて，重症例では中枢神経関連症状が認められるが，アレナウイルスおよびフラビウイルスに分類されるウイルスによる場合には脳炎・脳脊髄炎に，それ以外のウイルスによる場合は脳症による神経症状と考えられる．

診断

国立感染症研究所（感染研）でこれらの病原体による感染症の診断が可能である．感染研には BSL-4（biosafety level-4）研究施設が設置されているにもかかわらずそれは BSL-4 研究施設として稼働されていないため，感染性の VHF 関連ウイルスを取り扱うことはできない．しかし，それぞれの病原体の組換え蛋白質を抗原とした抗体検出法，抗原検出法，ウイルス分離法，ウイルス遺伝子検出法が整備されている[7-12]．VHF の診断の基本は，急性期 VHF 患者血液や体液，臓器からウイルスを分離同定する，ウイルス遺伝子を増幅する，ウイルス抗原を検出すること，および，急性期および回復期における抗体価の有意な上昇を確認することに

3 VHF の診断アルゴリズム

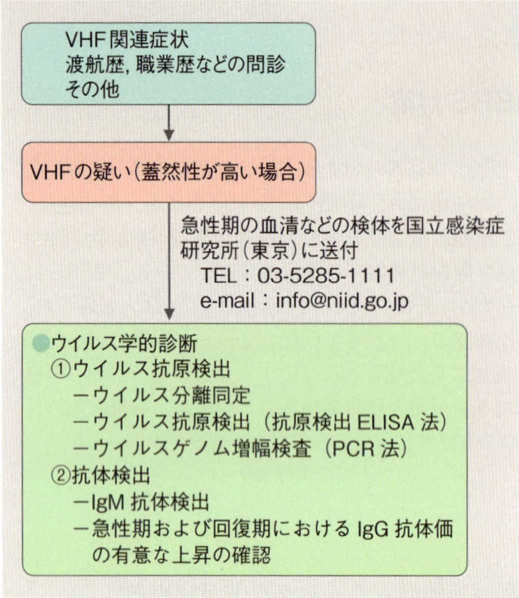

VHF 関連症状
渡航歴, 職業歴などの問診
その他
VHF の疑い（蓋然性が高い場合）
急性期の血清などの検体を国立感染症研究所（東京）に送付
TEL：03-5285-1111
e-mail：info@niid.go.jp
ウイルス学的診断
①ウイルス抗原検出
－ウイルス分離同定
－ウイルス抗原検出（抗原検出 ELISA 法）
－ウイルスゲノム増幅検査（PCR 法）
②抗体検出
－IgM 抗体検出
－急性期および回復期における IgG 抗体価の有意な上昇の確認

よる（3）.

治療

対症療法（呼吸循環動態の維持，輸液・輸血，電解質補正など）が基本である．ただし，LF，SAHF には抗 RNA ウイルス剤の一つであるリバビリン（レベトール®など）投与の適応がある[13]．また，HFRS および CCHF に対してもリバビリン投与がなされるべきである．しかし，どの場合においても早期投与が基本である．その他の VHF に対しては特異的治療法はない．

EHF，MHF，CCHF，LF，SAHF は日本の感染症法により 1 類感染症に指定されている．これらの疾患を診断した医師は最寄りの保健所に届出するとともに，1 類感染症患者の収容が可能な指定病院に搬送することを考慮する．

（西條政幸）

文献

1) Takahashi T, et al. The first identification and retrospective study of severe fever with thrombocytopenia syndrome in Japan. *J Infect Dis* 2014；209（6）：816-827.
2) Timen A, et al. Response to imported case of Marburg hemorrhagic fever, the Netherland. *Emerg Infect Dis* 2009；15（8）：1171-1175.
3) Hirabayashi Y, et al. An imported case of Lassa fever with late appearance of polyserositis. *J Infect Dis* 1988；158（4）：872-875.
4) Nichol ST, et al. Genetic identification of a hantavirus associated with an outbreak of acute respiratory illness. *Science* 1993；262（5135）：914-917.
5) Gai ZT, et al. Clinical progress and risk factors for death in severe fever with thrombocytopenia syndrome patients. *J Infect Dis* 2012；206（7）：1095-1102.
6) 山岸拓也ほか．2013 年に発症した重症熱性血小板減少症候群 40 例のまとめ—感染症発生動向調査より．病原微生物検出情報（*IASR*）2014；35（2）：38-39.
7) 森川茂ほか．ウイルス性出血熱と日本における検査体制．ウイルス 2001；51（2）：215-224.
8) Saijo M, et al. Development of recombinant nucleoprotein-based diagnostic systems for Lassa fever. *Clin Vaccine Immunol* 2007；14（9）：1182-1189.
9) Saijo M, et al. Laboratory diagnostic systems for Ebola and Marburg hemorrhagic fevers developed with recombinant proteins. *Clin Vaccine Immunol* 2006；13（4）：444-451.
10) Saijo M, et al. Antigen-capture enzyme-linked immunosorbent assay for the diagnosis of crimean-congo hemorrhagic fever using a novel monoclonal antibody. *J Med Virol* 2005；77（1）：83-88.
11) Saijo M, et al. Recombinant nucleoprotein-based serological diagnosis of Crimean-Congo hemorrhagic fever virus infections. *J Med Virol* 2005；75（2）：295-299.
12) Ure AE, et al. Argentine hemorrhagic fever diagnostic test based on recombinant Junin virus N protein. *J Med Virol* 2008；80（12）：2127-2133.
13) McCormick JB, et al. Lassa fever. Effective therapy with ribavirin. *N Engl J Med* 1986；314（1）：20-26.

II. ウイルス感染症

遅発性ウイルス・レトロウイルス感染症

亜急性硬化性全脳炎

Point

- 亜急性硬化性全脳炎（SSPE）は遅発性ウイルス感染症の代表疾患である.
- 通常，麻疹に罹患してから 5～10 年の無症状期間を経て比較的軽微な神経症状にて発症する.
- 発病後は数か月～数年の経過で進行し，ついに全大脳機能を喪失して死に至る.
- 現在，イノシンプラノベクス，インターフェロン，リバビリンなどによる治療が試みられているが，有効な治療法は確立されていない.
- SSPE の発症を抑制するには，ワクチンによる麻疹の予防が重要である.

概念

亜急性硬化性全脳炎（subacute sclerosing panencephalitis：SSPE）は，通常，麻疹に罹患してから 5～10 年の無症状期間を経て比較的軽微な神経症状にて発症し，発病後は数か月～数年の経過で緩徐に，しかし確実に進行し，ついに全大脳機能を喪失して死に至る中枢神経感染症であり，遅発性ウイルス感染症の代表疾患である.

麻疹に罹患した人の数万人に 1 人，1 歳未満で罹患した場合にはおおよそ 8,000 人に 1 人が SSPE を発症するとされている．SSPE 患者数は麻疹ワクチンの普及後，麻疹の流行規模の縮小にやや遅れて減少してきており，最近のわが国における新たな発症者数は年間 1～4 人で，国内の生存 SSPE 患者数は 150 人程度と推計されている[1].

SSPE の発症は，1 歳未満の乳児期や免疫機能が低下している状態で麻疹に罹患した場合に多い．男女比は約 2：1 で男児に多い．潜伏期間は平均 7 年である．したがって，SSPE を発症する好発年齢は学童期であり，この時期での発症が全体の約 80％を占める.

麻疹ワクチン接種後の SSPE 発症は，自然麻疹罹患後の約 1／10 とされている．麻疹ワクチン接種が徹底している欧米諸国では麻疹の大きな流行はなく，SSPE もほとんどみられない.

病因，病態

SSPE の発症メカニズムはまだ正確には解明されていないが，その発症には宿主側の要因とウイルス側の要因の両者が関与すると考えられている.

1 歳未満の乳児や免疫機能が低下している状態で麻疹に罹患した場合に SSPE を発症するリスクが高くなることから，中枢神経系が発達途上にある時期に麻疹に感染し，免疫系の監視システムが十分に作用しない場合に，持続感染が成立するのではないかと考えられている．また，SSPE 患者の遺伝子多型を検討した研究[2,3]では，コントロール群に比較して IL-4 や MxA 遺伝子のプロモーター領域に多型を認める頻度が高いことより，免疫応答がやや弱い場合に麻疹ウイルスが宿主の病原体排除機構から逃れやすくなり，持続感染が成立する可能性も考えられている.

SSPE 患者から分離されるウイルスは通常の麻疹ウイルスとは生物学的性状を異にしており，SSPE ウイルスと呼ばれている．SSPE ウイルスは，感染性のある遊離ウイルス粒子を産生できず，しかし隣り合う細胞を融合させる能力は亢進し，細胞から細胞に感染が拡大してい

1 Jabbour III 期にみられた周期性同期性高振幅徐波群発

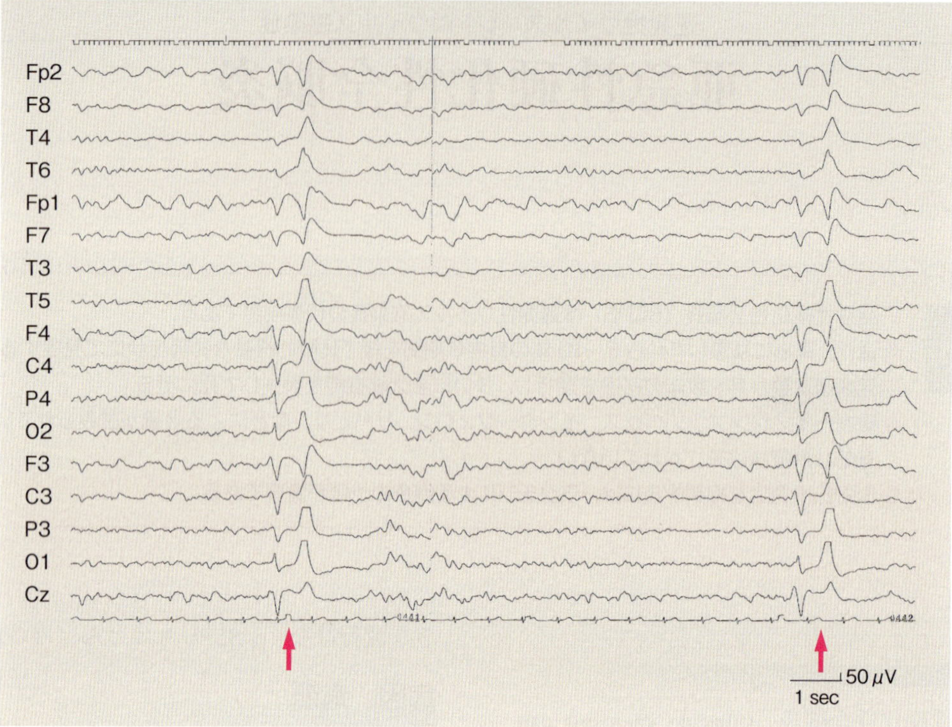

周期性同期性高振幅徐波が約 10 秒間隔の長周期で現れている（→）．ミオクローヌスは高振幅徐波に同期する．

く．この性状の違いは，SSPE ウイルスでは，ウイルス粒子の形成と細胞からの遊離に重要な M 蛋白をコードする M 遺伝子に変異が生じ，M 蛋白が発現していないか，発現していても機能に異常があること，膜融合に関与する F 蛋白をコードする F 遺伝子にも変異がみられ，膜融合能が亢進していることなどによる．SSPE ウイルスの神経病原性には，上記の M 遺伝子と F 遺伝子の変異が関与すると考えられるが，ウイルスの接着に関与する H 蛋白をコードする H 遺伝子の変異も関わっている可能性がある．

ヌードマウスの頭蓋内に通常の麻疹ウイルスを接種すると持続感染が成立し，接種後 2〜4 か月して脳炎を発症する．その脳より分離されるウイルスは，M 遺伝子や F 遺伝子に変異が蓄積し，感染性遊離ウイルスを産生せず，神経病原性を有するといった SSPE ウイルスの特徴をもつウイルスに変異していた[4]．すなわち，免疫系の監視システムが十分に作用しない状態で麻疹に罹患すると麻疹ウイルスは持続感染し，長期に持続感染するうちに変異が蓄積し，特有の遺伝子変異と生物学的特徴を有する SSPE ウイルスに変化し，SSPE の発症に至ると推測される．

SSPE ウイルスは進行性に中枢神経組織を破壊する．病変は大脳の一部より全域に，そして脳幹，脊髄へと進展する．病理組織所見は非特異的全脳炎（神経細胞の脱落，血管周囲へのリンパ球や形質細胞の浸潤など）と脱髄である．脱髄所見はより慢性の経過をとった症例で顕著になる．

臨床症状

SSPE は中枢神経系感染症であるため，臨床症状は神経症状が中心になる．初発症状としては，学業成績低下，記憶力低下，いつもと異なる行動，感情不安定といった精神症状が多いが，病院を訪れる頃には，歩行時にふらつく，持っているものを落とす，字が下手になるなどの運

2 Jabbour III 期にみられた MRI T2 強調画像

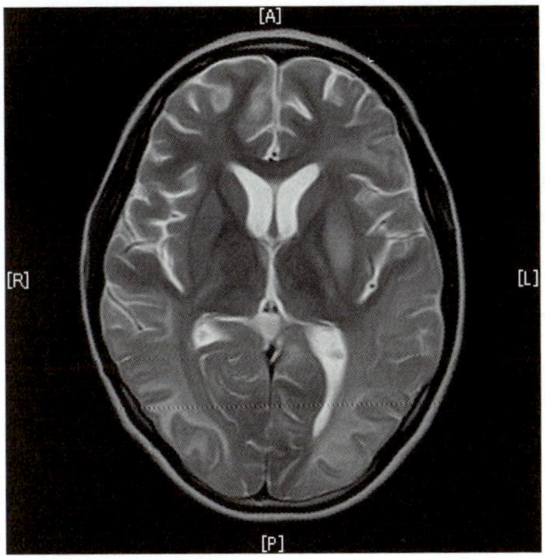

両側の後頭葉から側頭葉後部を中心に，皮質下から白質にかけて高信号域を認める．

動障害を訴えることが多い．このような症状から，初期には心因反応，精神病，てんかん，脳腫瘍などと間違われる．

発症後は類型的な経過を呈する傾向があり，Jabbour はこれを 4 期に分類している[5]．

I 期は大脳徴候が出現する時期で，集中力の低下，学業成績低下，記憶力低下，性格変化，行動異常，言語の退行，不明瞭な発語などの症状が現れる．

II 期は痙攣や運動徴候が出現する時期で，最も特徴的なミオクローヌス発作や失立発作，大発作などのさまざまな痙攣がみられ，知能障害が進行し，歩行障害や嚥下障害などの運動症状が明らかになる．

III 期は昏睡に至る時期で，知能，運動の障害はさらに進行し，精神活動は低下し，歩行困難，摂食不能になる．この時期には体温の不規則な上昇，唾液分泌の亢進，発汗異常などの自律神経障害も出現する．

IV 期は脳皮質機能が高度に障害される時期で，意識レベルの低下は高度になり，筋緊張は著明に亢進，ミオクローヌスは消失し，自発運動がなくなる．除脳あるいは除皮質硬直の肢位を呈する．

通常，全経過は数年であるが，数か月で IV 期に至る急性型（約 10％）や，進行の緩徐な慢性型（約 10％）の病態も存在する．

検査所見

一般の血液生化学検査では特徴的な所見はない．血液中および髄液中の抗麻疹ウイルス抗体価が著しく上昇している．また，髄液では IgG の増加がみられる．髄液中抗麻疹ウイルス抗体の著しい高値は SSPE の診断的意義が高い．

脳波検査では，特に II 期から III 期にかけて長周期の周期性同期性放電（periodic synchronous discharge：PSD）あるいは周期性同期性高振幅徐波（periodic synchronous high voltage slow wave）と呼ばれる特徴的な脳波所見を認める（**1**）．臨床的に観察されるミオクローヌスはこの PSD に同期して観察される．

画像検査では，神経症状の増悪期に X 線 CT で低吸収域を，MRI T2 強調画像にて高信号域を認める（**2**）．病期が進行すると，大脳皮質の萎縮が顕著となる．

診断

剖検あるいは生検で脳組織に SSPE ウイルスが証明されれば確定診断される．臨床的には，進行性の中枢神経症状と，血液中および髄液中抗麻疹ウイルス抗体価の高値により診断できる．脳波上の同期性高振幅徐波群発も参考所見となる．

治療

一般的治療法

現在，臨床的に有効性が確認され，健康保険適用のある治療法としては，イノシンプラノベクス（イソプリノシン®）の経口投与療法と，インターフェロン（IFNα または IFNβ）の髄注もしくは脳室内投与療法がある．

■イノシンプラノベクス

イノシンプラノベクスは抗ウイルス作用と免疫賦活作用を併せ持つ薬剤で，SSPE に対し，通常 50～100 mg / kg / 日を 3～4 回に分割し経口的に投与する．副反応として尿酸値の上昇に注意する．SSPE に対するイノシンプラノベクスの有効性を臨床症状から評価した場合，症状が改善した症例あるいは進行の止まった症例の割合は，報告により33%（5／15）[6]，11%（2／18）[7]，66%（10／15）[8] とさまざまであるが，投与しなかった場合の自然寛解率は4～10%とされており，その効果は確実とはいえないまでも，臨床症状の進行を抑制すると考えられている．特に，進行の比較的緩徐な症例では効果が期待できる[9]．生存率で評価すると，イノシンプラノベクスが投与された98例の8年生存率は61%であるのに対し，ほぼ同時期の非投与例の生存率が8%であることから，イノシンプラノベクスはSSPEの生存率を延長させる効果がある（$p < 0.01$）[10] とされている．

■インターフェロン

インターフェロンはウイルス増殖阻害作用をもつ薬剤で，イノシンプラノベクスとの併用により有効とする報告が多い．通常，オンマイヤーリザーバーを設置し，100～300万単位を週1～3回，脳室内に直接投与する．副反応として，発熱がほぼ全例にみられる．頻度は低いがアレルギー反応を起こす症例もある．臨床症状から有効性を評価すると，Yalazら[11] は，改善が50%（11／22），進行停止が22%（5／22），Gasconら[12] は，改善が17%（3／18），進行停止が28%（5／18）と報告している．イノシンプラノベクス単独投与と同様，効果は確実とはいえないが，無治療の場合に比較すると，進行が止まる率が高い．しかし，Yalazらが報告した症例を，さらに5～9年間経過観察した結果は，改善のみられた11例中8例と進行の止まった5例全例がその後神経学的退行を示し，症状の悪化した13例中7例が死亡しており，治療効果は一時的であり，長期予後の改善は得られていない[13]．

研究的治療法

研究的治療法として，リバビリン脳室内投与療法が試みられている．リバビリンは広い抗ウイルススペクトルを有する薬剤で，麻疹（SSPE）ウイルスに対しても優れた抗ウイルス効果を示す．

リバビリンははじめに静脈内投与が試みられた．最大許容量の投与で髄液中リバビリン濃度は最小有効濃度に達する[14]．投与された症例は少ないが，臨床症状（NDIスコア：neurologic disability index score）に改善がみられ，髄液麻疹抗体価が低下した[14,15]．しかし，治療を中止するとやがて再燃する（**3**）．このため，インターフェロンと同様にリバビリンを直接脳室内に投与する治療が試みられるようになった．直接脳室内に投与することにより，髄液中リバビリン濃度をウイルスの増殖を完全に抑制する濃度に維持することができる[16]．病期のさまざまな10例に試みたが，リバビリン投与による重篤な副反応は認められなかった．10例中7例において，臨床症状の改善，あるいは髄液中麻疹抗体価の減少が認められた．特に，病期の早い時期に治療した症例では，会話や作文が可能になるなど，症状に明らかな改善がみられ，髄液中麻疹抗体価が再び低下した（**3**）．

リバビリンは，直接脳室内に投与することにより髄液中濃度を組織培養法や動物実験から推定される有効濃度に維持することが可能になり，有効性が期待される．しかし，未だ研究的治療法であるため，所属施設の倫理委員会の承認を得て，患者と家族に十分な説明の後に同意を得てから開始しなければならない．また，リバビリンは，ウイルスの増殖を抑制し，病期の進行を阻止する薬剤である．病期がいったん進んでしまった後では回復は望めない．予後の改善を望むには，早期診断・早期治療が重要である．そのためには，「何となく性格が変わった」「学力が少し低下した」といった微細な中枢神経症状が出現した段階でSSPEを疑わなければならない．

診断後，早期にイノシンプラノベクス経口投与を開始する．次に，オンマイヤーリザーバーか，皮下埋め込み型持続輸注ポンプを設置し，インターフェロンとリバビリンの併用療法を開始する．1日2～3回オンマイヤーリザーバーを穿刺して投与するか，皮下埋め込み型輸注ポンプより持続投与する．穿刺注入する回数を減らせることと，濃度を一定に保つことができる利点があるため，現在は持続輸注療法の効果が

3 リバビリン投与にて神経症状に改善を認めた症例

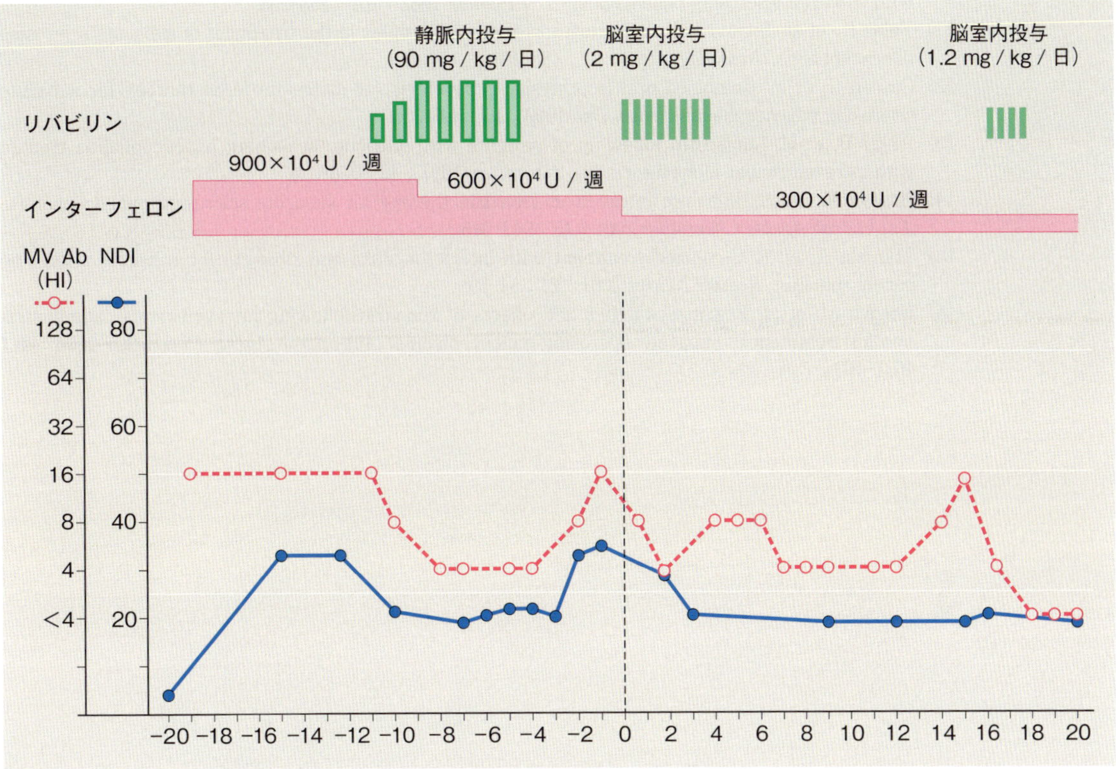

リバビリンははじめに静脈内投与が試みられた．最大許容量の投与で髄液中リバビリン濃度は最小有効濃度に達し，臨床症状（NDI スコア ●）に改善がみられ，髄液中麻疹抗体価（MV Ab ○）が低下した．しかし，治療を中止するとやがて再燃したため，リバビリンの脳室内投与を行った．髄液中リバビリン濃度はウイルスの増殖を完全に抑制する濃度に維持され，症状に明らかな改善を認め，髄液中麻疹抗体価が再び低下した．

検討されている．

予後

SSPE に対する有効な治療法の開発が試みられているが，未だ確立されておらず，依然予後不良である．ワクチンにより麻疹罹患を予防することが重要である．

（細矢光亮）

文献

1) Abe Y, et al. Survey of subacute sclerosing panencephalitis in Japan. *J Child Neurol* 2012；27：1529-1533.
2) Inoue T, et al. Contribution of the interleukin 4 gene to susceptibility to subacute sclerosing panencephalitis. *Arch Neurol* 2002；59：822-827.
3) Torisu H, et al. Functional MxA promoter polymorphism associated with subacute sclerosing panencephalitis. *Neurology* 2004；62：457-460.
4) Abe Y, et al. Characteristics of viruses derived from nude mice with persistent measles virus infection. *J Virol* 2013；87：4170-4175.
5) Jabbour J, et al. SSPE：Clinical, staging, course, and frequency. *Arch Neurol* 1975；32：493-494.
6) Huttenlocher PR, Mattson RH. Isoprinosine in subacute sclerosing panencephalitis. *Neurology* 1979；29：763-771.
7) Haddad FS, Risk WS. Isoprinosine treatment in 18 patients with subacute sclerosing panencephalitis：A controlled study. *Ann Neurol* 1980；7：185-188.
8) Dyken PR, et al. Long-term follow-up of patients with subacute sclerosing panencephalitis treated with inosiplex. *Ann Neurol* 1982；11：359-364.
9) Jones CE, et al. Inosiplex therapy in subacute sclerosing panencephalitis. A multicentre, nonrandomised study in 98 patients. *Lancet* 1982；1（8280）：1034-1037.

10) DuRant RH, et al. The influence of inosiplex treatment on the neurological disability of patients with subacute sclerosing panencephalitis. *J Pediatr* 1982；101：288-293.
11) Yalaz K, et al. Intraventricular interferon and oral inosiplex in the treatment of subacute sclerosing panencephalitis. *Neurology* 1992；42：488-491.
12) Gascon G, et al. Combined oral isoprinosine-intraventricular alpha-interferon therapy for subacute sclerosing panencephalitis. *Brain Dev* 1993；15：346-355.
13) Anlar B, et al. Long-term follow-up of patients with subacute sclerosing panencephalitis treated with intraventricular alpha-interferon. *Neurology* 1997；48：526-528.
14) Hosoya M, et al. High-dose intravenous ribavirin therapy for subacute sclerosing panencephalitis. *Antimicrob Agents Chemother* 2001；45：943-945.
15) Tomoda A, et al. Combined treatment with interferon-alpha and ribavirin for subacute sclerosing panencephalitis. *Pediatr Neurol* 2001；24：54-59.
16) Hosoya M, et al. Pharmacokinetics and effects of ribavirin following intraventricular administration for treatment of subacute sclerosing panencephalitis. *Antimicrob Agents Chemother* 2004；48：4631-4635.

II. ウイルス感染症

遅発性ウイルス・レトロウイルス感染症

進行性多巣性白質脳症

Point

- 進行性多巣性白質脳症（PML）は JC ウイルスによる感染性中枢神経脱髄疾患であり，根治療法がない予後不良の感染症である.
- 主に細胞性免疫不全を原疾患とするが，本邦では HIV 感染の割合が低く，血液系悪性腫瘍，自己免疫疾患，移植医療後など多岐にわたる.
- 生物学的製剤投与を背景とする monoclonal antibody-associated PML は新たな原疾患の出現である．特に多発性硬化症患者のナタリツマブ関連 PML は知見が急速に高まっている.
- 治療薬としてメフロキンが期待されたが HIV-PML では有効であるとの結果はなく，非 HIV-PML では多数例での有効性は示されていない.

概念

進行性多巣性白質脳症（progressive multifocal leukoencephalopathy：PML）はポリオーマウイルス属二重鎖環状 DNA ウイルスである JC ウイルス（JCV）が脳のオリゴデンドロサイトに感染し，多巣性の脱髄病変を呈する感染性中枢神経脱髄疾患である[1]．細胞性免疫が低下した人に主に発症する．大脳白質が病変の主体であるが，小脳や脳幹といったテント下病変も来しうる．発症すると大多数が進行性経過・致死的転帰をとる予後不良な疾患である．HIV-PML の 1 年生存可能性は 58%，非 HIV-PML では平均 3 か月以内に死亡するとされている[2]．根治に至る治療法は確立していない.

日本における PML の発症頻度は，人口 1,000 万人に約 0.9 人である．基礎疾患は欧米と異なり（欧米は 85% 以上が HIV 感染を基礎疾患とする），ヒト免疫不全ウイルス（human immunodeficiency virus：HIV）感染以外にも血液系悪性腫瘍，自己免疫疾患など多岐にわたり（**1**），最近では移植医療後の患者も増えてきている[3]．そのため日常診療でも留意すべき疾患となっている.

PML において特筆すべき最近の話題は近年の生物学的製剤投与による PML 発生である（**2**）[4]．特に多発性硬化症（multiple sclerosis：MS）における生物学的製剤との関連は自己免疫性神経疾患を専門とする神経内科医の注目するところとなっている.

Column

いま，なぜ PML なのか？

PML はまれな疾患ではあるものの，原疾患の一つである HIV 感染者の本邦での増加や免疫抑制剤などの適応拡大による汎用など，免疫不全状態の患者は増加している．しかも本邦では，PML の基礎疾患は多彩であり日常診療においても留意すべき疾患となってきている.

また，近年の生物学的製剤投与による PML 発生（monoclonal antibody-associated PML）は新たな原疾患の出現であり，PML は今後増加する可能性が考えられる．特に多発性硬化症における生物学的製剤との関連はナタリツマブ関連 PML という面から神経内科医の認識・知見が急速に高まっている.

1 PML 原疾患の比較

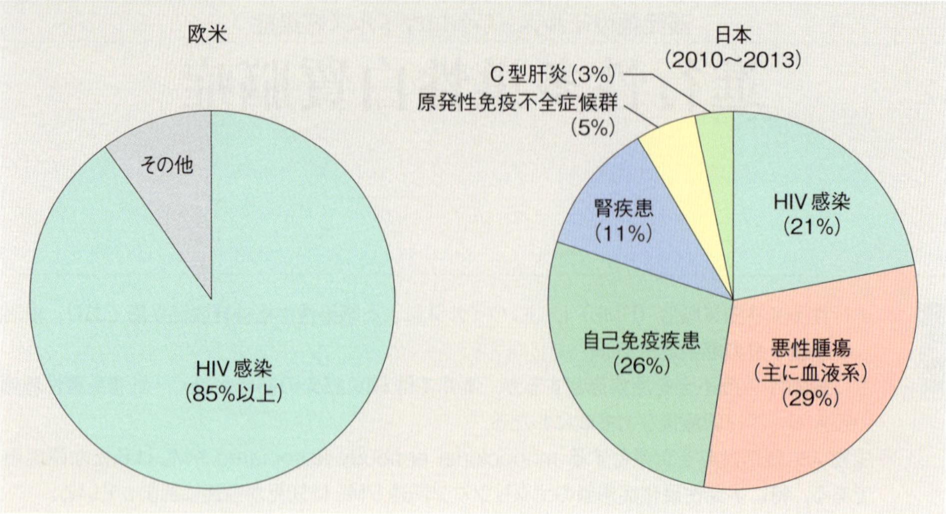

(都立駒込病院 三浦義治先生より提供，一部改変)

2 PML 発生の報告がある生物学的製剤

生物学的製剤（カタカナ表記は日本で使用可）	標的抗原	主な適応症
ナタリツマブ（タイサブリ®）	α4 integrin	多発性硬化症，クローン病
リツキシマブ（リツキサン®）	CD20	B 細胞性非ホジキンリンパ腫
インフリキシマブ（レミケード®）	TNF-α	関節リウマチ
エタネルセプト（エンブレル®）	TNF-α，LTa	関節リウマチ
アダリムマブ（ヒュミラ®）	TNF-α	関節リウマチ
セツキシマブ（アービタックス®）	EGFR	頭頸部癌，結腸・直腸癌
ムロモナブ-CD3（オルソクローン OKT3®）	CD3	腎移植後の急性拒絶反応
ブレンツキシマブ ベドチン（アドセトリス®）	CD30	ホジキンリンパ腫，未分化大細胞リンパ腫
イブリツモマブ チウキセタン（ゼヴァリン®）	CD20	B 細胞性非ホジキンリンパ腫
ベバシズマブ（アバスチン®）	VEGF	結腸・直腸癌
バシリキシマブ（シムレクト®）	CD25	腎移植後の急性拒絶反応
アバタセプト（オレンシア®）	CD80 / CD86	関節リウマチ
efalitumab	CD11	尋常性乾癬（販売中止）
alemtuzumab	CD52	B 細胞性慢性リンパ性白血病
belimumab	BAFF（BlyS）	全身性エリテマトーデス
obinutuzumab	CD20	慢性リンパ性白血病

病因，発症機序

JCV に対する抗体は日本人では健常者の 70 %以上に認められ，抗体保有率は高齢者で高い[5]．小児期に上気道および経口感染で，リンパ球を介して腎臓・脾臓・骨髄などに広がり潜伏感染する（原型：archetype)．

PML 発症の機序は完全に解明はされていないが，潜伏している JCV は細胞性免疫の低下により再活性化され，血液脳関門を超え中枢神経内へ進入すると考えられている．その後オリゴデンドロサイトに感染して JCV が増殖し，神経障害を来す．PML 患者の中枢神経組織で認められる JCV は，調節領域に再編成が認められる PML 型 JCV（PML type）と呼ばれる（3）[6]．

臨床症候（4）

PML の臨床症状は病名である「多巣性」を反映して多彩であるが，よくみられる初発症状は片麻痺，四肢麻痺，認知機能障害，失語，視覚異常などである．その後，初発症状の増悪とともに四肢麻痺，構音障害，嚥下障害，不随意運動，脳神経麻痺，失語などが加わり，失外套

Column

多発性硬化症患者におけるナタリツマブ関連 PML

多発性硬化症（MS）の再発予防に海外で使用されているナタリツマブ（タイサブリ®）の副作用として PML 発症が認められている．ナタリツマブは 2014 年 3 月に本邦でも導入され，PML 発症回避が重要な命題である．

2014 年 8 月時点のデータでは，ナタリツマブは全世界において 129,100 人の患者に投与されている．このうち 486 人の PML 患者報告（多発性硬化症：484 人，クローン病：2 人）がある．全体の PML 発症率は 3.69 / 1,000 患者である．

また，2013 年 6 月 5 日までのナタリツマブ関連 PML 患者 372 人の解析では，無症候性 PML（臨床症状はなく，頭部 MRI 画像異常のみ）が 30 人（8.1%），症候性 PML が 342 人（91.9% ）であった．このうち，無症候性 PML の 96.7%，症候性 PML の 75.4%は生存しており，ナタリツマブ関連 PML の死亡率は全体で 23%である．

ただし，

- 抗 JCV 抗体陽性
- ナタリツマブ投与以前に免疫抑制剤など使用
- 2 年以上のナタリツマブ投与

が PML 発症のリスクファクターとしてあげられており，この 3 つが合わさると PML 発症は 13 / 1,000 患者と著増する．

また，最近では，

- PML 発症前に血清抗 JCV 抗体が前値より上昇する

という報告や，

頭部 MRI の特徴として

- Gd 増強効果が 41%と，他の PML より多い
- 3 cm 以上のび漫性病変が多い
- 皮質下病変が多い

といった報告もある．また逆に多彩な画像をとりうるとの報告もある．

MS におけるナタリツマブ関連 PML では無症候性 PML を含めた早期の診断と治療が生命および機能予後改善につながるため，新規の頭部 MRI 画像異常の出現時には常に PML を意識した診療が望まれる．

3 進行性多巣性白質脳症（PML）の発症機序

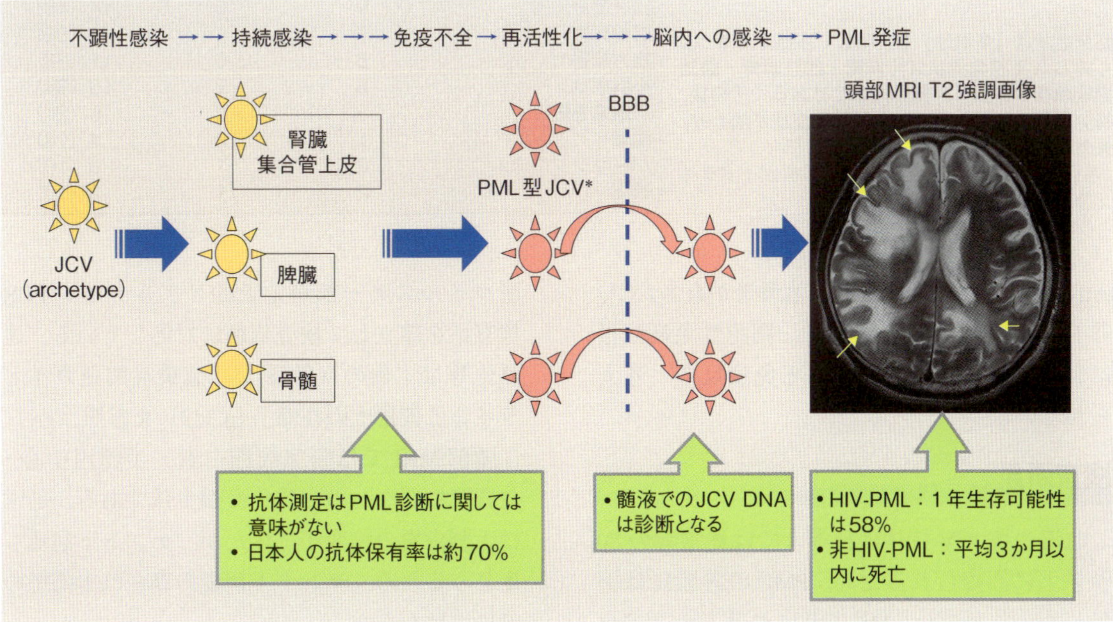

* PML 型 JCV が中枢神経へ移行するのか，中枢神経内に持続感染していた archetype が PML 型 JCV に変化するかはいまだ不明．

（進行性多巣性白質脳症〈PML〉診療ガイドライン 2013[3] より）

状態に至る[7]．

免疫再構築症候群（IRIS）

免疫再構築症候群（immune reconstitution inflammatory syndrome：IRIS）は PML 治療の数か月以内に起こる MRI での病巣拡大とガドリニウム（Gd）増強効果および神経症状の増悪を指し，HIV-PML に対する HAART（highly

4 PMLの臨床症候

PMLの初発症状

初発症状	非HIV-PML (*n*=18)	HIV-PML (*n*=11)	*n* (%)
片麻痺／四肢麻痺	10	7	17 (59)
認知機能障害	5	7	12 (41)
失語症	3	4	7 (24)
視力障害	3	4	7 (24)
脳神経麻痺	3	2	5 (17)
小脳症状	5	0	5 (17)
感覚障害	3	0	3 (10)
不随意運動	1	2	3 (10)
頭痛	1	2	3 (10)
痙攣	0	1	1 (3)

PMLの経過中にみられる神経症候

神経症候	非HIV-PML (*n*=18)	HIV-PML (*n*=11)	*n* (%)
片麻痺／四肢麻痺	16	9	25 (86)
錐体路症状	15	8	23 (79)
認知機能障害	15	7	22 (76)
嚥下障害	14	7	21 (72)
構音障害	13	7	20 (69)
深部腱反射亢進	12	7	19 (66)
失語症	11	7	18 (62)
無動・無言	14	3	17 (59)
脳神経麻痺	12	3	15 (52)
膀胱直腸障害	9	5	14 (48)
感覚障害	7	4	11 (38)
視力障害	5	6	11 (38)
小脳症状	8	2	10 (34)
不随意運動	3	3	6 (21)
痙攣	1	3	4 (14)
パーキンソニズム	2	1	3 (10)
頭痛	2	1	3 (10)

臨床症状は「多巣性」を反映して多彩である．よくみられる初発症状は片麻痺・四肢麻痺・認知機能障害・失語・視覚異常などである．その後，初発症状の増悪とともに各種神経症状が加わり，失外套状態に至る．
（進行性多巣性白質脳症〈PML〉診療ガイドライン2013[3]より）

active anti-retroviral therapy）治療後が有名だが，非HIV-PMLでも起こりうる．細胞性免疫回復によるJCV感染細胞に対する免疫反応と考えられている．

検査所見

血清の抗JCV抗体は日本人では健常者の70%以上に認められるため，PMLの診断には寄与しない．ただし，MS患者におけるナタリツマブ関連PMLにおいては，血清の抗JCV抗体陽性が発症のリスク判断となる[8]．髄液においても通常は異常所見を認めず，時に軽度の髄液細胞増多／蛋白上昇がみられる．

髄液のJCV DNA遺伝子検査はPMLの診断に重要である．その感度は約80%，特異度は約99%とされている[9]．本邦では国立感染症研究所ウイルス第一部が定量的リアルタイムPCR検査系を確立し，検査依頼に対応している．連絡先等は本巻の〈付録2〉「感染症関連ガイドラインと使用上の注意」（p.342）を参照．

頭部MRIでは脳室周囲白質・半卵円中心・皮質下白質などの白質病変が主体である．通常は大脳白質の病変が主体だが，テント下病変も生じうるため，テント下病変の存在は本疾患の除外にはならない．

病変は初期には単発あるいは多数の大小不同の斑状の白質病変であるが，経時的に進展・癒合・拡大する．病変は片側性のことも両側性のこともある．両側性の場合，左右不対称であることが多い．病変はT1強調画像で低信号，T2強調画像およびFLAIR画像で高信号を呈する[10]．拡散強調画像では，比較的新しい病変

5 PMLの頭部MRI

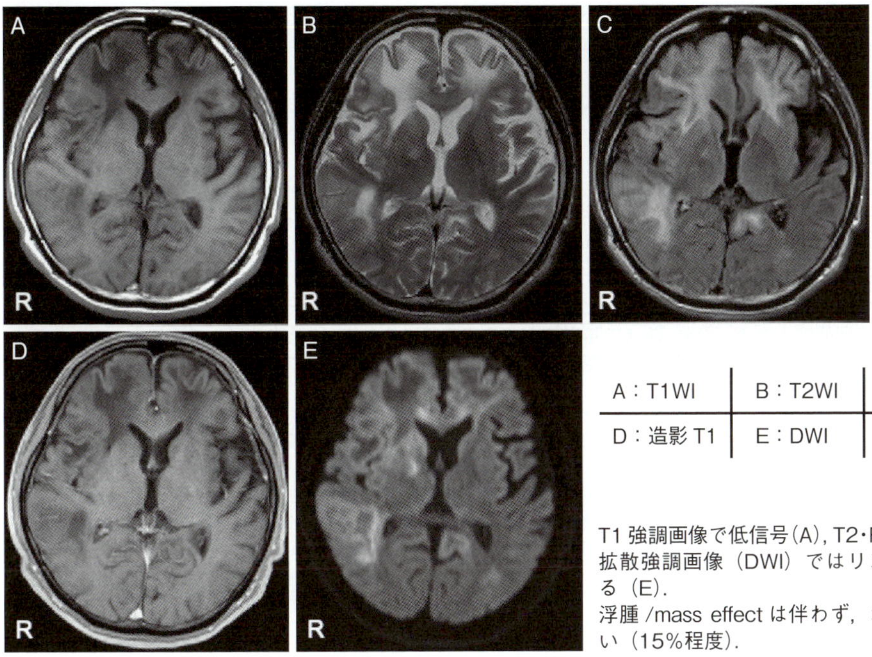

A：T1WI	B：T2WI	C：FLAIR
D：造影T1	E：DWI	

T1強調画像で低信号(A), T2・FLAIR画像で高信号(B, C). 拡散強調画像（DWI）ではリング状の高信号病変を呈する（E).
浮腫/mass effectは伴わず，増強効果をみることも少ない（15%程度).

6 PMLの病理所見

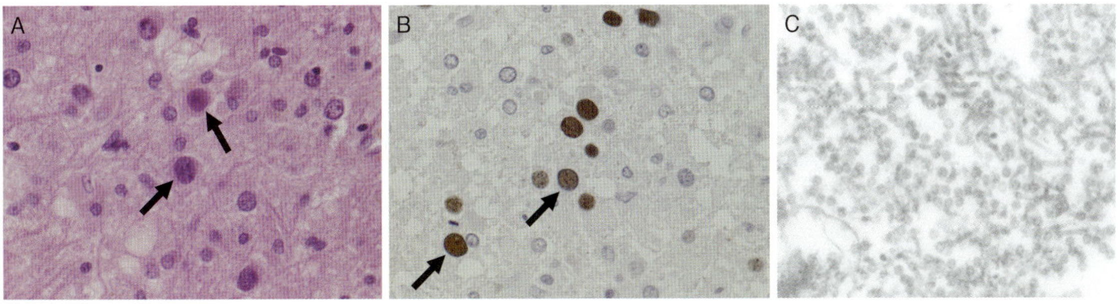

A：HE染色ではオリゴデンドロサイトの著明に腫大した核に顆粒状ないしび漫性の好塩基性物質の存在（→）が認められる.
B：抗JCV抗体（通常，ウイルスの外殻蛋白Vp1に対する抗体）を用いた免疫組織化学では，腫大した核全体に陽性所見（→）がみられる.
C：電子顕微鏡では，JCVは球状および線維状の形態を示し，核膜直下にクラスター形成をしていることが多い.
（進行性多巣性白質脳症〈PML〉診療ガイドライン2013 [3] より）

は高信号を呈し，古い病変は信号変化が乏しくなる．そのため拡散強調画像では病変の拡大に伴い，リング状の高信号病変を呈することが多くなる（5）．通常，浮腫／mass effect（圧排効果）は伴わない．増強効果を呈することも少ないが（15%程度とされる），PML治療に伴うIRISでは増強効果やmass effectを認めることが多い．

病理所見（6）

肉眼所見では，皮髄境界から皮質下白質に大小さまざまな脱髄斑が多数（多巣性），互いに癒合している（進行性）ことが多く，進行性多巣性白質脳症の病名の由来となった．

近年では，基礎疾患やその治療法の多様化，臨床病期の長期化などに伴い，脱髄病巣の広がり方にも多様性がみられる．ヘマトキシリン・エオジン（HE）染色でオリゴデンドロサイトの著明に腫大した核に顆粒状ないしび漫性の好塩基性物質の存在が認められる．抗JCV抗体による免疫組織化学では，腫大した核全体に陽性所見がみられる．電子顕微鏡では，JCVは球

7 進行性多巣性白質脳症（PML）の診断基準

Definite PML：下記基準項目の 5 を満たす．
Probable PML：下記基準項目の 1, 2, 3 および 4 を満たす．
Possible PML：下記基準項目の 1, 2 および 3 を満たす．

1. 成人発症の亜急性進行性の脳症（1）
2. 脳 MRI / CT で、白質に脳浮腫を伴わない大小不同，融合性の病変が散在（2）
3. 白質脳症をきたす他疾患を臨床的に除外できる（3）
4. 脳脊髄液から PCR で JCV DNA が検出（4）
5. 剖検または生検で脳に特徴的病理所見（5）と JCV 感染（6）を証明

注
（1）免疫不全（AIDS，抗癌剤・免疫抑制剤投与など）の患者や生物学的製剤（ナタリツマブ，リツキシマブ等）を使用中の患者に後発し，小児期発症もある．発熱・髄液細胞増加などの炎症反応を欠き，初発症状として片麻痺 / 四肢麻痺，認知機能障害，失語，視力障害，脳神経麻痺，小脳症状など多彩な中枢神経症状を呈する．無治療の場合，数か月で無動性無言状態に至る．
（2）病巣の検出には MRI が最も有用で，脳室周囲白質・半卵円中心・皮質下白質などの白質病変が主体である．病変は T1 強調画像で低信号，T2 強調画像および FLAIR 画像で高信号を呈する．拡散強調画像では新しい病変は高信号を呈し，古い病変は信号変化が乏しくなるため，リング状の高信号病変を呈することが多くなる．
造影剤増強効果は陰性を原則とするが，まれに病巣辺縁に弱く認めることもある．
（3）白質脳症としては副腎白質ジストロフィーなどの代謝疾患やヒト免疫不全ウイルス（HIV）脳症，サイトメガロウイルス（CMV）脳炎などがある．しかし AIDS など PML がよくみられる病態にはしばしば HIV 脳症や CMV 脳炎などが合併する．
（4）病初期には陰性のことがある．経過とともに陽性率が高くなるので，PML の疑いがあれば再検査する．
（5）脱髄巣，腫大核に封入体を有するグリア細胞の存在，アストログリアの反応、マクロファージ・ミクログリアの出現．
（6）JCV DNA，mRNA，蛋白質の証明もしくは電子顕微鏡によるウイルス粒子の同定．

PCR：polymerase chain reaction.

（進行性多巣性白質脳症〈PML〉診療ガイドライン 2013[3] より）

8 PML の治療方針

1. HIV-PML	HIV-PML では HAART 療法が推奨される． 抗ウイルス薬およびメフロキンの追加投与は推奨されない．
2. 非 HIV-PML	2-1. monoclonal antibody-associated PML 血漿交換による生物学的製剤の排除が推奨される． 多発性硬化症患者におけるナタリツマブ関連 PML では，単純血漿交換とともにミルタザピン*投与も考慮してもよい． メフロキン*と血漿交換との併用は考慮してもよい． 2-2. その他の非 HIV-PML その他の非 HIV-PML では原因薬剤の中止や減量を第一に行う． HIV 以外の血液系悪性腫瘍を原疾患とする PML では誘因薬剤の中止とともにシタラビン*の投与を考慮してもよい． 誘因薬剤の中止とともにメフロキン投与を考慮してもよい．
3. PML 治療後の免疫再構築症候群（IRIS）	重篤ではない PML 治療中の IRIS では基礎疾患別の PML 治療を続行． 重篤な PML 治療中の IRIS ではステロイドパルス療法を考慮してもよい． グリセロール等は対症療法として併用を考慮してもよい．

* 保険適用外使用．

（進行性多巣性白質脳症〈PML〉診療ガイドライン 2013[3] より）

状および線維状の形態を示し，核膜直下にクラスター形成をしていることが多い[2]．

診断

確定診断は病理所見と電顕および免疫組織化学的な JCV の証明であるが，髄液の JCV DNA 遺伝子検査は PML 診断に高い特異性を示す．「厚生労働省プリオン病及び遅発性ウイルス感染症に関する調査研究班」の診断基準（2013）を示す（7）．臨床症候・頭部 MRI 画像・髄液の JCV DNA 遺伝子検査，病理所見および白質脳症を来す他の疾患（悪性リンパ腫，多発性硬化症，HIV 脳症など）の鑑別・除外を骨子としている[3]．

Column

メフロキンに関して

ナタリツマブ関連PMLの発生を端緒として，新規PML治療薬の開発が試みられた．*in vitro*のJCV感染の実験系において，2,000種類の薬剤などの中から数種類の薬剤に著明な抗JCV作用があることが認められ，その中で中枢神経への良好な移行を示すのはメフロキンのみであったことが報告された．この報告では，メフロキンの抗JCV作用はウイルスが細胞へ侵入することを防ぐのではなく，JCウイルスが細胞内で増殖するのを阻害することとされている．メフロキン（mefloquine）はキニーネ類似の化学構造をもつ物質で，本来はマラリアの予防および治療に用いられる．

2010年以降より，メフロキンを投与したPML症例の報告が増えている．ただし海外のHIV-PML 29例によるメフロキンの評価では，髄液JCV DNAコピー数はメフロキン投与で変化がなく，臨床スコアも両群で差異を認めなかったため，有効ではないとの判断となっている．非HIV-PMLに関しては多数例での評価はまだ出ていない．

9 進行性多巣性白質脳症（PML）治療アルゴリズム2013

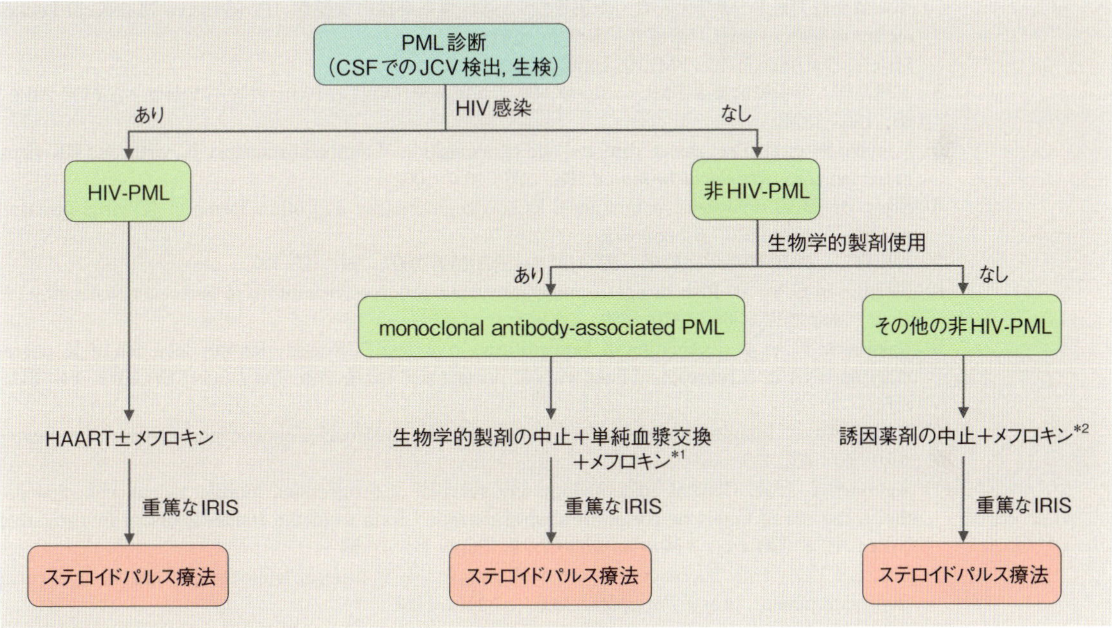

*1 多発性硬化症患者におけるナタリツマブによるPMLでは血漿交換とともにミルタザピン投与も検討．
*2 HIV以外の血液系悪性腫瘍を原疾患とするPMLは誘因薬剤中止とともにシタラビン投与も検討．

【治療効果がみられない場合など】
・5HT2Aセロトニン受容体拮抗薬（ミルタザピンなど）は メフロキンと作用機序が違い，併用が可能．
・抗ウイルス薬（シタラビンなど）は，メフロキン投与ができない場合に考慮する．

（進行性多巣性白質脳症〈PML〉診療ガイドライン2013[3]より）

治療（8）

PML治療に関して，JCVに対する特異的な治療はない．PMLの治療は基礎疾患に伴う免疫能低下を回復／正常化を目指すことが主体となる．つまり，HIV-PMLではHAART療法[11]，非HIV-PMLでは原因薬剤の中止や血漿交換による生物学的製剤の排除が行われる[4,12,13]．DNA合成阻害薬を中心とした抗ウイルス薬やインターフェロンなどは現時点でJCVに明らかに効果があるとのエビデンスレベルの高い研究報告はない．メフロキン（メファキン®）に関してもHIV-PMLでは髄液JCV低下を認めない報告が出ており，非HIV-PMLでも多数例検討での有効性は示されていない．「進行性多巣性白質脳症（progressive multifocal leukoencephalopathy：PML）診療ガイドライン2013」ではメフロキンのPMLに対する効果を多数例で検討するため，メフロキン使用を組み込んだ治療アルゴリズムを提唱している（**9**）．

IRISに関しては，細胞性免疫回復によるJCV感染細胞に対する免疫反応と考えられており，重篤ではない場合には治療を継続することも多い．ただし，過剰な免疫反応のような病態と考え，積極的に治療する意見もある．重篤な場合はステロイドパルス療法が選択される[14]．ステロイドパルス療法が無効のときには血漿交換も考慮される．また，対症療法としてmass effectに対してグリセロール等の使用も考慮される．

（雪竹基弘）

文献

1）厚生労働科学研究費補助金 難治性疾患克服研究事業「プリオン病及び遅発性ウイルス感染症に関する調査研究班」（編）．プリオン病と遅発性ウイルス感染症．東京：金原出版；2010，pp.1-333.
2）Tan CS, Koralnik IJ. Progressive multifocal leukoencephalopathy and other disorders caused by JC virus：Clinical features and pathogenesis. *Lancet Neurol* 2010；9：425-437.
3）厚生労働科学研究費補助金 難治性疾患等克服研究事業「プリオン病及び遅発性ウイルス感染症に関する調査研究班」（研究代表者　山田正仁）．進行性多巣性白質脳症（Progressive Multifocal Leukoencephalopathy：PML）診療ガイドライン 2013. http://prion.umin.jp/file/PML2013.pdf
4）高尾昌樹．分子標的薬とPML―モノクローナル抗体療法時代のPML. *BRAIN and NERVE* 2013；65.：1363-1374.
5）Taguchi F, et al. Prevalence rate and age of acquisition of antibodies against JC virus and BK virus in human sera. *Microbiol Immunol* 1982；26：1057-1064.
6）Brew BJ, et al. Progressive multifocal leukoencephalopathy and other forms of JC virus disease. *Nat Rev Neurol* 2010；6：667-679.
7）岸田修二．PMLの疫学と臨床．*BRAIN and NERVE* 2007；59：125-137.
8）Bloomgren G, et al. Risk of natalizumab-associated progressive multifocal leukoencephalopathy. *N Engl J Med* 2012；366：1870-1880.
9）Nakamichi K, et al. Evaluation of a quantitative real-time PCR assay for the detection of JC polyomavirus DNA in cerebrospinal fluid without nucleic acid extraction. *Jpn J Infect Dis* 2011；64：211-216.
10）Shah R, et al. Imaging manifestations of progressive multifocal leukoencephalopathy. *Clin Radiol* 2010；65：431-439.
11）Antinori A, et al. Clinical epidemiology and survival of progressive multifocal leukoencephalopathy in the era of highly active antiretroviral therapy：Data from the Italian Registry Investigative Neuro AIDS（IRINA）. *J Neurovirol* 2003；9（Suppl 1）：47-53.
12）Crowder CD, et al. Successful outcome of progressive multifocal leukoencephalopathy in a renal transplant patient. *Am J Transplant* 2005；5：1151-1158.
13）Clifford DB, et al. Natalizumab-associated progressive multifocal leukoencephalopathy in patients with multiple sclerosis：Lessons from 28 cases. *Lancet Neurol* 2010；9：438-446.
14）Tan K, et al. PML-IRIS in patients with HIV infection：Clinical manifestations and treatment with steroids. *Neurology* 2009；72：1458-1464.

II. ウイルス感染症

遅発性ウイルス・レトロウイルス感染症

HIV 感染症

Point

- HIV-1 感染症の患者では神経合併症を起こしやすい.
- HIV-1 感染者の神経合併症には原発性 HIV-1 感染症, 日和見感染症, 悪性腫瘍, 脳血管障害や薬剤性神経障害などがある.
- 原発性 HIV-1 感染症には, HIV-1 関連神経認知障害（HAND), 急性 HIV-1 無菌性髄膜炎, HIV-1 関連遠位型感覚性多発ニューロパチー（DSPN), HIV-1 関連急性炎症性脱髄性多発神経根ニューロパチー, HIV-1 関連脊髄症, HIV-1 関連ミオパチーなどがある.

HIV とは

ヒト免疫不全ウイルス（human immunodeficiency virus：HIV）は, ヒトに感染して後天性免疫不全症候群（acquired immunodeficiency syndrome：AIDS）を引き起こす. このウイルスは現在タイプ 1（HIV-1）とタイプ 2（HIV-2）があるが, HIV-1 がいわゆるヒトエイズの原因ウイルスであり, 本項では HIV-1 を中心に記述する.

HIV-1 はレトロウイルス科に属する RNA ウイルスであり, ヒトとチンパンジーに効率的に感染する. HIV-1 の遺伝情報は約 9 kb の RNA に含まれ, *gag*（コア蛋白), *pol*（逆転写酵素), *env*（外殻）の 3 つの構造遺伝子以外に *tat*, *rev*, *nef*, *vpu*, *vpr*, *vif* などの調節遺伝子をコードしている. HIV-1 の主な標的細胞は CD4 陽性 T リンパ球とマクロファージであり, 単球, ミクログリア, 大腸の上皮細胞にも感染する. これら細胞表面の CD4 蛋白とケモカインレセプターなどのコレセプターが HIV-1 の受容体であり, HIV-1 がこれらの受容体に結合すると, ウイルス RNA 遺伝子は細胞の中に取り込まれ, ここで HIV-1 の有する逆転写酵素によって DNA に逆転写される. このようにしてできた proviral DNA は細胞の遺伝子に組み込まれる. 細胞の遺伝子が免疫的刺激により活性化されると, mRNA, ウイルス蛋白が順次つくられ, ウイルス粒子に組み立てられて感染細胞から放出される. この過程で, 逆転写の際にエラーが生じやすいため, 年間に塩基配列の 0.5～1%に変異が起こる. これが HIV-1 ワクチンの開発を困難にしている. 一方, 個体では感染初期は急性高 HIV-1 血症となり, このときに急性 HIV-1 無菌性髄膜炎を合併する場合がある. 自然経過では, その後数年の無症候期を経て, AIDS 発症となる.

HIV-1 の神経合併症

HIV-1 の神経症状は実に多彩で, HIV-1 が直接神経系に感染した病態以外に免疫不全に伴う

Key words

AIDS（エイズ）

AIDS は HIV-1 感染者に以下の指標疾患が認められたときに診断する.

カンジダ症, クリプトコッカス症, クリプトスポリジウム症, サイトメガロウイルス感染症, 単純ヘルペスウイルス感染症, カポジ肉腫, 原発性脳リンパ腫, リンパ性間質性肺炎, 非定型抗酸菌症, カリニ肺炎, 進行性多発性白質脳症, トキソプラズマ脳症, 化膿性細菌感染症, コクシジオイデス真菌症, エイズ脳症（HIV 関連認知症〈HAD〉), ヒストプラズマ症, イソスポラ症, 非ホジキンリンパ腫, 活動性結核, サルモネラ菌血症, HIV 消耗性症候群, 反復性肺炎, 浸潤性子宮頸癌.

神経日和見感染症や神経系悪性腫瘍に由来するものもあり[1]，また中枢神経系から末梢神経・筋系までさまざまな障害を来す（**1**）．この多くはAIDSの時期にみられるが，HIV-1感染早期からでも出現する．これらHIV-1感染患者は50％以上が罹患中に神経系の障害を来すといわれ，神経合併症の多くは，HIV-1感染の進行したAIDSの時期に発症する．

HIV-1そのものによる神経合併症は原発性HIV-1感染症といい，HIV-1関連神経認知障害（HAND，後述），急性HIV-1無菌性髄膜炎，HIV-1関連遠位型感覚性多発ニューロパチー（DSPN，後述），HIV-1関連急性炎症性脱髄性多発神経根ニューロパチー（AIDP，後述），HIV-1関連脊髄症，HIV-1関連ミオパチーなどがある．

一方，日和見感染症としては，サイトメガロウイルス脳脊髄炎，トキソプラズマ脳炎，クリプトコッカス髄膜炎，進行性多巣性白質脳症，単純ヘルペスウイルス脳脊髄炎，水痘-帯状疱疹ウイルス脳脊髄炎や結核性・非定型抗酸菌性髄膜炎，ノカルジア症などが知られ，悪性腫瘍としては悪性リンパ腫が有名である．

また薬剤性神経障害や，最近では脳血管障害の合併も報告されている．サイトメガロウイルス脳脊髄炎，トキソプラズマ脳炎，クリプトコッカス髄膜炎，進行性多巣性白質脳症は特に重要な神経合併症であるが，詳細は本書の他項を参照頂くこととし，本項では原発性HIV-1感染症を中心に解説する．

HIV-1関連神経認知障害（HAND）

■病因，発症機序

HIV-1関連神経認知障害（HIV-1-associated neurocognitive disorders：HAND）はHIV-1感染症に伴う認知機能障害の包括的名称である．認知，運動，行動習慣の異常を中核（皮質下性認知障害）とし，亜急性ないし慢性に進行し，脳の萎縮を伴い，末期には四肢麻痺，高度の認知症から植物状態となり，HIV-1が直接関与した病態である．

従来，HIV関連認知症（HIV-associated dementia：HAD）またはAIDS認知症複合（AIDS-dementia complex：ADC）と呼ばれていたが，抗HIV薬多剤併用療法（antiretroviral therapy：ART）導入後の神経認知障害患者の変化に対応して新たな診断基準が設定され，HAD，軽度神経認知障害（mild neurocognitive disorder：MND），無症候性神経認知障害（asymptomatic neurocognitive impairment：ANI）に分類されている[2]．

1 HIV-1感染者の代表的神経合併症

原発性HIV-1感染症
HIV-1関連神経認知障害 急性HIV-1無菌性髄膜炎 HIV-1関連遠位型感覚性多発ニューロパチー HIV-1関連急性炎症性脱髄性多発神経根ニューロパチー HIV-1ミエロパチー
日和見感染症
サイトメガロウイルス脳炎・ニューロパチー 進行性多巣性白質脳症 トキソプラズマ脳炎 クリプトコッカス髄膜炎
悪性リンパ腫
脳血管障害
薬剤性神経障害

HADは通常免疫不全の進行した状態以前に発症することはまれであり，無症候期では有病率はわずか0.4％程度にしかすぎないが，AIDS発症ともに増加する．神経障害を引き起こすメカニズムにはHIV-1感染そのものによる直接的障害とHIV-1の神経毒性物質の産生，あるいは生体の免疫反応から生じる脳障害物質による間接的障害の2つが考慮され，動物モデルを用いた研究が報告されている[3-5]．

■臨床症候，検査所見

HANDの初期徴候は軽微であり，注意力の低下，集中力の低下，健忘，思考や情報処理の緩慢化がみられ，作業能率の低下や鈍さ，無気力，興味の喪失を訴えることもある．しばしば典型的うつ症状を示す気分障害がみられ，幻覚，妄想，気分の変化などさまざまな精神状態が合併することもある．また，錐体路および錐体外路系にも障害を来し，歩行障害，振戦，巧緻運動障害，交互変換運動障害などもみられる．末

2 HIV 脳症の脳 MRI 画像（37 歳，男性）

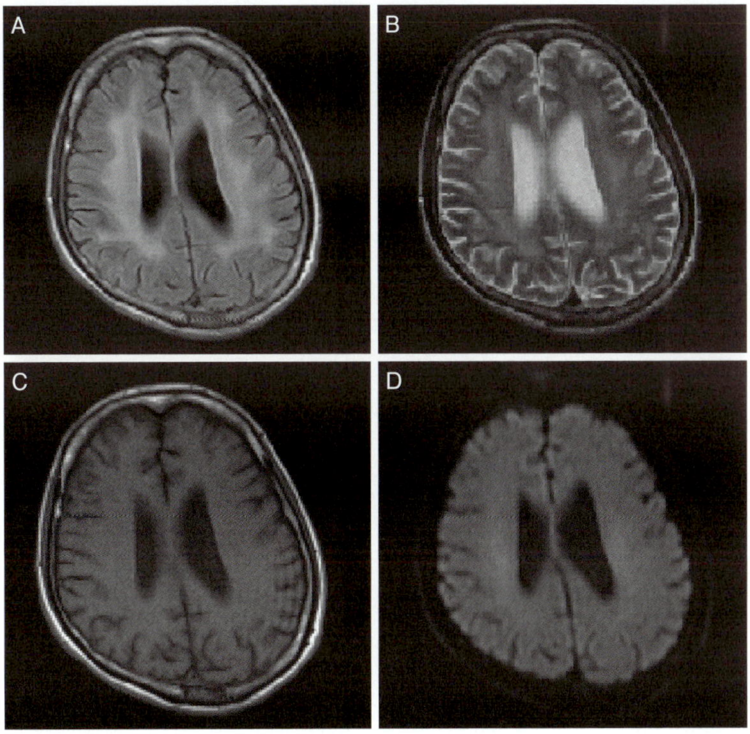

A：FLAIR 画像，B：T2W 強調画像，C：T1W 強調画像，D：拡散強調画像.
前頭葉は萎縮し，深部白質に FLAIR 画像（A）および T2 強調画像（B）でびまん性の両側性左右対称性の高信号域を認める.

期には全般性認知症を呈し，ほとんど植物状態となる.

脳 MRI 画像では年齢にそぐわない大脳皮質の萎縮と基底核の萎縮を示し，脳室周囲や半卵円中心の深部白質に T2 強調画像・FLAIR 画像で，広範囲からび慢性の特徴的な高信号域を認めることが多く，通常両側性，左右対称性である（**2**）．髄液検査では髄液蛋白上昇，軽度な単核細胞の増加がみられ，IgG の増加，オリゴクローナルバンドも検出される．髄液中 HIV-1 RNA，DNA は病期を問わず認められるので診断的意義はないが，脳障害ではより高レベルの RNA 量が証明されている．抗 HIV 薬未治療患者では，髄液中の HIV-RNA 負荷量は特に免疫不全の進行した HAD 患者の重症度と相関して上昇を示す．髄液中ケモカイン CCL2，ネオプテリン，β_2-ミクログロブリン，キノリン酸，腫瘍壊死因子（tumor necrosis factor：TNF），マトリックスメタロプロテアーゼなどのさまざまな宿主の免疫指標も HAD の重症度と相関して上昇を示す．neurofilament light chain，タウ蛋白の増加もみられ，診断特異性はないが，治療モニターとして利用できる．

脳波では全般性徐波あるいは前頭葉優位の徐波を認め，徐波の増加と認知症状との間に相関性がみられる．PET による脳代謝では，グルコース代謝は初期には視床や基底核で亢進し，病期の進行とともに大脳皮質および皮質下灰白質全体に代謝が低下する．SPECT では大脳皮質の血流が低下する．

HDS-R（Hasegawa dementia scale-revised）ではスクリーニングが難しい場合が多く，現在の議論の中心である．神経心理学的検査では言語・発語，注意・作業記憶，抽象化・遂行機能，記憶，情報処理スピードおよび運動スキルなどの領域に関する能力の障害とその程度を検査する．スクリーニングには HIV 認知症スケール，国際的 HIV 認知症スケールが使用されるが，軽症の診断には有用性が乏しいなど，まだ問題が多い．また，各領域の認知機能に対し，Trail-Making Test や Digid Symbol Test，Digid Span，Grooved Pegboard Test などいくつかの神経心理検査を組み合わせたバッテリーで評価が行われる．中川らが中心となって作成した国際

3 HIV 脳症の脳病理画像

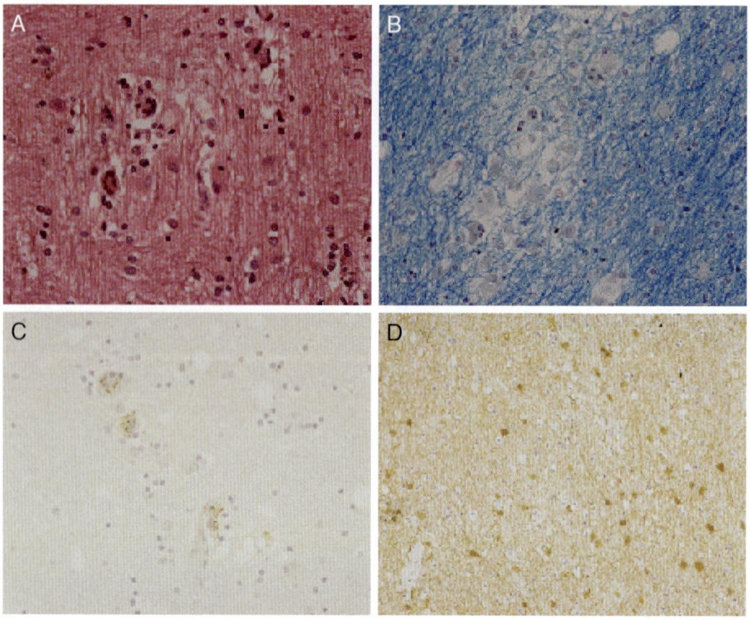

血管周囲に多核巨細胞とマクロファージの浸潤を認め，髄鞘の脱落がみられる．多核巨細胞は HIVp24 抗原陽性であり，周囲に GFAP 陽性のアストロサイトーシスを認める．
A：HE 染色，B：KB 染色，C：HIVp24 免疫染色，D：GFAP 免疫染色．

的 HIV 認知症スケールにレーブン色彩マトリックス検査，Rey-Osterrieth Complex Figure Test，数唱，符号問題，時計描画，Word Fluency Test，Mini-mental state examination を加えた HIV 感染患者の高次脳機能評価バッテリーは時間短縮が得られ有用と思われる[6]．

病理学的には大脳白質，深部灰白質に病変の主座があり，組織学的に散在性，血管周囲に特徴的な多核巨細胞とマクロファージの浸潤，髄鞘や軸索のび慢性脱落が認められる（3）．

■診断，鑑別診断

診断には，HIV-1 感染の血清学的証明，2 項目以上の認知異常，診察もしくは神経心理テストでの異常あるいは感情や社会行動の変化，さらに日和見感染性中枢神経疾患や脳腫瘍などを診察や検査により除外することが重要である．HIV-1 感染者はせん妄や精神疾患を有していることも多く，注意が必要である．高齢者ではアルツハイマー病や脳血管性認知症などとの鑑別も重要である．HAD の診断は除外診断から成るため，日和見感染性中枢神経疾患や脳腫瘍を除外することが重要である．

■治療

ART 導入前には HAD の臨床経過は通常 6〜9 か月にわたり進行性経過をとり，認知症は全般化し，死亡に至っていた．ART 開始により多くの症例で数年間進行が止まったり，神経認知機能が軽快した．しかし，抗 HIV 療法だけでは HAD の神経症状が十分改善しないまま持続したり，また軽症の HAND もみられるようになっている．HAD における抗 HIV 療法の主な目的は血漿ならびに中枢神経系内で完全にウイルスを抑制することであり，中枢神経内での HIV の遺伝子複製を最大限抑制することが重要である．血漿で HIV が抑制されているにもかかわらず髄液で検出される場合には，中枢神経内で薬剤耐性ウイルスが存在している可能性があり，処方内容の変更を考慮する．現在，抗 HIV 薬の化学的性質，髄液濃度に関するデータ，認知機能に対する薬剤評価などに基づいて中枢神経浸潤と効果に関してランク付けをしようとする試みがある[7]．

急性 HIV-1 無菌性髄膜炎

急性 HIV 感染症の一病型と考えられている．

■臨床症候

HIV の感染初期（主に感染後 3〜6 週間に発症し，seroconversion が完成していない時期）

に発熱・咽頭痛・全身リンパ節腫脹・脾腫・発疹などのウイルス感染症候を伴い，さらに頭痛・羞明・意識障害などの急性髄膜炎症状を呈する場合がある．

■検査所見，診断

髄液に p24 抗原あるいは RT-PCR 法にて HIV RNA を検出することにより確定診断される．髄液細胞数は 4～82 / μL と軽度上昇にとどまることが多い[8)]．この理由として，一過性に細胞性免疫が低下しており，髄液の白血球の反応性が低下ないし遅延する可能性が考えられている．他のウイルス感染やクリプトコッカス髄膜炎を除外診断する必要がある．

HIV-1 関連遠位型感覚性多発ニューロパチー (HIV-1-associated DSPN)

■病因，発症機序

ART 導入以後，HIV 関連神経疾患の中で最も多いのが末梢神経障害であり，HIV-1 感染者の 35％にのぼる．この一病型が遠位型感覚性多発ニューロパチー（distal sensory polyneuropathy：DSPN）である[9)]．

HIV-1-associated predominantly sensory polyneuropathy（HPSP），遠位対称性多発ニューロパチー（distal symmetrical polyneuropathy）ともいい，両足のしびれ，痛みを主症状とし，通常 CD4 陽性 T リンパ球数が 200 未満となった AIDS の時期に発症する病因未知の末梢神経障害である．HIV-1 の直接感染による障害よりも，後根神経節あるいは末梢神経内で，感染ないし活性化されたマクロファージが放出した IL-1β，IL-6，TNF-α，NO（nitric oxide：一酸化窒素）などのサイトカインや代謝産物，gp120 などのウイルス蛋白により神経障害が起こると推定されている．

■臨床症候，検査所見

四肢末梢の異常知覚，しびれ，痛み，灼熱感などの異常感覚を主症状とし，数週間から 1 か月にわたり進行し，下肢のストッキング型分布をとる．感覚障害は通常左右対称性で，脱力はしびれが高度に進んだ後に出現する．神経学的所見は，遠位軸索性感覚運動障害性多発ニューロパチーに相当するものでアキレス腱反射は低下ないし消失しているが，膝蓋腱反射はほとんど保たれる．両下肢遠位の表在感覚，振動感覚は低下し，位置感覚は保たれる．重症の場合は下肢の小遠位筋の筋力低下を来す場合があり，足指の運動障害あるいは足内在筋の軽度な萎縮が伴う．上肢はほとんどの場合侵されないが，病期の進行した段階で現れる場合がある．症状は CD4 陽性リンパ球の減少につれ，増悪する傾向がある．

末梢神経伝導検査は小径線維障害であるため，20％は正常を示すが，感覚神経，特に腓腹神経の活動電位の低下ないし消失がみられることがある．運動および感覚神経伝導速度は，正常範囲か軽度の低下にとどまる．筋電図では遠位下肢筋に再支配電位を伴う急性および慢性の脱神経電位が認められる．電気生理学検査は左右対称性であり，遠位対称性の感覚・運動神経の軸索変性を示唆する．主に小径線維を障害する軸索型感覚ニューロパチーである

一般検査には通常異常はなく，髄液検査では HIV-1 感染患者一般の髄液所見を反映して，軽度な単核球の増加，蛋白増加をみることがある．

病理学的には，神経生検で，有髄神経ならびに無髄神経の軸索変性と二次性脱髄が主な所見で，神経上膜や内鞘の血管周囲に軽度な単核球性細胞浸潤がみられる．後根神経節では神経細胞の消失と単核細胞の浸潤がみられる．皮膚生検では小径無髄線維の減少を認める．

■診断，鑑別診断

診断には，HIV-1 感染の血清学的証明，下肢遠位部感覚障害，感覚優位遠位型が対称性にある，電気生理学的に軸索減少と脱髄を伴うこと，髄液検査はほぼ正常であることが重要である．また，鑑別するものとして，外傷，糖尿病性，B 型および C 型肝炎と梅毒，ビタミン B_{12} 欠乏やび慢性浸潤性リンパ球症候群である[10)]．他にサイトメガロウイルス，水痘-帯状疱疹ヘルペスウイルスがあり，また d-drug（ddI，ddC，d4T）などによる薬剤性末梢神経障害（nucleoside neuropathy：NN）も重要である．

■治療

抗レトロウイルス薬での治療効果はない．疼痛ならびに異常感覚に対して三環系抗うつ薬あるいはカルバマゼピン（テグレトール®など），フェニトイン（アレビアチン®など），メキシレチン（メキシチール®など）などで対処する．単剤で無効な場合には併用投与する．

HIV-1 関連急性炎症性脱髄性多発神経根ニューロパチー（AIDP）

■病因，発症機序

HIV-1 関連急性炎症性脱髄性多発神経根ニューロパチー（HIV-1-associated acute inflammatory demyelinating polyradiculoneuropathy：AIDP）では，主として血清反応陽転時期から無症候期にギラン・バレー症候群（Guillain-Barré syndrome）（急性炎症性脱髄性多発ニューロパチー）が発症することがある．その発症率は，一般の AIDP より高いとみられ，HIV-1 に関連した病態と考えられる．病因は HIV-1 により T 細胞機能が変化し，B 細胞との相互作用を介して免疫調節機構が破綻し，シュワン細胞（Schwann cell）やミエリンが障害されると推定される．サイトメガロウイルスの先行感染後に発症することもある．

■臨床症候，検査所見

非 HIV-1 感染者のギラン・バレー症候群と同様，急性に発症し，両下肢から上肢に及ぶ弛緩性の運動麻痺が主症状で，時に呼吸筋，脳神経麻痺を伴う．四肢深部反射の消失，軽度な感覚低下を認める．より緩徐に発症し，慢性あるいは再発性の経過をとるものもある．電気生理学的所見は非 HIV-1 感染者と同様，神経伝導速度の低下ないし伝導ブロックを認める．

髄液では蛋白上昇を認めるが，非 HIV-1 感染者とは異なり，軽度な細胞増加を伴うことが多い．病理学的には節性脱髄を特徴とし，血管周囲，神経内鞘にリンパ球，単球，マクロファージの浸潤などを認める．

■診断，鑑別診断

診断には，HIV-1 感染の血清学的証明，ギラン・バレー症候群の診断基準をほぼ満たすことが重要である．またサイトメガロウイルス性多発根ニューロパチーとの鑑別が重要である．

■治療

非 HIV-1 感染者に準じた方法で，副腎皮質ステロイド，血漿交換療法，免疫グロブリンなどが適応となる．

HIV-1 関連脊髄症（HIV-1 associated myelopathy）

■病因，発症機序

HIV-1 関連脊髄症（HIV-1 associated myelopathy）は，空胞性脊髄症（vacuolar myelopathy）とも称せられ，AIDS で死亡した患者の約 30％にみられる．亜急性脊髄連合変性症に類似した病変で，主に胸髄の側索，後索に脱髄と海綿状，空胞状変化がみられるユニークな脊髄の変性である．病態は頸胸髄の炎症性病変である．

亜急性脊髄連合変性症との病変の類似性，およびビタミン B_{12} の吸収障害ないし血清レベルの低値がみられるとの報告から代謝障害が考えられたが，今日までビタミン B_{12} と空胞性脊髄症を結び付ける明らかな証拠はない．しばしば HIV 脳症の病理所見に合併してみられること，本症の病変部から HIV-1 の分離，抗原の証明を示した報告があり，HIV-1 自体の関与が推定された．しかし大半は HIV-1 抗原は証明されず，したがって直接の感染ではなく，マクロファージ・ミクログリアなどから放出される TNF-α などのサイトカイン，ウイルス蛋白 gp120 などによる間接作用で起こると考えられている．

■臨床症候，検査所見

通常高度な免疫不全状態で CD4 陽性 T 細胞が減少している患者に緩徐進行性の痙性対麻痺，後索性感覚障害，失調，排尿障害，勃起障害を呈する．下肢脱力，歩行障害，下肢の異常感覚，尿・便失禁などが潜在性に発症する．神経学的には痙性対麻痺，失調性歩行，振動覚，位置覚の顕著な障害を認めるが，しばしば末梢神経障害の合併のためアキレス腱反射は低下から消失する．膝蓋腱反射は亢進し，バビンスキー反射は陽性となる．片足立ちは難しくなり，感覚障害のレベルははっきりしない．軽症の場合，歩行失調と下肢深部反射亢進のみの場合もある．

HIV 脳症による運動障害，膀胱直腸障害と区別することは難しい．MRI ではほとんど異常はみられず，ごくまれに脊髄萎縮と T2 強調画像で高信号域が認められることがある．髄液検査も異常はない場合が多い．剖検上は 46.5％が脊髄病変を伴うが，空胞性脊髄障害の臨床症状を呈するのは 26.8％程度と報告されている[6]．

■診断，鑑別診断

診断には，病歴と診察から下肢優位の異常，歩行障害，HAND の診断基準を満たさないこと，診察や検査によりサイトメガロウイルス感染症，単純ヘルペス 2 型，水痘-帯状疱疹ウイルス（VZV），結核菌や硬膜外膿瘍などの感染性ミエロパチー，トキソプラズマ，クリプトコッカス，ビタミン B_{12} 欠乏症，HAM（HTLV-1-associated myelopathy），血管障害性ミエロパチー，硬膜内および髄外腫瘍，脱髄性ミエロパチーなどを鑑別することが重要である．

■治療

抗レトロウイルス薬などの治療効果についての報告はない．痙性，尿失禁は対症的に治療される．

中枢神経原発悪性リンパ腫

中枢神経原発悪性リンパ腫（primary CNS lymphoma）は，HIV 感染者で最もよくみられる中枢神経系悪性腫瘍である．通常 CD4 陽性 T リンパ球数が 200 を下回ったときに発症する．意識障害や局所神経症状を呈する．主としてテント上に多巣性の腫瘤病巣としてみられ，Gd 造影では均一，結節状あるいはリング状とさまざまな増強効果を示す[11]．脳タリウム SPECT とフルオロデオキシグルコース-PET（FDG-PET）がトキソプラズマ脳症（TE）との鑑別では有用であり，リンパ腫の場合両者とも陽性を示す．組織型は通常 diffuse large B-cell lymphoma であり，EB ウイルスゲノムを含んでいる．髄液中に EBV-DNA がほぼ 100％検出されることから疾患マーカーとして提唱されている．生存期間の中央値 2 か月と，化学療法や放射線治療にもかかわらず予後の改善は得られていない．ART 療法導入後，この腫瘍も減少した．TE との鑑別が難しいため，抗トキソプラズマ治療で反応をみる場合もある．

血管障害—脳梗塞，脳出血

HIV 感染患者の解剖脳の 6～34％に脳梗塞や脳出血など脳血管障害が見つかっている．これらの多くは無症状で生前診断はされていない[11]．AIDS 患者の脳梗塞および脳出血の相対リスクは高いと報告されている[12]．そのメカニズムは日和見感染症，血管異常症，心原性塞栓症，血液凝固異常症である．HIV 関連血管異常症には狭窄，瘤形成，血管炎，動脈硬化促進が知られている．HIV とそれに関連する感染症は慢性炎症と関連する．ART は有効であるが，動脈硬化を促進し，脳卒中のリスクを増加させる．またプロテアーゼインヒビターでは心筋梗塞や脳卒中などの動脈硬化性疾患の副作用が知られている[13]．

薬剤起因性末梢神経障害

ART 導入後に末梢神経障害が増加してきている．特に NRTI（nucleoside analogue reverse transcriptase inhibitor：ヌクレオシド系逆転写酵素阻害薬）などの抗レトロウイルス薬で起こる軸索型感覚優位ニューロパチーが顕著であり，臨床的には DSPN との区別は難しい．通常，薬剤治療開始後 4～6 か月で進行する．zalcitabine（ddC；2014 年現在国内未承認），stavudine（d4T；2014 年現在国内未承認），ジダノシン（ddI），ラミブジン（3TC）の順に頻度が高い．ジドブジン，アバカビルなどの NRTI は末梢神経障害を起こしづらい．

謝辞

ご指導頂きました，がん・感染症センター都立駒込病院病理科・船田信顕先生，比島恒和先生，感染症科・今村顕史先生，味澤篤先生に深謝申し上げます．

（三浦義治）

文献

1) 三浦義治，岸田修二．HIV 感染に伴う神経疾患．*BRAIN and NERVE* 2013；65：275-281.
2) Schouten J, et al. HIV-1 infection and cognitive impairment in the cART era：A review. *AIDS* 2011；25：561-575.
3) Miura Y, et al. Tumor necrosis factor-related apoptosis-inducing ligand induces neuronal death in a murine model of HIV central nervous system infection. *Proc Natl Acad Sci U S A* 2003；100（5）：2777-2782.
4) Miura Y, et al. TNF-related apoptosis-inducing ligand（TRAIL）induces neuronal apoptosis in HIV-encephalopathy. *J Med Dent Sci* 2003；50（1）：17-25.
5) Kaul M, et al. HIV-1 infection and AIDS：Consequences for the central nervous system. *Cell Death Differ* 2005；12（Suppl 1）：878-892.
6) 鈴木直人ほか．厚生労働科学研究費補助金エイズ対策研究事業「NeuroAIDS の発症病態と治療法の開発を目指した長期フォローアップ体制の構築研究」班（班長　中川正法）．HIV 感染者高次脳機能評価バッテリーの作成．平成 18 年度総括・分担研究報告．2007，pp.7-14.
7) Letendre S, et al. Validation of the CNS Penetration-Effectiveness rank for quantifying antiretroviral penetration into the central nervous system. *Arch Neurol* 2008；65：65-70.
8) Silber E, et al. Meningitis in a community with a high prevalence of tuberculosis and HIV infection. *J Neurol Sci* 1999；162：20-26.
9) 岸田修二．AIDS 患者で見られる末梢神経障害．*Modern Physician* 1998；18：725-728.
10) Brew BJ, Tomlinson SE. HIV neuropathy：Time for new therapies. *Drug Discovery Today：Disease Models* 2004；1（2）：171-176.
11) Pinto AN. AIDS and cerebrovascular disease. *Stroke* 1996；27：538-543.
12) Cole JW, et al. Acquired immunodeficiency syndrome and the risk of stroke. *Stroke* 2004；35：51-56.
13) d'Arminio A, et al. Cardio- and cerebrovascular events in HIV-infected persons. *AIDS* 2004；18：1811-1817.

II. ウイルス感染症

遅発性ウイルス・レトロウイルス感染症

HTLV-1 感染症

Point

- HTLV-1 関連脊髄症（HAM）は HTLV-1 のキャリアに見出された慢性進行性の痙性脊髄麻痺を示す一群として，1986 年にわが国で提唱され，概念が形成された疾患である.
- 患者は西日本を中心に HTLV-1 感染者の多い九州・四国，沖縄に多いが，全国的に分布しており，近年，関東・近畿などの大都市圏での比率が増加している.
- HAM は慢性炎症性疾患で，発症機序として，脊髄に浸潤した感染 T リンパ球を排除しようとするウイルス特異的免疫応答としての炎症反応に巻き込まれて周囲の脊髄組織が傷害されていると考えられている.
- ステロイドやインターフェロンなどの抗炎症剤，抗ウイルス薬療法により一定の治療効果が得られる.

HTLV-1 の概要

ヒト T リンパ球向性ウイルス I 型（human T-lymphotropic virus type 1：HTLV-1）はヒトへの感染が最初に見出されたレトロウイルスで，わが国で高月らにより疾患概念が形成された予後不良のリンパ性白血病，成人 T 細胞白血病（adult T-cell leukemia：ATL）の原因ウイルスとして 1980 年に発見された. HTLV-1 は太古の人類がすでにもっていたと考えられており，母乳による母児間垂直感染や性行為などの密接な接触による水平感染により，現代までヒトへの感染が維持されてきたウイルスで，世界的に 1,000 万～2,000 万人が感染していると推定されている.

日本はその主要な浸淫地域であり，感染者は西南日本や東北太平洋沿岸地域，北海道アイヌ民族に偏って分布し，周辺の島々である対馬，五島列島，南西諸島，そして沖縄で，高い陽性率がみられている. また，台湾や中国福建省沿岸部でも感染者が確認されている.

世界的にも分布は一様ではなく，カリブ海沿岸諸国，南米，中央·南アフリカ，メラネシア·ニューギニア，イラン北東部，南インドに多く，移民を介してヨーロッパ，北米地域でも感染者が確認されている.

HTLV-1 が引き起こす疾患

HTLV-1 関連脊髄症（HTLV-1-associated myelopathy：HAM）は HTLV-1 のキャリアに見出された慢性進行性の痙性脊髄麻痺を示す一群として，1986 年に納らにより提唱された疾患単位である [1]. 一方，カリブ海諸国で熱帯性痙性対麻痺（tropical spastic paraparesis：TSP）患者の 6 割は HTLV-1 抗体陽性であることが報告され，HTLV-1 陽性 TSP と HAM は同一疾患と確認された. HAM／TSP と呼称することが WHO から提唱されている.

HAM の発見を契機に，各診療科の現場で HTLV-1 キャリアに生じている種々の慢性炎症が注目され，神経内科領域では多発性筋炎 [2]，封入体筋炎 [3] との関連が報告されている. 眼科領域では九州地区における原因不明のぶどう膜炎の HTLV-1 陽性率は対照群より有意に高く，疫学的にも独立した病態として HTLV-1 ぶどう膜炎が疾患単位として確立している [4]. その他，気管支肺胞炎，関節リウマチ，シェーグレン症候群（Shögren syndrome），慢性甲状腺炎などの慢性炎症性疾患とHTLV-1との関連が報告されているが，背景疾患の多様性のために独立した疾患単位としては抽出できていない．

HAMの臨床症候[5)]

HAMの基本的な臨床症状は下肢筋力低下と痙性による歩行障害で，緩徐進行性の両下肢痙性不全麻痺を呈する．膝蓋腱反射，アキレス腱反射は亢進し，しばしば足クローヌスが誘発される．また，明瞭なバビンスキー徴候（Babinski sign）がみられる．痙性とともに筋力低下を伴っていることが特徴的で，特に，腰帯筋，大腿屈筋・外転筋群，足関節背屈筋の筋力低下が早期からみられ，膝を屈曲し腰をかがめ，内股で歩く特徴的な歩容となる．

通常，上肢は筋力低下などの自覚症状を欠いているが，深部腱反射は亢進し，病的反射がみられることが多い．感覚障害は下半身の境界不鮮明な表在感覚や深部感覚・振動感覚の低下が認められるが，運動障害に比して軽度にとどまり，自覚していない例も多い．しかし，下半身のしびれ感や痛みなど，自覚的な訴えは多い．

一方，自律神経症状は高率で，特に，排尿困難，頻尿，便秘などの膀胱直腸障害は病初期からみられ，主訴となることも多い．下半身の発汗障害も高頻度で，夏場は顔面の代償性発汗過多やうつ熱による微熱，気分不良の訴えが多い．起立性低血圧，インポテンツ（陰萎）なども認められる．これらの症状はいずれも脊髄の傷害を示唆するものであり，HAMの中核症状となっている．それに加え，手指振戦，運動失調，眼球運動障害，あるいは軽度の認知障害を示し，病巣の広がりが想定される例もある．しかし，そのような症例でも中核症状としての両下肢痙性不全麻痺は共通に認められる．

基本的に緩徐進行性に経過し，初期には痙性のため階段降下に手すりを必要とし，筋力低下の進行とともに階段上りも困難となる．歩行障害の進行により移動は車椅子が必要となり，腰帯筋・傍脊柱筋の筋力低下が進行すると座位保持に支えが必要となる．進行例では上肢の筋力低下もみられるが，日常動作に支障を来すほどの上肢の麻痺はまれである．約半数の患者は車椅子が必要となるまでに20年程度経過しているが，一方で亜急性に発症し急速に進行する例もあり，数か月で歩行不能となる例もある．3割弱が2年以内で車椅子が必要となっており，高齢発症者で進行が早い傾向にある．排尿障害が進行すると間欠自己導尿や留置カテーテルによる持続導尿が必要となる．

HAMの疫学

発症は中年以降の成人が多いが，10代あるいはそれ以前の発症と考えられる例もある．男女比は1：2～2.5と女性に多く，男性に多いATLと対照的である．

患者は西日本を中心にHTLV-1感染者の多い九州・四国，沖縄に多いが，全国的に分布している．2009年に全国疫学調査が施行され[6)]，筋萎縮性側索硬化症患者数との比較より，全国で3,000人余りの患者がいるものと推定された．その分布は九州・沖縄地方で半数を占めていたが，関東，近畿地方などの大都市圏でも多く，大都市圏での比率が増加している．毎年実数として30人前後の発症が確認されており，一定の割合で新規の発症が起こっていると考えられる．抗体陽性者が生涯にHAMを発症する可能性は，日本では0.25％と報告されている．

世界的にもHTLV-1キャリア，ATLの分布と一致してカリブ海沿岸諸国，南米，アフリカ，南インド，イラン内陸部などに患者の集積が確認されており，それらの地域からの移民を介して，ヨーロッパ諸国，アメリカ合衆国など，世界的に患者の存在が報告されている．

HTLV-1の感染経路として母乳を介する母子間垂直感染と，輸血，性交渉による水平感染が知られているが，そのいずれでもHAMは発症し，輸血後数週間で発症した例もある．感染後長期のキャリア状態を経て発症するATLとは異なっている．輸血後発症するHAMの存在の報告を受けて[7)]，1986年11月から日赤の献血に抗HTLV-1抗体のスクリーニングが開始され，以後，輸血後発症がなくなった．

HAM の病因，発症病態

HAM は慢性炎症性疾患であり，患者脊髄ではリンパ球・マクロファージの浸潤による慢性炎症が胸髄中・下部に強調されてみられ，炎症周囲の脊髄実質の軸索，髄鞘の崩壊変性がみられる（**1**）[8]．HTLV-1 は脊髄に浸潤している T リンパ球のみに感染しており[9]，その量に比例して炎症が強い．また，脊髄炎症巣で HTLV-1 抗原はリンパ球に発現し，HTLV-1 抗原に特異的な細胞傷害性 T リンパ球の集積が認められる．HTLV-1 感染リンパ球が免疫応答の標的となっていると考えられる．末梢血中の感染リンパ球数の増大，すなわち HTLV-1 プロウイルス量の増大が最大の HAM 発症リスクであり[10]，免疫応答としての抗ウイルス抗体価やウイルス特異的細胞性免疫応答が観察される[11]．

HAM の発症機序として，感染 T リンパ球が脊髄に浸潤し，その場でウイルス抗原を発現することにより，感染リンパ球を排除しようとするウイルス特異的免疫応答が生じ，その炎症反応に巻き込まれて周囲の脊髄組織が傷害されていると考えられている．感染者のごく一部にのみ発症する機序はわかっていないが，免疫応答に関与するヒト白血球抗原（human leukocyte antigen：HLA）や遺伝子多型が発症と関連していることが報告され，家族内発症もみられており[12]，HAM の発症には複数の宿主要因が複雑に関与していることが推測されている[13]．

HAM の検査所見

抗 HTLV-1 抗体検査

血清抗 HTLV-1 抗体価は HAM 患者でキャリアに比して有意に高いが，抗体価の高さは個人によって異なり，また，病勢を必ずしも反映しない．HTLV-1 抗体価が高いことが HAM になりやすいとは考えられていない．HAM の診断には，髄液中の HTLV-1 抗体が陽性であることが重要である．通常，髄液の抗体価は血清の抗体価より低いが，髄液中抗体が陽性であれば診断に十分である．髄液中の抗体価の高さは病勢を反映していると限らない．

1 HTLV-1 関連脊髄症（HAM）の病理組織像

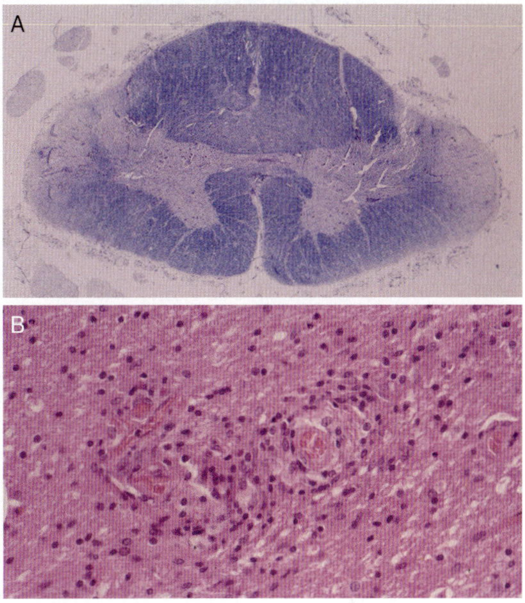

A：HAM 胸髄の横断像（KB 染色）左右対称性の側索，深部後索の淡明化．
B：血管周囲から実質に広がる炎症細胞浸潤．

画像検査

症状の進行が早い活動期に胸髄，頸髄の MRI 検査において脊髄の腫大，ガドリニウムで増強される T2 高信号が認められることがあり，ステロイドなどの抗炎症剤の治療後に，髄液炎症所見の改善とともに MRI 異常所見は減弱あるいは消失することが多い．非活動性の慢性期には胸髄の全長にわたる萎縮を認めることが多い．頭部 MRI においても大脳白質，脳幹部に散在性の T2 高信号の小病変を認めることがある．

血液，髄液検査

末梢血では白血球数は時に減少する傾向がある．血液像では核の分葉化を示すリンパ球が認められることがあるが，ATL でみられるようなフラワー細胞はまれであり，典型的なフラワー細胞の出現はむしろ ATL の脊髄浸潤を疑う．可溶性インターロイキン 2 受容体（interleukin-2 receptor：IL-2R）は HAM でも上昇していることが多い．

Column

HTLV-1 感染を評価する検査

抗 HTLV-1 抗体検査

HTLV-1 感染の有無は血清抗 HTLV-1 抗体の検出により行う．検出法に関しては，粒子凝集（particle-agglutination：PA）法，化学発光（chemiluminescent enzyme-immunoassay：CLEIA）法，ウエスタンブロット（western blot：WB）法，蛍光抗体（immunofluorescence：IF）法などがあり，スクリーニング検査として用いられている PA 法や CLEIA 法は高感度で，偽陰性はほとんどない．問題となるのは偽陽性で，確認検査としてウエスタンブロット（WB）法を行う．WB 法ではウイルスのエンベロープ蛋白に対するバンドが陽性で，かつ 3 種類にコア蛋白に対するバンドのうち一つ以上があれば陽性と判断する．これらのいずれもマイナスであれば陰性であり，これ以外の結果が出た場合は判定保留とされる．

HTLV-1 プロウイルス定量 PCR 法

HTLV-1 は生体では主に CD4 陽性 T 細胞に感染しており，ウイルス RNA は逆転写酵素により DNA に転写され，プロウイルスとして宿主遺伝子に組み込まれる．HTLV-1 プロウイルス量が測定できればこの検査だけで感染は確定する．定量的 PCR 法は感染細胞数，すなわちウイルス量の評価に用いられ，HAM 患者では健常キャリアに比して有意に高く，平均で 6.7 倍高値である[11]．抗体価と異なりウイルス量の評価は診断や発症予測の重要な要素であり，また，その変動は病勢の変動と連動し，HAM の病勢を評価する指標としても有用であることが知られている[15]．また，ATL が高プロウイルス量のキャリア群から発症していることが報告されている[17]．

サザンブロット法

末梢血リンパ球 DNA を制限酵素 EcoR1 で切断後，HTLV-1 プローブでサザンブロットを行う．ウイルスの DNA への組み込みパターンの解析に用い，これにより感染細胞が単クローン性に増殖（白血化）しているかどうかがわかる．ATL を疑うときは必須の検査となる．HAM では通常，ポリクローナルまたはオリゴクローナルな組み込みパターンがみられるが，ATL では単クローン性の組み込みパターンが認められる．

髄液では軽度の蛋白の増加や，細胞数の増加がみられることがあり，髄液細胞にも核の分葉化したリンパ球がみられる例がある．髄液ネオプテリン値の上昇がみられ，脊髄での炎症の活動性を反映し，その変動は病勢の把握に有用である．髄液中の炎症惹起性ケモカイン CXCL10，CXCL9 値も疾患活動性の判定に有用であることが示されている[14]．

神経生理学的検査

下肢短潜時体性感覚誘発電位の伝導遅延や消失を認める例が多い．下部胸髄の傍脊柱筋の針筋電図で脱神経所見を認めることがあり，胸髄の髄内神経根または前角細胞傷害を示唆し，疾患活動性の診断に有用である．また，下肢の運動誘発電位の消失を認める例が多い．

膀胱機能検査

尿流動態検査では多くが上位型神経因性膀胱であり無抑制性膀胱である．時に下位型神経因性膀胱を示す．過活動膀胱と排尿筋括約筋協働不全を認めることが多い．

診断，鑑別診断

慢性進行性の痙性対麻痺と膀胱直腸障害があり，血清抗 HTLV-1 抗体が陽性の場合には HAM を疑う．髄液検査により髄液抗 HTLV-1 抗体が陽性であれば診断は確定する．両下肢の痙性不全麻痺と排尿障害，下半身の軽度の感覚障害という特徴的な症状の組み合わせと神経理学所見により，HAM を想起できれば診断は容易である．さらに，頸髄・胸髄 MRI を行い，脊髄腫瘍や他の炎症性疾患，整形外科的疾患の除外が必要である．

病勢の判断には髄液検査が重要であり，細胞数，蛋白量，IgG index の増加が認められる．細胞数の増加は一般のウイルス感染症と比べ軽度であり，細胞成分はほとんど単核球で占められる．髄液ネオプテリン値や髄液 CXCL10，CXCL9 値は疾患活動性の判定に有用である．これらの髄液所見に加え，症状の進行速度，頸髄・胸髄 MRI の脊髄腫大，T2 高信号などの所見，および傍脊柱筋の針筋電図での脱神経所見などから活動性を判断する．症状増悪期にはウイル

2 HAM / TSP 診断指針（1988 年鹿児島 WHO 学術会議による）

Ⅰ. 臨床診断
慢性痙性対麻痺の多彩な臨床像が初診時からそろっているとは限らず，発症初期の HAM / TSP では単一の徴候または身体所見のみが認められることもある.

A. 年齢ならびに性
多くは孤発例で成人期発症，時に家系内発症や小児期発症，女性に多い.

B. 発症様式
通常緩徐な発症であるが，急激な発症のこともある.

C. 主要な神経学的症候
1. 慢性痙性対麻痺，通常緩徐進行性．時に，はじめ進行した後に症状の停止する例あり.
2. 両下肢（特に近位部）の筋力低下.
3. 膀胱障害は通常初期症状，便秘は通常後期症状，インポテンツや性欲減退もまれでない.
4. 刺痛，ジンジン感，灼熱感などのような感覚症状のほうが他覚的身体所見よりも優位.
5. 下肢に放散する下部腰痛がまれでない.
6. 振動覚はしばしば障害されるが，固有感覚はより保たれる.
7. 下肢反射亢進．しばしば足クローヌスやバビンスキー徴候を伴う.
8. 上肢反射亢進．しばしばホフマン徴候やトレムナー徴候陽性．上肢脱力は認めないこともある.
9. 下顎反射の亢進例も存在.

D. より出現頻度の少ない神経学的所見
小脳症状・視神経萎縮・難聴・眼振・その他の脳神経障害・手指振戦・アキレス腱反射の減弱または消失.（痙攣・認識力障害・認知症・意識障害はほとんどみられることはない）

E. HAM / TSP に伴いうる他の神経学的症候
筋萎縮・筋束性攣縮（まれ）・多発筋炎・末梢神経障害・多発神経炎・脳神経炎・髄膜炎・脳症.

F. HAM / TSP に伴いうる系統的症候
肺胞炎・ぶどう膜炎・シェーグレン症候群・関節障害・血管炎・魚鱗癬・クリオグロブリン血症・単クローン性免疫グロブリン血症・成人 T 細胞白血病

Ⅱ. 実験室的診断
1. HTLV-1 抗体または抗原が血清ならびに髄液に存在すること.
2. 髄液に軽度のリンパ球性細胞増多をみることがある.
3. 血液あるいは髄液中に核の分葉したリンパ球を認めることがある.
4. 脳脊髄液中に軽度から中等度の蛋白増多を認めることがある.
5. 可能なら血液あるいは脳脊髄液からの HTLV-1 ウイルスの分離.

ス量が増加していることが多いため，定量的 PCR 法でのプロウイルス量測定は病勢判断の参考となる[15].

鑑別を要する疾患として遺伝性痙性脊髄麻痺，他の脊髄炎，圧迫性脊髄障害，脊髄腫瘍，脊椎カリエス，多発性硬化症，視神経脊髄炎，亜急性脊髄連合変性症，脊髄小脳変性症，亜急性脊髄視神経ニューロパチー（スモン），水俣病などがあげられる．遺伝性痙性対麻痺は，膀胱直腸障害がなく，家族歴の有無と合わせて鑑別は容易である．また，抗 HTLV-1 抗体陽性者の脊髄型多発性硬化症や視神経脊髄炎との鑑別については，これらが数日で進行増悪するのに比べ，HAM では通常年単位，進行が早い例でも数週間～数か月と発症様式が異なる点が重要な鑑別点である．HAM の診断には WHO の診断指針（**2**）が用いられており，重症度判定には「Osame の運動機能障害重症度」（**3**）が用いられる.

治療，予後

HAM の病態に対応した治療が重要で，明らかな症状の進行がみられ，髄液ネオプテリン高値，末梢血中プロウイルス量高値などの指標より炎症の活動期と判断される例では，過剰な免疫応答を調整する免疫療法や抗ウイルス療法が必要である．一方，炎症の活動性がほとんどないと考えられる例では，痙性や排尿障害に対する対症療法や，継続的なリハビリテーションが推奨される．活動期の治療として，副腎皮質ホ

3 運動機能障害の重症度（Osame Grade）

Grade	Disability
0	歩行・走行ともに異常を認めない
1	走るスピードが遅い
2	歩行異常（つまづき・膝のこわばり）
3	かけ足不能
4	階段昇降に手すり必要
5	片手によるつたい歩き
6	片手によるつたい歩き不能・両手なら 10 m 以上可
7	両手によるつたい歩き 5 m 以上，10 m 以内可
8	両手によるつたい歩き 5 m 以内可
9	両手によるつたい歩き不能，四つんばい移動可
10	四つんばい移動不能，いざり等移動可
11	自力では移動不能，寝返り可
12	寝返り不能
13	足の指も動かせない

（Osame M, et al. *Hematol Rev* 1990[18] より）

ルモン剤が用いられる[13]が，むやみに大量投与や長期間継続することは避ける．副作用，特に高齢者，女性の骨粗鬆症による骨折には十分注意が必要である．インターフェロンα（スミフェロン®など）は HAM に対して唯一医療保険適用となっている薬剤であるが[16]，やはり，副作用に十分注意する必要がある．発熱やうつ状態による長期間の活動性低下は運動機能の低下につながる．一方，非活動期には痙縮や排尿障害に対する対症的な薬物療法やリハビリテーションが重要で，腰帯筋・傍脊柱筋の筋力増強やアキレス腱の伸張により，歩行の改善が得られる．間欠自己導尿の導入により外出への不安解消や夜間頻尿による不眠の改善など，ADL の改善が期待される．

予後については，緩徐進行性で慢性に経過するが，進行が早く数週間で歩行不能になる例もみられる．高齢での発症で進行が早い傾向があり，重症例では両下肢の完全麻痺，体幹の筋力低下による座位障害で寝たきりとなる．一方で，運動障害が軽度のまま長期にわたり症状の進行がほとんどみられない患者も多い．上肢の完全麻痺や嚥下や発声障害などの球麻痺をきたす例はほとんどなく，基本的に生命予後は良好である．ただ，転倒による大腿骨頸部骨折，尿路感染の繰り返しや褥瘡は予後不良の因子として重要である．

（出雲周二）

文献

1）Osame M, et al. HTLV-I associated myelopathy, a new clinical entity. *Lancet* 1986；1：1031-1032.
2）Abdullah HM, et al. Histopathologic differences between human T-lymphotropic virus type 1（HTLV-1）-positive and HTLV-1-negative polymyositis. *Clin Exp Neuroimmunol* 2011；2：12-17.
3）Matsuura E, et al. Inclusion body myositis associated with human T-lymphotropic virus-type I infection：Eleven patients from an endemic area in Japan. *J Neuropathol Exp Neurol* 2008；67：41-49.
4）Mochizuki M, et al. Uveitis associated with human T lymphotropic virus type I：Seroepidemiologic, clinical, and virologic studies. *J Infect Dis* 1992；166：943-944.
5）Nakagawa, M, et al. HTLV-I-associated myelopathy：Analysis of 213 patients based on clinical features and laboratory findings. *J Neurovirol* 1995；1：50-61.
6）出雲周二ほか．HAM の新しい展開．神経内科 2011；75：369-373.
7）Osame M, et al. Blood transfusion and HTLV-I associated myelopathy. *Lancet* 1986；2：104-105.
8）Izumo S. Neuropathology of HTLV-1-associated myelopathy（HAM/TSP）. *Neuropathology* 2010；30：480-485.
9）Matsuoka E, et al. Perivascular T cells are infected with HTLV-I in the spinal cord lesions with HTLV-I-associated myelopathy / tropical spastic paraparesis：Double staining of immunohistochemistry and polymerase chain reaction in situ hybridization. *Acta Neuropathol* 1998；96：340-346.
10）Nagai M, et al. Analysis of HTLV-I proviral load in 202 HAM / TSP patients and 243 asymptomatic HTLV-I carriers：High proviral load strongly predisposes to HAM / TSP. *J Neurovirol* 1998；4：586-593.
11）Nagai M, et al. Increased activated human T cell lymphotropic virus type I（HTLV-I）Tax11-19-

specific memory and effector CD8+ cells in patients with HTLV-I-associated myelopathy / tropical spastic paraparesis : Correlation with HTLV-I provirus load. *J Infect Dis* 2001 ; 183 : 197–205.

12) Nozuma S, et al. Familial clusters of HTLV-1-associated myelopathy / tropical spastic paraparesis. *PLoS One* 2014 ; 9 : e86144.

13) Vine AM, et al. Polygenic control of human T lymphotropic virus type I (HTLV-I) provirus load and the risk of HTLV-I-associated myelopathy / tropical spastic paraparesis. *J Infect Dis* 2002 ; 186 : 932–939.

14) Sato T, et al. CSF CXCL10, CXCL9, and neopterin as candidate prognostic biomarkers for HTLV-1-associated myelopathy / tropical spastic paraparesis. *PLoS Negl Trop Dis* 2013 ; 7 : e2479.

15) Takenouchi N, et al. Usefulness of proviral load measurement for monitoring of disease activity in individual patients with human T-lymphotropic virus type I-associated myelopathy / tropical spastic paraparesis. *J Neurovirol* 2003 ; 9 : 29–35.

16) Izumo S, et al. Interferon-alpha is effective in HTLV-I-associated myelopathy : A multicenter, randomized, double-blind, controlled trial. *Neurology* 1996 ; 46 : 1016–1021.

17) Iwanaga M, et al. Human T-cell leukemia virus type I (HTLV-1) proviral load and disease progression in asymptomatic HTLV-1 carriers : A nationwide prospective study in Japan. *Blood* 2010 ; 116 : 1211–1219.

18) Osame M, et al. HTLV-I-associated myelopathy (HAM). Treatment trials, retrospective survey and clinical and laboratory findings. *Hematol Rev* 1990 ; 3 : 271–284.

Ⅲ．細菌感染症

III. 細菌感染症

細菌性髄膜炎

Point

- 細菌性髄膜炎は，早期発見，治療方針の決定，速やかな治療の開始が患者の転帰に大きく影響するため，緊急対応を要する疾患（medical / neurological emergency）である．
- ワクチン導入後の集団免疫効果により，起炎菌が変化しており，今後，非ワクチン型の細菌性髄膜炎の増加が予測される．
- 初期治療においては，患者の年齢や背景に基づき抗菌薬を選択する必要がある．
- 3か月以内の外科的侵襲処置後例と新生児を除き，抗菌薬開始前に副腎皮質ステロイド薬を併用することにより転帰を改善する．

細菌性髄膜炎の概念

細菌性髄膜炎（bacterial meningitis：BM）は，くも膜・軟膜，その両者に囲まれたくも膜下腔に生じた細菌感染に基づく炎症である．炎症は，しばしば中枢神経実質に及び，意識レベルの低下，痙攣，頭蓋内圧亢進，脳血管障害などをきたす．数時間で昏睡になり死亡する劇症型と，数日単位で進行性に悪化する場合がある．

発熱，項部硬直，意識障害が古典的三徴であり，髄液検査では，一般的には多形核球優位の細胞数増多，蛋白濃度上昇，糖濃度低下を認める．

治療は，その地域における年齢階層別主要起炎菌の分布，耐性菌の頻度および宿主が有するリスクを考慮して抗菌薬を選択する．

抗菌薬の初期選択と発症から初期治療開始までの時間が患者の転帰に大きく影響するため，本症は，緊急対応を要する疾患（medical / neurological emergency）である．

背景

わが国の細菌性髄膜炎発症頻度は，2000年時点では，年間約1,500 ± 400例で，成人例はその約3割，死亡率は15～35%，後遺症率は10～30%である[1]．

本邦における年齢階層別主要起炎菌は，生方らのデータでは，1か月未満ではB群溶血性レンサ球菌と大腸菌，1～3か月ではB群溶血性レンサ球菌，4か月～5歳では，ヘモフィルスインフルエンザ菌b型（Hib），肺炎球菌であるがこの二者の頻度は減少しており，その他にはリステリア菌，髄膜炎菌，レンサ球菌もみられる．6～49歳では約60～70%は肺炎球菌，残りの10%はHib, 50歳以上では肺炎球菌である[2-8]．本邦では髄膜炎菌やリステリア菌の頻度が欧米に比し著しく低いことが特徴である[9]．

2008年にHibワクチン，2009年に7価肺炎球菌結合型ワクチン（7-valent pneumococcal conjugate vaccine：PCV7）が導入され，2010年からは4か月～5歳未満の小児への接種に対し公費助成が開始された．その前後の5歳未満における罹患率は，肺炎球菌性細菌性髄膜炎で71%，インフルエンザ菌性細菌性髄膜炎で92%減少した（厚生労働省班研究:庵原・神谷班）．

2013年4月からPCV7は5歳未満の小児を対象に定期接種化され，2013年11月から，PCV7はより広い莢膜型をカバーするPCV13に切り替わった．また，2014年10月からは65歳以上と，60歳以上65歳未満の心臓，腎臓もしくは呼吸器の機能障害またはヒト免疫不全ウイルス（human immunodeficiency virus：HIV）

による免疫機能障害を有する患者に対し23価肺炎球菌ワクチン（23-valent pneumococcal polysaccharide vaccine：PPSV23）が定期接種化された．

米国予防接種諮問委員会（Advisory Committee on Immunization Practices：ACIP）は，65歳以上のすべての成人と，19歳以上の成人で免疫不全，無脾（解剖学的または機能的），髄液漏，または人工内耳の者に対しては，PPSV23に加え，PCV13がルーチンに使われるよう推奨している．2014年6月，本邦でも65歳以上の成人に対し，PCV13が追加承認された．

米国では，小児へのPCV7の導入後に小児のみならず成人侵襲性肺炎球菌感染症（invasive pneumococcal disease：IPD）も減少し，さらに，成人IPDの血清型置換が報告されている[10]．本邦では，2013年度成人IPD研究班と感染症流行予測事業において，2006～2007年と比較し，PCV7含有血清型（4，6B，14，19F，23F）頻度の減少とPCV7非含有血清型（3，19A，22F，6C，15A）頻度の増加が報告されている．集団免疫効果による65歳以上の細菌性髄膜炎罹患率の減少については言及されていないが，血清型の置換は集団免疫効果に起因することが推察される．

しかしながら，ワクチン導入後，IPDにおけるPCV7·PCV13·PPSV23のワクチンカバー率は低下しており，今後，PCV7非含有，PCV13含有血清型の変化と非ワクチンタイプの莢膜型をもつ肺炎球菌性細菌性髄膜炎の増加が予想される．

細菌性髄膜炎の臨床症状

①数時間のうちに急速に進行する急性劇症型と，②数日かけ進行性に悪化する場合がある[11]．主要症状は頭痛（約85%），項部硬直（約83%），発熱（77～97%），意識障害（66～95.3%）で，成人でこれらの古典的三徴を呈する典型例は44～51%である[12-14]．

急性発症の中枢神経系感染症には，細菌性髄膜炎，無菌性髄膜炎，脳炎，脳膿瘍および硬膜下膿瘍，感染性血栓性静脈炎が含まれる．いずれも頭痛・発熱などの非特異的な臨床症状を初期に引き起こし，その後，髄膜刺激徴候（項部硬直，ケルニッヒ徴候〈Kernig sign〉，ブルジンスキー徴候〈Brudzinski sign〉）と，無菌性髄膜炎以外では意識状態の変化，局所神経症状，痙攣発作が出現する．つまり，臨床症候のみでは他の急性髄膜（脳）炎との鑑別ができず，細菌性髄膜炎を確定診断する決め手とはならない．しかし，細菌性髄膜炎では治療開始までの時間が生命予後に大きく影響するため，受診時の症状が軽微であったとしても，常に念頭におき診療に当たることが最も重要である．

病態生理

細菌性髄膜炎は，サイトカインカスケードによって起こる強い炎症がその本態である．

細菌性髄膜炎の感染経路は，①菌血症からの血行性，②中耳炎や副鼻腔炎など近傍感染巣からの直達性がある．

髄腔内では宿主の免疫防御機構が機能しないため，血行性または直達性に髄腔内に達した細菌は急速に増殖する．細菌の直接的侵襲による障害だけではなく，細菌が溶解し，細胞壁成分がくも膜下腔へ放出され，サイトカインやケモカインが分泌されることにより，宿主の免疫応答を介した炎症過程（サイトカインカスケード）が生じる．興奮性アミノ酸，活性酸素，活性窒素など神経細胞死を誘導するメディエータが産生され，結果として，抗菌薬により髄腔が無菌化された後も神経の損傷は進行しうる．

また，これらの物質は血液脳関門の透過性を高めて，血管原性浮腫と血清蛋白の漏出を生じる．くも膜下腔に滲出した蛋白や白血球は，脳脊髄液（cerebrospinal fluid：CSF）の流れを妨げ，硬膜静脈洞のくも膜顆粒からの吸収も低下させるため，閉塞性水頭症，交通性水頭症，間質性浮腫を引き起こす．水頭症や浮腫は頭蓋内圧を上昇させ脳灌流が減少，脳血流量を増加させるために代償性に脳血管拡張が生じた結果，さらに頭蓋内圧が上昇し，やがては自動調節能が消失する．また，くも膜下腔の化膿性滲出物や動脈壁への炎症細胞浸潤により血管炎を引き起こし，動脈，静脈洞，皮質静脈に血栓性病変を生じ脳虚血や梗塞に陥る．

その他，播種性血管内凝固症候群により脳内虚血を呈する病態も併せてみられる場合がある．

初期診療

ランダム化比較試験は存在しないが，細菌性髄膜炎の診断に最も重要であるのは髄液所見であり，確定診断は髄液からの起炎菌の同定による．細菌性髄膜炎では迅速な抗菌薬開始が転帰を改善することが知られている一方で，神経放射線・髄液検査を行うために多くの時間が費やされ，治療開始が遅れることはしばしば生じている．迅速に対応することが重要である．

痙攣発作，免疫不全患者，神経巣症状，60歳以上，意識障害を認める場合は，神経放射線学的検査にて頭蓋内占拠性病変の有無を確認し，髄液検査の可否を判断する必要がある．また，これらの臨床所見がない場合でも，速やかに撮影が可能であるなら，神経放射線学的検査は推奨される．

視神経乳頭浮腫，一側または両眼の瞳孔固定・散大，除脳・除皮質肢位，チェーン・ストークス呼吸（Cheyne-Stokes respiration），固定した眼球偏位がある場合には脳ヘルニアの徴候であり，頭部画像が正常であったとしても，腰椎穿刺は禁忌である．

したがって，脳ヘルニア徴候がみられる場合，神経放射線学的検査が速やかに実施できない場合，転院が必要な場合には，直ちに初期治療を開始する．脳ヘルニア徴候がない場合には，速やかに髄液検査を行い，治療を開始する．フローチャートを示す（**1**）．

髄液検査

髄液初圧，細胞数と分画，髄液糖，髄液蛋白量，グラム染色と検鏡は必須項目である．細菌性髄膜炎を疑う所見は，髄液初圧上昇，髄液多形核球優位の細胞増多，髄液糖の低下（髄液／血清糖比が0.4以下），蛋白濃度の増加である．抗菌薬が前投与された症例やリステリア菌性髄膜炎では髄液において単核球優位の細胞増多を示す場合がある．

■必須項目

髄液初圧

細菌性髄膜炎の初圧は200～500 mmCSFを示すことが多い．初圧が200 mmCSFを超える場合は髄液圧測定を中止し，速やかに髄液採取を行うと同時に濃グリセリン（グリセオール®）点滴を行う．

髄液細胞数と分画

細菌性髄膜炎の髄液多形核球数は1,000～5,000／μLを示すことが多い．外科的侵襲処置後例では細胞数上昇が軽微であることが散見される．その際にも髄液糖は低下している．

髄液糖／血糖比

同時血糖との比が0.6以下が異常値で，0.4以下の場合は細菌性髄膜炎が疑われる．

髄液蛋白量

正常値は成人では40 mg／dL以下で，新生児では150 mg／dL以下である．髄液蛋白量は細菌性髄膜炎で上昇するが，非特異的所見である．

グラム染色

グラム染色は簡易で速やかに結果が得られる検査であり，すべての患者で推奨される．感度50～90％，特異度100％，最小検出感度は10^5 colony forming units（cfu）／mLと報告されている[14,15]．また，菌ごとのグラム染色による検出感度は異なり，肺炎球菌，インフルエンザ菌，髄膜炎菌では比較的高く，リステリア菌では低い傾向にある[16]．髄液を遠心分離器にかけることで検出感度が大きく改善される[17]．抗菌薬使用後では検出感度は低下する[18]．

髄液細菌培養，血液細菌培養

血液培養を行うことは重要である．頭蓋内圧亢進などにより髄液検査が施行不可能な場合，血液培養の結果が起炎菌同定に役立つことがあ

Memo

肺炎球菌はグラム陽性球菌だが，非常に自己融解しやすく，グラム陰性を呈したり，膨化・変形して桿菌として報告されることもあり，起炎菌として肺炎球菌が多い成人例の塗抹結果には留意する．

1 臨床症状より細菌性髄膜炎が疑われた場合の検査手順

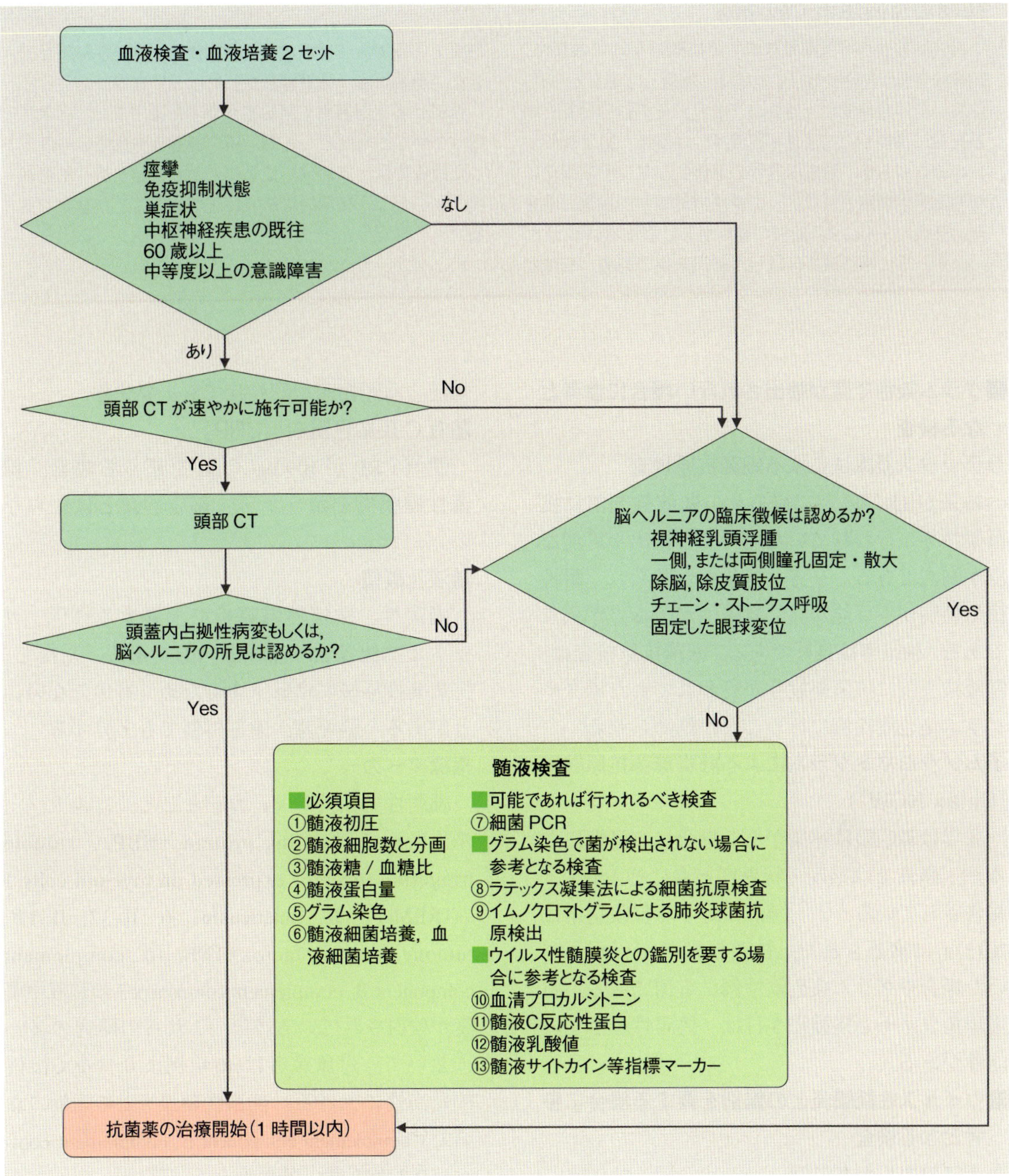

(石川晴美ほか. 第 55 回日本神経学会学術大会プログラム・抄録集, 2014[41] より)

る. 髄液培養の陽性率は, 抗菌薬治療後に低下する. 細菌性髄膜炎において, 髄液培養の陽性率は, その採取量が多いほど, また遠心分離(1,500〜2,500 × g, 15 分)を行うほど陽性率は上昇する[19]. 培養には 3〜4 mL が必要で最終判断には 48 時間ほどかかる.

■可能であれば行われるべき検査

髄液 multiplex real-time PCR

起炎菌を効率的に検索できる. 抗菌薬投与後で検出率は下がるが, 塗抹・培養検査よりも高感度である. 細菌性髄膜炎が強く示唆されるが, multiplex PCR で検出できない場合には broad-range PCR 法が有用である可能性がある.

Column

初期治療開始までの時間[36]

病院到着から抗菌薬投与までの時間は平均4時間で，髄液検査前に神経放射線学的検査を施行した患者の63%においては6時間以上かかっており，その群では死亡率が有意に高かった（オッズ比8.4）との英・加2施設からの報告がある．治療の遅れの原因として，①転院前に初期治療が開始されない，②神経放射線学的検査，③古典的三徴の欠如による診断の遅れがあげられている．

いずれも日常診療で経験しうる出来事である．転院が必要である場合や神経放射線学的検査を速やかに施行できない場合には，髄液検査が行われていなかったとしても躊躇せず初期治療を開始すべきである．また，三徴が揃っていなかったとしても，特に高齢者や免疫能の低下した患者では臨床症候が乏しいことがあるため，禁忌事由がない限り，積極的に髄液検査を行うことが重要である．

■グラム染色で菌が検出されない場合に参考となる検査

ラテックス凝集法による細菌抗原検査

結果が15分ほどで得られ，髄液検査前に抗菌薬投与が行われていた場合でも検出が可能な点が利点である．一方，対象菌が限られ，耐性菌の判別が不可能な点，偽陽性が出る点が欠点である．検出率は良好である．細菌抗原検査は，髄液検査前に抗菌薬投与が行われていた場合やグラム染色陰性例に行うことが勧められる．

イムノクロマトグラムによる肺炎球菌抗原検出(Binax NOW®)

尿では鼻咽頭に感染がある場合にも陽性になるが，髄液では感度・特異度ともに約100%と報告されている[20,21]．髄液に対する保険適用は2013年に承認された．抗菌薬投与が行われていた場合やグラム染色陰性例に有用である．肺炎球菌ワクチン接種後5日は，偽陽性を示す可能性がある．

■ウイルス性髄膜炎との鑑別を要する場合に参考となる検査

血清プロカルシトニン

プロカルシトニンは重症炎症のマーカーであり，細菌・真菌感染で上昇し，ウイルス感染では軽度の上昇にとどまることより，ウイルス性髄膜炎と細菌性髄膜炎の鑑別に有用であると報告されている．カットオフ値は小児では15.0 mg／L，成人では10.2 ng／mLで，特異度は99%である[22]．ただし，抗菌薬投与例や免疫不全例では感度は半減する．髄液中では，アルツハイマー病，血管性認知症，レビー小体型認知症，前頭側頭型認知症でも上昇する．

髄液C反応性蛋白（CRP）

髄液CRPが100 ng／mLを超える場合，細菌性髄膜炎を疑うが[23]，確定診断とはならない．

髄液乳酸値

細菌性・結核性髄膜炎で上昇する[24-27]．カットオフ値は35〜40 mg／dLである．ただし，抗菌薬投与後には低下するため，有用でないことがある．脳梗塞，頭部外傷でも上昇する．

指標マーカー

細菌性髄膜炎のマーカーとして，コルチゾール，heparin-binding protein（HBP），soluble triggering receptor expressed on myeloid cells 1（sTREM-1），IL（interleukin）-6，IL-12，IL-1β，tumour necrosis factor（TNF）-α，complement component B，complement component 3の髄液中濃度が検討されている[28-33]．これらの研究の多くにおいて，対象患者は40症例より少なく，外的妥当性に欠ける．無菌性髄膜炎との鑑別において，complement component B，complement component 3が感度・特異度ともに高い．

頭部CT／MRI

初期診療時には，速やかに神経放射線学的検査を施行し，脳ヘルニア，脳膿瘍など占拠性病変，副鼻腔炎・中耳炎などの有無を確認する．

MRI拡散強調像の高信号は硬膜下蓄膿を疑う．MRI造影検査では，局所性またはび漫性の髄膜造影増強効果を認めるが，サルコイドーシスや結核性髄膜炎，癌性髄膜炎でも同様の所見を認める．サルコイドーシスでは，髄膜病変に造影効果を有さない傍側脳室病変や結節性病変を伴う．脳底部が好発部位で脳神経の増強効果を認めることがある．結核性髄膜炎では，脳底部が好発部位であり，10％程度に結核腫を伴う．

心臓超音波検査（心エコー）

細菌性心内膜炎による疣贅の有無を確認する．

鑑別診断

ウイルス性髄膜炎・脳炎，脳膿瘍，結核性髄膜炎，非感染性髄膜炎（自己免疫性，肉芽腫性，薬剤性，癌性）などがあげられる．「初期診療」の項目（p.140）および本巻の各疾患の項も参照されたい．

ウイルス性髄膜炎

髄液所見では，蛋白の上昇，糖は正常～軽度低下を示し，髄液細胞数は50～1,000／μLのことが多く，髄液細胞分画は単核球優位となるが，しばしば初期には多形核球優位となり，その後単核球優位に移行する．

細菌性髄膜炎との鑑別では，前述のように髄液乳酸値と血清プロカルシトニン値が有用であるとの報告がある．

結核性髄膜炎

結核性髄膜炎は亜急性から慢性の経過をとるが，1／3の患者は急性発症経過である．高齢者，ステロイド・免疫抑制薬・生物学的製剤投与，HIV感染症や糖尿病などの基礎疾患を有する免疫抑制状態にある患者に発症することが多い．髄液細胞は単核球優位，あるいは混合型の細胞増多が多い．蛋白上昇，糖減少は同様であるが，クロール値は低下する．髄液ADA（アデノシンデアミナーゼ）上昇は補助診断になる．髄液から結核菌が検出されれば診断確定になるが，塗抹検査で検出されることはほとんどなく，培養検査には時間がかかる．髄液結核菌PCR検査（single-PCR, nested PCR）や，感度・特異度ともに高いインターフェロン-γ産生能検査（T-SPOT）が有用である．

（☞「結核性髄膜炎」p.158）

真菌性髄膜炎

成人の場合，真菌性髄膜炎の多くはクリプトコッカス髄膜炎である．HIV感染，膠原病，悪性腫瘍，免疫抑制薬・生物学的製剤投与，糖尿病など免疫不全患者がハイリスク群となるが，健常成人にも生じるとの認識は重要である．

亜急性から慢性の経過をとることが多い．髄液検査所見は，単核球優位の細胞増多を認め，蛋白上昇・糖減少は同様である．髄液墨汁染色や血清・髄液クリプトコッカス抗原検査が診断に有用である．非HIV患者では90％以上陽性で，感度・特異度ともに高く，治療効果判定にも使用できる．HIV陽性患者では，髄液所見に乏しく，クリプトコッカス抗原の陽性率も低下するため注意が必要である．

（☞「クリプトコッカス髄膜脳炎」p.218）

単純ヘルペス脳炎

髄液検査はウイルス性髄膜炎と同様に単核球優位の細胞増多，蛋白上昇を示し，糖は正常～軽度低下する．頭部MRIで側頭葉，辺縁系に病巣を示すことが多い．real-time PCR法による単純ヘルペスウイルス（herpes simplex virus：HSV）DNA，HSV抗体価などウイルス学的検査が確定診断に有用である．

（☞「単純ヘルペスウイルス感染症」p.34）

感染性脳炎，傍感染性脳症

髄液検査では，脳炎では単核球優位の細胞増多，脳圧上昇，蛋白増加を認めるが，細菌性髄膜炎に比較して軽度である．髄液糖濃度は正常～軽度低下である．また，脳症では脳圧上昇以外に異常を認めないことが多い．

非感染性髄膜炎

膠原病合併性，肉芽腫性，薬剤性，癌性，自己免疫介在性などがあげられる．非感染性髄膜炎では皮膚，眼，肺など中枢神経系（central nervous system：CNS）以外の病変を合併することも多いので，全身検索と血液検査が重要である．

膠原病では，中枢神経病変の合併がみられることがある．髄液検査では細胞数と蛋白の増加を認めることが多いが，細菌性髄膜炎と比較して軽度である．

薬剤性では，非ステロイド性消炎鎮痛薬のイブプロフェン，スリンダク，ジクロフェナクナトリウム，サルファ剤，カルバマゼピン，人免疫グロブリンなどで無菌性髄膜炎が生じうる．

近年，非ヘルペス性辺縁系脳炎において，抗 NMDA（*N*-methyl-D-aspartate）受容体脳炎，抗 VGKC（voltage-gated potassium channel）複合体抗体関連脳炎，橋本脳症，傍腫瘍性脳炎など自己免疫介在型脳炎の疾患概念が示されている．これらの自己免疫介在性脳炎は亜急性から慢性経過で，髄液検査は正常か軽度の細胞数増加と蛋白上昇にとどまることが多い．

細菌性髄膜炎の治療

起炎菌未確定時には，その地域における年齢階層別主要起炎菌の分布，耐性菌の頻度および宿主が有するリスクに応じて抗菌薬を選択する必要がある（**2**）．また，可能な限り早期に適切な抗菌薬を静脈内投与することが転帰改善につながるため，迅速に神経放射線学的検査が施行できない場合には，まず抗菌薬の投与を開始することが重要である．起炎菌確定，未確定時ともに炎症反応，髄液所見が正常化した 1〜2 週後に抗菌薬投与を終了する．増悪時には再投与が必要である．

起炎菌未確定時の初期選択薬

■免疫正常な 16〜50 歳未満

背景：市中感染の起炎菌は約 60％が肺炎球菌，約 10％がインフルエンザ菌である．本邦では，肺炎球菌性髄膜炎成人例の 8 割がペニシリン非感性菌である．

治療：カルバペネム系抗菌薬であるパニペネム・ベタミプロン（PAPM／BP：1.0 g・6 時間ごとの静脈内投与）またはメロペネム（MEPM：2.0 g・8 時間ごとの静脈内投与）で初期治療を開始．効果が得られない場合，適時バンコマイシン（VCM：30〜60 mg／kg／日・8〜12 時間ごと投与）を追加．VCM は血中濃度トラフ値を 15〜20 μg／mL に維持する．

■ 50 歳以上の免疫正常例

背景：50 歳以上では，起炎菌として肺炎球菌が最も頻度が高く，かつ耐性化している場合が多く，メチシリン耐性黄色ブドウ球菌（Methicillin-resistant *Staphylococcus aureus*：MRSA）を含むブドウ球菌やリステリア菌もありうる[34]．また，本邦でも腸内細菌科の *E. coli*, *Klebsiella* などの中で ESBLs（extended spectrum β-lactamase：基質特異性拡張型βラクタマーゼ）産生株が増加している．以前に ESBLs 産生株が検出された患者，院内で ESBLs が多く分離されている施設においては MEPM の使用も考慮する．

治療：第三世代セフェム系抗菌薬（セフォタキシム〈CTX〉：2.0 g・4〜6 時間ごと，またはセフトリアキソン〈CTRX〉：2.0 g・12 時間ごと）と VCM とアンピシリン（ABPC：2.0〜3.0 g・4 時間ごと）の併用，または MEPM と VCM の併用の二者が推奨される．

■慢性消耗性疾患や免疫不全状態を有する成人

背景：本邦における慢性消耗性疾患や免疫不全状態を有する成人例の起炎菌は肺炎球菌を含むレンサ球菌が約 40％，ブドウ球菌約 25％であり，耐性化率は高い．緑膿菌についても考慮する[34]．

治療：VCM，ABPC とセフタジジム（CAZ：150 mg／kg／日〈9 g／日〉・8 時間ごとの静脈内投与）の併用または VCM と MEPM の併用が推奨される．

■免疫能が正常と考えられる発症 3 か月以内の頭部外傷や外科的侵襲処置（脳室内ドレナージやシャントなど）後例

背景：起炎菌は，ブドウ球菌が約半数強，グラム陽性桿菌，グラム陰性桿菌がそれぞれ約 10％と続き，レンサ球菌は 2.6％ときわめて少ない．ブドウ球菌属では 85.0％が耐性化している[34]．

治療：PAPM／BM または MEPM と VCM の

2 細菌性髄膜炎の治療アルゴリズム

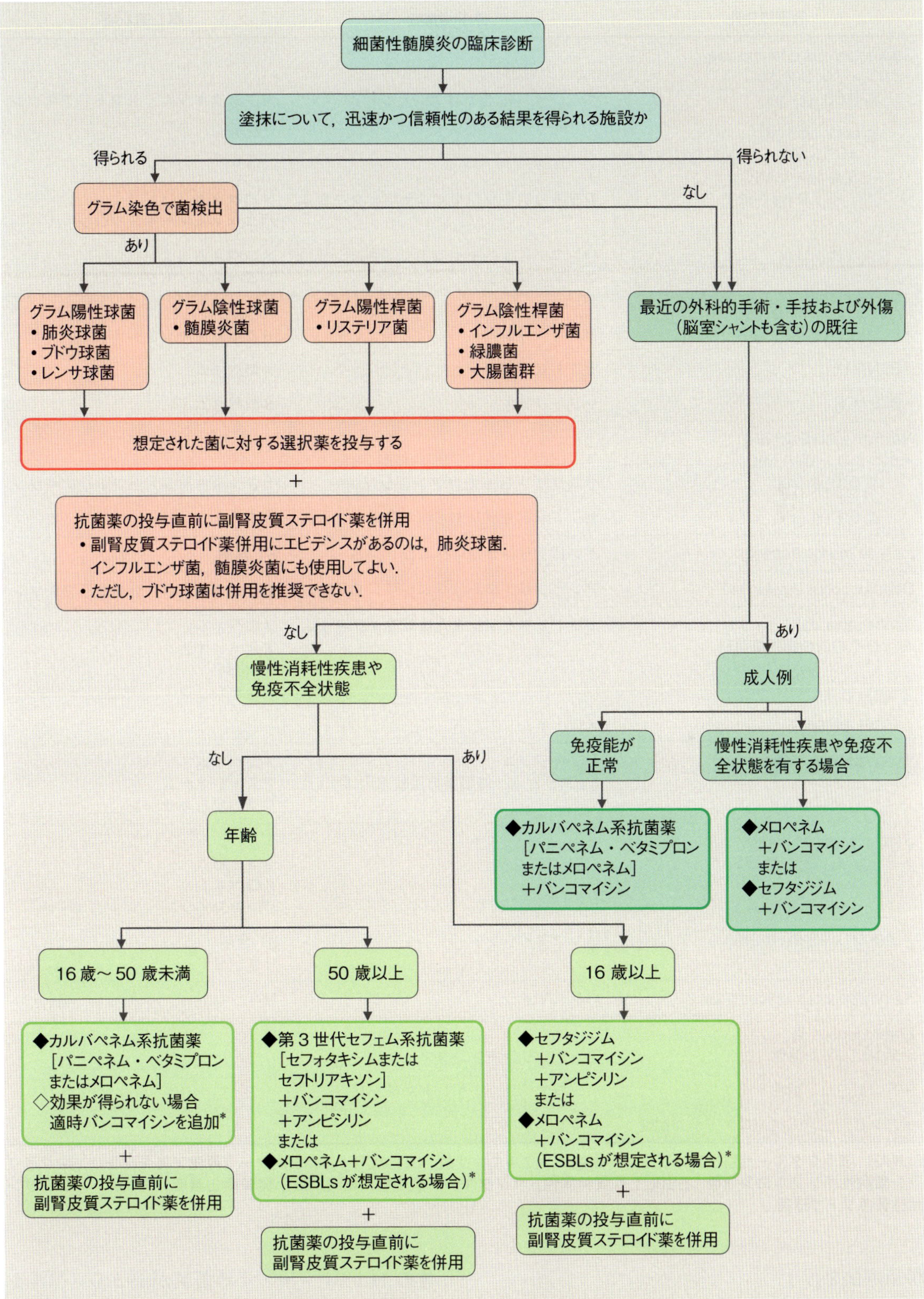
細菌性髄膜炎の臨床診断
塗抹について，迅速かつ信頼性のある結果を得られる施設か
得られる
得られない
グラム染色で菌検出
なし
あり
グラム陽性球菌
• 肺炎球菌
• ブドウ球菌
• レンサ球菌
グラム陰性球菌
• 髄膜炎菌
グラム陽性桿菌
• リステリア菌
グラム陰性桿菌
• インフルエンザ菌
• 緑膿菌
• 大腸菌群
最近の外科的手術・手技および外傷
(脳室シャントも含む)の既往
想定された菌に対する選択薬を投与する
＋
抗菌薬の投与直前に副腎皮質ステロイド薬を併用
• 副腎皮質ステロイド薬併用にエビデンスがあるのは，肺炎球菌．
インフルエンザ菌，髄膜炎菌にも使用してよい．
• ただし，ブドウ球菌は併用を推奨できない．
なし
あり
慢性消耗性疾患や
免疫不全状態
成人例
なし
あり
免疫能が
正常
慢性消耗性疾患や免疫不
全状態を有する場合
年齢
◆カルバペネム系抗菌薬
[パニペネム・ベタミプロン
またはメロペネム]
＋バンコマイシン
◆メロペネム
＋バンコマイシン
または
◆セフタジジム
＋バンコマイシン
16 歳～50 歳未満
50 歳以上
16 歳以上
◆カルバペネム系抗菌薬
[パニペネム・ベタミプロン
またはメロペネム]
◇効果が得られない場合
適時バンコマイシンを追加*
＋
抗菌薬の投与直前に
副腎皮質ステロイド薬を併用
◆第 3 世代セフェム系抗菌薬
[セフォタキシムまたは
セフトリアキソン]
＋バンコマイシン
＋アンピシリン
または
◆メロペネム＋バンコマイシン
(ESBLs が想定される場合)*
＋
抗菌薬の投与直前に
副腎皮質ステロイド薬を併用
◆セフタジジム
＋バンコマイシン
＋アンピシリン
または
◆メロペネム
＋バンコマイシン
(ESBLs が想定される場合)*
＋
抗菌薬の投与直前に
副腎皮質ステロイド薬を併用

*バンコマイシンが使えない場合にはリネゾリドを使用.

(細菌性髄膜炎診療ガイドライン 2014 草案を参考に作成)

3 本邦における推奨抗菌薬

病原微生物	標準治療薬	第二選択薬
Streptococcus pneumoniae •ペニシリンGのMIC ≦0.06 µg / mL	ペニシリンGまたはアンピシリン	セフォタキシム，セフトリアキソン
≧0.12 µg / mL セフトリアキソンまたはセフォタキシムのMIC ＜1.0 µg / mL	セフトリアキソンまたはセフォタキシム	メロペネム パニペネム・ベタミプロン
≧1.0 µg / mL	バンコマイシン＋セフトリアキソンまたはセフォタキシム	メロペネム パニペネム・ベタミプロン
Haemophilus influenzae •アンピシリン感性	アンピシリン	セフトリアキソン
•BLNAR	セフトリアキソン	メロペネム
•BLPACR	セフトリアキソン	メロペネム
Neisseria meningitidis •ペニシリンGのMIC ＜0.1 µg / mL	ペニシリンGまたはアンピシリン	セフォタキシム，セフトリアキソン
≧0.1 µg / mL	セフトリアキソンまたはセフォタキシム	メロペネム
Listeria monocytogenes	アンピシリンまたはペニシリンG	ST合剤
Streptococcus agalactiae	アンピシリンまたはペニシリンG	セフォタキシム，セフトリアキソン
Escherichia coli およびその他の腸内細菌科	セフトリアキソンまたはセフォタキシム	メロペネム アズトレオナム ST合剤 アンピシリン
ESBL産生株	メロペネム	
Pseudomonas aeruginosa	セフタジジム （セフェピム：髄膜炎の保険適用はない）	メロペネム アズトレオナム シプロフロキサシン
Staphylococcus aureus •メチシリン感性（MSSA）		セフェピム メロペネム バンコマイシン
•メチシリン耐性（MRSA）	バンコマイシン	ST合剤 リネゾリド
Staphylococcus epidermidis	バンコマイシン	リネゾリド
*Enterococcus*属 •アンピシリン感性	アンピシリン＋ゲンタマイシン	
•アンピシリン耐性	バンコマイシン＋ゲンタマイシン	
•アンピシリン・バンコマイシン耐性	リネゾリド	

BLNAR：βラクタマーゼ陰性アンピシリン耐性インフルエンザ菌，BLPACR：βラクタマーゼ産生アモキシシリン / クラブラン酸耐性インフルエンザ菌，ESBL：基質特異性βラクタマーゼ産生株，MIC：最小発育阻止濃度，MRSA：メチシリン耐性黄色ブドウ球菌．

併用療法を行う．

■慢性消耗性疾患や免疫不全を有する外科的侵襲処置後例

背景：ブドウ球菌属が44.6％（MRSAは全体の11.1％），レンサ球菌属が19.5％（ペニシリン耐性肺炎球菌〈PRSP〉は全体の11.1％），緑膿菌も8.3％でみられる[34]．

治療：MEPMとVCMまたはCAZとVCM

4 推奨投与量

薬剤	1 日投与量	1 回投与量	投与間隔
アンピシリン（ABPC）	12 g	2 g	4 時間ごと
アズトレオナム（AZT）	6～8 g	2 g	6～8 時間ごと
セフェピム（CFPM）	6 g	2 g	8 時間ごと
セフォタキシム（CTX）	8～12 g	2 g	4～6 時間ごと
セフタジジム（CAZ）	6 g	2 g	8 時間ごと
セフトリアキソン（CTRX）	4 g	2 g	12 時間ごと
シプロフロキサシン（CPFX）	800～1,200 mg	400 mg	8～12 時間ごと
ゲンタマイシン（GM）	5 mg / kg	1.7 mg / kg	8 時間ごと
メロペネム（MEPM）	6 g	2 g	8 時間ごと
ベンジルペニシリン（ペニシリン G：PCG）	2,400 万単位	400 万単位	4 時間ごと
リファンピシン（RFP）	600 mg	600 mg	24 時間ごと
ST 合剤（スルファメトキサゾール - トリメトプリム）*1	10～20 mg / kg	5 mg / kg	6～12 時間ごと
バンコマイシン*2	30～60 mg / kg	15～20 mg / kg	8～12 時間ごと

*1 トリメトプリム量換算
*2 1 回投与量が 2 g，1 日投与量が 60 mg / kg を超えないこと．血清トラフ値を 15～20 μg / mL に調節する．
（Tunkel AR, et al. Practice guidelines for the management of bacterial meningitis. *Clin Infect Dis* 2004；39：1267-1284. を参考に作成）

の併用療法を行う．

＊なお，すべての場合において，バンコマイシン耐性やその副作用により使用できない場合にはリネゾリド（LZD：600 mg・12 時間ごとの静脈内投与）を使用する．

起炎菌確定時

グラム染色で菌が判明し，薬剤感受性が不明の場合は，耐性菌であるとの前提で抗菌薬を選択する．薬剤感受性試験による MIC や PCR 法による耐性遺伝子が判明した場合には，それに基づいて抗菌薬を選択する．病原微生物が判明した場合の抗菌薬の推奨（3）は，*in vitro* の感受性試験結果と臨床経験の集積によって行われる．4に推奨投与量を示す．

副腎皮質ステロイド薬の併用

背景：細菌性髄膜炎では，サイトカインカスケードによって生じる強い炎症がその本態であり，結果として，抗菌薬により髄腔が無菌化された後も神経の損傷は進行する．副腎皮質ステロイド薬，特にデキサメタゾンは炎症誘発性サイトカインの過剰な産生を減らし，この病態カスケードを止めることにより，細菌性髄膜炎における予後を改善するといわれている．ただし，頭部外傷や外科的侵襲に併発した細菌性髄膜炎では，副腎皮質ステロイド薬の併用は行わない．

治療：抗菌薬投与直前からデキサメタゾン 0.15 mg / kg・6 時間ごとを 4 日間静脈内投与する．

菌交代現象に対する配慮

細菌性髄膜炎では，救命のために広域抗菌薬を高用量で長期間にわたり併用せざるを得ない．抗菌薬は選択毒性の高い薬物ではあるものの副作用発現率は高い．副作用としては，用量依存性の毒性効果，アレルギー反応，常在菌の破綻による新たな感染症，耐性菌の出現などがあげられる．

細菌性髄膜炎に対して抗菌薬を投与した場合，原因菌だけではなく常在細菌叢を形成している感受性菌も死滅し，使用抗菌薬に自然耐性を有する細菌や耐性遺伝子獲得菌は増殖する．これを菌交代現象というが，さらに増殖した菌

Column

副腎皮質ステロイド薬の併用

2002年に，de Gansらは細菌性髄膜炎成人301例にデキサメタゾンの二重盲検試験を行っている．デキサメタゾン10 mg・6時間ごとを抗菌薬投与直前に4日間投与し，転帰不良の軽減（$p = 0.03$）と死亡率の減少（$p = 0.04$）につながった[37]．菌種別のサブ解析では，肺炎球菌性髄膜炎では投与により死亡率が34%から14%に有意に低下していたが，他の菌種では有意差はなかった．髄膜炎菌の相対リスクは0.87，インフルエンザ菌では0.86を示しており，いずれの菌も有意でないが相対リスクは1より低値であった．つまり，肺炎球菌以外に副腎皮質ステロイド薬を使用しても，少なくとも悪化するとのエビデンスがあるわけではない．

副腎皮質ステロイド薬併用が有効性を示さなかった二重盲検試験は，マラウイ，ラテンアメリカ6か国からの報告で[38-40]，いずれも大規模臨床研究である．HIVの感染率が非常に高いこと，速やかに受診に至らないこと，高価な薬剤を使用できないなどの臨床上の困難さ，生来の免疫能の違いなどが関与していると考えられる．

また，黄色ブドウ球菌性髄膜炎に対するステロイドの効果について評価した大規模スタディはない．

欧米では，先進国においては初回の抗菌薬を投与する前にデキサメタゾン10 mgを投与開始し，1日4回6時間ごとに4日間投与することとなっている．投与を避けるべき場合として，非経口での抗菌薬の前投薬，頭部外傷，シャントがあげられている．また，敗血症性ショックを伴うものは，大量ではなく，少量の副腎皮質ステロイド薬が推奨されている．

により新たな感染症を惹起することがある（菌交代症）．特に高齢者において，複数の広域抗菌薬を長期間投与することが菌交代症のリスク因子となる．

菌交代症は主に抗菌薬関連下痢症（antibiotic-associated diarrhea：AAD），肺炎，カンジダ症である．菌交代性下痢症では，軽症例である下痢症（常在細菌叢の破綻により炭水化物・短鎖脂肪酸・胆汁酸の代謝が阻害され生じた腸内浸透圧の上昇による）が多く，*Clostridium difficile* 腸関連下痢症（*Clostridium difficile*-associated diarrhea：CDAD）が15～39%，その他急性出血性大腸炎がみられることがある．いずれも軽症例では原因薬剤の中止により改善するが，細菌性髄膜炎では抗菌薬の長期投与は必須であるため，それぞれの治療と対症療法を行う．65歳以上の入院患者を対象に，乳酸菌とビフィズス菌を含む乳酸菌製剤のAAD予防効果について検討した二重盲検ランダム化比較試験"PLACIDE"（probiotic lactobacilli and bifidobacteria in antibiotic-associated diarrhoea and *Clostridium difficile* diarrhoea in the elderly）では，AADやCDADの発症抑制に効果を示さなかったことが2013年に報告されている[35]．*Clostridium difficile* は芽胞を産生するため，病院内環境中（トイレ，ベッド，床など）に生残し，長期入院者へ感染することが知られている．感染予防のため，手洗いの励行や糞便の衛生的処理（ディスポーザブル手袋の使用など）を行う．病院内環境の清掃に努める他，経管チューブや内視鏡の清潔管理にも留意する．

その他，MRSA，薬剤耐性緑膿菌，*Stenotrophomonas maltophilia* による肺炎などの感染症が菌交代現象として生じうる．

また，酵母様真菌であるカンジダは口腔内・皮膚・消化管・膣などに常在し，カンジダ症は菌交代症を生じる最も頻度が高い真菌症である．カテーテル関連性血流感染や腸管からのfungal translocationによりカンジダ血症や真菌性眼病変を生じる．

以上をふまえたうえで，注意深い診療を行わなければならない．

（石川晴美，亀井　聡）

文献

1）Kamei S, Takasu T. Nationwide survey of the annual prevalence of viral and other neurological infections in Japanese inpatients. *Intern Med* 2000；39：894-900.
2）砂川慶介ほか．本邦における1997年7月以降3年間の小児化膿性髄膜炎の動向．感染症学雑誌

2001；75：931-939.
3) 新庄正宜ほか．本邦における小児細菌性髄膜炎の動向（2009-2010）．感染症学雑誌 2012；86：582-591.
4) Chiba N, et al. Rapid detection of eight causative pathogens for the diagnosis of bacterial meningitis by real-time PCR. *J Infect Chemother* 2009；15：92-98.
5) 日本産科婦人科学会，日本産婦人科医会（編・監）．産婦人科診療ガイドライン―産科編 2011．東京：日本産科婦人科学会事務局；2011.
http://www.jsog.or.jp/activity/pdf/gl_sanka_2011.pdf
6) Morozumi M, et al. Associations between capsular serotype, multilocus sequence type, and macrolide resistance in Streptococcus agalactiae isolates from Japanese infants with invasive infections. *Epidemiol Infect* 2014；142：812-819.
7) Ubukata K, et al. Longitudinal surveillance of Haemophilus influenzae isolates from pediatric patients with meningitis throughout Japan, 2000-2011. *J Infect Chemother* 2013；19：34-41.
8) 厚生労働科学研究費補助金 新型インフルエンザ等新興・再興感染症研究事業．重症型のレンサ球菌・肺炎球菌感染症に対するサーベイランスの構築と病因解析，その診断・治療に関する研究（H22-新興--一般-013／研究代表：生方公子）.
http://strep.umin.jp/index.html
9) Thigpen MC, et al. Bacterial meningitis in the United States, 1998-2007. *N Engl J Med* 2011；364：2016-2025.
10) Hsu HE, et al. Effect of pneumococcal conjugate vaccine on pneumococcal meningitis. *N Engl J Med* 2009；360：244-256.
11) Carpenter RR, Petersdorf RG. The clinical spectrum of bacterial meningitis. *Am J Med* 1962；33：262-275.
12) Begg N, et al. Consensus statement on diagnosis, investigation, treatment and prevention of acute bacterial meningitis in immunocompetent adults. British Infection Society Working Party. *J Infect* 1999；39：1-15.
13) Flores-Cordero JM, et al. Acute community-acquired bacterial meningitis in adults admitted to the intensive care unit：Clinical manifestations, management and prognostic factors. *Intensive Care Med* 2003；29：1967-1973.
14) van de Beek D, et al. Clinical features and prognostic factors in adults with bacterial meningitis. *N Engl J Med* 2004；351：1849-1859.
15) Feldman WE. Concentrations of bacteria in cerebrospinal fluid of patients with bacterial meningitis. *J Pediatr* 1976；88（4 Pt 1）：549-552.
16) Greenlee JE, Carroll KC. Cerebrospinal fluid in CNS infections. In：Scheld WM, et al（editors）. Infections of the Central Nervous System, 2nd edition. Philadelphia：Lippincott-Raven；1996, pp.899-922.
17) Cherian T, et al. PCR-Enzyme immunoassay for detection of Streptococcus pneumoniae DNA in cerebrospinal fluid samples from patients with culture-negative meningitis. *J Clin Microbiol* 1998；36：3605-3608.
18) Thomson RB Jr, Bertram H. Laboratory diagnosis of central nervous system infections. *Infect Dis Clin North Am* 2001；15：1047-1071.
19) Gray LD, Fedorko DP. Laboratory diagnosis of bacterial meningitis. *Clin Microbiol Rev* 1992；5：130-145.
20) Henney JE. Quick test for pneumonia. *JAMA* 1999；282：1218.
21) Genné D, et al. Enhancing the etiologic diagnosis of community-acquired pneumonia in adults using the urinary antigen assay（Binax NOW）. *Int J Infect Dis* 2006；10：124-128.
22) Dubos F, et al. Serum procalcitonin level and other biological markers to distinguish between bacterial and aseptic meningitis in children：A European multicenter case cohort study. *Arch Pediatr Adolesc Med* 2008；162：1157-1163.
23) Stearman M, Southgate HJ. The use of cytokine and C-reactive protein measurements in cerebrospinal fluid during acute infective meningitis. *Ann Clin Biochem* 1994；31（Pt 3）：255-261.
24) Genton B, Berger JP. Cerebrospinal fluid lactate in 78 cases of adult meningitis. *Intensive Care Med* 1990；16：196-200.
25) Lauwers S. Lactic-acid concentration in cerebrospinal fluid and differential diagnosis of meningitis. *Lancet* 1978；2（8081）：163.
26) Brook I, et al. Measurement of lactic acid in cerebrospinal fluid of patients with infections of the central nervous system. *J Infect Dis* 1978；137：384-390.
27) Mandal BK, et al. How useful is cerebrospinal fluid lactate estimation in differential diagnosis of meningitis? *J Infect* 1983；6：231-237.
28) Stahel PF, et al. Complement C3 and factor B cerebrospinal fluid concentrations in bacterial and aseptic meningitis. *Lancet* 1997；349（9069）：1886-1887.

29) Linder A, et al. Heparin-binding protein : A diagnostic marker of acute bacterial meningitis. *Crit Care Med* 2011 ; 39 : 812-817.
30) Holub M, et al. Cortisol levels in cerebrospinal fluid correlate with severity and bacterial origin of meningitis. *Crit Care* 2007 ; 11 : R41.
31) Determann RM, et al. Soluble triggering receptor expressed on myeloid cells 1 : A biomarker for bacterial meningitis. *Intensive Care Med* 2006 ; 32 : 1243-1247.
32) Tang RB, et al. Interleukin-1beta and tumor necrosis factor-alpha in cerebrospinal fluid of children with bacterial meningitis. *Childs Nerv Syst* 2001 ; 17 : 453-456.
33) Hsieh CC, et al. Cerebrospinal fluid levels of interleukin-6 and interleukin-12 in children with meningitis. *Childs Nerv Syst* 2009 ; 25 : 461-465.
34) 高橋恵子ほか.〈第54回日本神経学会学術大会一般演題〉院内感染による細菌性髄膜炎本邦成人例における起炎菌と転帰影響要因. 臨床神経学 2013 ; 53 : 1461.
35) Allen SJ, et al. Lactobacilli and bifidobacteria in the prevention of antibiotic-associated diarrhoea and Clostridium difficile diarrhoea in older inpatients (PLACIDE) : A randomised, double-blind, placebo- controlled, multicentre trial. *Lancet* 2013 ; 382 (9900) : 1249-1257.
36) Proulx N, et al. Delays in the administration of antibiotics are associated with mortality from adult acute bacterial meningitis. *QJM* 2005 ; 98 : 291-298.
37) de Gans J, et al. Dexamethasone in adults with bacterial meningitis. *N Engl J Med* 2002 ; 347 : 1549-1556.
38) Molyneux EM, et al. Dexamethasone treatment in childhood bacterial meningitis in Malawi : A randomised controlled trial. *Lancet* 2002 ; 360 (9328) : 211-218.
39) Scarborough M, et al. Corticosteroids for bacterial meningitis in adults in sub-Saharan Africa. *N Engl J Med* 2007 ; 357 : 2441-2450.
40) Peltola H, et al. Adjuvant glycerol and / or dexamethasone to improve the outcomes of childhood bacterial meningitis : A prospective, randomized, double-blind, placebo-controlled trial. *Clin Infect Dis* 2007 ; 45 : 1277-1286.
41) 石川晴美, 亀井聡. 細菌性髄膜炎の診療ガイドラインの改訂. 第55回日本神経学会学術大会 プログラム・抄録集. 2014, 抄録 p.242.

III. 細菌感染症

脳膿瘍，硬膜下膿瘍，硬膜外膿瘍

Point

- 頭蓋内膿瘍は，mortality, morbidity rate が高く，速やかな診断，治療が要求される．
- 感染源の検索が重要であり，それによる empiric antibiotic therapy が有用である．
- 脳膿瘍の外科的治療では，病期を考慮に入れながら，ドレナージを検討する．
- 硬膜下膿瘍は急激に増悪するため，安易に内科的治療のみで治療せず，積極的な外科的介入を考慮する．
- 硬膜外膿瘍では，数年が経過していても，開頭手術や頭部外傷の既往を念頭におく必要がある．

頭蓋内膿瘍は脳膿瘍（brain abscess），硬膜下膿瘍（subdural empyema），硬膜外膿瘍（epidural empyema）から構成されるが，比較的まれな疾患である．高い mortality, morbidity rate が報告されているため，確実かつ速やかな診断と治療の開始が要求される．治療の中心は適切な抗菌薬の投与であるから，感染経路を速やかに同定し適切な抗菌薬を選択することが必要である．また頭蓋内圧亢進や mass effect（圧排効果）に対しては，適切な時期に外科治療を組み合わせることが要求される．

脳膿瘍

疫学

脳膿瘍は化膿性病原体が脳実質に化膿性炎症を引き起こした結果，脳実質内に膿汁が貯留した状態である．発生率は 10 万人に 1 人とされ，全頭蓋内感染の約 25％程度といわれている．細菌の感染経路としては，約 50～60％が隣接部位からの直接侵入で，副鼻腔炎，中耳炎，歯科感染に続発する．板間静脈や導出静脈の血栓形成（血栓性静脈炎）がその炎症の波及に重要な役割を果たすとされている．炎症巣直下の皮質壊死が起こるとされており，前頭病変は前頭洞炎や篩骨洞炎，側頭葉病変や小脳病変は中耳炎や乳様突起炎に起因することが多い．これらの場合には単発であることが多い．

脳膿瘍の約 30％は血行性の播種で，小児では右→左シャントの存在する先天性心疾患に，成人では気管支拡張症，肺膿瘍，亜急性心内膜炎からの敗血症性塞栓（septic emboli）によるものが多いとされる．膿瘍は中大脳動脈領域に多く，灰白質–白質境界部（gray-white junction）に多発性にみられることが多い．

臨床症状

脳膿瘍の臨床症状は，①炎症による症状（38℃以上の発熱，頭痛，髄膜刺激症状），②頭蓋内圧亢進症状（頭痛，悪心・嘔吐，意識障害，乳頭浮腫），③局所巣症状（片麻痺，失語，視野障害，痙攣）に大別される．

成人では頭痛，発熱，局所神経症状が 3 徴とされるが，頻度の高いものから，頭痛（70％），意識障害（65％），巣症状（60％），発熱（50％），悪心・嘔吐，痙攣，髄膜刺激症状，うっ血乳頭などの症状がみられる．小児ではむしろ頭痛，嘔吐，発熱に痙攣を認めることが多く，成人と比較して局所神経症状を示しにくい．

病期

病理組織学的根拠から，脳膿瘍の進展は 4 つの病期に分けられることが多い．

1 感染性心内膜炎に伴う多発性脳膿瘍（46 歳）

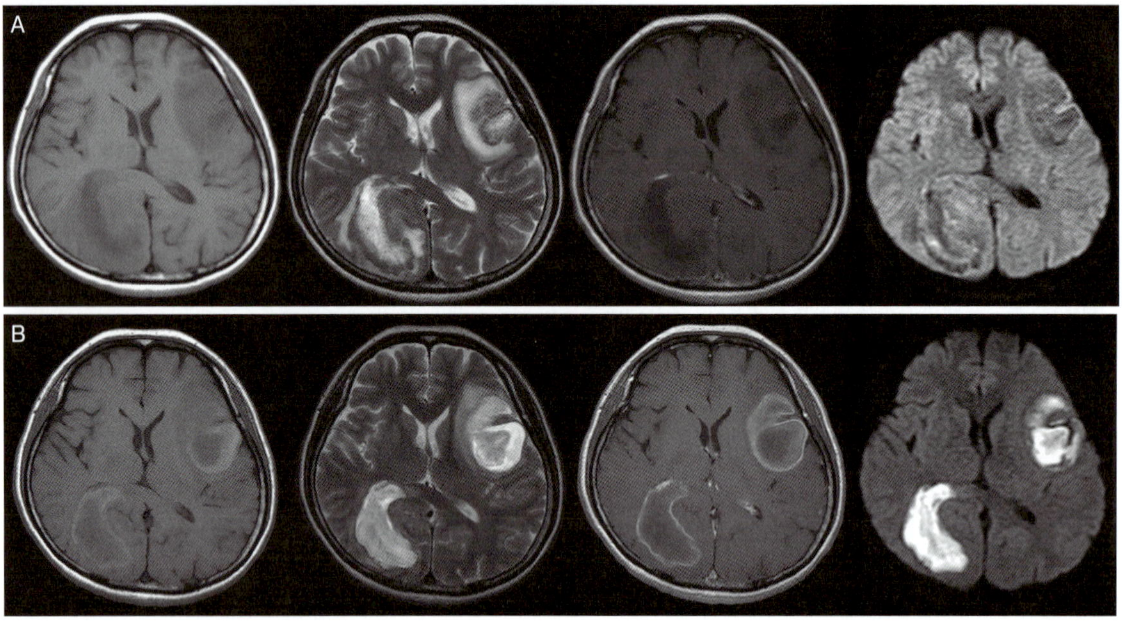

A：発症 3 日目，B：発症後 3 週間．ともに左から MRI T1 強調画像，T2 強調画像，造影 T1 強調画像，拡散強調画像．上段（A）は脳炎期に該当し，下段（B）は被膜形成後期に該当する．造影効果，拡散強調画像高信号などは時間経過とともに異なる．

①脳実質炎早期

部分的な化膿性脳炎で，急性炎症反応が周囲脳と境界されていない時期で，感染後 1～3 日目頃とされる．CT では正常から軽度低吸収，MRI では T1 強調画像にて等～低信号でわずかに造影効果を認め，T2 強調画像では境界不明瞭な高信号を示す．

②脳実質炎後期

中心部に壊死を伴った部分的な化膿性脳炎で，中心壊死の周辺に線維芽細胞の出現を認める時期であり，感染後 3～9 日頃とされる．画像上も境界が鮮明となり，造影剤で増強される被膜が形成される．拡散強調画像では内部が高信号になる．

③被膜形成早期

初期の肉芽組織による被包化（encapsulation）を認める時期であり，膿瘍の周辺被膜に新生血管の造成を認める．感染後 9～14 日目頃に該当し，画像上もより明瞭に被膜が増強され境界が明確になる．

④被膜形成後期

肉芽組織による被包化の後期で，膿瘍周辺に膠原線維の被膜を認める時期とされ，感染後 14 日目以降に該当する．

検査・画像診断

血液検査では白血球増加，CRP 高値，赤沈亢進など非特異的な炎症所見を認める．髄液検査でも通常軽度の細胞数増加や蛋白の増加を認めるのみで，特異的な変化に乏しい．なお，腰椎穿刺は頭蓋内圧亢進症状がある場合には禁忌であり，CT 施行後に施行すべきである．

脳膿瘍の診断では，CT･MRI が必須といえる．典型的な脳膿瘍では，内部が T1 低信号，T2 高信号，被膜が T1 等～高信号，T2 低信号を示し，造影 CT，造影 MRI におけるリング状増強効果が特徴的であり，周囲に浮腫を伴う．経時的に被膜は形成されていき，内部は拡散強調画像で高信号となる（1）．

画像診断を行う前には細菌性髄膜炎，硬膜下膿瘍，硬膜外膿瘍，脳炎が，また画像診断後も初期であれば静脈洞血栓症，出血性梗塞が，そして被膜形成後であれば脳腫瘍が鑑別を要する主な疾患といえる．特にリング状の増強効果は脳膿瘍に特徴的であるが，神経膠芽腫や転移性脳腫瘍との鑑別が必要である．拡散強調画像による内部の高信号が有用であるとされる．

血液培養は必須の検査ではあるものの，その陽性率は低いとされる．感染源として疑われる副鼻腔炎や中耳炎が確認されれば，速やかに細菌学的検査を提出する．

起炎菌

- 副鼻腔炎：黄色ブドウ球菌，肺炎レンサ球菌，インフルエンザ菌など．
- 中耳炎：肺炎レンサ球菌，インフルエンザ菌，腸内細菌．
- 頭部外傷，開頭術後合併症：黄色ブドウ球菌，表皮ブドウ球菌，腸内細菌．
- 心疾患：α溶血性レンサ球菌，ブドウ球菌，ナイセリア（*Neisseria*）．
- 新生児髄膜炎：大腸菌，B 群レンサ球菌．

内科的治療

感染症である以上，速やかかつ的確な抗菌薬の選択，投与が最も重要である．培養結果を待つことなく，起炎菌の原発巣を確認し，empirical antimicrobial therapy によって投薬を開始する必要がある．

- 副鼻腔炎・中耳炎：CTX（もしくは CTRX）＋メトロニダゾール，PCG ＋メトロニダゾール．
- 術後合併症，外傷後：nafcillin*（＋ CTRX or CTX），VCM（＋ CTRX or CTX）．
- 心疾患：nafcillin*＋メトロニダゾール（＋ CTRX or CTX）．

治療の終了基準は明確ではないものの，6～10 週間の投与を要するとされる．CT・MRI 画像上の造影効果，拡散強調画像での信号高値，感染所見などが指標とされる．

Memo

CTX：セフォタキシム，CTRX：セフトリアキソン，PCG：ベンジルペニシリン，VCM：バンコマイシン．
* nafcillin（ナフシリン）は 2014 年現在国内未承認．

外科治療

外科治療を行う目的としては，①緊急の減圧，②診断の確定，③培養検体の提出，④脳室内穿破の予防とされる．外科治療を考えるうえでは，脳膿瘍の病期と大きさ，場所が重要である．

脳実質炎の時期で被膜形成が明らかでない時期は，ドレナージによる排膿が期待できないため手術適応はなく，内科的治療が優先される．大きさに関しては通常，25 mm 以上の場合は減圧効果が期待されるため手術が推奨される．脳室近傍の膿瘍で脳室穿破が予想される場合には，穿破した場合の予後がきわめて悪いことから，積極的な外科治療が望まれる．また，診断が確定できない場合，特に悪性脳腫瘍との鑑別が困難な場合にも手術を要することがある．

手術方法には穿刺排膿術と被膜外摘出術が存在するが，近年は穿頭もしくは小開頭による穿刺排膿術が中心となりつつある．ナビゲーションシステムや定位フレームを用いた定位的手術による排膿術も報告されている．

予後

CT・MRI の導入以降，予後は著しく改善したといわれるが，いまだ死亡率（mortality）は 20％程度といわれている．予後不良因子としては治療開始時の意識レベル低下，高齢，多発性，部位などがあげられているが，特に脳室穿破の有無が重要であるといわれている．

硬膜下膿瘍

硬膜下膿瘍は硬膜とくも膜の間，硬膜下腔に膿が貯留する病態である．硬膜とくも膜の間にはくも膜顆粒の存在部位以外に隔壁が存在しないため，ひとたび炎症が波及し膿が貯留すると，短時間のうちに大脳鎌や小脳テントといった構

Key words

硬膜下膿瘍（subdural empyema）

日本語では脳膿瘍，硬膜下膿瘍ともに「膿瘍」という単語が用いられるが，硬膜下膿瘍は膿瘍が貯留した状態で短時間のうちに広がることから，英語としては abscess ではなく「蓄膿」にあたる empyema が通常使用される．

造物に至るまで広範囲に広がる．硬膜下膿瘍は，かつては非常に高い致死率を認めた疾患であり，硬膜下膿瘍の mass effect，脳炎や髄膜炎の合併による頭蓋内圧亢進症状の他に，脳皮質静脈への炎症の波及による細菌性静脈炎，脳梗塞によって死に至る．急激な悪化のため，早期診断，早期治療が要求される．

疫学，原因

硬膜下膿瘍は全頭蓋内膿瘍の約 20％を占め，95％が頭蓋内，5％が脊柱管内に発生する．男性に多く（60～80％），10～40 歳が全体の 2/3 を占め好発年齢である．乳幼児では髄膜炎に起因し，成人では多くは副鼻腔炎（前頭洞，篩骨洞），他には中耳炎，乳突蜂巣炎に続発することが多い．副鼻腔炎から進展した場合には 2 週間以内に硬膜下膿瘍に至ることが多い．まれに肺感染症から血行性に硬膜下腔に至る場合がある他，外傷や開頭手術，敗血症も原因となる．

起炎菌

硬膜下膿瘍は小児では髄膜炎に続発することが多いため，起炎菌は大腸菌，肺炎球菌，インフルエンザ菌が多い．成人では副鼻腔炎の起炎菌である黄色ブドウ球菌，好気性および嫌気性レンサ球菌が多い．開頭術後に合併した場合は黄色ブドウ球菌，表皮ブドウ球菌が多い．混合感染も 15％程度で認められるが，約 20％で起炎菌は同定されないとされる．

臨床症状

臨床症状としては，①炎症による症状（38℃以上の発熱，頭痛，髄膜刺激症状），②頭蓋内圧亢進症状（頭痛，悪心・嘔吐，意識障害，乳頭浮腫），③局所巣症状（片麻痺，失語，視野障害，痙攣）がみられる．2 週間以内の副鼻腔炎，中耳炎などの感染徴候を認めることが少なくない．脳浮腫や脳ヘルニアによる，急激な症状の進行を特徴とする．

検査所見

血液検査では白血球増加，CRP 高値，赤沈亢進がみられる．また，血液培養で起炎菌が明らかになることがある．診断がついている場合は手術を念頭に全身の評価を行うべきとされる．髄液検査は頭蓋内圧亢進が否定されている場合にのみ行われるが，特徴的な髄液所見はなく，軽度の白血球増加，糖低下，髄液蛋白の増加が認められる．

診断，病態の把握，治療効果の判定には画像検査が重要である．CT では薄い病変が描出できない場合があり，MRI が最も有用な画像検査である．造影剤を用いることでより感度が高くなり，T1 強調画像では被膜の増強の他，硬膜や直下の脳組織，血管損傷などが明らかとなることがある（**2**）．硬膜下膿瘍は T1 強調画像で低信号，T2 強調画像で高信号を示し，拡散強調画像によって内部が高信号となる．

2 硬膜下膿瘍（3 歳）の MRI T1Gd 画像

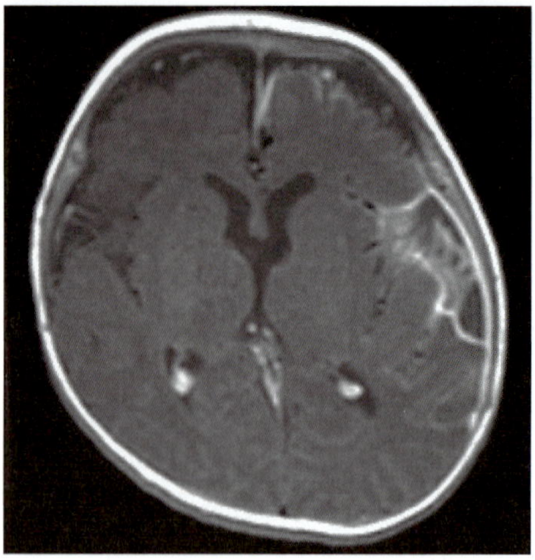

硬膜から脳表まで強い造影効果が認められる．

治療

硬膜下膿瘍に関しても治療の基本は抗菌薬の経静脈投与であり，硬膜下膿瘍の発生部位，感染経路から起炎菌を推察し抗菌薬を選択する．

投与期間は脳膿瘍に準じて 6～8 週間が推奨されているが，全身の炎症所見の改善，画像所見での縮小を確認する必要がある．抗てんかん薬の予防的もしくは治療投与，頭蓋内圧亢進症状に対する浸透圧利尿薬が併用される．

硬膜下膿瘍は急速に悪化することが多く，脳

Column

免疫低下状態は脳膿瘍の危険因子の一つ

近年，後天性免疫不全症候群（acquired immunodeficiency syndrome：AIDS），白血病，心臓移植や腎臓移植後などの免疫低下状態の患者が増加しているが，免疫低下状態は脳膿瘍の危険因子の一つになっており，その起炎微生物として，①トキソプラズマ，②ノカルジア，③リステリア，④グラム陰性桿菌，⑤抗酸菌，⑥真菌などが知られている．

ノカルジア脳膿瘍（Nocardial brain abscess）

ノカルジア症は大部分が *Actinomyces* 属に属する *Nocardia asteroides* による感染症で，皮膚ノカルジア症，肺ノカルジア症などを引き起こす．脳へは肺から血行性に感染し，膿瘍もしくは髄膜炎を引き起こす．一般に免疫機能低下状態（特に，臓器移植後患者，AIDS 患者）で感染するといわれるが，実際は免疫異常がない患者も60％程度とされる．経過は急性のものから慢性のものまであるが，特に慢性の経過をたどる症例ではしばしば診断が困難となる．MRI 拡散強調画像でも必ずしも内部が高信号とならず，診断に苦慮する症例が報告されている．臨床経過や膿瘍の部位によっては診断を目的に開頭手術が行われることがある．

治療の第一選択は ST 合剤であり，IPM / CS を加えることが推奨される．耐性がある場合などは AMK に加えて IPM / CS, MEPM, CTRX, CTX のいずれかを投与する．投与期間は 3～6 週間の静脈投与が行われた後，ST, MINO, AMPC / CVA の内服投与を 3 か月以上行うが，免疫不全状態にある場合は 1 年以上継続する．

（☞ 本章「ブルセラ症，レプトスピラ症，放線菌症，ノカルジア症」p.195）

トキソプラズマ脳症（cerebral toxoplasmosis）

ネコを終宿主とする人畜共通感染性の細胞内寄生性原虫 *Toxoplasma gondii* による感染症で，ヒトからヒトへの感染はない．生後の脳感染症（postnatally-acquired cerebral toxoplasmosis）と胎児期感染（congenital toxoplasmosis）の 2 つに分けられる．人間への感染経路としては，シストを含んだ食肉（羊肉･豚肉･鹿肉など）やオーシストを含むネコの糞便に由来する経口感染が主であり，血清抗体陽性者は，10～40％といわれている．

前者は，細胞性免疫不全患者に多くみられ，初感染というよりは内因性再燃（reactivation）が原因として考えられている．CT・MRI では多発性のリング状に造影される腫瘤としてみられるが，しばしば脳腫瘍（特に悪性リンパ腫）の鑑別が困難とされる．欧米の HIV 感染者では 20～30％で発症するといわれているが，本邦では 2％程度にすぎない．

（☞「トキソプラズマ脳炎」p.240 も参照）

Memo

ST：スルファメトキサゾール / トリメトプリム，IPM / CS：イミペネム / シラスタチン，AMK：アミカシン，MEPM：メロペネム，MINO：ミノサイクリン，AMPC /CVA：アモキシシリン / クラブラン酸．

ヘルニアを来せば致死的になりうるため，必要時には速やかに外科治療を行う必要があり，実際には大部分で外科治療を要するとされる．ごく薄い硬膜下膿瘍（1.5 cm 以下）であれば抗菌薬投与のみでの経過観察が可能であるが，増悪時には速やかな手術が重要であり，不用意な内科的治療単独での継続は死亡率を増加させると報告されている．

手術適応としては，①臨床的，画像的に mass effect が認められる場合，②意識障害や嘔吐など頭蓋内圧亢進症状がある場合，③痙攣や運動障害など巣症状がある場合，には速やかに手術を選択する．

手術目的は速やかな減圧と，内容物の細菌学的検査を行うことにある．手術方法としては，①開頭被膜外摘出術，②穿頭排膿ドレナージ術，③減圧開頭術が行われる．以前は開頭手術が推奨されていたが，現在はより低侵襲での手術方法が選択される傾向にある．

予後

硬膜下膿瘍の死亡率は 15～30％程度であり，神経学的後遺症の残存率は 50％程度とされ，片麻痺や失語などの巣症状が 25％，てんかん 50％，精神発達障害 25％とされる．来院時意識障害が強い例，6 歳以下，髄膜炎に併発する場合，などが予後不良因子とされる．

硬膜外膿瘍

硬膜“下”膿瘍と異なり，硬膜“外”膿瘍の大部分は，脊椎管内に起こり数脊椎分節にわたって膿瘍の形成がみられることが多い．感染源としては，脊椎の骨髄炎，咽後膿瘍，皮膚洞の感染，硬膜外麻酔などがあり，黄色ブドウ球菌（*Staphylococcus aureus*）が最も多く分離される．頭蓋内の硬膜外膿瘍もまれではあるが起こり，頭蓋骨の縫合が存在するためレンズ状の形態を呈する．

疫学，原因

どの年代でもみられるが，小児での発生は少ないとされている．

頭蓋内硬膜外膿瘍の原因としては，開頭手術の合併症が最も多い．開頭手術の1～2%が感染を合併するとの報告もある．このうち約10%では硬膜下膿瘍も同時に存在するとされる．この他には硬膜下膿瘍と同様に，副鼻腔炎，中耳炎，穿通性外傷なども知られているが，血行感染はまれである．起炎菌としては，開頭術後の感染が多いことから，黄色ブドウ球菌，表皮ブドウ球菌，大腸菌などのグラム陰性菌などが多い．

臨床症状

通常，頭痛，発熱，局所の腫脹のみが症状であることが多い．硬膜外膿瘍は緩徐に増大するため，感染が硬膜，硬膜下に及び，初めて髄膜刺激症状や麻痺や痙攣などの局所症状が出現することが多い．外傷や開頭の既往がある患者では，数年以上が経過していても感染の可能性を考慮すべきである．

検査

血液検査では白血球増加，CRP高値，赤沈亢進など非特異的炎症所見が認められる．血液培養で起炎菌が明らかになることが多い．CT・MRIによる画像診断は重要であり，特にMRIでは，CTで同定困難なものも診断可能である．造影MRIによって被膜および隣接する硬膜の増強が認められる．

Key words

empiric antibiotic therapy（経験的治療）
感染症の起炎菌を同定し感受性検査の結果を待たずに，過去の疫学的な知見から治療を開始すること．中枢神経感染は緊急事態であり，脳膿瘍，硬膜下膿瘍，硬膜外膿瘍のいずれの場合においても経験的治療を開始することが必要である．

治療

速やかに抗菌薬治療を開始するが，脳膿瘍，硬膜下膿瘍と同様に，感染源を推定し，empiric antibiotic therapyを開始することが重要である．好気性菌，嫌気性菌の両者を幅広くカバーすることが重要である．

投与期間は臨床経過と画像評価によって決定されるが，一定の見解はない．ドレナージ術が施行された場合は4週間以上，施行されていない場合は8週間以上の継続投与が推奨される．投与終了後2週間程度で，再燃がないことを画像で確認する必要がある．

手術は減圧と培養を目的に行われるが，膿瘍が小さい場合などは必ずしも必要ない．穿頭ドレナージ術，開頭ドレナージ術の他，内視鏡下でのドレナージも報告されている．

予後

以前は100%のmortalityとされていたが，現在では5～20%程度と報告されている．治療開始時の神経症状が予後規定因子であり，速やかな診断と治療の開始が重要である．

（稲次基希，大野喜久郎）

参考文献

- Möller-Hartman W, et al. Clinical application of proton magnetic resonance spectroscopy in the diagnosis of intracranial mass lesions. *Neuroradiology* 2002；44：371-381.
- Britt RH, Enzmann DR. Clinical stages of human brain abscesses on serial CT scans after contrast infusion. Computerized tomographic, neuropathological, and clinical correlations. *J Neurosurg* 1983；59（6）：972-989.
- Working party of the British Society for antimicrobial chemotherapy. The rational use of antibiotics in

the treatment of brain abscess. *Br J Neurosurg* 2000；14（6）：525-530.
- Stephanov S. Surgical treatment of brain abscess. *Neurosurgery* 1988；22（4）：724-730.
- Muzumdar D, et al. Brain abscess：An over view. *Int J Surg* 2011；9（2）：136-144.
- Brouwer MC, et al. Clinical characteristics and outcome of brain abscess：Systematic review and meta-analysis. *Neurology* 2014；82（9）：806-813.
- 島津智一．脳膿瘍．*Clinical Neuroscience* 2005；23（5）：756-759.
- Mamelak JM, et al. Nocardial brain abscess：Treatment strategies and factors influencing outcome. *Neurosurgery* 1994；35：622-631.
- Singh SM, et al. Cutaneous nocardiosis complicating management of Crohn's disease with infliximab and prednisone. *CMAJ* 2004；171（9）：1063-1064.
- Montoya JG, Liesenfeld O. Toxoplasmosis. *Lancet* 2004；363：1965-1976.
- 都築伸介．硬膜下膿瘍．*Clinical Neuroscience* 2005；23（5）：764.
- Feuerman T, et al. Craniotomy improves outcome in subdural empyema. *Surg Neurol* 1989：32（2）：105-110.
- Pradilla G, et al. Epidural abscesses of the CNS. *Lancet Neurol* 2009；8（3）：292-300.

III. 細菌感染症

結核性髄膜炎

Point

- 中枢神経系の結核の病型として，髄膜炎，頭蓋内結核腫，脊髄くも膜炎，肥厚性硬膜炎の４型がある．
- 結核性髄膜炎の診断は困難であるが，最も致死的な結核症であり，亜急性の発熱性髄膜脳症では常に念頭におく．
- 肺の局所感染から菌血症が生じ，くも膜下・上皮下に小結節が形成され，それが破綻して髄膜炎が発症する．
- くも膜下に癒着傾向が生じ，脳神経麻痺が現れ，脳底槽のブロックが生じると，水頭症となり意識が悪化する．次に，閉塞性血管炎から脳梗塞が発症する．さらに実質炎をきたすと，高度意識障害や痙攣などが生じる．
- 培養検査の結果判明には長期を要するので，髄液抗酸菌染色，アデノシンデアミナーゼ，PCR 法による DNA 検査を行うが，感度は十分ではない．
- 造影 MRI が必須であり，感度高く病変を描出しうる．
- 少しでも疑われれば，経験的な抗結核薬療法を開始する．
- 耐性菌例や HIV 感染の合併例が大きな課題である．

中枢神経系の結核の病型としては，髄膜炎，頭蓋内結核腫，脊髄（くも膜）炎，肥厚性硬膜炎の４型があるが，本項では，後３型に個々に触れる場合を除き，結核性髄膜炎はこれら３型をすべて含むものとし，結核菌による脳ないし脊髄の髄膜および実質の感染を指す．

臨床症候

結核性髄膜炎（tuberculous meningitis）の診断は，臨床症候が多様でかつ非特異的であるために，なかなか困難である．通常，亜急性の発熱性髄膜脳症の経過をとるが，鑑別すべき診断は多い．

臨床経過は典型的には，前駆期，髄膜炎期，麻痺期に分けられる．前駆期の症状は非特異的で，単なる感冒とみなされ，診断の助けにはならない．すなわち，発症は潜在的で，倦怠感，疲労感（脱力感），頭痛，微熱，性格変化などを２〜3 週間示す．髄膜炎期には，髄膜症状（羞明や頸部の硬直感／項部硬直），遷延する強い頭痛，嘔吐，傾眠，明識困難，さまざまな程度の脳神経症状（眼筋麻痺や顔面麻痺，視力障害や聴力障害，嚥下障害など）や長経路徴候（錐体路徴候や感覚障害）などの，より明確な神経学的様相が現れる．その後に麻痺期の症状が急速に現れる．意識障害の進行，痙攣・異常運動，片麻痺などである．痙攣・異常運動は成人よりも小児で目立つ．髄膜炎期以後の臨床経過について意識障害と局所神経症状を基に３ステージが**1**のように設定されている．

適確な治療がなされない場合，大半の患者は発症から 5〜8 週以内に死に至る．ある症例シリーズでは，入院時にみられた症状は頭痛が 28％，嘔吐が 25％，発熱が 13％で，項部硬直を含む髄膜症候は 2％だけであったという[1)]．神経根痛や運動麻痺，膀胱直腸障害などがあれば，脊髄（くも膜）炎も考慮する．

以上とは別に非定型的経過を示す症例がある．急性発症で急速に進行し，化膿性髄膜炎と区別できない症例，月単位ないし年単位の緩徐進行性認知障害（人格変化や社会的引きこもり，欲動の喪失，記憶障害）を示す症例，髄膜炎の

1 結核性髄膜炎の臨床経過

	非特異的で，感冒と区別できない	前駆期
ステージI	意識は清明で，局所神経徴候も水頭症の所見もない	髄膜炎期
ステージII	嗜眠や明識困難状態にあり，軽度の局所神経徴候（脳神経麻痺や不全片麻痺など）があるかもしれない	
ステージIII	進行した状態で，せん妄や昏迷，昏睡，痙攣，多発脳神経麻痺，強い片麻痺を呈する	麻痺期

2 症例1のMRI

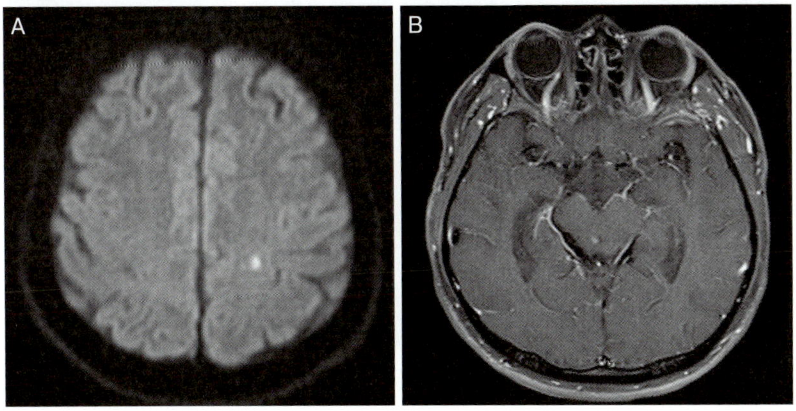

A：拡散強調画像．左前頭葉皮質下に小円形の高信号域がみられる．同様所見は左被殻にもあり，さらにT2 / FLAIR画像では中脳水道右にもある．
B：造影後T1強調画像．中脳水道右の病変が造影されているが髄膜は造影されていない．この他に併せて5か所に造影される小円形病変あり．

明らかな症候を呈さずに昏迷から痙攣・昏睡に至る症例などである．

結核性髄膜炎のケーススタディ

症例1

頭痛・発熱・食欲低下で発症し，項部硬直以外の神経症候を呈さず，多発結核腫を伴い，治療が奏効した典型例．

患者：33歳，男性．

既往歴・生活歴：特記すべき既往はない．飲酒：週に2回ほどビール2L．タバコ：40本×13年．

現病歴：炎暑の中で働き，疲れていたところ，1週ほど前から，頭痛と37.5℃程度の発熱，食欲低下があり，近医を受診し，CTにて異常を指摘されず，鎮痛薬の処方を受けた．しかし，改善が乏しいため当科を初診した．血圧は正常で，眼球運動に障害なく，腱反射は全般的に低下していたが，項部硬直が2横指程度と疑われた．髄液検査が提案されたが，拒否した．翌日も救命救急センターを受診したが，同検査を拒否し，その2日後の同センター受診時には頭痛に改善がないため，同検査を受けた．初圧200 mmH$_2$O，糖43 mg / dL（同時血糖138 mg / dLの31%），蛋白117 mg / dL, 細胞数116 / μL（単核球：多核球＝97：3）であり，髄膜炎として当科に入院した．胸部X線に異常はみられなかった．

現症：血圧115 / 65 mmHg，脈拍79 / 分・整，呼吸数16 / 分，体温38.3℃．意識清明，言語理解良好，脳神経・運動系・感覚系に異常はないが，項部硬直は3横指に認められる．

MRI検査（**2**）：拡散強調画像にて，左前頭葉皮質下と左被殻に円形の小高信号域が認められ，T2 / FLAIR画像ではさらに中脳水道右に同様の所見が認められた．造影後T1強調画像では併せて5か所に造影効果を伴う円形の小高信号域が認められた．

経過：入院時は原因不明の髄膜炎として，抗菌薬に加え，抗ウイルス薬，抗真菌薬，抗結核薬が開始されたが，1週後にアデノシンデアミナーゼ（ADA）が7.4 IU / mLであり，胃液からのPCRが結核陽性と判明し，抗結核薬だけ

3 症例2のMRI

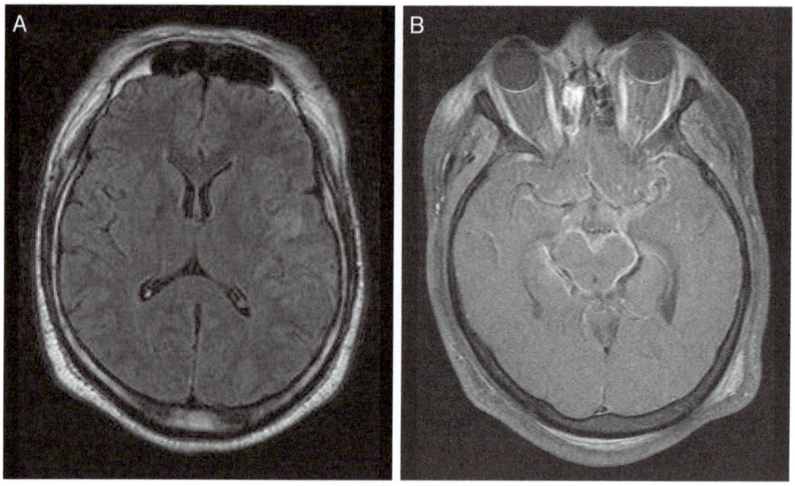

A：入院時のFLAIR画像．左側頭葉に高信号域が認められる．この時点では造影効果なし．
B：第4病日に半昏睡状態になったときの造影T1強調画像．脳幹周囲，右側頭葉内側，脳底槽に造影効果が認められる．この時点ではAの病変も造影効果あり．

にされ，ステロイドが併用された．一時，右眼瞼下垂や左半身温痛覚鈍麻などが出現したが，経過良好で7週間で退院した．抗結核薬は外来にて1年間続ける方針である．

症例2

頭痛に引き続く発熱の後に，異常行動を呈し，診断遅延により発症2か月で死亡した例．

患者：33歳，男性．

既往歴・生活歴：尿管結石以外に特記すべき既往はない．飲酒：なし．タバコ：20～40本×15年．

現病歴：入院の1か月前から仕事が忙しく，疲労，不眠，食欲低下を訴えていた．4日前に，激しい頭痛が出現し，近医を受診し，鎮痛薬が処方された．翌日も改善せず，同医を受診した．夜になり38℃台の発熱がみられるようになり，翌々日も同医を受診したが，精査不要といわれ，帰宅した．入院前日には運転できなくなり，父親の運転で同医を受診したが，父親が迎えに行ったときに病院におらず，数時間後にバスで帰宅した．眼が据わり，返答が不自然で，深夜には風呂場で洗面器を繰り返しひっくり返す，歯ブラシを投げ捨てる，裸足のまま外へ飛び出すなどの異常行動が出現し，入院当日には発語がないままに動きまわるなどの不穏行動がみられ，当院心療内科に搬送された．鎮静薬静注後の腰椎穿刺にて髄膜炎所見があり（初圧510 mmH_2O，糖42 mg／dL［同時血糖130 mg／dLの32％］，蛋白198 mg／dL，細胞数355／μL［単核球：多核球＝98：2］），当科に入院した．

現症：血圧152／94 mmHg，脈拍87／分・整，呼吸数22／分，体温38.2℃．鎮静中，縮瞳気味で対光反射が減弱している．明らかな運動麻痺はなく，バビンスキー徴候（Babinski sign）は反応ない．項部硬直は4横指に認められる．

MRI検査：拡散強調画像やT2／FLAIR画像にて，左側頭葉などに高信号域がみられるが，造影効果は認められなかった（3-A）．

経過：入院時は単純ヘルペス脳炎が疑われて抗ウイルス薬が開始され，一時改善傾向がみられたが，第4病日に意識が半昏睡状態になり，同ウイルスのPCR陰性が判明したため，抗ウイルス薬は中止され，抗菌薬とステロイドに変更された．MRI再検にて脳底部の造影効果がみられ（3-B），髄液所見も悪化したため，髄液抗酸菌染色も結核菌PCRも陰性であったが，入院2週後に気管挿管・人工呼吸管理下に抗結核薬が開始された．しかし，MRI上の造影効果が脳幹周囲に拡がり，左側頭葉にリング状の病変も認められ，水頭症が進行して入院7週後に死亡した．死亡後に入院2週目の髄液培養の結果が結核陽性と判明し，使用した抗結核薬4剤のすべてに感受性が認められた．

Column

HIV 感染と結核性髄膜炎

HIV 感染があると，結核性髄膜炎の発生率は高くなる．臨床症状や髄液所見，治療反応性には変わりないが，結核腫の合併率が高い．結核性髄膜炎に前駆しての，あるいは同時の，HIV 感染の治療が予後を改善するといわれる[2]．結核と免疫再構築炎症症候群とを有する患者では12%に結核性髄膜炎が生じ，30%程度の致死率がある．免疫再構築炎症症候群における結核性髄膜炎の特徴として，髄液好中球増多と初診時の髄液培養の高い陽性率がある．

病因，発症機序

臨床的に分離された個々の結核菌株が互いに異なる生物学的特質を有していることは以前からよく知られており，ある種の株がヒト-ヒト伝播を起こしやすく，したがっておそらく中枢神経系結核（結核性髄膜炎）を起こしやすいと思われるが，ゲノムの完全解析は研究中であり，感染管理や治療の画期的変化は近未来の課題である．環境上の危険因子としては，結核患者との強く長い接触を起こしうる養護施設，病院，ホームレスのシェルターなどがあげられる．

結核性髄膜炎の発症機序として，肉眼的レベルとして菌が中枢神経系に播種される機序と顕微鏡的レベルとしての細胞・免疫的機序とがある．肉眼的レベルの機序は2段階と考えられる．すなわち，第一段階として，菌が吸入されて肺胞マクロファージに侵入し，局所感染が生じ，領域のリンパ節に播種され，初期複合が形成される．この時点で短時間だが有意な菌血症が生じ，全身に播種される．結核性髄膜炎患者では，菌が髄膜や脳実質に至り，くも膜下ないし上皮下に小結節が形成される．約10%の患者，特に小児では，この初期複合が治癒せず，初期進行性結核腫に進行する．第二段階では，この小結節がくも膜下腔内に破綻する．75%の小児では初感染から1年以内に発症する．その期間は成人ではもっと長いといわれる．高齢者では，初感染時の発病は免れても，残った結核菌が宿主の免疫能の低下によって発病することが多い．その生物学的危険因子としては糖尿病，肝・腎障害，悪性腫瘍，低栄養，胃切除，アルコール中毒，免疫抑制薬服用，ヒト免疫不全ウイルス（human immunodeficiency virus：HIV）感染（Column 参照），頭部外傷などがある．最近では，喫煙も肺結核の危険因子とされる．

小結節が破綻した後の病理学的過程は神経系の合併症に結果する．第一に，癒着傾向が生じ，脳底髄膜の滲出物（リンパ球や形質細胞，マクロファージから成る）から菌のくも膜下腔内への播種が生じる．脚間槽内などの癒着により，脳神経，特に第 II・IV・VI 脳神経の障害や内頸動脈への影響が出現する．癒着により脳底くも膜下槽のブロックが生じると，髄液の流れが途絶えて頭蓋内圧が亢進し，水頭症も生じて意識が悪くなる．第二に，大・小血管，特に中大脳動脈近位や基底核への穿通枝に閉塞性血管炎が生じ，脳梗塞に至る．脳梗塞は約30%の患者に生じ，片麻痺や運動異常症が現れる．第三に，脳炎や脊髄炎をきたし，さまざまな神経症候が生じる．痙攣は，水頭症や結核腫，脳浮腫や抗利尿ホルモン（ADH）分泌異常症候群（syndrome of inappropriate secretion of antidiuretic hormone：SIADH）によって生じる．

検査所見

脳脊髄液

脳脊髄液の異常はくも膜下腔内のツベルクリン反応に依拠している．結核腫だけでは異常が認められないことがある．圧は上昇し，細胞数は通常100～1,000 / μL であり，単核球（リンパ球）優位であるが，初期には多核球（好中球）優位のことがある．高齢者や HIV 感染者では乏細胞のことがある．蛋白は増加し，糖は45 mg / dL 以下に（基準値の70%以下に）減少する．SIADH に伴ってクロールが高度に低下することがある．しかし，これらは髄膜炎の鑑別にとって非特異的である．髄液を放置しておくと，線維素析出が生じ，冷所での静置により膜形成がみられ，これは結核性髄膜炎に比較的に特徴的である．

繰り返しの腰椎穿刺と培養は重要であるが，過大評価してはいけない．必要に応じて連日的にでも腰椎穿刺を行うが，経験的な治療を遅らせてはいけない．培養は診断の golden standard であるが，結果判明までに長期を要するからである．髄液抗酸菌染色（Ziehl-Neelsen 染色），ADA（アデノシンデアミナーゼ），PCR 法による DNA 検査も行う．

抗酸菌染色の陽性率は高々 58％と低く，治療開始後はさらに大きく低下する．それでも多く採取し，その最後の検体を迅速に検査することが大切である．$CD4^{+}$リンパ球と単球によって生成される酵素である ADA の活性は結核性髄膜炎の髄液中で増加する．cut-off 値は 4〜10 IU／mL とされ，感度は 44〜100％，特異度は 71〜99％である．ADA 検査には明確な cut-off 値がないこと，HIV 感染者では低下するため測定されてこなかったこと，リンパ腫やブルセラ症，化膿性髄膜炎などでも増加することなどの問題点がある．

PCR 法は結核菌の核酸の増多と検出の期待される方法である．診断的特異度は結核菌に特異的なゲノム領域の選択に依存し，感度は選択された領域の増幅度によって影響される．この方法は髄液中に結核菌がほとんどおらず，他の細菌による汚染が少ないときに，結核性髄膜炎の診断に有用である．それでも特異度は 80〜100％であるが，感度は 50〜80％と幅がある．症例 2 のように，PCR が陰性でも診断を除外できないし，治療を中止すべきではない．最近では研究室レベルで nested PCR が行われ，PCR の 1,000 倍の感度をもつとされる．

MRI

結核性髄膜炎の画像診断では，CT が特に早期にはほとんど臨床症状を説明できないのに対し，MRI によってはるかに高感度に病変を描出しうる（「ケーススタディ」p.159, 160 参照）．進行期になれば，CT も脳底くも膜炎や脳浮腫，脳梗塞，さらに水頭症の評価に有用である．

頭蓋内結核腫は結核性髄膜炎の 20〜70％にみられるが，MRI によりよく描出される．病理的な経過に応じて，拡散強調像や T2／FLAIR 画像での描出のされ方が異なるが，造影後 T1 強調像にて高率に造影効果がみられる．結核腫の所見は治療開始後に奇異性に新規出現したり，増大したりすることがある．この奇異性進行の原因は肺結核でみられる初期悪化と同じか，抗結核薬への不応性が考えられる．

髄膜炎そのものの描出には造影 MRI が優れている．脳底部の脚間槽，橋槽，視交叉周囲，シルヴィウス裂で髄膜の造影効果がみられる．

血管炎所見は内頸動脈または脳主幹動脈の狭窄や壁不整，末梢部の側副血行で判定される．血管炎例の多くは脳梗塞を合併する．脳梗塞の画像所見は通常の動脈硬化例と変わらず，早期には拡散強調像に高信号域として現れ，少し遅れて T2／FLAIR 画像にて高信号域として現れる．

脳神経麻痺例では造影 MRI により障害された脳神経の造影効果や神経腫大が認められる．脊髄髄膜炎ではくも膜と神経根の造影が認められることがある．脳底の髄膜造影効果がみられる例で，治療が奏効しなければ水頭症がみられるようになる．

診断

結核患者への接触歴は，特に小児の場合，診断に有用である．胸腹部 X 線／CT などによる肺結核・粟粒結核・結核結節の検索だけでなく，眼底検査により脈絡膜小（結核）結節を見出せば，診断に寄与する．ツベルクリン反応は陽性のことが多いが，陰性でも結核を否定できない．その有用性は，年齢，BCG 接種歴，栄養状態，HIV 感染，結核の流行性によって異なる．HIV 感染者や高齢で低栄養の播種性結核患者では偽陰性となる．流行地では誰でも陽性になりやすい．

結核性髄膜炎の診断は困難であるが，亜急性の臨床経過と臨床症候の把握と注意深い髄液検

4 結核性髄膜炎を疑うための tips

1. 前駆期が 7 日以上
2. 視神経萎縮
3. 局所神経症状
4. 異常運動
5. 髄液多核球＜ 50%

査，PCR 法などの組み合わせで 80％以上の症例において正診が得られている．しかし，髄膜脳炎様症状をきたしている症例ではいつでも治療を開始できるように常に念頭に置いておくことがいちばん大切である．そして，疑い診断の段階でできるだけ早期に治療を開始する．

小児の結核性髄膜炎の経験から，4に示す 5 つの臨床症候が独立に診断予測価値があるといわれている[3]．

これらのうち少なくとも 1 つがあると，感度は 98％，特異度は 44％で，3～4 つあると，感度は 55％に下がるが，特異度は 98％に上がるという．しかし，1 つで診断すると，半数以上の患者で不必要に抗結核薬治療がされることになり，3 つが診断に必要だとすると，ほぼ半数の結核性髄膜炎患者が治療されないことになる．したがって，この指標は国別・地域別・年齢別の結核の有病率に応じて使用される必要がある．

鑑別診断

結核性髄膜炎の鑑別診断の対象は，髄液においてリンパ球（単核球）優位の細胞増多，糖低値，蛋白高値を示す亜急性～慢性の髄膜炎である．部分的治療を受けた化膿性髄膜炎，リステリア症，クリプトコッカスや他の深在性真菌症，神経ブルセラ症，神経梅毒，神経サルコイドーシス，髄膜癌腫症などが含まれる．髄膜近傍の化膿性疾患，すなわち蝶形骨洞炎，脳膿瘍，脊髄硬膜外膿瘍なども鑑別にあがる．単純ヘルペス脳炎やムンプス（流行性耳下腺炎）でも類似する臨床経過や髄液所見を呈することがある．

頭蓋内結核腫の鑑別として，造影 MRI で結節状またはリング状造影を示す多くの疾患があげられる．サルコイド結節，真菌結節，トキソプラズマ症，脳膿瘍，種々の脳腫瘍などである．特に小児では神経嚢虫症の鑑別が困難とされる．これらとの鑑別が困難な場合は開頭脳生検も考慮される．

治療

結核性髄膜炎が疑われたら，除外診断にとらわれず，検査結果を待たず，速やかに抗結核薬療法を開始することがよい転帰につながる．

抗結核薬療法

通常，最初の 2 か月間は，イソニアジド（isoniazid〈INH〉，イスコチン®など），リファンピシン（rifampicin〈RFP〉，リファジン®など），ピラジナミド（pyrazinamide〈PZA〉，ピラマイド®）にエタンブトール（ethambutol〈EB〉，エサンブトール®など）またはストレプトマイシン（streptomycin〈SM〉，硫酸ストレプトマイシン®）を加えた 4 剤で強化療法を行い，状態が安定すれば，続く 10 か月間（7～24 か月），INH＋RFP で継続治療を行う．成人 HIV 患者では SM ではなく EB を選択する．全身状態が不良の患者では最初の 2 か月に SM の追加が考慮される．PZA が使えない場合は 18 か月間の治療とする．臨床的な治療反応性は 2 週以内に現れるが，状態安定には 3 か月，髄液の正常化には 6 か月以上を要する．反応が乏しい場合は，診断の見直し，用量の検討，耐性菌への対策を考慮する．

5にこれら抗結核薬の用量や特徴，副作用をまとめた．

耐性菌への対処

初期強化治療 4 薬のうちの 1 つ以上に耐性をもつ菌が増加している．特に結核流行地住民，結核治療歴を有する患者，ホームレス，耐性菌患者からの曝露者，HIV 感染者などにみられる．WHO では世界で分離される菌の 10％が耐性菌と報告している．

多剤耐性菌の場合の治療ガイドラインはない．疾患の重症度や臨床的反応性，患者の免疫状態を考慮して，18～24 か月まで治療を延長

5 抗結核薬の用量・特徴・副作用

抗結核薬	用量	特徴	副作用
INH	•300 mg／日（200～500 mg；10～15 mg／kg） •用量を増やして週1～3日投与も可能 •筋注・静注用もあり	•髄液移行性良好（90%） •活発に増殖する菌により有効	•末梢神経障害（ビタミンB_6補充で予防），肝機能障害，抗凝固薬など他剤の作用を増強
RFP	•10 mg／kg／日（450～600 mg）朝食前服用	•髄液移行性低い（7～56%） •活発に増殖する菌とそうでない菌の両方に有効 •髄液・尿・血清の橙赤着色 •耐性獲得が早い	•紅潮，痒み，血小板減少性紫斑病，肝機能障害，抗凝固薬などの作用を減弱
PZA	•15～30 mg／kg／日（1,500～2,000 mg）	•髄液移行性良好（100%） •細胞内の菌に有効 •2か月内なら肝毒性を増強しない	•高尿酸血症，肝機能障害
EB	•15～25 mg／kg／日（750～1,000 mg）	•髄液移行性不良（炎症時移行）（25～＞50%） •腎排泄 •耐性獲得が遅い	•高用量で視神経炎（15 mg／kg／日なら＜3%，眼科受診）
SM	•15 mg／kg／日・筋注（～1,000 mg）	•髄液移行性不良（炎症時移行）（0～＞30%）	•腎機能障害，聴神経障害，神経筋接合部障害

INH：イソニアジド，RFP：リファンピシン，PZA：ピラジナミド，EB：エタンブトール，SM：ストレプトマイシン．

することが行われている．

ステロイド併用療法

ベトナムにおける14歳以上の患者に対する二重盲検比較研究[4]では，初期の6～8週間のステロイド漸減治療により，ステージIの患者では死亡率が有意に減少し，ステージIIの患者でも死亡率がやや減少したが，ステージIIIの患者では差がなかった．9か月後に判定された後遺障害では差がなかったが，その重症者の割合は少なかった．この研究などを基に現在ではステロイド併用療法が推奨されている．

ステロイドの効果は，くも膜下腔の炎症の鎮静化，中枢神経系の免疫反応の増悪防止，頭蓋内圧の低減，水頭症・脳梗塞の予防などで発揮されると思われる．治療初期に髄液中のMMP-9を減らして，臨床効果をもたらしているとする研究[5]がある．

Key words
MMP-9
matrix metalloproteinase 9（マトリックスメタロプロテアーゼ9）．免疫反応に重要な役割をしており，髄液多核球（好中球）数と相関する．

具体的には，デキサメタゾン（デキサメサゾン®）では体重25 kg以上の患者では0.3～0.4 mg／kg／日を2週続け，次の2週は0.2 mg／kg／日とし，漸減して8週間で終了する．プレドニゾロン（プレドニゾロン®など）では60 mg／日で開始し，2週続けてから漸減し，8週間で終了する．

最新の治療

最近，標準治療に加え，フルオロキノロン系薬を追加することによって転帰が改善したとの無作為化試験の報告がなされた[6]．具体的には，シプロフロキサシン（シプロキサン®など，750 mgを12時間ごと），レボフロキサシン（クラビット®など，500 mgを12時間ごと），ガチフロキサシン（ガチフロ®，400 mgを24時間ごと）のいずれかを最初の60日間追加するものである．さらに，RFPの大量療法の有効性やステロイド併用療法の効果がアスピリン（アスピリン®など，150 mg）の追加で増強されることが報告されている．

頭蓋内結核腫の奇異性増悪

抗結核療法を開始した後に，頭蓋内結核腫が新たに出現したり，増大したりすることがある．その原因としては抗結核薬への不応性と肺結核でみられる初期悪化と類似の病態がある．前者については，抗結核薬の結核腫内への移行の難易性，炎症時に髄液移行性があっても炎症が改善して移行性が低下すること，病巣局所の血流障害，耐性菌の出現などが関与する．後者の機序は明らかでないが，治療により結核免疫が回復し，破壊された菌体へ過剰反応が生じることなどが推測されている．

これらの機序の鑑別は難しいが，治療は機序に応じてなされる．初期悪化と類似する病態の場合は抗結核薬の継続で経過をみる．抗結核薬への不応性が問題の場合はその変更や追加に加え，ステロイドの併用が推奨される．

外科治療

水頭症が出現しても，初期には抗結核薬の反応性，ステロイドの効果をみながら，腰椎穿刺を繰り返して経過をみるが，進行が急速であるとか意識障害が高度になれば，外科的除圧（ドレナージやシャント術）を躊躇してはならない．

頭蓋内結核腫に対しても薬物治療が優先されるが，結核腫自体が中脳水道近傍などに存在して閉塞性水頭症をきたす場合や脳幹圧迫がみられる場合などは外科的手術も考慮される．膿瘍形成の場合にもドレナージが考慮される．

予後

結核性髄膜炎では初期治療が適切であっても，10％程度の症例で臨床的に一時的な増悪がみられる．その機序として炎症の改善による抗結核薬の髄液移行性が低下することや肺結核でみられる初期悪化と類似の病態が考えられる．

致死率は国別・地域別・年齢別・免疫状態別に異なるが，およそ10〜50％といわれる．生存者の20〜30％で，脳神経麻痺，眼球運動障害，精神症状，運動失調，不全麻痺，失明，難聴などの後遺症がみられる．予後不良因子として，高齢者，低栄養患者，HIV患者，耐性菌，初診時の重症度，水頭症の出現，治療開始の遅れなどがある．

（福武敏夫）

文献

1) Kent SJ, et al. Tuberculous meningitis : A 30-year review. *Clin Infect Dis* 1993 ; 17 : 987-994.
2) Marais S, et al. Presentation and outcome of tuberculous meningitis in a high HIV prevalence setting. *PLoS One* 2011 ; 6 : e20077.
3) Kumar R, et al. A diagnostic rule for tuberculous meningitis. *Arch Dis Child* 1999 ; 81 : 221-224.
4) Thwaites GE, et al. Dexamethasone for the treatment of tuberculous meningitis in adolescents and adults. *N Engl J Med* 2004 ; 351 : 1741-1751.
5) Green JA, et al. Dexamethasone, cerebrospinal fluid matrix metalloprotease concentrations and clinical outcomes in tuberculous meningitis. *PLoS One* 2009 ; 4 : e7277.
6) Thwaites GE, et al. Randomized pharmacokinetic and pharmacodynamic comparison of fluoroquinolones for tuberculous meningitis. *Antimicrob Agents Chemother* 2011 ; 55 : 3244-3253.

参考文献

- Thwaites G. The Diagnosis and Pathophysiology of Tuberculous Meningitis. Saarbrucken, Deutschland : VDM verlag ; 2009.
- Leonard JM. Central nervous system tuberculosis. UpToDate. http://www.uptodate.com (last updated Nov 8, 2013)
- Thwaites GE, Tran TH. Tuberculous meningitis : Many questions, too few answers. *Lancet Neurol* 2005 ; 4 : 160-170.
- 荒木邦彦，福武敏夫．結核性髄膜炎．*Clinical Neuroscience* 2010 ; 28 : 300-302.
- Thwaites GE, et al. Tuberculous meningitis : More questions, still too few answers. *Lancet Neurol* 2013 ; 12 : 999-1010.

III. 細菌感染症

ハンセン病ニューロパチー

Point

- ハンセン病（Hansen disease）は，らい菌（*Mycobacterium leprae*）による末梢神経の感染症である．
- ハンセン病ニューロパチーの臨床像は，らい菌の寄生する部分の環境条件と，宿主側の免疫応答の条件に応じて，多様に変化する．
- これに加えて，絞扼性ニューロパチー，痛覚脱失のために生じる組織欠落，治療薬によるらい反応などが組み合わさって，複雑な臨床像を呈する．

ハンセン病ニューロパチーの概念

ハンセン病ニューロパチー（らい性ニューロパチー；leprous neuropathy）は，らい菌（*Mycobacterium leprae*）の末梢神経シュワン細胞（Schwann cell）への感染で生じる[1]．らい菌は温度の高い環境では増殖しないので，温度の低い身体露出部分に分布する末梢神経皮枝で増殖する．皮枝には皮膚に由来する表在感覚を中枢に伝える体性感覚神経と，汗腺，皮脂腺などの分泌腺や，立毛筋，あるいは皮下の血管平滑筋などの平滑筋を支配する自律神経系運動線維が含まれている．したがって，皮枝が侵されれば，表在感覚障害や皮脂腺，汗腺の分泌障害，立毛筋の障害などが生じる．

らい菌は，表在性の神経幹にも寄生する．神経幹が病変の首座であれば，末梢神経の成分すべてが同じように侵されるため，皮膚表在部感覚障害や分泌障害に加えて，運動麻痺や深部感覚障害も生じてくる．

ハンセン病の病型

らい菌の感染門戸は，鼻粘膜と考えられる．そこから侵入したらい菌は血行性に散布され，シュワン細胞に寄生する[1]．温度が低いところを好むらい菌は，体外に露出した皮膚に分布する皮神経のシュワン細胞内で増殖するが，有髪部，腋窩，肘窩，脊椎棘突起部付近，鼠径部，膝窩，手掌や足蹠のように角化の強い領域，などの皮膚温の高い所ではらい菌は増殖しにくい．らい菌が好んで寄生･増殖するのは，耳介，頬部，手背，前腕背側，下腿前面，足背などの，皮膚温が低い領域である．これらの領域のシュワン細胞内で増殖したらい菌は，シュワン細胞を破壊して末梢神経機能を障害する．

らい菌に対する免疫反応が生じない場合には，らい腫型ハンセン病（lepromatous leprosy：L 型）の病型をとり，免疫反応の高度な場合には，類結核型ハンセン病（tuberculoid leprosy：T 型）の病型をとる[1,2]．不十分な免疫反応を呈する場合には，両者の中間の病像を呈する境界群（borderline group：B 群）を呈する．L 型病巣には，らい細胞（lepra cell）と呼ばれる多数のマクロファージが集まっており，この中に多数の菌体が観察できるが，光田（みつだ）反応（lepromin reaction：レプロミン反応）のような細胞性免疫は陰性である．これに対し T 型は光田反応陽性で，類上皮細胞性の肉芽腫が形成され，組織内に菌体は観察できない．B 群の組織変化は，これらの中間の所見を示す．初期段階で病型が未確定のものは，未定型群（indeterminate group：I 群）と呼ばれる．このような病理学的な病型に対応させて，Ridley と Jopling[3] は，病理学的な病型の間にそれぞれ中間型を設定

1 L型ハンセン病の感覚脱失

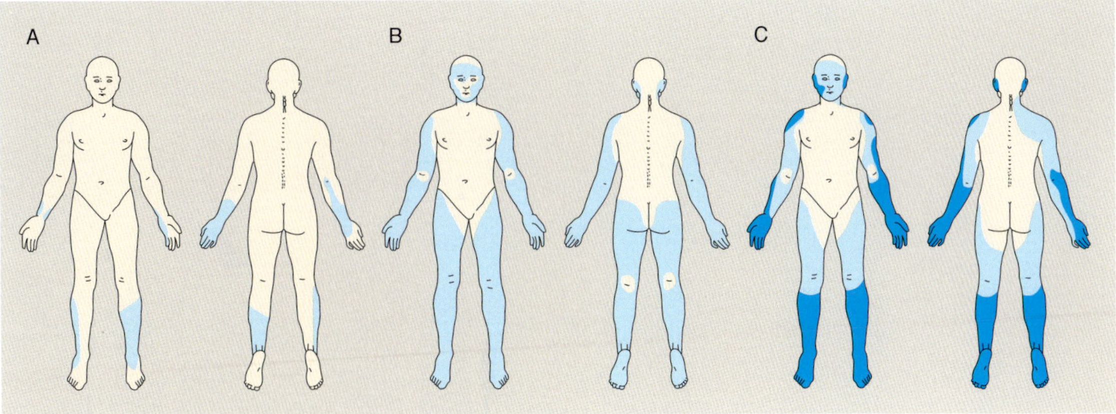

うす水色部は温痛覚脱失部を，濃い青色部は全感覚脱失部を示す．
A：初期の手甲・脚絆型感覚障害，B：中等度の感覚障害，C：高度の感覚障害．
（岩田誠．神経症候学を学ぶ人のために，1994[4]より）

し，LL（L型に相当），BL，BB（B群に相当），BT，TT（T型に相当）という5群から成る臨床病型の分類を行った．しかし，臨床現場での病像の理解のためには，上述の2型1群の3分類が便利である．

各病型における臨床像

L型ハンセン病ニューロパチーの神経症候

L型ハンセン病では，体表温度の低い皮膚領域での左右ほぼ対称性の感覚脱失がみられる．顔面では耳介と頬，体肢においては，前腕背側から手背，下腿前面から足背の手甲・脚絆型分布領域が侵されやすい（1-A）[4]．角膜の感覚も早期に失われる．特徴的なのは，温痛覚脱失（thermoanesthesia and analgesia）であり，初期には触覚は保たれる（1-B）[4]．感覚脱失部の皮膚発汗は消失して皮膚は乾燥する．末梢神経障害が進行すると温痛覚脱失部が拡大すると同時に触覚も失われて，全表在感覚脱失となる（1-C）．特徴的なのは，感覚脱失部位の境界がきわめて鮮明なことである．全表在感覚脱失は，次第に全身に及ぶが，有髪部，腋窩，肘窩，脊椎棘突起部付近，鼠径部，膝窩，あるいは手掌や足底のような皮膚温の高い部位や，衣服で覆われている体幹部は最後まで侵され難い．このため，体肢全体に全表在感覚脱失が拡がっている中で手掌や足底の感覚が正常に保たれていたり，肘窩や膝窩に感覚が正常に保たれた島嶼状の皮膚領域が観察される，というような特徴的な所見がみられる（1-B, C）[4]．深部感覚や腱反射は保たれるが，後に述べるような絞扼性ニューロパチー（entrapment neuropathy）による運動麻痺が生じてくると，それに対応した領域で障害される．角膜の感覚脱失と後述のような顔面神経麻痺のため角膜反射は消失する．

L型ハンセン病では，前頭神経（眼窩上縁），顔面神経（頬骨弓の上），大耳介神経，橈骨神経，尺骨神経，正中神経，総腓骨神経，腓腹神経，脛骨神経，あるいは手背や足背の皮神経の肥厚を，触診で確認できる．神経幹の肥厚は絞扼性ニューロパチーの原因になるので，末梢神経幹の触診は重要である．

L型ハンセン病では，しばしば顔面神経の両側性障害による顔面両麻痺（facial diplegia）をみる．麻痺は顔面中央部に強く，周辺部では軽い．口輪筋，眼輪筋，前頭筋の中央が侵されるが，口角の筋群や前頭筋外側部はよく保たれ，眉毛の外側が内側より上がり，口は横に引かれ，下眼瞼や下口唇が翻転する．閉眼力低下により兎眼を生じ，角膜の感覚脱失を伴っているため，角膜損傷を生じやすい．

L型の初期には運動麻痺や筋萎縮はみられないが，進行すると，肥厚した末梢神経の絞扼性

2 B 群ハンセン病の感覚脱失

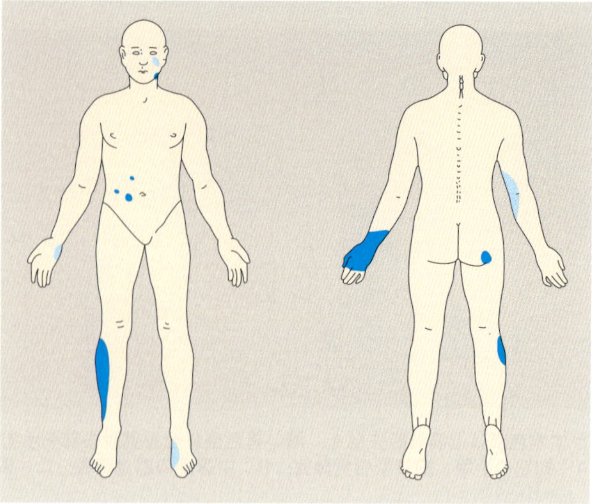

うす水色部は温痛覚脱失部を，濃い青色部は全感覚脱失部を示す．
（岩田誠．神経症候学を学ぶ人のために，1994[4]より）

ニューロパチーが加わって，尺骨神経麻痺，手根管症候群の形をとる正中神経麻痺，総腓骨神経麻痺などの末梢神経性運動麻痺が出現する．また，L 型では，痛覚脱失によって外傷や火傷を受けやすくなるため，手指や足趾の欠損，難治性潰瘍などを生じることが多い．また，口蓋・咽頭の変形や感覚障害を生じることがあり，口腔から鼻腔への逆流，あるいは誤嚥などを生じる．

T 型ハンセン病ニューロパチーの神経症候

T 型ハンセン病では，病変は L 型に比べてずっと限局性であり，肉芽腫性病変による強い組織破壊によって，皮疹部に一致した斑状の感覚脱失や，神経幹の破壊による単神経麻痺を生じる．侵される神経としては，尺骨神経，正中神経，総腓骨神経，顔面神経が多いが，頸部，体幹，四肢の皮神経枝が単独で侵されることもまれではない．顔面神経が侵される場合も，一側性かつ広範性であり，L 型のような顔面中心部優位性はみられないことが多い．

B 群ハンセン病ニューロパチーの神経症候

B 群では，L 型と T 型の両者の特徴が共存する．環状紅斑が多発し，この環状紅斑の内側だけに限局する感覚脱失がみられる．L 型にみられるような，皮膚表面の，境界鮮明な表在感覚障害，特に温痛覚脱失の所見は，B 群でもしばしばみられるが，左右非対称なことが多く，L 型よりずっと不規則な分布をとる（2）[4]．皮膚温の高い所が侵されにくいという原則は保たれていることが多い．L 型と同様，絞扼性ニューロパチーも生じやすく，これらが混在した複雑な神経症候を呈することが多い．

ハンセン病ニューロパチーの診断

L 型や B 群ハンセン病ニューロパチーを診断するには，皮膚温が低い皮膚領域に分布する特徴的な痛覚脱失をとらえることが重要である．末梢神経幹の支配領域に一致しない境界鮮明な感覚脱失域があったり，手掌や足底の感覚がよく保たれているにもかかわらず，手背側や足背側に感覚脱失がある場合には，ハンセン病ニューロパチーの可能性が高い．

また，顔面中央部に強い顔面両麻痺に，同様の分布を示す顔面の感覚脱失を伴っている場合にも，ハンセン病は第一に考えられるべきである．末梢神経の肥厚は，診断上きわめて重要である．疑わしければ，皮膚や神経の生検を行い，組織所見から診断する．菌体数が多ければ，皮膚の塗抹標本で抗酸菌が証明でき，また，PCR 法により皮膚組織内のらい菌の存在を検出できる[5]．光田反応などの細胞免疫反応は，L 型ハンセン病では陰性であるが，らい反応が出現すると陽転することもある[5].

らい反応

ハンセン病の臨床症状は，治療によって悪化することがある．これがらい反応（leprosy reaction）であり，I型とII型が区別されている[1,2]．I型はリバーサル反応（reversal reaction）とも呼ばれ，B群ハンセン病における治療開始から数か月後頃に，細胞性免疫が強くなって生じる炎症反応であり，神経幹の腫大と疼痛を伴って生じる急性神経炎の病像を呈する．II型のらい反応は，化学療法薬で死滅した菌体成分と液性抗体が抗原抗体複合体を形成し，壊死性血管炎を惹起するものであり，やはり疼痛と神経幹の圧痛を伴う急性発症の神経炎がみられる．II型らい反応では，発熱やらい性結節性紅斑（erythema nodosum leprosum）などの全身症状を伴うことが多い[1,2].

ハンセン病ニューロパチーの成り立ち[1]

T型ハンセン病においては，感染の場である末梢神経幹内に肉芽腫を伴う炎症反応が生じ，急速に組織破壊が進むが，L型においてはこのような急性破壊性病変は生じず，らい菌の増殖が盛んな皮膚表面に分布する細い神経分枝において，シュワン細胞の破壊が進み，神経症状が出現してくる．しかし，破壊の程度が軽い神経幹においても，らい菌の感染は生じているため，滲出性の緩やかな炎症反応が生じて，神経内膜や周膜，そして神経外膜が肥厚してくる．このような肥厚した神経は機械的刺激に脆弱であるため，絞扼性ニューロパチーを生じやすい．また，化学療法によってらい反応が惹起されると，急性の末梢神経炎を生じ，末梢神経の組織破壊が生じてしまう．B群ではこれらL型とT型の特徴を併せ持った病変が，神経幹と皮膚表在神経の双方に生じる（**3**）[1].

ハンセン病ニューロパチーの治療

ハンセン病の治療の主流は，ジアフェニルスルホン（レクチゾール®），クロファジミン（ランプレン®），リファンピシン（リファジン®）による多剤併用療法である．WHOでは，病変部におけるらい菌の量によってPB（paucibacillary）型とMB（multibachillary）型の2病型に分け，これらの3薬剤の投与方法と投与期間を定めている[6].

ハンセン病患者に対しては，日常生活教育が重要である．温痛覚脱失部分に生じる外傷や火傷の予防と，傷害の早期発見のため，手足の隅々までをよく観察し，外傷の有無を確認する習慣をつけるよう指導する．視力障害を有する患者においては，視力の健全な介護者による確認が必要である．もし傷害があれば，直ちに処置をしなくてはならない[1].

角膜の感覚脱失に兎眼が合併している場合には，洗顔時の石鹸の使用を禁じ，タオル類の正しい使用方法を指導する．タオルで顔面を擦ることによって生じる角膜損傷が視力障害を引き起こすことの説明が必要である．

絞扼性ニューロパチーを避けるための指導も重要である．肘をついて作業したり，手首を背屈して手指を繰り返し屈曲するような作業を行えば，尺骨神経や正中神経は容易に損傷されるし，足を組んで座ったり，長時間の正座や胡坐，あるいは長時間の蹲踞は，総腓骨神経の損傷を引き起こす．これらのことは，日常生活上の注意点として繰り返し患者に告げなければならない．

ハンセン病ニューロパチーの予後

化学療法の進歩により，ハンセン病は治癒可能となったが，一度生じた神経症状の予後は必ずしも良好ではない．筆者らの追跡調査によれば，ハンセン病が治癒に至るなら，少なくとも感覚脱失に関しては，多少なりとも改善が期待できるが，運動麻痺の改善は期待できないことが判明している[1]．このことからも，神経症状発現の予防こそが，最上の対策であるといえよう．

高度の感覚脱失のある患者では，感覚脱失域に強い求心路遮断痛（deafferentation pain）を訴えることがある．特に，筋萎縮や深部感覚障害を伴い，神経幹の破壊が高度な症例では，この

3 ハンセン病ニューロパチーの病態発生

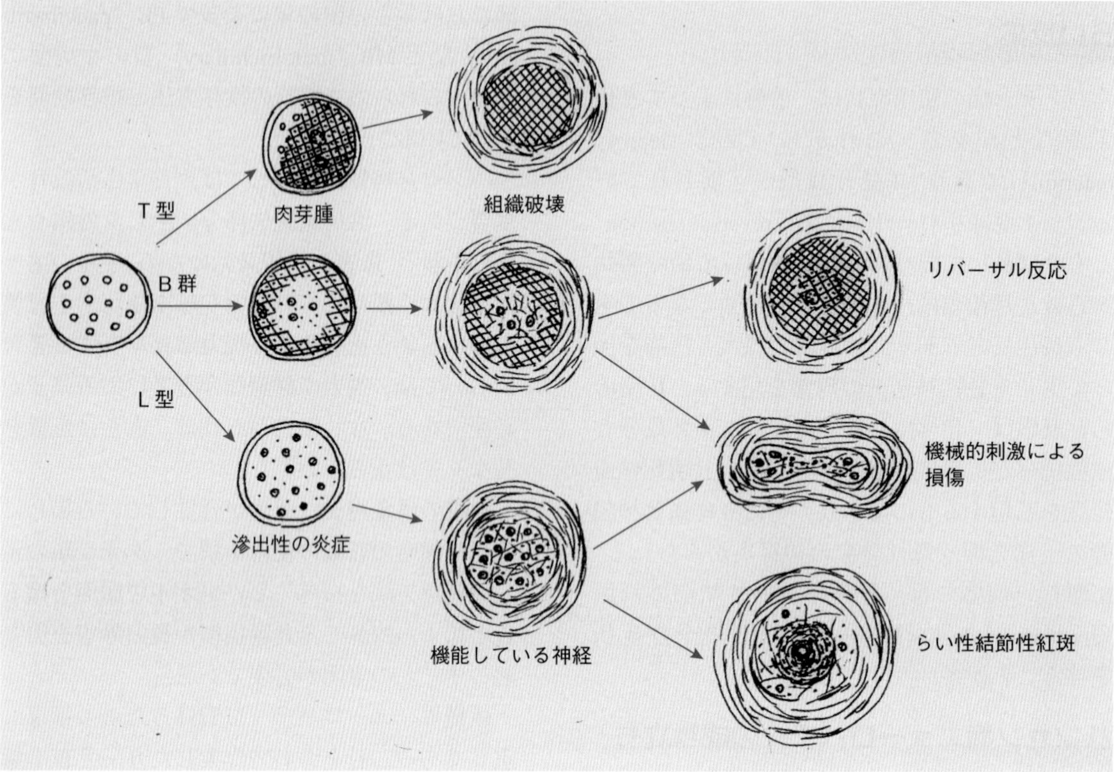

説明は本文参照.

（岩田誠．総説 現代ハンセン病医学，2007[1] より）

ような現象がしばしばみられる．このような場合には，カルバマゼピン（テグレトール®）やメキシレチン（メキシチール®）などのNaチャネル遮断薬が効果を示すことがあるが，いずれも健康保険適用外である[1]．

（岩田　誠）

文献

1）岩田誠．ハンセン病における末梢神経障害．大谷藤郎（監修），牧野正直ほか（編），総説 現代ハンセン病医学．東京：東海大学出版会；2007，pp.228-240.
2）Sabin TD, Swift TR. Leprosy. In：Dyck PJ, et al (editors). Diseases of the Peripheral Nervous System. Philadelphia：Saunders；1975，pp.1166-1198.
3）Ridley DS, Jopling WH. Classification of leprosy according to immunity. A five-group system. *Int J Lepr Other Mycobact Dis* 1966；34：255-273.
4）岩田誠．神経症候学を学ぶ人のために．東京：医学書院；1994，pp.93-94，111，208-209，285-286.
5）尾崎元昭．病型分類．大谷藤郎（監修），牧野正直ほか（編），総説 現代ハンセン病医学．東京：東海大学出版会；2007，pp.178-203.
6）McDougall AC, Yuasa Y. A New Atlas of Leprosy. Tokyo：Sasakawa Memorial Health Foundation；2001，pp.1-76.

Further reading

- 大谷藤郎（監修），牧野正直ほか（編），総説 現代ハンセン病医学．東京：東海大学出版会；2007.

ハンセン病の基礎と臨床，そして社会医学にわたるすべての問題が詳述されており，医師のみならず看護師，学生にも勧められる

III. 細菌感染症

リケッチア感染症

ツツガムシ病，日本紅斑熱

Point

- わが国において重要なリケッチア感染症にはツツガムシ病と日本紅斑熱がある．βラクタム系抗菌薬が無効な高熱，発熱後の一過性不定形紅斑，病初期の白血球減少傾向，CRP 高値から疑う．
- ツツガムシ病や日本紅斑熱を疑ったら，野外活動歴の確認と刺し口の発見に努める．
- 髄膜炎，脳炎を呈する頻度は高くないものの，髄液所見は単核球優位の細胞増加を示すが糖低下がない点でウイルス性髄膜炎と似るので注意を要する．
- 細小動脈の血管内皮の障害，血管炎を呈する．髄膜炎，脳炎あるいは脳症の他に神経栄養血管の障害による末梢神経障害の報告がある．
- 細胞内偏性寄生菌なので一般の施設での培養は困難である．このため診断は特異抗体の上昇か PCR 法によるリケッチア DNA の証明による．
- 治療はテトラサイクリン系抗菌薬が著効する．その一方で診断治療が遅れると重篤化し，多臓器不全を呈する．疑ってみることが大事である．

リケッチア（*Rickettsia*）とは偏性寄生性のグラム陰性桿菌である．ダニやシラミ，ツツガムシなどのベクターを媒介して，ヒトにおいて発疹チフス，種々の紅斑熱群，ツツガムシ病，Q熱などを呈する．

本稿においては，わが国で遭遇する可能性の高いリケッチア感染症として，ツツガムシ病と日本紅斑熱について述べる．

ツツガムシ病

病原体

ツツガムシ病（英語圏では scrub typhus, chigger-borne typhus）の病原体は，わが国の先達らによる 1930 年代の分離同定以来 *Rickettsia tsutsugamushi* と呼ばれてきた．その後 1995 年に多村らにより，細菌の分類によく使われる 16S rRNA 遺伝子の相同性に関する系統発生学的解析や生化学的，形態学的特徴の相違から，新たに *Orientia* 属として分類し直され，*Orientia tsutsugamushi*（以下，*Ot*）と呼ばれている[1]．*Ot* には多数の血清型がある．主なものには Gilliam, Karp, Kato, Kuroki, Kawasaki, Shimokosi などの株がある．疫学の節で述べるように *Ot* の血清型と媒介するツツガムシ種，国内における分布には一定の傾向がある．この血清型は SDS-PAGE（sodium dodecyl sulfate polyaclylamidegel electrophoresis：SDS ポリアクリルアミドゲル電気泳動）で分離される 56 kD の蛋白のアミノ酸配列の違いにより規定される[1]．

疫学

ツツガムシ病は 1975 年頃までは主に新潟県，山形県と秋田県の限られた地域に発生する地方病とされてきた（古典型ツツガムシ病）．しかし，1975 年以後から現在に至るまで北海道と沖縄県を除き日本全国にその発生をみる（新型ツツガムシ病）．

国立感染症研究所の統計によれば，1999〜2012 年では例年約 400 人前後の患者届け出をみる．ツツガムシ病は 4 類感染症にあたるので保健所への届け出義務がある．世界的には北はロシア極東，南はニューギニアからオーストラリア北東部，西はインド，パキスタン付近まで東半球に広く分布する．したがって，輸入感染症として発生する可能性もありうる.

Orientia tsutsugamushi（*Ot*）とツツガムシの関係，ヒトへの感染のしくみ[2)]

ツツガムシは卵，幼虫，若虫，成虫という生活環をもち，ほとんどの時期を土中で生活している．幼虫の時期にのみ土中より出て温血動物に吸着してその体液を吸う．体液を吸った後は再び土中に戻って生活する．吸着の相手は通常は野ネズミなどの野生動物であるが，たまたまその環境にヒトがいると吸着される．このツツガムシに *Ot* が存在することによって感染が成立する．*Ot* はツツガムシ内では雌個体から卵細胞を通じて垂直伝播して保持され，幼虫では唾液腺内に多量に存在する.

わが国における主な媒介種はアカツツガムシ，フトゲツツガムシ，タテツツガムシの 3 種である．ツツガムシの種，*Ot* の血清型，国内の分布には一定の関係がある．古典的ツツガムシ病はアカツツガムシが媒介し血清型は Kato 型，新型ツツガムシ病のうち，本州北部では主にフトゲツツガムシが媒介し，Gilliam 型，Karp 型，九州南部や関東以西の太平洋側では主にタテツツガムシが媒介し，Kawasaki 型，Kuroki 型である．これらの関係は，ツツガムシ病の血清学的診断をする際にどの抗原を使うのが適切かを決定する際に重要である.

また，媒介ツツガムシの分布は好発時期とも関連している[2)]．本州北部では秋にフトゲツツガムシが孵化し，気温が高い間に吸着して秋にツツガムシ病発生の一つのピークを形成する．気温の低下とともに未吸着のまま土中で越冬して春に再び土中より出て吸着してもう一つの感染のピークを春に形成する．このため東北地方では，秋と春の両方のツツガムシ病の発症をみる．一方，九州や関東以西では秋から初冬にかけてタテツツガムシが孵化して秋の間に吸着と感染を起こすため，秋から初冬に患者発生をみやすい. しかし交通が発達した現代においては，遠方で感染して都市部で発症する例もあるので注意を要する.

病理所見

太平洋戦争時やベトナム戦争時に米軍将兵において発生したツツガムシ病剖検例に対して，その保存検体について改めて *Ot* に対するポリクローナル抗体を用いた免疫組織化学的検索を加えた報告がある[3)]．それによると *Ot* は，脳を含む検索したすべての臓器において血管内皮細胞内とマクロファージ内に認められた．さらに単核球の浸潤を伴う血管周囲炎を認めた．電顕では増殖した *Ot* が宿主である血管内皮細胞から出芽（budding）している所見も確認されている．したがって *Ot* の標的となるのは主として血管内皮細胞であり，脳や髄膜を含む諸臓器に血管炎や血管内皮の障害をもたらすことが推定される.

臨床症候と検査所見

■一般的な症候

ツツガムシ幼虫の吸着による感染から発症までの潜伏期は 7～10 日である．初発症状は全身倦怠感，頭痛，筋肉痛，関節痛，39～40℃の高熱である．発症から 4～5 日後に体幹から 2～3 mm 大の紅斑が生じ四肢や顔面に拡大する．この時期に適切な抗菌薬治療を受ければ数日以内に解熱して治癒に向かうが，診断治療が遅れると重篤化し播種性血管内凝固（disseminated intravascular coagulation：DIC），急性呼吸窮迫症候群（acute respiratory distress syndrome：ARDS），中枢神経症状など多臓器不全を呈するに至る.

診断には刺し口（**1**）の発見が決め手となる．*Ot* を有するツツガムシに吸着されると，2～3 日で発赤から水疱を形成する．7～10 日頃になると痂皮を形成し，周囲の皮膚に発赤と腫脹を伴ったいわゆる刺し口を形成する．刺し口の所属リンパ節の腫脹を伴う．この頃に発熱で発症する．刺し口は，陰部，内股，腋窩，下腹部など服で覆われている場所に多いため，患者が刺し口の存在をまったく自覚していないことも多いので十分注意して探すことが重要である.

■一般的な検査所見と確定診断法

血液検査では白血球数は発症初期には軽度減

1 ツツガムシ病患者の大腿に認められた刺し口（自験例）

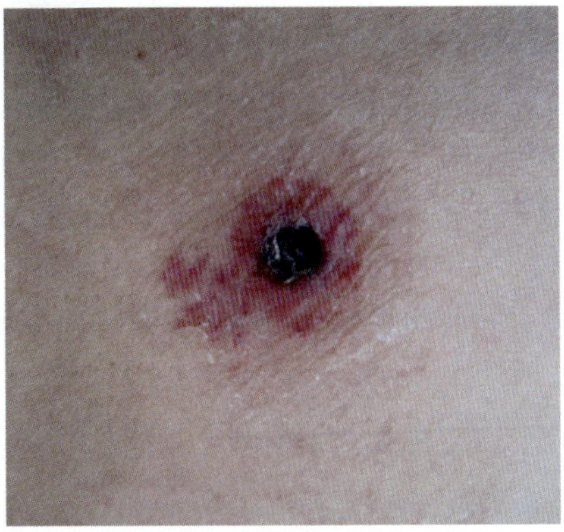

発熱で発症する頃には写真のように痂皮化して周囲に発赤を伴っていることが多い．服に覆われて見つけにくい場所にあることも多いので，全身よく探すことが重要である．

少傾向である．分画は好中球優位で核左方移動傾向を示すことが多い．そのほかCRP高値，AST，ALT，LDH上昇，尿蛋白陽性，沈査で硝子様円柱などを示す．重症化するとDICの所見を伴う．しかしこれらはいずれもツツガムシ病に特異的な所見ではない．

リケッチアは細胞内寄生菌であり，一般の施設では培養による分離同定が困難である．このため確定診断には，特異的抗体やPCR法による*Ot*ゲノムDNAの証明が必要である．各都道府県の衛生研究所，あるいは検査会社で免疫ペルオキシダーゼ（immunoperoxidase：IP）法または間接蛍光抗体（immunofluorescence：IF）法によるIgM，IgG抗体検査が可能である．Gilliam, Karp, Katoの標準3株に対する抗体検査が一般的であるが，衛生研究所においてはその地域の*Ot*株の疫学的特性に応じてKuroki株，Kawasaki株に対する特異抗体検査が準備されているので問い合わせるとよい．血液や痂皮から抽出されたDNAを用いてPCR法による診断法も利用されている[4]．PCRに用いるプライマー対を工夫することにより抗体による血清学的診断と同様に*Ot*の株の同定も可能である．

■ツツガムシ病における神経系の障害について

有効な抗菌薬治療が確立しておらず死亡率の高かった過去においては，剖検例においては経過中に意識障害や痙攣といった中枢神経症状は必発であり，病理学的所見においても髄膜への細胞浸潤や脳実質内における細小血管とその周囲への細胞浸潤，ミクログリアの集簇したtyphoid noduleといった所見が広範に認められる[5]．したがって現代においても，診断の遅れに伴い重症化した場合には中枢神経系への浸潤は容易に生じうると考えられる．

有効な治療法の確立した現代においては神経系の合併症の頻度や内容はどうであろうか．ツツガムシ病において頭痛，発熱は必発であるが，髄膜炎や脳炎の合併の頻度は少ないとされる．その正確な頻度や髄液検査所見について多数例を解析した報告を以下レビューする．

① 72例のツツガムシ病における神経系合併症と髄液所見を検討したタイからの報告[6]

髄膜炎や脳炎を呈したのは9例（12.5％）であった．内訳は髄膜炎を呈したものが6例，脳炎が2例，小脳炎が1例であった．髄液検査では，単核球優位の細胞増多（14～120／μL），蛋白増加（29～241 mg／dL）を示したが，糖の低下はなかった．9例全例とも予後は良好であった．このうち小脳炎のような巣症候を呈したのは1例のみで，ツツガムシ病による局在性の中枢神経症候を呈することはまれであると述べている．

② 27例のツツガムシ病患者の中枢神経系合併症を検討したインドからの報告[7]

4例（14.8％）に髄膜刺激徴候を認め，うち2例で痙攣を生じた．この4例の髄液検査所見については，3例で14～60／μLのリンパ球優位の細胞増多（1例は好中球優位），4例で34～125 mg／dLの蛋白増加を認めた．糖は33～48 mg／dLと通常の細菌性髄膜炎でみられるような低下はないものと思われる（血糖との比較が記載されていないため）．予後は1例においてテトラサイクリン系抗菌薬を使用するも不良であった．

③ 25例のツツガムシ病の髄液所見について，PCR法による検索を加えた韓国からの報告[8]

全例で頭痛があったが，1例（4％）のみで髄膜刺激症状はないものの意識障害を認めた．これら25例の髄液検査所見については，12例

(48%)で5/μL以上の軽度の細胞増多(0〜110/μL,平均16.3 ± SD 27.0/μL),単核球の割合は平均51.9 ± SD 23.9%であった.50 mg/dL以上の蛋白増加は25例中7例で認めた.6例(24%)でnested PCR法により髄液中で*Ot*のDNAが検出された.全例で後遺症なく回復し予後良好であった.

以上の複数の報告からいえることは,ツツガムシ病においてはsubclinicalに中枢神経系に*Ot*が侵入することはPCR法による結果などからみるとまれではないが,実際に髄膜炎や脳炎を呈することは適切な抗菌薬治療がなされている場合には少ないと考えられる.

実際に筆者らの施設でも2000〜2011年の12年間で17例のツツガムシ病を経験したが,髄膜脳炎を呈したのは1例(6%)のみであった[9].この症例は発熱と頭痛といった一般的な症状で発症し,その約10日後に発熱の持続と意識障害を主訴に入院した.JCS(Japan Coma Scale)一桁の意識障害と両手に動作時振戦を認めたが,項部硬直は認めなかった.髄液検査では細胞数267/μL(単核球187/μL),蛋白191 mg/dLと増加したが,糖の低下はなかった.皮疹や野山に入った病歴の確認が当初得られず,入院第5病日に刺し口の発見からツツガムシ病の診断に至り,ミノサイクリンにより12病日に後遺症なく退院した.

ツツガムシ病患者が発熱と頭痛を主訴に,あるいは何らかの中枢神経症状を呈して神経内科を受診する機会もあると思われる.髄液検査所見は糖の低下のない単核球優位の細胞増多であるためにウイルス性髄膜炎と診断を誤る危険がある.さらに,適切な抗菌薬治療がなされないと重篤化するので注意が必要である.治療についてはテトラサイクリン系抗菌薬が基本であることは論をまたないが,脳炎の病態機序として細小血管炎を想定しステロイドホルモンの併用を行った報告もある(後述の「治療」参照).

ツツガムシ病の神経系合併症において明らかな局在徴候を示すことはまれであるが,両側の下位脳神経障害と眼振,意識障害を伴う感覚障害と四肢麻痺を呈し,MRI T2強調画像で下部脳幹と頸髄に髄内高信号病変を伴った症例が報告されている[10].

また,末梢神経の障害がツツガムシ病に関連して報告されている.脳神経領域では聴神経障害に伴う両側の難聴,三叉神経第1枝領域の神経痛[11],また脊髄神経領域では正中神経,尺骨神経,腓腹神経,伏在神経に及ぶ多発単ニューロパチーを呈した症例の報告がある[12].これらにおいては神経栄養血管の血管炎が病態機序として推定されている.

治療

テトラサイクリン系抗菌薬が著効を示す.通常72時間以内に改善傾向が明らかとなる.具体的にはミノサイクリン(ミノマイシン®など)200 mg/日,またはドキシサイクリン(ビブラマイシン®)200 mg/日を投与する.βラクタム系やアミノグリコシド系,キノロン系はまったく無効である.テトラサイクリン系が使用できない場合には,クロラムフェニコール(クロロマイセチン®など)またはリファンピシン(リファジン®など)が第二選択となる.

日本紅斑熱

ツツガムシ病と並んでわが国において重要なリケッチア感染症に日本紅斑熱(Japanese spotted fever)がある.従来日本には紅斑熱群はないとされてきたが,1984年徳島県阿南市の馬原文彦が3例の紅斑熱患者を初めて報告した[13].血清学的・細菌学的研究から*R. japonica*が分離同定され,1987年に日本紅斑熱と名づけられた.

マダニによって媒介される.4類感染症に指定され,四国,九州,中国と本州の太平洋岸を主に4〜11月を好発期として,年間40〜190例程度の報告がある.発熱,刺し口,発疹といった点でツツガムシ病に類似している.また意識障害,痙攣といった中枢神経症状を伴う症例がツツガムシ病と同様に報告されている.一般的な検査所見と糖低下のない単核球優位の細胞増多,蛋白増加といった髄液所見もツツガムシ病と共通である．

ツツガムシ病との違いは，日本紅斑熱では紅斑は体幹よりも四肢末梢に強い傾向のあること，ツツガムシ病では認めない手掌に紅斑の出現すること，リンパ節腫脹を伴うことが少ないことがあげられる．

治療はテトラサイクリン系が著効する点も共通だが，日本紅斑熱ではニューキノロン系に感受性があり，重症例ではテトラサイクリン系とニューキノロン系の併用が提唱されている[14]．地域や季節によっては日本紅斑熱を鑑別疾患に入れて，特異抗体やPCR法の検査を進めていくべきである．

（小宅睦郎，西澤正豊）

文献

1）Tamura A, et al. Classification of *Rickettsia tsutsugamushi* in a new genus, *Orientia* gen. nov. as *Orientia tsutsugamushi* comb. nov. *Int J Syst Bacteriol* 1995；45：589-591.
2）田原研司，山本正悟．つつが虫病 多種多彩な疫学．SADI組織委員会（編），ダニと新興再興感染症．東京：全国農村教育協会；2007，pp.151-164.
3）Moron CG, et al. Identification of the target cells of *Orientia tsutsugamushi* in human cases of scrub typhus. *Mod Pathol* 2001；14：752-759.
4）Furuya Y, et al. Serotype-specific amplification of Rickettsia tsutsugamushi DNA by nested polymerase chain reaction. *J Clin Microbiol* 1993；31：1637-1640.
5）Allen AC, Spitz S. A comparative study of the pathology of scrub typhus（tsutsugamushi disease）and other rickettsial diseases. *Am J Pathol* 1945；21：603-681.
6）Silpapojakul K, et al. Rickettsial meningitis and encephalitis. *Arch Intern Med* 1991；151：1753-1757.
7）Mahajan SK, et al. Scrub typhus involving central nervous system, India, 2004-2006. *Emerg Infect Dis* 2010；16：1641-1643.
8）Pai H, et al. Central nervous system involvement in patients with scrub typhus. *Clin Infect Dis* 1997；24：436-440.
9）今野卓哉，藤田信也．ツツガムシと神経系．神経内科 2012；77：233-237.
10）Kim DE, et al. Scrub typhus encephalomyelitis with prominent focal neurologic signs. *Arch Neurol* 2000；57：1770-1772.
11）荒井元美ほか．三叉神経痛様の疼痛を主症状としたツツガムシ病．臨床神経学 2007；47：362-364.
12）Hayakawa K, et al. A case of scrub typhus with acalculous cholecystitis, aseptic meningitis and mononeuritis multiplex. *J Med Microbiol* 2012；61：291-294.
13）馬原文彦．発疹と高熱を主徴とし Weii-Felix 反応（OX2）陽性を示した3症例について．阿南医報 1984；68：4-7.
14）馬原文彦．日本紅斑熱の治療―重症例，死亡例の検討と併用療法の有用性．病原微生物検出情報（IASR）2006；27：37-38.

Further reading

- 多村憲．恙虫病病原体 *Orientia tsutsugamushi* の微生物学．日本細菌学雑誌 1999；54：815-832.
- 宮村定男．恙蟲病研究夜話，増補第2版．新潟：考古堂書店；1988.

ツツガムシ病の研究における明治以来のわが国の先達の歴史が詳述されている

III. 細菌感染症

マイコプラズマ感染症

Point

- 肺炎マイコプラズマ感染症に伴いさまざまな肺外合併症が生じることが知られており，なかでも神経合併症は比較的頻度の高い合併症である．
- 脳炎，急性散在性脳脊髄炎やギラン・バレー症候群をはじめとして多彩な神経合併症が知られている．
- マイコプラズマ感染による神経合併症の発症機序としては，①神経組織へのマイコプラズマの直接侵襲によるもの，②自己免疫機序を介するもの，③血栓塞栓機序によるもの，の３つが考えられている．
- 自己免疫機序において神経系に存在する糖脂質であるガラクトセレブロシド（Gal-C）に対する抗体の関与が示唆されている．
- 発症機序により抗菌薬，免疫療法などを組み合わせた治療が行われる．

マイコプラズマ感染症と神経合併症

肺炎マイコプラズマ（*Mycoplasma pneumoniae*；以下，マイコプラズマ）によって生じる主な疾患は，気管支炎や肺炎であるが，これらの他にさまざまな肺外合併症が生じることが知られている．主なものとして皮膚疾患，血液疾患，眼疾患，心疾患，中耳炎，川崎病があり，神経合併症もその一つである．これらのなかでも神経合併症は比較的頻度が高く，マイコプラズマ感染患者の0.1～7%にみられるとされている[1-3]．まれではあるが，その他のマイコプラズマ属によるものとして *Mycoplasma genitalium* による脳幹脳炎[4]や，*Mycoplasma hominis* や *Ureaplasma urealyticum* による中枢神経系感染症も報告されている[5]．最も多い神経合併症は脳炎，髄膜炎であり，急性散在性脳脊髄炎（acute disseminated encephalomyelitis：ADEM），急性小脳性運動失調症，両側線条体壊死などの中枢神経障害やギラン･バレー症候群（Guillain-Barré syndrome：GBS）などの末梢神経障害の合併も知られている．予後の良いものも多いが，重篤な後遺症を呈する症例や治療に抵抗性である症例も存在し，臨床的に重要な合併症である．

マイコプラズマ感染に伴う神経合併症の発症機序

マイコプラズマにはヒトの気道上皮細胞へ感染しても軽微な損傷を与える以外は直接侵襲能力はなく，気道粘膜から体内に侵入し神経系に到達する可能性は低い．一般的に神経障害が発症するのは気道感染後数日～2 週間であるが，数週間を経てからの場合もある．また明らかな気道感染症が先行しない場合もある．マイコプラズマ感染による神経合併症の発症機序としては，①神経組織へのマイコプラズマの直接侵襲によるもの，②自己免疫機序を介するもの，③血栓塞栓機序によるもの，の 3 つが考えられている[6]．

■神経組織へのマイコプラズマの直接侵襲によるもの

これは脳炎や髄膜炎などの中枢神経系の合併症に関連が強く，脳脊髄液からのマイコプラズマの培養や特異的な DNA プローブを用いた PCR 法により病原体が証明される場合である．まず，呼吸器系においてマイコプラズマの感染が成立するとトール様受容体（Toll-like receptor）を通じて自然免疫に認識され，各種のサイトカインが働き，炎症細胞の浸潤が生じ肺炎などの呼吸器疾患を来す．このような機序は成熟した免疫系を備えた個体で認められ，呼吸器系以外へのマイコプラズマの拡散を防いでいる．

一方，免疫系が未熟な幼小児や何らかの原因で免疫不全状態となっている個体では，マイコプラズマはこの防御機構を通過して神経系に達する．マイコプラズマ菌体自体による神経組織の直接障害ではなく，その細胞膜に含まれている強力なサイトカイン誘導物質であるリポ蛋白が局所において炎症性サイトカインを誘導して炎症を惹起し組織障害を来す．

■自己免疫機序を介するもの

マイコプラズマ菌体中に存在する糖脂質や糖蛋白といった抗原性物質に対する免疫反応により神経組織の障害が生じる．特に中枢および末梢の髄鞘の主要な構成成分であるガラクトセレブロシド（galactocerebroside：Gal-C）に対する抗体が，マイコプラズマ感染後のGBS[7]やADEM[8]などの神経合併症で検出されることが報告されている．

■血栓塞栓機序によるもの

局所の血管内皮におけるサイトカインや，ケモカイン産生により惹起された血管炎あるいは全身的な凝固亢進による血栓形成などによる血流遮断・血管閉塞が病態の主座であると考えられる．

マイコプラズマ感染に伴う神経合併症

脳炎，髄膜炎

マイコプラズマ感染に伴う神経合併症のなかでも最も頻度が高く，発症様式は急性あるいは亜急性である．特徴的な症状はなく，一般的な脳炎，髄膜炎と同様の臨床症状を呈する．経過は多岐にわたり，軽症例から重篤な症例まで存在する．肺炎あるいは呼吸器症状さえ認めず発症する場合もあるので注意を要する．

血液，脳脊髄液などの一般検査においてマイコプラズマ感染に伴う脳炎，髄膜炎に特徴的な所見はない．基本的には神経症状が現れた時点で血清学的あるいは髄液検査でマイコプラズマの急性感染が証明された場合はマイコプラズマ感染に伴う脳炎，髄膜炎と診断してよいが，検出が困難であることも多い．発熱から早期（7日以内）に神経症候を呈した例では，遅れて発症した例よりも髄液PCRでのマイコプラズマの検出率が高いことが指摘されている[9]．中枢神経系の画像検査や脳波においても特徴的な所見はない．

マイコプラズマ肺炎など明らかなマイコプラズマ感染に伴う場合を除き早期の診断は困難であり，他の原因で生じる脳炎，髄膜炎すべてが鑑別にあげられる．感染性のものであれば年齢により起因病原体が異なることや易感染性宿主に高頻度に感染する病原体を念頭におき鑑別し，治療法のある病原体が鑑別にあがる場合は診断を待たずに治療を開始することが重要である．

発症機序は，前述した通りである．直接侵襲の場合は，マイコプラズマ感染急性期に発症するものであり，自己免疫性の場合は典型的にはマイコプラズマ感染急性期を過ぎ，症状が改善した後に神経症状を発症することが多い．

マクロライド系を中心とした抗菌薬による治療は，呼吸器組織でのマイコプラズマの増殖を抑制し炎症の原因物質の供給を絶つという意味での効果は期待されるが，マイコプラズマは中枢神経内で活発に増殖し直接障害を来しているわけではなく，また，マクロライド系抗菌薬は血液脳関門を通過しにくいという点からも中枢神経内での増殖を抑制するという意味では必ずしも重要ではない．

治療には，発症機序から考え，抗菌薬の使用下に炎症性サイトカインや免疫的反応の抑制を目的にステロイドを用いる．効果が乏しい場合は，免疫グロブリン大量静注療法（intravenous immunoglobulin：IVIg）や血漿交換なども選択される．脳浮腫に対する対症療法として濃グリセリン（グリセオール®）などが用いられる．

急性小脳性運動失調症[10]

マイコプラズマ感染後あるいは感染に伴い小脳性運動失調を呈する神経合併症である．意識

Column

抗 Gal-C 抗体と神経合併症

Gal-C は中枢および末梢の髄鞘に豊富に存在する中性糖脂質である．Gal-C で感作したウサギでは脱髄性末梢神経障害がみられること，さらに抗 Gal-C 抗体は脱髄を引き起こす因子であることが Saida らにより示されている[15]．また，抗 Gal-C 抗体がマイコプラズマ感染後の GBS や ADEM で検出されることも報告されており，マイコプラズマ感染に伴う神経合併症の発症に関連があることが示唆されている．さらに，抗 Gal-C 抗体陽性患者血清をマイコプラズマ菌体成分で吸収すると抗 Gal-C 抗体活性が吸収されることから，マイコプラズマ菌体中に Gal-C 様の糖鎖構造が存在し，分子相同性に基づく機序により抗体が産生されることを推察した報告もあり，この関連性をより強く支持するものである[16]．しかし，神経障害を伴わないマイコプラズマ感染患者でもこの抗体がみられることがあることから，抗 Gal-C 抗体の存在のみでは脱髄が生ずるとは限らず補体やサイトカインなどの他の液性因子や，細胞性免疫も発症に重要な役割を果たしていると推測される．マイコプラズマ感染後の神経疾患において抗 Gal-C 抗体陰性の症例もみられることから，同定されていないさまざまなその他の因子についても今後検討する必要がある．

1 マイコプラズマ感染後の神経障害の発症機序（仮説）

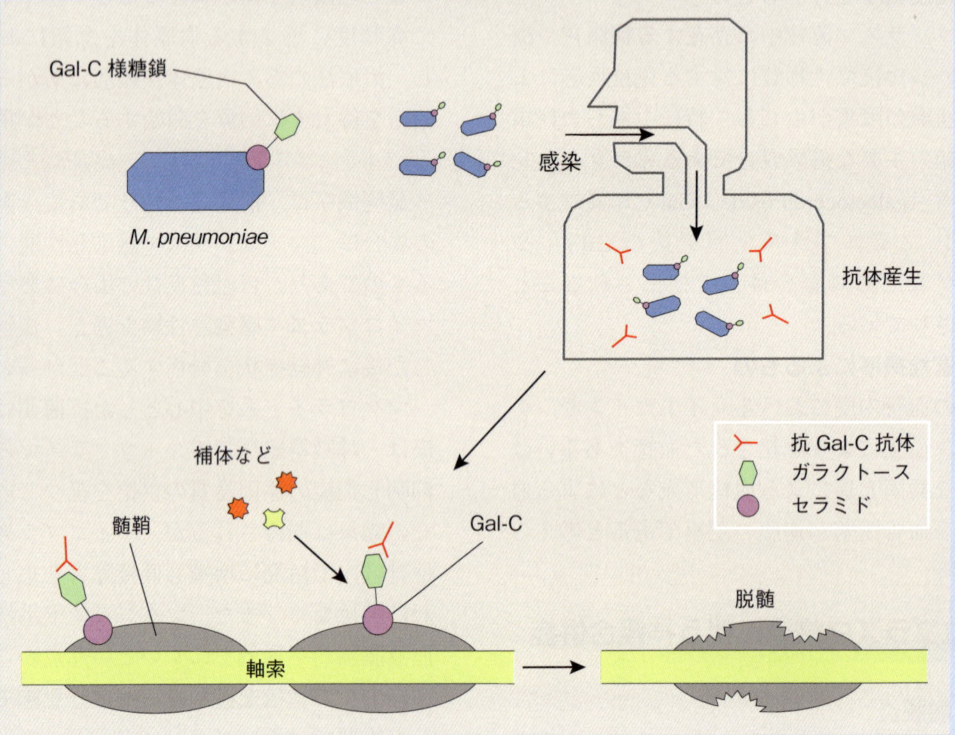

（寒川真ほか．神経症候群〈第 2 版〉I，2013[17] より）

障害，脳神経障害，不随意運動など他の神経症状を呈さず純粋に小脳性運動失調のみを呈する症例はまれである．一般的な急性小脳性運動失調症が 1～5 歳に発症することが多いのに対し，マイコプラズマ感染に伴う急性小脳性運動失調症は過去の報告によると 5 歳以降で発症しており全体的に年齢が高い傾向である．さまざまな発症機序が考えられているが，マイコプラズマ感染症状の軽快後に小脳性運動失調を発症し，対症療法のみで改善する例もあることから，遅発性の脳炎や髄膜炎と同様で炎症性サイトカインの誘導や自己抗体産生などが関与する免疫学的機序が有力と考えられている．

診断や治療は脳炎，髄膜炎に準じて行われるのが一般的である．鑑別疾患は急性に小脳の炎症を来す疾患すべてがあげられるが，急性の運

ディベート

抗 Gal-C 抗体は脱髄因子？

ガラクトセレブロシド（galactocerebroside：Gal-C）の局在や動物実験の結果からは，抗 Gal-C 抗体陽性 GBS では電気生理学的に脱髄型を来すと考えられる．Ang ら[13] の報告や本邦からの症例報告[18] もそれに合致している．一方で抗 Gal-C 抗体に加え他の糖脂質，特にガングリオシド（G_{M1}）に対する抗体が陽性の場合に軸索障害型を呈する例が報告され，この際に産生される抗体は G_{M1} を primary に障害するものであり，Gal-C に対する反応は交叉反応であると考察された[19]．また，筆者らは当科にて抗糖脂質抗体を測定し，抗 Gal-C 抗体が陽性であった ADEM で電気生理学的検索が可能であった 4 例中 3 例で末梢神経障害が認められ，いずれも軸索障害型であったことを報告している[8]．このように抗 Gal-C 抗体陽性の末梢神経障害の病型については一定の見解が得られていなかった．

最近，筆者らは多数例の抗 Gal-C 抗体陽性 GBS を検討し，電気生理学的に脱髄型が多いことを確認した．また抗 Gal-C 抗体に加え他の抗糖脂質抗体が陽性であっても軸索障害型を呈した症例は認められなかった[20]．他の因子の関与や，抗体の微細な反応特異性の違いも考慮する必要があるが，抗 Gal-C 抗体は基本的には脱髄因子であることを示唆する結果と考えられる．今後抗体の測定系をさらに改良することができれば，症例ごとの抗 Gal-C 抗体の臨床的意義をより正確に把握することができると思われる．

2 Gal-C と G_{M1} の糖鎖構造

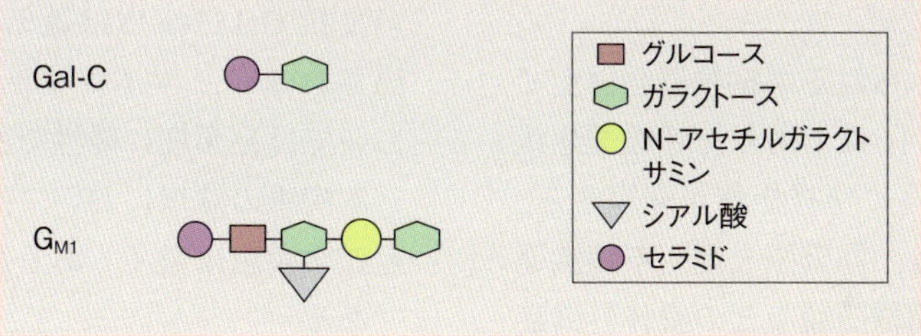

動失調を来すのは小脳疾患だけでなく，脳幹病変を来す疾患や，耳鼻科的疾患，末梢神経あるいは脊髄の障害による運動失調を来す疾患も存在するため注意を要する．

治療に関しては，本疾患は基本的に予後良好であり，対症療法のみで自然軽快に至る場合が多く，ステロイドの使用については議論のあるところではあるが，病期を短縮できたという報告もあることや，発症機序から考えて考慮される選択肢である．マイコプラズマの直接感染による可能性が否定できない場合は抗菌薬の投与を行う．

急性散在性脳脊髄炎（ADEM），急性脊髄炎

マイコプラズマ感染に伴う ADEM や急性脊髄炎の発症には，一般的に自己免疫的機序が関与していると考えられている．特に ADEM においては髄鞘の構成成分である Gal-C に対する抗体が発症に関与している症例が報告されている[8]．分子相同性（**Key words** 参照）に基づく機序により抗体が産生されていると考えられる．

Key words

分子相同性

分子相同性とは，本来無関係である感染病原体抗原と宿主抗原の間に一次構造，あるいは高次構造の類似性が存在することを指す．これにより両者の間に免疫学的に交叉反応が生じ，自己抗原に対して抗体が産生されたり，T 細胞を介した免疫応答が起こり，自己組織が障害される．

Key words

抗糖脂質抗体

細胞表面の糖脂質の糖鎖を認識して結合する抗体である．先行感染の病原体のもつ糖鎖構造とヒト末梢神経の糖脂質の糖鎖構造が類似しており（分子相同性），感染に対する免疫反応の結果産生された抗体が糖脂質に反応して，末梢神経障害を引き起こすと考えられている．

鑑別診断としては，多発性硬化症，視神経脊髄炎，膠原病に伴う脊髄炎，自己免疫性脳炎，他の病原体による感染性および感染後脳脊髄炎，血液悪性腫瘍を含む腫瘍性疾患，血管炎や血管奇形，脊髄梗塞などの血管障害，亜急性脊髄連合変性症などがあげられる．

治療はステロイド療法が第一選択で，効果が乏しい場合や重症例には血液浄化療法や免疫グロブリン大量静注療法などが追加，併用されることもある．脳炎との鑑別や異同が問題になることがあり，直接感染の可能性が否定できない場合には抗菌薬の投与も選択される．まれではあるが，末梢神経障害を合併する症例の報告もある．このような場合はステロイド療法に抵抗性を示す頻度が高く，追加療法を検討する際には考慮されるべき病態である[8]．

両側線条体壊死[11]

小児に比較的多くみられる中枢神経合併症である．発症年齢は5～11歳であり，呼吸器症状発現から数日～数週後に神経症状が発現する．典型的な症状としては，筋緊張亢進，不随意運動，活動性低下，仮面様顔貌などの錐体外路症状が多いが，痙攣や錐体路症状を呈する場合もある．発症機序はいまだ不明な点が多いが，自己免疫的機序あるいは血管炎による血管障害（血管閉塞）が関与していると考えられている．

両側線条体壊死に関しては数週～数か月の単位で自然軽快を呈することもある．まれな疾患であるため確立した治療法はないが，自己免疫的な機序が推測されているため，ステロイド療法や免疫グロブリン大量静注療法を施行している報告があり，壊死性変化の抑制および早期改善効果があると推察されている．また，錐体外路症状に関してはL-Dopa補充療法が施行され症状改善に効果を示した報告がある．

ギラン・バレー症候群（GBS）[12]

GBSでは約7割の症例で先行感染が認められることが知られており，典型的には感染症治癒後数日～数週で四肢運動障害や感覚障害を呈する．

GBSの先行感染のなかでマイコプラズマ感染は2～6％を占めると報告されている．また，Gal-Cも含めた末梢神経系の構成成分である糖脂質に対する抗体が50～60％の症例で関与することが知られており，これらは先行感染因子と糖脂質間の分子相同性に基づいて産生されることが多いと考えられている．GBS全体において抗Gal-C抗体は数％～約10％の割合で検出されるが，マイコプラズマ感染後のGBSにおいては高頻度に陽性である[7,13,14]．

本疾患の診療において同様の急性麻痺を引き起こす疾患は数多くあるため，鑑別診断が重要である．

治療は一般的なGBSと同様であり，免疫グロブリン大量静注療法（IVIg），血漿交換が第一選択であり，両者の有効性に差はないとされている．ステロイドの有効性は，単独療法では否定されている．IVIgとステロイドの併用療法の有効性は，IVIg単独と比較して有意差はないものの，回復を早める可能性が示されている．

（寒川　真，楠　進）

文献

1) Yesnick L. Central nervous system complications of primary atypical pneumonia. *AMA Arch Intern Med* 1956；97：93-98.
2) Lerer RJ, Kalavsky SM. Central nervous system disease associated with Mycoplasma pneumoniae infection：Report of five cases and review of the literature. *Pediatrics* 1973；52：658-668.
3) Pönkä A. Central nervous system manifestations associated with serologically verified Mycoplasma pneumoniae infection. *Scand J Infect Dis* 1980；12：175-184.
4) 坂田宏ほか．Mycoplasma genitalium による脳幹脳炎の1例．感染症誌 1993；67：500-504.
5) Baum SG. Mycoplasma hominis, Mycoplasma genitalium, and Ureaplasma urealyticum infections. UpToDate version 9.0.
6) Narita M. Pathogenesis of neurologic manifestations of Mycoplasma pneumoniae infection. *Pediatr Neurol* 2009；41：159-166.
7) Kusunoki S, et al. Anti-Gal-C antibody in autoimmune neuropathies subsequent to mycoplasma

infection. *Muscle Nerve* 1995；18：409-413.
8) Samukawa M, et al. Refractory acute disseminated encephalomyelitis with anti-galactocerebroside antibody. *Neurosci Res* 2012；74：284-289.
9) Narita M, et al. Analysis of mycoplasmal central nervous system involvement by polymerase chain reaction. *Pediatr Infect Dis J* 1995；14：236-237.
10) 成田光生ほか．マイコプラズマ感染に伴った急性小脳失調症の1例と文献的考察．臨床小児医学 2011；59：36-39.
11) 奥村恵子ほか．マイコプラズマ感染後に急性両側線条体壊死を呈した1例．脳と発達 2011；43：471-475.
12) 楠　進．Guillain-Barré 症候群（GBS）と Fisher 症候群．楠　進（編），免疫性神経疾患ハンドブック．東京：南江堂；2013, pp.127-145.
13) Ang CW, et al. Cross-reactive anti-galactocerebroside antibodies and Mycoplasma pneumoniae infections in Guillain-Barré syndrome. *J Neuroimmunol* 2002；130：179-183.
14) Hao Q, et al. Antibodies to gangliosides and galactocerebroside in patients with Guillain-Barré syndrome with preceding Campylobacter jejuni and other identified infections. *J Neuroimmunol* 1998；81：116-126.
15) Saida T, et al. Experimental allergic neuritis induced by sensitization with galactocerebroside. *Science* 1979；204：1103-1106.
16) Kusunoki S, et al. Anti-Gal-C antibodies in GBS subsequent to mycoplasma infection：Evidence of molecular mimicry. *Neurology* 2001；57：736-738.
17) 寒川真，楠　進．感染性疾患 マイコプラズマ感染症．別冊日本臨牀，新領域別症候群シリーズ No.26, 神経症候群（第2版）I．大阪：日本臨牀社；2013, pp.838-842.
18) 角谷真人ほか．抗ガラクトセレブロシド抗体陽性のマイコプラズマ感染後Guillain-Barré症候群の1例．神経内科 2010；72：519-523.
19) Susuki K, et al. Acute motor axonal neuropathy after Mycoplasma infection：Evidence of molecular mimicry. *Neurology* 2004；62：949-956.
20) Samukawa M, et al. Clinical features in Guillain-Barré syndrome with anti-Gal-C antibody. *J Neurol Sci* 2014；337：55-60.

III. 細菌感染症

ボツリヌス中毒，破傷風

Point

- ボツリヌス中毒と破傷風はともにクロストリジウム属の嫌気性グラム陽性桿菌の産生する毒素による中毒性感染症である.
- ボツリヌス菌の毒素は筋弛緩性，対照的に破傷風菌の毒素は筋硬直性の神経症候を来し，これは毒素の作用部位の違いに起因する.
- 毒素はどちらも神経終末でシナプス小胞がシナプス前膜に融合し，神経伝達物質を放出する際に作動する蛋白群を切断する共通の作用機序を有し，微量でも神経伝達を阻害する.
- ボツリヌス中毒，破傷風はともに迅速な治療を有する疾患であることから，診断をつけるために特徴的な臨床症状と経過を認識することが重要である.

日本では，ボツリヌス中毒（botulism）の報告は1951年北海道の自家製飯寿司（いずし）による例が初めてであり，感染症発症動向調査では1980年代後半からは散発的な発生にとどまり，数年ごとに数件みられる程度である[1)]．しかし，食中毒として集団発生する可能性がある[2)]．破傷風（tetanus）は感染症発症動向調査では1999年以降毎年100人前後が発症し，近年では東日本大震災と関連した報告が10例みられた[1)]．ボツリヌス中毒，破傷風はまれな疾患であるが，診断と治療の観点から見逃してはならない神経疾患である.

ボツリヌス中毒

定義

ボツリヌス中毒はボツリヌス菌（*Clostridium botulinum*）の産生する強力な蛋白性毒素による弛緩性麻痺を主徴とする神経疾患である．臨床的分類には①食餌性ボツリヌス症，②乳児ボツリヌス症，③創傷ボツリヌス症，④成人腸管定着ボツリヌス症，⑤医原性ボツリヌス症がある．また，かねてからテロ，戦争で生物兵器としてボツリヌス毒素を使用される可能性が危惧されている[3)].

Memo

ボツリヌス食中毒（食餌性ボツリヌス症）の集団発生として2006年３月のタイでの事例がある．毎年恒例の宗教儀式で食べられたタケノコの自家製缶詰が原因で163人が発症した．死亡例はなかったが，42例が人工呼吸管理を要した[2)].

臨床症候

各ボツリヌス症の臨床症候は共通し，脳神経症状から始まる下行性の弛緩性麻痺である[4,5)]．脳神経麻痺により散瞳，対光反射緩慢，眼瞼下垂，眼球運動障害，構音障害，発声障害，嚥下障害を生じる．筋力低下は顔面，頸部，上肢，体幹，下肢へと進行し，下行性麻痺と称される．経過は急性，通常は対称性に進行する．副交感神経症状として，口渇，便秘，麻痺性イレウス，尿閉などが出現する．腱反射は減弱する．認知機能障害，知覚異常はない.

食餌性ボツリヌス症：汚染食物由来の毒素摂食後，通常潜伏期間18～36時間で発症するが，摂取毒素量により潜伏期間は数時間～数日間と幅がある．神経症状は悪心，嘔吐，腹痛の後に出現することが多い.

乳児ボツリヌス症：直接の毒素摂取ではなく，腸管でボツリヌス菌が増殖し，毒素を産生することによる．健常成人腸管では毒素が産生されないにもかかわらず，乳児でこの状況が生じる理由として，腸内細菌叢が未発達であること，成人で発見されている胆汁酸に含まれるクロストリジウム菌阻害因子がないこと，があげられている．6か月未満で発症することが多く，泣き声の低下，哺乳の障害などで発症し，自発運動が低下し，自律神経症状も伴う．成長障害のみの例から呼吸障害を来す重症例まである．原因食の一つとして蜂蜜が判明し，12か月未満の乳児は摂取してはならない．

創傷ボツリヌス症：創傷部でボツリヌス菌が増殖し，毒素を産生することによる．ほとんどが汚染された麻薬注射による[6]．潜伏期間は平均10日と食餌性に比べて長い．

成人腸管定着ボツリヌス症：乳児ボツリヌス症の成人型と考えられ，腸疾患，腸管手術後，抗菌薬投与が原因で機能低下した腸管でボツリヌス菌が毒素を産生し，発症する[7]．

医原性ボツリヌス症：ボツリヌス治療後に予期せずして発症した場合で数例の報告がある[8]．

病因，発症機序

ボツリヌス菌は亜端在性の芽胞を形成し，世界の土壌，海水に分布する．毒素は易熱性，芽胞は耐熱性である．産生される毒素は抗原性によりA〜G型に分類される．ヒトに病原性を示すのは主にA，B，E型毒素である[4,9]．毒素は血流に入り，神経筋接合部，副交感神経節後線維，自律神経節のアセチルコリン（ACh）作動性神経終末に作用する．ボツリヌス毒素は150 kDaであり，重鎖は神経細胞への結合・移行の際に作用し，軽鎖はシナプス伝達機構の要でシナプス小胞とシナプス前膜の融合，伝達物質放出に関わるSNARE（soluble *N*-ethylmaleimide sensitive factor attachment protein：SNAP receptor）複合体の構成蛋白に作用する[4,9,10]．毒素型により異なるSNARE複合体の構成蛋白が標的となり，A，E型毒素はSNAP-25（synaptosomal-associated protein 25），B，D，F，G型毒素はシナプトブレビン，C_1型毒素はSNAP-25とシンタキシンをペプチダーゼ（亜鉛依存性蛋白分解酵素）活性により切断する（**1**）．運動神経系への毒素の作用を要約すると，毒素が運動神経終末に結合し，細胞内へ移行，SNARE複合体蛋白のいずれかを切断することにより運動神経終末からのACh放出を阻害し，神経伝達障害を来す（**2**）．数か月で回復するが，それは新規の神経終末の再生による．

検査所見，診断

診断のポイントは脳神経系から始まる下行性麻痺と副交感神経障害の臨床症候を見出すことにある．確定診断は血清，糞便，創傷部からのボツリヌス毒素の証明による．糞便におけるボツリヌス菌の分離も診断根拠になるが，健常乳児でもボツリヌス菌が分離されるので留意が必要である．健常成人の糞便ではボツリヌス菌は分離されない．食餌性ボツリヌス症で原因として疑われる食品があれば，毒素の検出を試みるべきである．国内における原因食物としては，飯寿司（魚の発酵食品），輸入瓶詰めキャビア，輸入瓶詰めオリーブ，真空パックのカラシレンコン，真空パックのハヤシライスなどの報告がある[1]．

ただし，マウスのバイオアッセイを用いる毒素検出には時間を要し，電気生理学的検査を実施し鑑別疾患を除外し，迅速に臨床診断する必要がある．ボツリヌス中毒の電気生理学的所見の要点は，同様に前シナプス疾患であるランバート・イートン筋無力症症候群（Lambert-Eaton myasthenic syndrome：LEMS）に類似するが，LEMSのように明確な神経反復刺激検査における漸増を生じないことである[5,11]．運動神経伝導検査では神経終末障害の程度に応じて複合筋活動電位振幅が低下するが，伝導速度は正常で

Key words

SNARE複合体

シナプス，神経筋接合部における神経伝達物質の放出はCa^{2+}依存性にシナプス小胞膜とシナプス前膜が融合し，融合部が開口することによる．この過程は，細胞質の可溶性分子（NSFとSNAP），小胞膜のv-SNARE（シナプトブレビン），シナプス前膜のt-SNARE（SNAP-25，シンタキシン）が結合し，SNARE複合体が形成されることによる．

1 神経筋接合部と毒素の作用部位

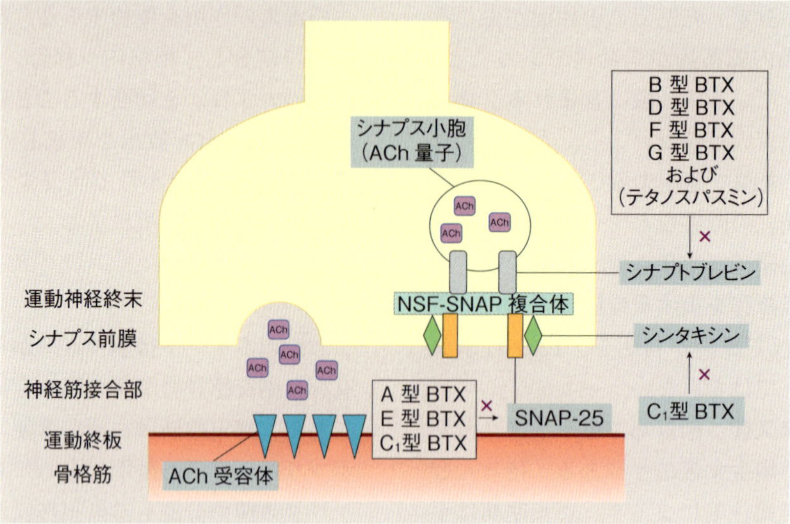

活動電位が運動神経終末に伝導すると，電位依存性 Ca チャネルが開口して Ca^{2+} が流入し，終末部から ACh が同期して放出され，筋線維膜の ACh 受容体に結合し終板電位が発生，閾値に達すると筋活動電位が発生し筋線維の収縮が生じる．Ca^{2+} 依存性に ACh が放出されるときに ACh 含有シナプス小胞膜とシナプス前膜の融合を生じるが，その際にシナプス小胞膜側のシナプトブレビン，細胞質の NSF-SNAP 複合体，シナプス前膜側の SNAP-25，シンタキシンが結合し，SNARE 複合体を形成する．ボツリヌス毒素，破傷風毒素は SNARE 複合体構成蛋白のいずれかに作用し，ペプチダーゼ活性により蛋白を切断し，SNARE 複合体形成を阻害し，神経伝達を障害する．
ACh：アセチルコリン，BTX：ボツリヌス菌．

2 運動系におけるボツリヌス毒素，破傷風毒素（テタノスパスミン）の作用

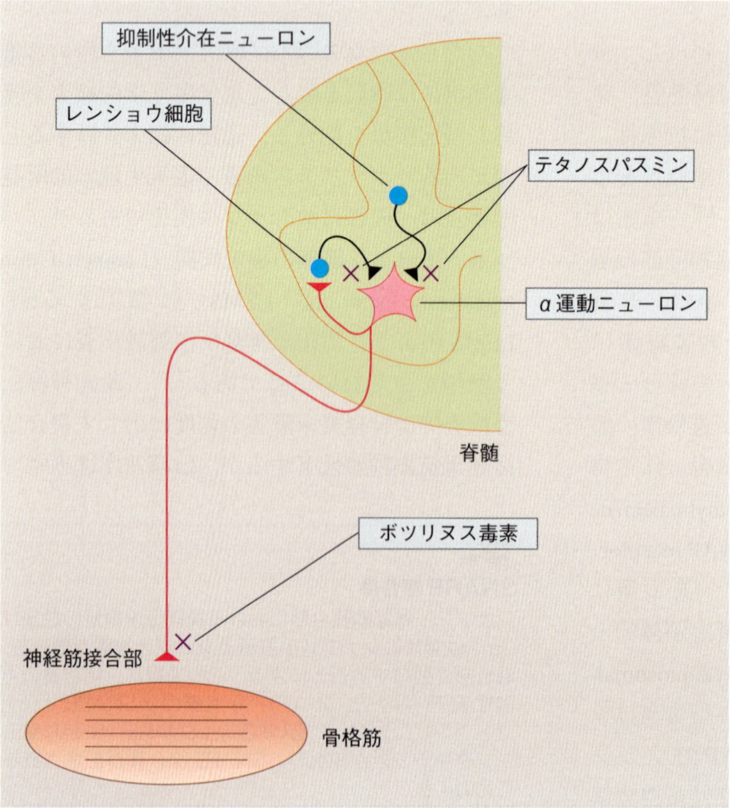

ボツリヌス毒素は運動神経終末に結合して細胞内へ移行，SNARE 複合体構成蛋白に作用しアセチルコリン（ACh）放出を阻害する．結果として弛緩性麻痺を来す．テタノスパスミンは運動神経終末に結合し細胞内に移行した後，逆行性軸索輸送により神経細胞体に到達する．神経細胞体あるいはその樹状突起に結合している抑制性神経細胞（レンショウ細胞〈Renshaw cell〉，抑制性介在ニューロン）の神経終末に経シナプス的に移行し，SNARE 複合体構成蛋白（シナプトブレビン）に作用し GABA あるいはグリシンの放出を障害する．結果として運動ニューロンの抑制性制御が破綻し筋硬直，筋攣縮を来す．

ある．感覚神経伝導検査は正常である．神経反復刺激検査では低頻度刺激に際しては一般には漸減を認め，高頻度刺激では漸増を認めるが，LEMSで有意とされる100％の漸増を呈することはほとんどない．針筋電図では運動単位の持続時間は短く筋原性様，動員パターンは中等症では正常，重症では減少し，これは神経原性様になる．時期を経て再生過程になると運動単位は多相性になる．しばしば筋原性，神経原性変化の混合といわれる．単線維筋電図では接合部障害の結果として，ジッター（jitter）の増大，ブロックが検出される．

鑑別診断

急性の経過で脳神経症状と四肢麻痺を来す疾患であるギラン・バレー症候群（Guillain-Barré syndrome），フィッシャー症候群（Fisher syndrome），重症筋無力症，LEMSとの鑑別が重要である[4,5,11]．

治療

ボツリヌス症の治療で重要な点は，呼吸筋障害による呼吸不全への対応である．呼吸不全があれば，人工呼吸管理が必要である．麻痺の進行が急速なときには注意を要する．毒素検査のための血清を採取した後，毒素が運動神経終末に作用する前になるべく迅速に抗毒素を投与すべきである[12]．ボツリヌス抗毒素は国が備蓄しており，医療機関から都道府県への供給依頼により出荷されるが，緊急時には直接医療機関から保管場所へ供給依頼することもできる．グアニジンはACh放出を促進するが，有用性は確定していない[13]．抗菌薬投与は創傷ボツリヌス症にのみ有用性が示されている．

以上，ボツリヌス症の治療は抗毒素投与と呼吸管理に注意したうえでの対症療法であり，ACh作動性神経終末の再生による回復まで管理することにつきる．

Key words

神経反復刺激検査

前シナプスからのACh放出量が運動神経終末のCa^{2+}濃度×即時動員可能なACh含有シナプス小胞数によることを前提とした検査である．同じ前シナプス疾患のLEMSでは抗電位依存性Caチャネル抗体によりCa^{2+}濃度が低下し，ボツリヌス中毒では毒素により即時動員可能なシナプス小胞数が減少している．高頻度刺激検査における漸増反応の差はこの病態の違いに起因している．

Memo

日本におけるボツリヌス抗毒素は抗E型単独あるいは抗A，B，E，F型多価血清である．ただしこれらはウマ血清であり，血清病発症のリスクがある．特に乳児ボツリヌス症に対する投与は慎重な判断を要する．米国では乳児ボツリヌス症に対してヒト型ボツリヌス免疫グロブリンが使用されるが，日本では使用できない．

破傷風

定義

破傷風は破傷風菌（*Clostridium tetani*）の産生する蛋白性毒素であるテタノスパスミンによって生じる神経障害であり，異常な筋緊張亢進と交感神経活動亢進を生じる感染症である．臨床的には①全身性破傷風，②局所性破傷風，③新生児破傷風に分類される．

臨床症候

破傷風菌を含む土壌による創傷汚染，新生児における不適切な臍帯断端の処置などが原因である．全身性破傷風の平均潜伏期間は7日間であるが，15％は3日以内に，10％は14日後に発症する．全身性破傷風は運動症状として筋硬直と筋攣縮，自律神経症状として交感神経系亢進を来す[14,15]．典型的には，咬筋の筋硬直（開口障害）で発症し，同時に嚥下障害，構音障害，頸部の筋硬直・筋痛を生じる．顔面の筋硬直により痙笑を来す．次いで体幹，四肢に筋硬直の範囲が拡大する．背筋の筋硬直は後弓反張を生じる．また，激しい筋痛を伴う全身性の筋攣縮発作（しばしば全身性痙攣と表現される）を起こす．この発作は自発的にも生じるが，しばしば些細な刺激によって誘発され，重症になると爆発的と表現されるほど繰り返される．意識障害はなく，腱反射は亢進する．自律神経障害として，不安定な持続性の高血圧，頻脈，不整脈，イレウスを生じ，交感神経系の亢進によって血中カテコラミンが上昇する．筋硬直，筋攣縮発作による呼吸不全，自律神経症状は時に致死的である．

局所性破傷風では脳神経系あるいは他肢に筋硬直，筋攣縮が限局する．局所性破傷風の一病型として頭部破傷風がある．開口障害や脳神経障害のみみられる．新生児破傷風は全身型で発症し，無処置の場合致死的になる．典型的には生後2週間後から発症し，摂食障害，筋硬直，筋攣縮発作を来す．新生児，高齢者，潜伏期間が短い患者，発症から筋攣縮発作出現までの期間が短い患者の場合に予後は良くない．4〜6週間の長期にわたり人工呼吸管理が必要な場合が多いが，症状はほぼ正常に回復する．

病因，発症機序

破傷風菌は端在性の芽胞を形成し，芽胞は耐熱性であり，菌は土壌，無生物環境，動物・人の糞便に広く分布する．破傷風菌は健常組織では発育しないが，嫌気的環境で増殖し，毒素を産生する．破傷風毒素は150 kDaのテタノスパスミンであり，神経細胞への結合・移行に関わる重鎖と，神経伝達物質の放出を阻害する軽鎖から成る[9,15]．ボツリヌス毒素，テタノスパスミンは最強の毒素として知られ，アミノ酸配列には一部相同性がある．

全身性破傷風では創傷部で産生されたテタノスパスミンが血流を介し，脳幹の運動ニューロン，脊髄のα運動ニューロンと交感神経節前ニューロンの神経終末に結合した後，細胞内に移行し，逆行性軸索輸送により，脳幹・脊髄の神経細胞体に上行する．その後，神経細胞体および樹状突起に結合している抑制性シナプス前終末に移行する（transsynaptic migration）．毒素が抑制性シナプス前終末に選択的に移行する機序は明確でないが，毒素と抑制性シナプスの親和性が高い，抑制性シナプスが樹状突起のより近位に結合しており物理的に移行しやすい，という特性があることなどが想定されている[16]．毒素の軽鎖はSNARE複合体構成蛋白であるシナプトブレビンを切断し，抑制性神経伝達物質であるガンマアミノ酪酸（γ-aminobutyric acid：GABA），グリシンの放出を阻害する．結果として，運動ニューロン，交感神経節前ニューロンの抑制性コントロールが破綻し異常な活動性亢進を生じる（**2**）．剖検報告では一部異なる見解もあるが，毒素は運動ニューロンを直接障害しないと考えられている[17]．

破傷風の特徴的な運動症状の経過は，神経終末から取り込まれた毒素が逆行性軸索輸送により神経細胞体に至るまでの時間が軸索の長さに依存するため，軸索の短い三叉神経支配の咬筋にまず症状が出現し，その後四肢の症状まで順次生じると考えられる．

検査所見，診断

破傷風の診断は基本的に臨床症状による．ワクチン接種歴の聴取は重要である．ワクチン未接種，ワクチン接種が不十分な場合に発症するからである．創傷部検体の培養による破傷風菌分離が可能であるが，破傷風を発症していない患者の創傷でも菌が検出される場合があり，逆に破傷風患者の創傷から菌が検出されないこともある．血清学的な診断法はない．血清の抗毒素抗体測定は診断には直結しないが，抗体価0.01 IU／mLが破傷風防御レベルの下限とされる．

電気生理学的検査では，運動ニューロンの活動性亢進の結果としてF波出現率増加，咬筋叩打後の休止期の消失などがあるが[18,19]，急性期における電気生理学的検査は不要な刺激を避ける観点から実施困難な場合がある．

鑑別診断

筋硬直，筋攣縮症状からstiff-person症候群，ストリキニーネ中毒，低カルシウム血症によるテタニーがあげられる．頸部の筋硬直症状から薬剤性ジストニア，球症状から脳卒中も鑑別が

Memo

破傷風予防接種

破傷風予防接種は日本では1953年に破傷風トキソイドが任意接種で導入，1968年からジフテリア・百日咳・破傷風の3種混合ワクチンの定期接種が開始され，破傷風の患者，死亡者数は減少した．最近の破傷風患者の多くは，定期接種開始以前の出生例が多く，抗毒素抗体保有率が低く，ワクチンの有効性が再確認されている．

必要な場合がある．

治療

患者は静かな刺激の少ない状態で集中治療し，呼吸心拍を監視し，気道確保が重要である[14,15]．気道確保として気管挿管，気管切開が必要であり，重症であれば人工呼吸管理が必要となる．創傷部を見つけ，洗浄し，清浄化する．神経終末に移行した毒素には無効であるが，循環血中，創傷部の毒素を中和するため，迅速にヒト型破傷風免疫グロブリンを筋注する．

抗菌薬の有用性は明確でないが，通常は毒素を産生している破傷風菌に対して投与される．ペニシリン系薬あるいはメトロニダゾール（フラジール®など）が推奨されており，メトロニダゾール治療群のほうが予後良好との報告がある[20]．破傷風の筋攣縮は有痛性であり，喉頭や呼吸筋にも生じ，これに対する治療は必須である．ジアゼパム（セルシン®など），ミダゾラム（ドルミカム®など），プロポフォール（ディプリバン®など）などの持続静注が実施される．交感神経系亢進に対する治療は定見がないので対症療法となる．

（松田　希，宇川義一）

文献

1）感染症疫学センター−国立感染症研究所. http://www.nih.go.jp/niid/ja/from-idsc.html
2）Centers for Disease Control and Prevention（CDC）. Botulism from home-canned bamboo shoots -- Nan Province, Thailand, March 2006. *MMWR Morb Mortal Wkly Rep* 2006；55：389-392.
3）Greenfield RA, et al. Microbiological, biological, and chemical weapons of warfare and terrorism. *Am J Med Sci* 2002；323：326-340.
4）Cherington M. Clinical spectrum of botulism. *Muscle Nerve* 1998；21：701-710.
5）Maselli RA, Bakshi N. AAEM case report 16. Botulism. American Association of Electrodiagnostic Medicine. *Muscle Nerve* 2000；23：1137-1144.
6）Passaro DJ, et al. Wound botulism associated with black tar heroin among injecting drug users. *JAMA* 1998；279：859-863.
7）Chia JK, et al. Botulism in an adult associated with food-borne intestinal infection with Clostridium botulinum. *N Engl J Med* 1986；315：239-241.
8）Bakheit AM, et al. Generalised botulism-like syndrome after intramuscular injections of botulinum toxin type A：A report of two cases. *J Neurol Neurosurg Psychiatry* 1997；62：198.
9）Montecucco C, Schiavo G. Mechanism of action of tetanus and botulinum neurotoxins. *Mol Microbiol* 1994；13：1-8.
10）Söllner T, et al. SNAP receptors implicated in vesicle targeting and fusion. *Nature* 1993；362：318-324.
11）Shapiro BE, et al. Adult botulism. *Muscle Nerve* 1997；20：100-102.
12）Tacket CO, et al. Equine antitoxin use and other factors that predict outcome in type A foodborne botulism. *Am J Med* 1984；76：794-798.
13）Puggiari M, Cherington M. Botulism and guanidine. Ten years later. *JAMA* 1978；240：2276-2277.
14）Bleck TP. Clinical aspect of tetanus. In：Simpson LL（editor）. Botulinum neurotoxin and tetanus toxin. New York：Academic Press；1989, pp.379-398.
15）Farrar JJ, et al. Tetanus. *J Neurol Neurosurg Psychiatry* 2000；69：292-301.
16）Schwab ME, Thoenen H. Electron microscopic evidence for a transsynaptic migration of tetanus toxin in spinal cord motoneurons：An autoradiographic and morphometric study. *Brain Res* 1976；105：213-217.
17）Tarlov IM, et al. Neuronal pathology in experimental local tetanus. Clinical implications. *Neurology* 1973；23：580-591.
18）Auger RG. AAEM minimonograph #44：Disease associated with excess motor unit activity. *Muscle Nerve* 1994；17：1250-1263.
19）Khuraibet AJ, et al. A case of neonatal tetanus with characteristic neurophysiological findings. *Muscle Nerve* 1998；21：971-972.
20）Ahmadsyah I, Salim A. Treatment of tetanus：An open study to compare the efficacy of procaine penicillin and metronidazole. *Br Med J*（*Clin Res Ed*）1985；291：648-650.

III. 細菌感染症

ウィップル病

Point

- ウィップル病は関節炎と消化器症状を特徴とした全身性炎症疾患である.
- 神経症状では認知機能や高次脳機能が障害されやすいため，treatable dementia の鑑別として本症をあげることは重要である.
- 本症を疑ったら十二指腸生検で periodic acid Schiff（PAS）染色陽性マクロファージの存在を確認し，さらに PCR 検査で診断確定する.
- 十二指腸に異常がみられない場合は他に障害のある組織を調べる.
- 初期治療にはセフトリアキソン，維持療法には ST 合剤が推奨される.

背景

ウィップル病（Whipple disease）は，*Tropheryma whipplei*（グラム陽性桿菌；以下 *T. whipplei*）感染に起因する慢性の全身性炎症疾患で，1907 年の初報告から現在までに約 1,000 例の発症が報告されている[1]．1949 年に小腸の粘膜固有層に periodic acid Schiff（PAS）染色陽性のマクロファージが多数認められ[2]，1961 年には電子顕微鏡で病原体が観察された[3]．さらに 1992 年には 16S ribosomal RNA（16S rRNA）（**Memo** 参照）が同定され[4]，2000 年に培養が成功し原因菌が特定された[5]．

ウィップル病の神経徴候は多彩で，なかでも認知機能や高次脳機能が最も障害されやすい[1]．本邦における罹患率はきわめて低いものの，認知症や高次脳機能障害を伴う原因不明の慢性脳炎のなかにウィップル病が潜在している可能性を考慮することが重要である.

Memo

16S rRNA

リボソームの小サブユニット RNA 塩基配列は，生物間の保存性が高く，遺伝子の長さが適当に長いため，微生物の系統解析によく用いられる．真核生物の場合は 18S rRNA となる.

（☞「神経感染症の診断―16S rRNA 遺伝子をターゲットにした細菌叢解析」p.20）

臨床症候

古典的症状

古典的ウィップル病は，関節痛や関節炎を主症状として発症する早期ステージと，平均 6 年を経て腹痛や下痢などの消化器症状をきたす晩期ステージに分けられる[1]．他に，眼症状（眼筋麻痺，視野欠損，ぶどう膜炎など），肝腫大，脾腫，胸膜炎，漿膜炎，弁膜症（大動脈弁や僧帽弁），腹水，腹腔内リンパ節腫脹，中枢神経系の異常など，臓器障害は多岐にわたる[6]．早期ステージは関節リウマチに誤診されやすく，免疫抑制剤の投与により早期に消化器症状が出現した報告がある[7]．さらに 15％の症例は古典的症状を呈さないため，炎症性リウマチ性疾患，吸収不良をきたす小腸疾患（セリアック病，サルコイドーシス，リンパ腫），アジソン病（Addison disease），膠原病，多種の神経疾患と誤診されやすい[1]．

神経症状

神経症状を伴うウィップル病は 6～63％の患者に認められ，剖検例では 90％の症例になんらかの中枢神経障害が合併していた[1]．高い頻度で神経症状を合併する疾患であるため，神経内科医は神経症状の特徴を十分に理解しておく

1 ウィップル病の神経症状

神経症状	割合
認知変化	71%
核上性眼球運動麻痺	51%
意識変容	50%
精神症状	44%
上位運動ニューロン障害	37%
視床下部徴候	31%
脳神経異常	25%
ミオクローヌス	25%
痙攣	23%
ミオリトミー (oculomasticatory, or oculofacialskeletal)	20%
失調	20%
感覚障害	12%

(Fenollar F, et al. *N Engl J Med* 2007[1] より)

必要がある．最もよくみられる症状は認知能力の変化で，そのほとんどが認知症に進展する．半数の症例は核上性眼球運動麻痺や，うつ傾向や人格変化などの精神症状をきたす．その他にはミオクローヌス，多飲症，過食症，性欲変化，睡眠障害，錐体路障害などもみられる（1）．しかし，これらの神経症状は他の神経疾患でもみられる非特異的な症状であり，多彩な神経症状のみでウィップル病と判断することは難しい．ウィップル病の特異な神経症状に，顔面を中心としたミオリトミー（**Key words** 参照）があるものの，その頻度は20%にとどまる．

Key words

ミオリトミー（myorhythmia）

ミオリトミーは，別名，律動性同期性ミオクローヌスとも呼ばれる不随意運動である．ミオクローヌスが規則的な律動性をもち一定の周波数（1～3 Hz）を呈することを特徴とし，ミオクローヌスがいくつかの筋肉または筋群にまたがるときはそれら諸筋が同期して収縮する．このミオリトミーが口，舌や顎に限局して観察される場合にウィップル病を疑う．詳細は動画サイトを参照されたい．
https://www.neurology.org/content/suppl/2008/02/03/70.6.e25.DC1/Video.mpg

疫学

世界では1以下／100万人が罹患しているまれな疾患である[1]．どの年齢層でも発症しうるが，中年の白人男性に多い．本邦からの報告例は知り得た限りで9例にとどまり，沖縄，四国，関西，関東，東北と発症地域に偏りはない[8-12]．遺伝的背景として性別（男性）とHLA-B27の関連が示唆され，日本人はHLA-B27の陽性率が低いために本疾患の罹患率が低いと考えられている[13]．

感染経路

本疾患の原因菌である *T. whipplei* は自然環境下に存在してヒトの便や下水処理場から検出されることから，感染経路は糞口感染が最も疑われている[1]．

検査所見

■血液検査，髄液検査

非特異的な炎症所見はみられるが，ウィップル病に特異的なマーカーはない．

■画像検査

ウィップル病に特異的な画像所見はなく，MRI単独でウィップル病を疑うのは難しい．multiple enhancing lesion, solitary mass lesion, び漫性白質脳症，錐体路病変，辺縁系病変など脳の異常所見は多彩であり，時には髄膜，硬膜や脊髄も障害される（2）[14,15]．

■培養検査

T. whipplei は通常の細菌培養では同定できない．

■病理検査

消化器症状がある場合は十二指腸・小腸粘膜にPAS染色陽性マクロファージが増加しているため（3），十二指腸生検が奨励されている．少なくとも5か所以上を生検することが望ましい．注意点として，PAS染色陽性マクロファージは非結核性抗酸菌症でもみられるため，Ziehl-Neelsen染色にて抗酸菌が検出されないことを証明する必要がある．消化器症状がない場合は他の障害された組織を生検することが推奨

2 ウィップル病の多彩なMRI所見

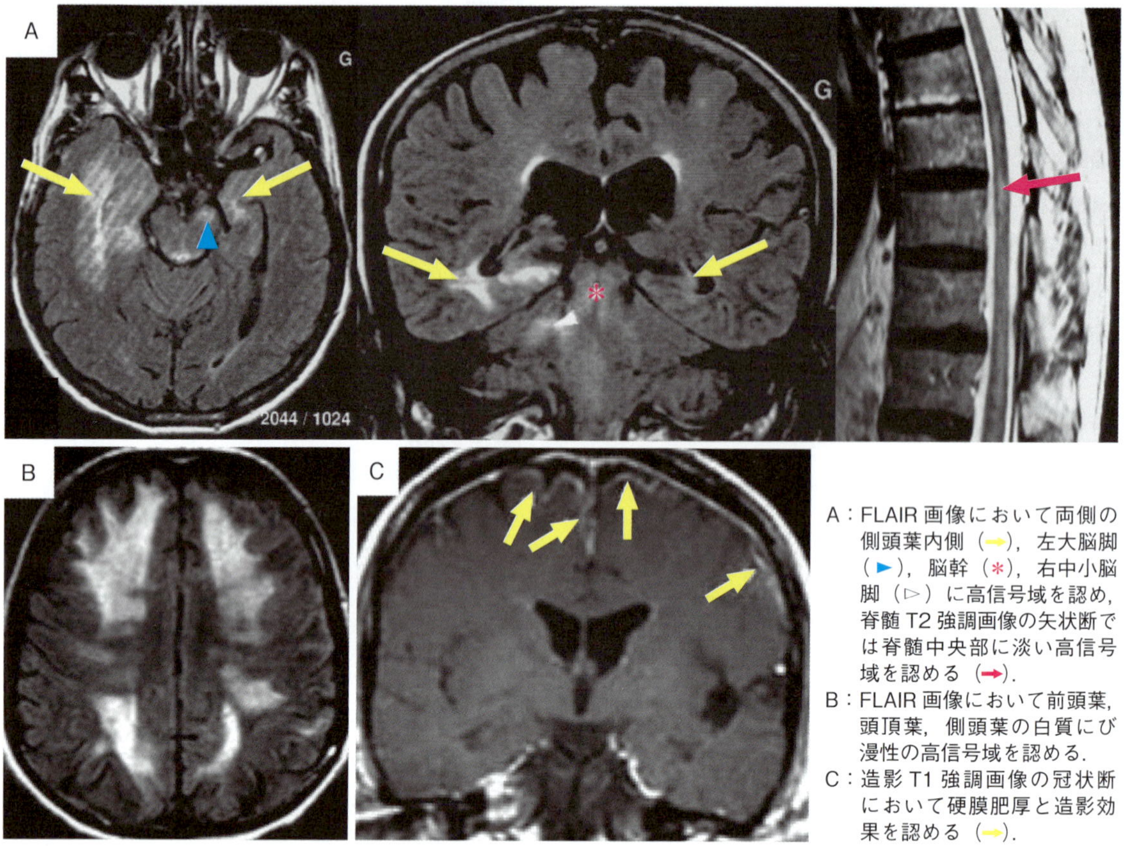

A：FLAIR画像において両側の側頭葉内側（→），左大脳脚（►），脳幹（＊），右中小脳脚（▷）に高信号域を認め，脊髄T2強調画像の矢状断では脊髄中央部に淡い高信号域を認める（→）．
B：FLAIR画像において前頭葉，頭頂葉，側頭葉の白質にび漫性の高信号域を認める．
C：造影T1強調画像の冠状断において硬膜肥厚と造影効果を認める（→）．

（A：Kremer S, et al. *AJNR Am J Neuroradiol* 2001[14] より；B, C：Dönmez FY, et al. *Diagn Interv Radiol* 2010[15] より）

3 ウィップル病のPAS染色所見と免疫組織化学検査所見

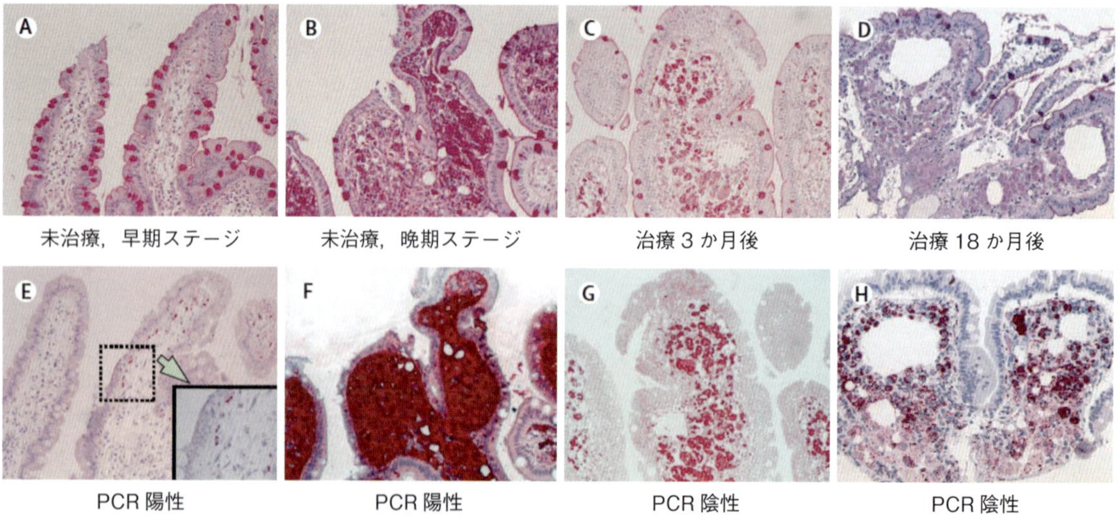

十二指腸の連続切片．A～D：PAS染色．E～H：免疫組織化学検査．
A, E：消化器症状のない早期ステージはPAS染色陰性であるが，この時期から免疫組織化学検査とPCRは陽性を示す．
B, F：消化器症状を伴う晩期ステージでは，PAS染色，免疫組織化学検査，PCRはすべて陽性となる．
C, G：治療3か月後では，PCR陰性の組織でもPAS染色と免疫組織化学検査は陽性を保つ．
D, H：治療18か月後のPCR陰性でPAS染色がわずかに染まる組織でも，免疫組織化学検査は明らかに陽性を示している．

（Schneider T, et al. *Lancet Infect Dis* 2008[17] より）

4 ウィップル病の診断ストラテジー

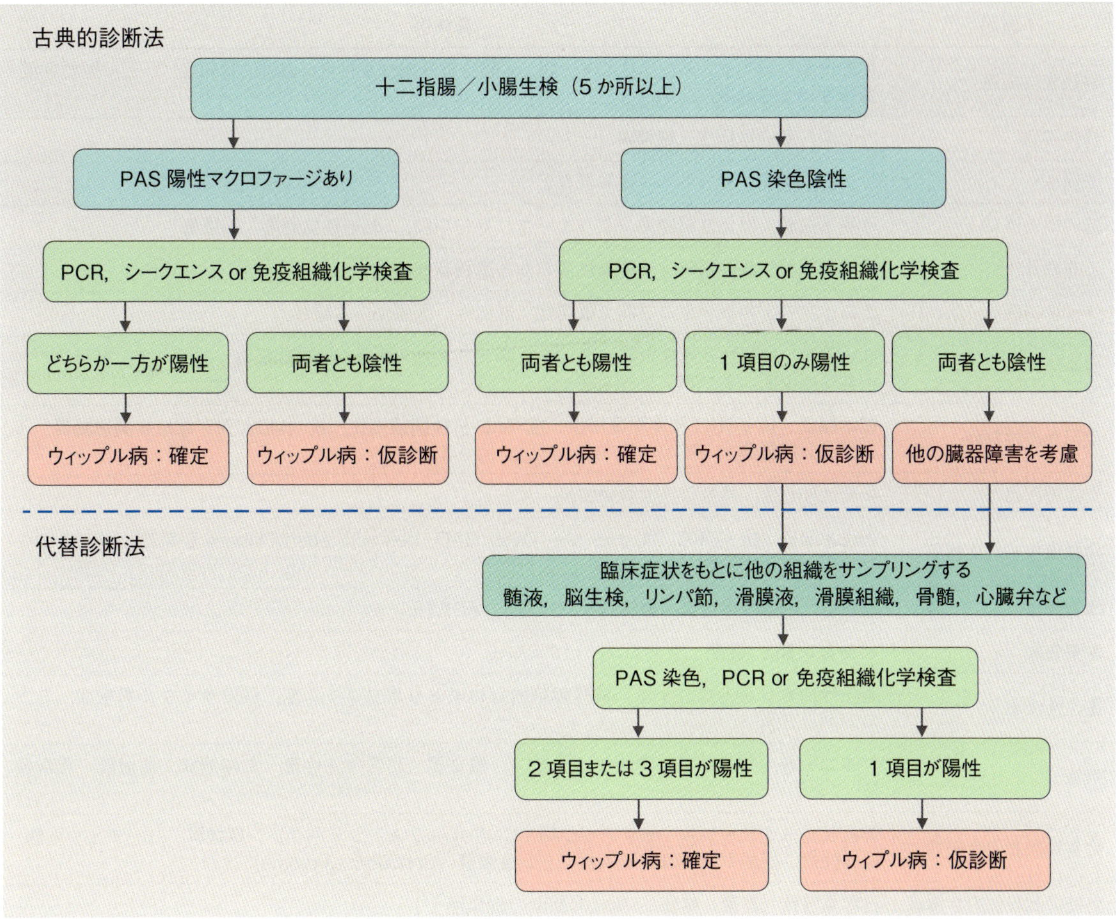

（Schneider T, et al. *Lancet Infect Dis* 2008[17] より）

されているが，脳生検による侵襲の大きさを考慮すると，まずは十二指腸の粘膜固有層の病理検査を優先し，異常がみられない場合に脳生検を検討する（4）．

■電子顕微鏡検査

T. whipplei の形態を観察することは可能であるが，時間と労力を考えると通常の検査では推奨されない．

■PCR検査

組織からDNAを抽出して，*T. whipplei* の16S rRNAに特異的なプライマーを用いたPCR検査を行う[4]．健常者35％の唾液からも本菌が検出されたという報告があるため[16]，検査の際はマスクを着用してコンタミネーションに十分注意する．

■免疫組織化学検査

T. whipplei に特異的な抗体を用いた本手法はPAS染色よりも感度が良い．しかし実施できる施設は限られており，本邦で実施された報告例はみられない．

診断基準

PAS陽性マクロファージの存在，PCR検査，そして免疫組織化学検査の3項目のうち2項目以上陽性で確定，1項目のみは疑いと判定される（4）[17]．しかし，PCR検査や免疫組織化学検査による診断が可能な施設は限られているため，実際の臨床現場ではPAS染色による病理診断をもってウィップル病の治療を行うこともある[9]．

5 認知症を伴うウィップル病の鑑別疾患

原因	具体例
神経変性疾患	前頭側頭型認知症，アルツハイマー病，大脳皮質基底核変性症，血管性認知症，レビー型認知症，進行性核上性麻痺
精神疾患	うつ病，不安神経症，精神病
医原性	リチウム中毒，セロトニン症候群など
脳の構造異常	硬膜下血腫，原発性脳腫瘍（グリオーマ，リンパ腫），転移性脳腫瘍，脳膿瘍
てんかん	複雑部分発作重積状態，非痙攣性てんかん重積状態
プリオン病	クロイツフェルト・ヤコブ病（孤発性，遺伝性，医原性，異型）
感染症	HIV 脳症，進行性多巣性白質脳症，クリプトコッカス髄膜炎，神経梅毒，マラリア，結核，バルトネラ感染症，トリパノソーマ症
自己免疫性脳症	橋本脳症，抗 VGKC 抗体関連脳症，抗 GAD 抗体関連脳症，抗 NMDA 受容体抗体関連脳症，モルヴァン症候群
炎症性疾患	多発性硬化症，急性散在性脳脊髄炎
傍腫瘍性神経症候群	辺縁系脳炎（抗 VGKC，Ri，Hu，Ma，CV2，GAD，neuropil，adenyl kinase 5 など），抗アンフィフィシン抗体症候群，脳幹脳炎
血管障害	脳梗塞，中枢性血管炎，血管内リンパ腫，CADASIL
栄養失調	ビタミン B_{12}，葉酸，チアミン，ビタミンE
遺伝性疾患	遺伝性白質ジストロフィー，神経細胞内セロイドリポフスチン症，尿素サイクル異常症，ミトコンドリア病
中毒	アルコール，コカイン，アンフェタミン，重金属，ビスマス中毒，有機溶媒，放射能，化学療法
全身性疾患の合併症	神経サルコイドーシス，セリアック病，CNS ループス，シェーグレン症候群，ベーチェット病，血栓性血小板減少性紫斑病，スネッドン症候群（Sneddon syndrome）ほか
免疫抑制状態の合併症	日和見感染（真菌，結核），免疫抑制剤の副作用
その他	甲状腺機能低下症，正常圧水頭症，低酸素脳症，睡眠時無呼吸症候群，肝性脳症，門脈体循環性脳障害，低血糖，高血糖，高カルシウム血症

VGKC：電位依存性 K チャネル，GAD：グルタミン酸脱炭酸酵素，NMDAR：*N*-methyl-D-aspartate receptor，CADASIL：cerebral autosomal dominant arteriopathy with subcortical infarcts and leukoencephalopathy（皮質下梗塞と白質脳症を伴った常染色体優性脳血管症）．

（Costello DJ，et al. *N Engl J Med* 2009[18] より）

鑑別診断

多彩な臨床症状ならびに MRI 画像所見から鑑別は多岐にわたる．古典的症状を伴っていればウィップル病を積極的に疑えるが，古典的症状を伴わない場合に診断が難しい．ウィップル病にみられる神経症状のなかで認知症の頻度が最も高いことから，少なくとも急速進行性の認知症状がみられる場合には治療可能な認知症疾患（treatable dementia）としてウィップル病を見逃さないことが重要であろう（5）[18]．

治療

ウィップル病の治療は初期治療と維持療法に分けられる（6）[17]．初期治療はペニシリン G，もしくはセフトリアキソン（第三世代セフェム系抗菌薬；ロセフィン®など）を 14 日間点滴投与する．一般的には後者が選択されている．維持療法は ST 合剤（バクタ®）を最低 1 年以上使用する．ペニシリンアレルギーの患者は，ST 合剤，ドキシサイクリン（ビブラマイシン®），ストレプトマイシン（筋注）を使用する．再発例や中枢神経症状にはドキシサイクリン＋ヒド

6 ウィップル病の治療戦略

	初期治療と維持療法	期間
初期治療	セフトリアキソン2g 点滴静注1日1回 or ペニシリンG 200万単位 点滴静注1日6回 ＋ ストレプトマイシン1g 筋肉注射1日1回	2週間
	●セフトリアキソン，ペニシリンにアレルギーがある場合 ST合剤1日3g3回に分割 ＋ ストレプトマイシン1g筋肉注射1日1回	2週間
維持療法	ST合剤1日2g2回に分割	＞1年
	●ST合剤にアレルギーがある場合 ドキシサイクリン1日200 mg 2回に分割 ＋ ヒドロキシクロロキン1日600 mg 3回に分割（本邦未認可）	＞1年
再発時	●再発時の初期治療 セフトリアキソン2g 点滴静注1日1回 or ペニシリンG 400万単位 点滴静注1日6回 ＋ ストレプトマイシン1g 筋肉注射1日1回	4週間
	●再発時の維持療法 ST合剤1日2g 2回に分割 or ドキシサイクリン1日200 mg 2回に分割 ＋ ヒドロキシクロロキン1日600 mg 3回に分割（本邦未認可）	＞1年
補足	●中枢神経障害の重症例 or 初期治療後に高熱を伴う症例 結核性髄膜炎の治療指針に沿ってコルチコステロイドを併用する	

（Schneider T, et al. *Lancet Infect Dis* 2008[17] Fig 7 より，補足部分は本文より追記）

ロキシクロロキンの併用が有効と報告されているが，ヒドロキシクロロキンは本邦で認可されていない（2014年現在申請中）．初期治療では，抗浮腫作用や治療後の長期発熱（菌崩壊による免疫反応）を抑えることを目的にステロイド剤を併用することが望ましい．使用法は結核性髄膜炎の治療指針に準ずる（☞ III.「結核性髄膜炎」p.164）．

治療の効果はPCRの陰性化で判断され，中枢神経障害の場合はしばしば髄液PCRが効果判定に用いられるが[17]，前述のようにPCRを実施できる医療機関は限られている．PAS染色陽性マクロファージは寛解後もしばらく存在し続けるため効果判定には用いられない[17]．

予後

ウィップル病は適切な診断・治療がなされないと予後不良となりうる．古典的ウィップル病は治療群の2〜33%が平均5年で再発し，そのほとんどが神経症状である．未治療の場合は最終的に死に至ることがある[1]．

（﨑山佑介，髙嶋　博）

文献

1) Fenollar F, et al. Whipple's disease. *N Engl J Med* 2007；356：55-66.
2) Black-Schaffer B. The tinctoral demonstration of a glycoprotein in Whipple's disease. *Proc Soc Exp Biol Med* 1949；72：225-227.
3) Yardley JH, Hendrix TR. Combined electron and light microscopy in Whipple's disease. Demonstration of "bacillary bodies" in the intestine. *Bull Johns Hopkins Hosp* 1961；109：80-98.
4) Relman DA, et al. Identification of the uncultured bacillus of Whipple's disease. *N Engl J Med* 1992；327：293-301.

5) Raoult D, et al. Cultivation of the bacillus of Whipple's disease. *N Engl J Med* 2000 ; 342 : 620-625.
6) Marth T, Raoult D. Whipple's disease. *Lancet* 2003 ; 361 : 239-246.
7) Mahnel R, et al. Immunosuppressive therapy in Whipple's disease patients is associated with the appearance of gastrointestinal manifestations. *Am J Gastroenterol* 2005 ; 100 : 1167-1173.
8) Yogi T, et al. Whipple's disease : The first Japanese case diagnosed by electron microscopy and polymerase chain reaction. *Intern Med* 2004 ; 43 : 566-570.
9) 大久保智恵ほか. 抗菌化学療法が奏功したWhipple病の1例. 日本内科学会雑誌 2009 ; 98 : 2598-2600.
10) Uryu K, et al. Central nervous system relapse of Whipple's disease. *Intern Med* 2012 ; 51 : 2045-2050.
11) Yajima N, et al. Whipple disease diagnosed with PCR using formalin-fixed paraffin-embedded specimens of the intestinal mucosa. *Intern Med* 2013 ; 52 : 219-222.
12) 渡邉大輔ほか. 感染性心内膜炎と髄膜炎を合併したWhipple病の1例. 日本消化器病学会雑誌 2013 ; 110 : 998-1006.
13) Canoso JJ, et al. Whipple's disease and ankylosing spondylitis simultaneous occurrence in HLA-B27 positive male. *J Rheumatol* 1978 ; 5 : 79-84.
14) Kremer S, et al. Diffuse lesions in the CNS revealed by MR imaging in a case of Whipple disease. *AJNR Am J Neuroradiol* 2001 ; 22 : 493-495.
15) Dönmez FY, et al. MRI of recurrent isolated cerebral Whipple's disease. *Diagn Interv Radiol* 2010 ; 16 : 112-115.
16) Street S, et al. Tropheryma whippelii DNA in saliva of healthy people. *Lancet* 1999 ; 354 : 1178-1179.
17) Schneider T, et al. Whipple's disease : New aspects of pathogenesis and treatment. *Lancet Infect Dis* 2008 ; 8 : 179-190.
18) Costello DJ, et al. Case records of the Massachusetts General Hospital. Case 1-2009. A 57-year-old man with progressive cognitive decline. *N Engl J Med* 2009 ; 360 : 171-181.

III. 細菌感染症

ブルセラ症，レプトスピラ症，放線菌症，ノカルジア症

Point

- ブルセラ症は代表的な人畜共通感染症であり，輸入感染症やバイオテロによる発症リスクがある．
- レプトスピラ症は河川敷でのレジャーや熱帯地域への旅行による輸入感染症として重要である．
- 放線菌症やノカルジア症は担癌患者や免疫抑制剤使用患者，AIDS 患者などの日和見感染症として増加の傾向がある．

ブルセラ症

概念，疫学

ブルセラ症（Brucellosis）は人畜共通感染症（zoonosis）として世界的に重要な感染症の一つである．

現在ブルセラ菌は 10 種が分離同定されており，*Brucella abortus*，*B. melitensis*，*B. suis*，*B. canis* がヒト病原性をもつ（**1**）[1]．蔓延地域は地中海域，アラビア湾，インド，中南米などである[2]．日本では届出疾患となった 1999 年 4 月以降 2012 年 3 月までに，輸入例である *B. melitensis* 5 例と *B. abortus* 2 例，国内のイヌを原因とする *B. canis* 12 例が報告されている[3]．

発症機序

ブルセラ菌はグラム陰性偏性好気性短小桿菌であり，細胞内寄生性細菌として知られている[4]．

動物からヒトへは感染動物との直接接触や体液・排泄物の接触のほか，感染動物由来の乳製品の経口摂取で感染する[3]．

ヒトからヒトへは母子感染，性行為，臓器移植などでの感染があるが，きわめてまれである[3]．

人為的感染としては検査室や実験室での曝露や家畜ブルセラワクチンを接種する獣医への感染，バイオテロリズムによる感染が懸念される[3]．

臨床所見

潜伏期間は数週間のことが多く，時に数か月に及ぶ．未治療の場合，発熱・悪寒・発汗・食欲不振・疲労・頭痛・体重減少・うつ状態などの不定愁訴が数週間～数か月継続することもある．臓器別には，腸骨坐骨関節炎などの骨格・関節系の疾患の頻度が高いほか，致死的合併症として心内膜炎などの心血管系疾患が生じる[3,4]．

中枢神経系では脳髄膜炎・脊髄炎・末梢神経炎・脳神経炎などをきたす．症状としては興奮，行動異常，うつ症状などの精神症状や痙攣，炎症部位による局所症状を認める．髄液所見は単核球優位の細胞増多や蛋白増多，糖の低下を認める[6,7]．

検査所見，鑑別疾患

不定愁訴や不明熱の鑑別診断となり，蔓延地域への渡航歴や感染動物との接触歴，職業的な

Key words

バイオテロ関連病原体

米国疾病管理予防センター（Centers for Disease Control and Prevention：CDC）では病原体の伝播性・致死性・公共社会への影響を考慮し，バイオテロに用いられる危険のある病原体をカテゴリー A ～ C の 3 つに分類している[5]．A として炭疽やボツリヌス毒素・ウイルス性出血熱（エボラ出血熱やラッサ熱），B としてブルセラ症や病原性大腸菌 O157・Q 熱，C としてハンタウイルス感染症などがある．ブルセラ菌はエアロゾル化し広範囲に散布される危険がある．

1 ブルセラ属菌の種類

種	生物型・血清型	自然宿主	ヒトへの病原性
B. abortus	1～6, 9	ウシ，水牛	あり
B. melitensis	1～3	ヤギ，綿羊，ラクダ	あり
B. suis	1, 3	ブタ，イノシシ	あり
	2	ブタ，野ウサギ	あり？
	4（*B. rangiferi*）	トナカイ，カリブー	あり
	5	齧歯目	なし
B. canis	－	犬（イヌ科）	あり
B. ovis	－	ヒツジ	なし
B. neotomae	－	齧歯目	なし
B. pinnipedialis	?	アザラシ，アシカ	あり？
B. ceti	?	クジラ，イルカ	あり？
B. microti	?	ハタネズミ，アカギツネ	なし
B. inopinata	?	?	あり？

現在10種類が分離同定されている．赤色はヒトへの病原性が確実な種であり，感染症法で特定三種病原体に指定，取り扱いに厳しい制限がなされている．また，家畜の感染については家畜伝染病予防法で対応されている．

（国立感染症研究所．ブルセラ症検査マニュアル[1)]より）

曝露歴などを尋ねることが重要である．

確定診断は血液・骨髄その他の無菌的に採取した組織からの検出である[1)]．特殊培地を用い，4～6週間以上の培養が必要である．また，血清・髄液中のブルセラ抗体（外膜のリポ多糖〈LPS〉に対する抗体）を検出する血清凝集反応などによる診断も行われる[1)]．1：160以上の抗体価，または急性期と慢性期のペア血清で4倍以上の上昇で診断確定となる．なお，こうした検体の取り扱いは安全キャビネットを用いるなど十分な注意が必要である．

日本では4類感染症に定められており，診断後直ちに保健所に届け出る必要がある[1)]．また，検体や病原体の取り扱いは感染症法で制限されている[1)]．

鑑別疾患は，マラリア・結核・野兎病などの感染症や悪性腫瘍，膠原病などである．

治療・予後，予防

抗菌薬は2剤併用が基本である．1986年のWHOによる推奨はドキシサイクリン（doxycycline〈DOXY〉，ビブラマイシン®）＋リファンピシン（rifampicin〈RFP〉，リファジン®）であったが，近年はDOXY＋ストレプトマイシン（streptomycin〈SM〉，硫酸ストレプトマイシン®）が推奨される．また，8歳未満の小児や妊婦では骨や歯の発育障害・色素沈着のためにアミノグリコシド系よりもスルファメトキサゾール・トリメトプリム（sulfamethoxazole / trimethoprim：ST）合剤（バクタ®など）を中心とした併用療法が推奨される[1,3)]（**2**）．

臓器別の重症合併症を併発している場合はDOXY＋アミノグリコシド系＋RFPの3剤併用を4週間継続した後，2剤併用に変更して8～12週間投与するのが望ましい．また，関節炎の膿瘍ドレナージや心内膜炎の弁置換術などが必要になることもある[4)]．

予防には，自然宿主となる家畜の予防接種や感染動物の殺処分，蔓延地域への海外渡航者に対する教育，実験室や検査室での曝露リスクの十分な認識が有効である．

2 ブルセラ症の治療

成人：2剤併用が基本（テトラサイクリン系＋アミノグリコシド系 / リファンピシン）			
推奨*1	ドキシサイクリン100 mg×2回 / 日，42日間	＋	ゲンタマイシン5 mg / kg / 日，7〜10日間静注 / 筋注またはストレプトマイシン1 g×1回 / 日，14〜21日間，筋注
WHO*2(1986)	ドキシサイクリン100 mg×2回 / 日，42日間	＋	リファンピシン15 mg / kg（600〜900 mg）/ 日，42日間
8歳未満の子ども，妊婦：ベースはST合剤			
子ども(推奨*1)	トリメトプリム（8 mg / kg）＋スルファメトキサゾール（40 mg / kg）×2回 / 日，6週間	＋	ストレプトマイシン（30 mg / kg）またはゲンタマイシン（5 mg / kg）またはリファンピシン
妊婦（推奨*1）	トリメトプリム(8 mg / kg)＋スルファメトキサゾール(40 mg / kg)×2回 / 日，6週間またはリファンピシン15 mg / kg（600〜900 mg）/ 日，少なくとも45日間以上		
WHO*2 (1986)	リファンピシン15 mg / kg（600〜900 mg）/ 日，42日間		

*1：Brucellosis in human and animals. WHO / CDS / EPR / 2006. 7および*BMJ* 2008；336：701-704による.
*2：WHO専門家委員会（1986）による推奨療法.

（国立感染症研究所．ブルセラ症検査マニュアル[1)]より）

その他のまれな細菌感染症

まれな細菌感染症としてレプトスピラ症（leptospirosis），放線菌症（actinomycosis），ノカルジア症（nocardiosis）について触れる（3）.

レプトスピラ症

■概念，疫学

スピロヘータ目病原性レプトスプラ（*Leptospira interrogans*）などにより引き起こされる人畜共通感染症であり，ワイル病（Weil disease）や「秋やみ」とも呼ばれる[8)]．維持宿主であるドブネズミ，ウシ，イヌなどの腎臓に定着・増殖し，尿中に排泄される．ヒトには直接尿に接触，もしくは汚染された水や土壌と接触することで感染する.

日本ではかつて水田などの農村地域で多発したが，近年は沖縄河川敷でのレクリエーション後の集団発生や都市部でのドブネズミ尿汚染物との接触による集団発生などを含め2003〜2012年に213例の報告がある[8)].

Key words

秋やみ（秋疫）

レプトスピラ症はかつての日本では7〜10月に発症することが多く，軽症のものは各地で「秋やみ」などの名称で風土病として注目されていた[9)].

中南米や東南アジアなどの熱帯地域では農村部や洪水後の都市部での集団感染があり，蔓延地域でのレジャー後に帰国して発症する輸入例もある.

■臨床所見，検査所見，鑑別疾患

5〜14日間の潜伏期を経て発熱，悪寒，頭痛，筋痛，腹痛などの感冒様症状で発症する．大半は速やかに軽快するが，5〜10％で黄疸，出血傾向，腎障害を伴う重症型となる．急性呼吸窮迫症候群を伴う肺胞出血例や人工透析を必要とする腎障害例は致死率も高い[8)].

中枢神経症状は10〜15％で認める．知覚異常，深昏睡，痙攣やうっ血乳頭，その他の局所症状を呈し，頭部CTでは広範囲な脳浮腫を30％前後で認める．髄液では単核球中心の細胞増多や蛋白増多を認める[10)]（3）.

非特異的症状で発症することが多く，維持宿主動物やその尿で汚染された水や土との接触，流行地への旅行歴などの聴取が重要となる．確定診断には抗菌薬投与前の発熱期の血液・尿・髄液を検体とする特殊培地による培養，発症直後および2週間程度のペア血清を用いた抗体価上昇の確認，レプトスピラ遺伝子のPCR法による検出が行われる[11)].

日本では4類感染症に定められており，診断後直ちに保健所に届け出る必要がある.

3 レプトスピラ症，放線菌症，ノカルジア症の概略

	レプトスピラ症 (leptospirosis)	放線菌症 (actinomycosis)	ノカルジア症 (nocardiosis)
原因菌	*Leptospira interrogans* ほか	*Actinomyces israelii* ほか	*Nocardia farcinica* ほか
感染経路・リスク	維持宿主動物の汚染尿	免疫抑制状態（HIV 感染，臓器移植後，化学療法中など）	免疫抑制状態（HIV 感染，臓器移植後，化学療法中など）
中枢神経症状	知覚異常，深昏睡，痙攣，広範な脳浮腫など	脳膿瘍，髄膜脳炎，硬膜外膿瘍などによる頭痛，局所徴候	髄膜炎，多発性脳膿瘍による頭痛，意識障害，痙攣など
診断	血液・髄液からの培養同定，凝集試験による抗体上昇	病巣からの培養同定，特徴的な肉芽腫の確認	臨床検体からの培養同定
治療	ドキシサイクリン，ベンジルペニシリン，セフトリアキソン，全身管理	ベンジルペニシリン，アンピシリン，ドキシサイクリン，ミノサイクリン，外科的切除	スルファメトキサゾール・トリメトプリム合剤，ミノサイクリン，イミペネム，アミカシン，リネゾリド，外科的加療

（文献 8〜18 をもとに作成）

鑑別疾患は，リケッチア症やインフルエンザ，HIV 感染，マラリア・ウイルス性出血熱などである．

■治療，予後

発症 5 病日までの早期の抗菌薬開始が推奨され，軽症〜中等症では DOXY の投与，重症例ではベンジルペニシリン（benzylpenicillin〈PCG〉，注射用ペニシリン G カリウム®）やセフトリアキソン（ceftriaxone〈CTRX〉，ロセフィン®など）などが推奨される[12]．PCG を用いる際はヤーリシュ・ヘルクスハイマー反応（Jarisch-Herxheimer reaction）に注意が必要である（3）．

急性腎不全や急性呼吸窮迫症候群を合併した重症例では透析や人工呼吸管理が必要だが，30〜70％と致死率は高い[8]．

放線菌症

■概念，疫学

グラム陽性偏性嫌気性菌のアクチノミセス属によって引き起こされる慢性化膿性肉芽腫性疾患である[13]．原因菌で最も多いのは *Actinomyces israelii* である．一時期まれであったが，HIV 感染や化学療法・臓器移植などの免疫抑制状態にある患者を中心に再増加の傾向がある[13,14]．

Key words

ヤーリシュ・ヘルクスハイマー反応

レプトスピラ症や梅毒などスピロヘータ感染症の治療としてペニシリン系抗菌薬を用いたときに生じる，発熱・低血圧などを主症状とするショック反応．大量に破壊された菌体成分や毒素によると考えられ，治療開始数時間で始まることが多い．

■臨床所見，検査所見，鑑別疾患

顔面咽頭型，胸部型，腹部型，骨盤型，中枢神経型，筋骨格型，播種型に分類される．顔面咽頭型が全体の 50％，胸部型および腹部型がそれぞれ 20％を占める[14]．

中枢神経型は比較的まれで，血行性浸潤や顔面咽頭型からの直接浸潤で生じる．脳膿瘍，髄膜炎・髄膜脳炎，放線菌腫，硬膜下蓄膿，硬膜外膿瘍などであり，頭痛や占拠性病変としての局所症状を呈する[14,15]（3）．

確定診断は菌塊の証明や培養同定，強い線維化を伴い硫黄顆粒（ドルーゼ；druse）を含む多数の小膿瘍が散在する肉芽腫の確認が必要だが，いずれの場所にできた病巣も通常の生検では採取・診断が困難であり，外科的切除病変からの診断が多い[13]．

鑑別疾患としては悪性腫瘍，抗酸菌感染症，真菌感染症，ノカルジア症などがある．

■治療，予後

PCG やアモキシシリン（amoxicillin〈AMPC〉，サワシリン®など）もしくはアンピシリン（ampicillin〈ABPC〉，ビクシリン®）などのペニシリン系抗菌薬の大量・長期投与が行われる．

ペニシリン系抗菌薬にアレルギーを示す患者ではDOXYやミノサイクリン（minocycline〈MINO〉，ミノマイシン®など），クリンダマイシン（clindamycin〈CLDM〉，ダラシン®など），エリスロマイシン（erythromycin〈EM〉，エリスロシン®など）などを用いる．一方，アミノグリコシド系やメトロニダゾール（metronidazole，フラジール®など）は無効である[13,14]（**3**）．

肉芽組織や壊死組織のために病巣深部までの抗菌薬移行性が悪く，確定診断も兼ねて病巣の外科的切除を行うことも多い．

致死率は0～28％であり，感染部位や診断・治療開始までの時間に依存する．中枢神経型は死亡率が高く，半数近くの例で後遺症を認める[14]．

ノカルジア症

■概念，疫学

ノカルジア属（*Nocardia* spp.）は弱グラム陽性の好気性放線菌であり，土壌や水などの環境中に偏在している．鏡検では菌糸状もしくはそれが断片化した球菌状の発育を示す[16]．

基本的に日和見感染症であり，副腎皮質ステロイドや免疫抑制剤使用患者，AIDS（acquired immunodeficiency syndrome：後天性免疫不全症候群）患者，担癌患者や化学療法中の患者に経気道的に感染する．ヒトからヒトへの感染はない[16,17]．

■臨床所見，検査所見，鑑別疾患

最も多く重要なのは*N. farcinica*による肺ノカルジア症で，非特異的な慢性咳嗽，膿性痰，息切れ，胸痛などが症状である[17]．

中枢神経型は肺外ノカルジア症の40％ほどを占める．肺ノカルジア症からの血行性播種によるが単独でも生じる．髄膜炎や単発・多発性脳膿瘍をきたし，頭痛，意識障害，嘔気･嘔吐，痙攣，膿瘍部位による局所症候を認める．頭部MRIではリング状造影効果を伴う占拠性病変として描出されることが多い[17,18]（**3**）．

確定診断は臨床検体の塗抹･培養標本による．他の菌との鑑別のため，特殊培地での2～3週間の観察が勧められる．中枢神経型の鑑別疾患は，原発性／転移性脳腫瘍や細菌性膿瘍，真菌他の病原体による感染症がある．

■治療，予後

第一選択薬はST合剤である．骨髄抑制や肝腎機能障害などの副作用で用いられない場合はMINOを用いる．重症例の初期治療ではイミペネム（imipenem〈IPM〉，チエナム®など）やアミカシン（amikacin〈AMK〉，アミカシン硫酸塩®など）の併用を行う[17]．ノカルジア属は菌種により薬剤感受性が異なるため，菌種同定・薬剤感受性検査が重要である．近年，ほぼすべてのノカルジア種に感受性があるとされるリネゾリド（linezolid〈LZD〉，ザイボックス®）が中枢神経型などの播種型に用いられることがあるが，骨髄抑制や末梢神経障害が問題となる[17]．膿瘍形成があれば穿刺排膿やドレナージなどの外科的加療も考慮される[18]（**3**）．

治療期間は，再発の確認をしながら，中枢神経型では少なくとも12か月は必要である．ST合剤を含む抗菌薬の多剤併用と外科的加療の併用で中枢神経型の致死率・再発率はともに10～15％となる[17,18]．

（大原義朗，長山成美）

文献

1）国立感染症研究所．ブルセラ症検査マニュアル．http://www.nih.go.jp/niid/images/lab-manual/brucellosis_2012.pdf
2）Pappas G, et al. The new global map of human brucellosis. *Lancet Infect Dis* 2006；6：91-99.
3）ブルセラ症　1999年4月～2012年3月．*IASR* 2012；33：183-185.
4）矢野（五味）晴美ほか．ブルセラ感染症（ブルセラ症）．別冊日本臨牀，新領域別症候群シリーズNo.24，感染症症候群（第2版）上．大阪：日本臨牀社；2013，pp.158-162.
5）Center for disease control and prevention. Bioterrorism agents / diseases. http://emergency.cdc.gov/agent/agcntlist-category.asp
6）Gul HC, et al. Overview of neurobrucellosis：A pooled analysis of 187 cases. *Int J Infect Dis* 2009；13：e339-e343.

7) Guven T, et al. Neurobrucellosis : Clinical and diagnostic features. *Clin Infect Dis* 2013 ; 56 : 1407-1412.
8) 小泉信夫ほか．レプトスピラ感染症（レプトスピラ症，ワイル病）．別冊日本臨牀，新領域別症候群シリーズ No.24，感染症症候群（第 2 版）上．大阪：日本臨牀社；2013，pp.257-260.
9) 後藤正彦ほか．長崎縣下の秋季レプトスピラ病分布調査補遺．長崎大学風土病研究所業績 1．1952，pp.235-240.
10) Mathew T, et al. Neuroleptospirosis-revisited : Experience from a tertiary care neurological centre from south india. *Indian J Med Res* 2006 ; 124 : 155-162.
11) 国立感染症研究所．レプトスピラ症病原体検査マニュアル．
http://www.nih.go.jp/niid/images/lab-manual/leptospirosis_2011.pdf
12) Brett-Major DM, Coldren R. Antibiotics for leptospirosis. *Cochrane Database Syst Rev* 2012 ; 2 : CD008264.
13) 小橋吉博ほか．放線菌症．別冊日本臨牀, 新領域別症候群シリーズ No.24, 感染症症候群（第 2 版）上．大阪：日本臨牀社；2013，pp.261-264.
14) Wong VK, et al. Actinomycosis. *BMJ* 2011 ; 343 : d6099.
15) Smego RA Jr. Actinomycosis of the central nervous system. *Rev Infect Dis* 1987 ; 9 : 855-865.
16) 渡邉哲ほか．肺ノカルジア症．別冊日本臨牀, 新領域別症候群シリーズ No.24, 感染症症候群（第 2 版）上．大阪：日本臨牀社；2013，pp.265-267.
17) Wilson JW. Nocardiosis : Updates and clinical overview. *Mayo Clin Proc* 2012 ; 87 : 403-407.
18) Anagnostou T, et al. Nocardiosis of the central nervous system : Experience from a general hospital and review of 84 cases from the literature. *Medicine*（*Baltimore*）2014 ; 93 : 19-32.

Further reading

- Doganay GD, Doganay M. Brucella as a potential agent of bioterrorism. *Recent Pat Antiinfect Drug Discov* 2013 ; 8 : 27-33.

ブルセラ菌を用いたバイオテロリズムの可能性について深く知りたい人にお勧め

Ⅳ．スピロヘータ感染症

IV. スピロヘータ感染症

神経ボレリア症

ライム病

Point

- ライム病は野生のマダニによって媒介されるスピロヘータによる感染症である.
- 神経症状としては，末梢神経障害，脳神経障害，神経根炎，中枢神経障害などがある.
- 診断では，マダニとの接触機会，ライム病に合致する臨床症状，血清学的診断基準などから総合的に判断する.
- マダニ刺咬後の遊走性紅斑にはドキシサイクリン，髄膜炎などの神経症状にはセフトリアキソンが第一選択薬として用いられる.

概説

ライム病（Lyme disease；Lyme borreliosis）はマダニ咬傷により媒介されるスピロヘータ（ライム病ボレリア）による感染症で，保菌動物は野鼠や小鳥などである.

19 世紀後半から欧州で報告されていたマダニ刺咬後にみられる原因不明の神経症状（ガラン・ブジャドゥ症候群〈Garin-Bujadoux syndrome〉，バンファルト症候群〈Bannwarth syndrome〉，Hellerstorm 病など），1970 年代以降アメリカ北西部を中心に流行が続いているマダニ刺咬後にみられる関節炎，および遊走性紅斑，良性リンパ球腫，慢性萎縮性肢端皮膚炎，髄膜炎，心筋炎などがライム病の一症状であることが，現在明らかになっている.

疫学

北米，東・中央ヨーロッパでは年間発症率が 20〜130 人／10 万人であるが，本邦で 2000 年から 2005 年まで行われたサーベイランスでは，5 年間で発症者は 60 人（年間発症率 0.08／10 万人）とかなり少ない．また 60 人のうち国内感染が 52 例を占め，なかでも北海道が 27 人と圧倒的に多い[1]．これは，感染を媒介するマダニは本州中部以北では山間部に棲息するが，北海道では平地でよくみられるためと考えられる.

病原体

ライム病を起こすボレリアは数種類確認されている．北米・欧米では *Borrelia burgdorferi*, *B. garinii*，*B. afzelii* が主な病原体となっているが，本邦では，*B. garinii*，*B. afzelii* が主な病原体となっている．ライム病ボレリアは野山に生息するマダニに咬着されることにより媒介・伝播される．本邦においてはシュルツェ・マダニ（*Ixodes persulcatus*）の刺咬後にライム病を発症するケースがほとんどである.

臨床症状（1）

マダニ虫咬後の感染早期（第一期）には，マダニ刺咬部を中心とする限局性の特徴的な遊走性紅斑を呈することが多い．紅斑の出現期間は数日〜数週間で，形状は環状または均一性である（2）[2]．随伴症状として，筋肉痛，関節痛，頭痛，発熱，悪寒，倦怠感などのインフルエンザ様症状を伴うこともある.

その後，体内循環を介して病原体が全身性に拡散する（播種期，第二期）．この時期には皮膚症状，神経症状，心疾患，眼症状，関節炎，筋炎など多彩な症状がみられる.

その後，感染から数か月〜数年を経て慢性期（晩期，第三期）になると，播種期の症状に加

1 ライム病の臨床症状

早期症状（第一期） 虫咬後数週間以内	•遊走性紅斑 •インフルエンザ様症状：頭痛，発熱，倦怠感，筋肉痛，関節痛
播種期（第二期） 虫咬後6か月以内	•神経症状：脳神経炎，髄膜炎，脊髄神経根炎，末梢神経炎 •循環器症状：房室ブロック，心筋炎 •皮膚症状：二次性紅斑，良性リンパ球腫 •眼症状：虹彩炎，角膜炎 •関節炎，筋肉炎など
晩期（第三期）	•慢性萎縮性肢端皮膚炎 •慢性関節炎 •慢性髄膜脳炎，慢性末梢神経炎，慢性脳脊髄炎

2 遊走性紅斑

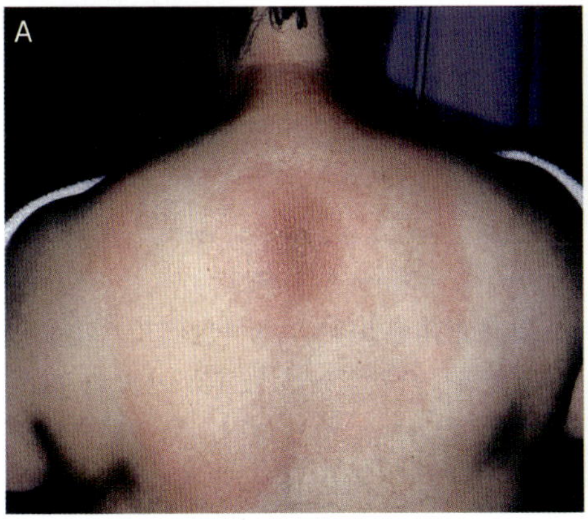

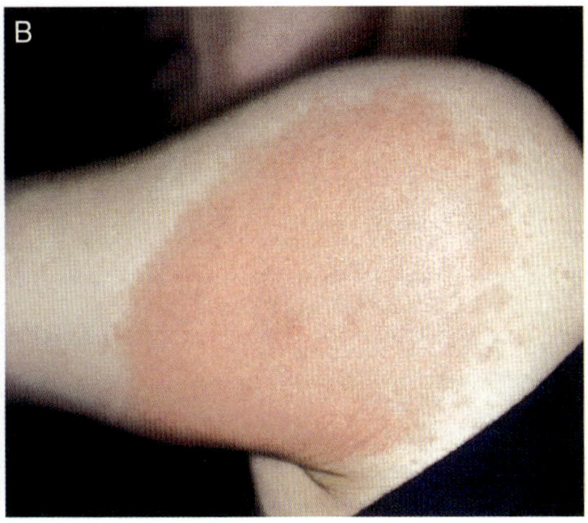

A：環状紅斑．背部に中心部が 15 × 15 cm，辺縁が 35 × 40 cm の環状紅斑を認める．
B：均一性紅斑．左上腕に 20 × 25 cm の均一な浮腫性紅斑を認める．
（橋本喜夫．細菌・真菌性疾患，2003[2] より）

えて，重度の皮膚症状や関節炎（慢性萎縮性肢端皮膚炎，慢性関節炎，慢性脳脊髄炎など）を示す．本邦では，慢性期に移行したと考えられる症例は現在のところ報告されていない．

以下に神経症状について列記する．

末梢神経障害

末梢神経障害については当初，多巣性・軸索障害パターンをとる[3]が，末梢神経そのものからのボレリアの検出の報告はなく，末梢神経障害の原因については明らかではない．一方で脱髄性の末梢神経障害の報告もある[4]．

脳神経障害

米国疾病管理予防センター（CDC）の報告では，米国ではライム病の8%に生じると報告されている．ボレリア抗体の上昇を伴っているが，一方で抗体価が上昇する前に症状が出現することもあるので注意を要し，数週間後の再検を要する．その多くは顔面神経麻痺であり，流行地においては顔面神経麻痺の鑑別診断として重要であるとの指摘もある[5]．一方で，北海道地域における検討では上昇例は多くないとの報告もある[6,7]．再発例や，ダニ咬傷歴，野山の立ち入り歴などの病歴から血清検査を検討するべきである．

その他にも乳頭浮腫や，視神経炎，外眼筋麻痺，第 VIII 脳神経麻痺，三叉神経障害，下位脳神経障害の報告もある．

神経根炎

神経根炎もライム病の3%で報告がある．痛みが前景に立つ．流行地において明らかな機械的圧迫がない，重篤な四肢体幹の神経根に沿っ

Memo

ライム病において疲労，認知機能低下，記憶障害の報告はあるが，非特異的な所見であり，これのみではライム病の中枢神経障害の診断にはならない．髄液の異常や，脳 MRI 所見の異常などなしに，ボレリア感染においてこれらの症状のみで中枢神経病変と考え，抗菌薬の長期投与を行うことはメリットがなくリスクを上げるのみであると報告されている[8]．

た痛み，腱反射消失，筋力低下，感覚低下を伴う場合は鑑別にあげるべきである．

中枢神経障害

リンパ球優位の髄膜炎が主体だが，脳脊髄実質への炎症もまれに報告がある．脳脊髄の MRI 異常，髄液の炎症性変化，髄腔内のグロブリン産生，オリゴクローナルバンド陽性となることがあり，多発性硬化症との鑑別が問題となることもある．

診断，検査

病原診断

欧米では，ライム病の診断には，流行地での媒介マダニとの接触機会などの疫学的背景，遊走性紅斑やその他ライム病に合致する臨床症状，さらに米国疾病管理予防センター（CDC）が示した血清学的診断基準（**3**）[9] から総合的に判断することが推奨されている．

早期症状である遊走性紅斑の時期には血清ボレリア抗体の陽性率は 50％以下にすぎず[10]，また，この時期に適切に治療されるとその後も抗体陽性にならないことがある．そのため，CDC ガイドラインでは，早期ライム病は臨床症状のみで診断してもよいとされている．第二期で神経ボレリア症の出現する時期には，90％で陽性となる一方，流行地域では人口の 5〜25％で血清抗体陽性との報告もあるので，血清抗体陽性のみを診断根拠としないよう注意が必要である．

IgM 抗体のみ陽性であり，虫咬後 1 か月経過しても IgG 抗体が陽性にならない場合は偽陽性である．抗体陽性であった場合，ウエスタンブロットで確認し，診断確定する．

なお，病原体ボレリアの分離培養には BSK-II 培地が用いられており，紅斑部からの皮膚生検で分離が可能である．欧米では脳炎患者の髄液からもまれに分離されているが，血液からの分離は難しいとされている[11]．

また，本邦では輸入例，国内例ともにみられるため，それぞれに適した血清診断用抗原を選択する必要がある．北米からの輸入例が疑われる場合には，血清診断はコマーシャルラボ経由で米国の臨床検査ラボにて行い，欧州からの輸入例および国内例では，国立感染症研究所・細菌部で検査が可能である[11] が，行政検査となるため，各地域の衛生研究所に問い合わせる必要がある．

髄液検査

リンパ球優位，細胞数の中央値は 160／μL 程度であり，蛋白上昇は軽度で 200〜300 mg／dL は超えず，グルコース濃度は通常正常である[12]．項部硬直はよく記載されているが，それらの例で髄液検査では上昇がないこともある．欧州では 31％に髄液蛋白上昇を認めていた．髄液細胞上昇があると，神経根痛，髄膜刺激徴候，遊走性紅斑の大きな病変，*B. garinii* の検出率が高く，中枢でのボレリア感染の頻度が高い．また髄液中ケモカイン CXCL 13 が上昇するとの報告もある[13] が，中枢神経リンパ腫や細菌性髄膜炎，悪性リンパ腫でも上昇することが知られており，解釈には慎重を要する．

■髄液抗体

髄液抗体の感度は不明であり，陰性をもって中枢神経の感染の除外にはならない．感染を証明するには，他の感染症と同様，髄腔内でのグロブリン産生を証明する必要がある[14]．また治療終了後も 10 年は抗体陽性が続くため，注意を要する．

抗体は神経梅毒との交叉反応が問題となる．そのため，VRDL 試験（venereal disease research laboratory test）を行う．神経梅毒では陽性だが，ライム病では陽性にならない．PCR は感度が低く，ライム病の診断のためには推奨されない[15]．

3 CDCによる血清学的診断基準

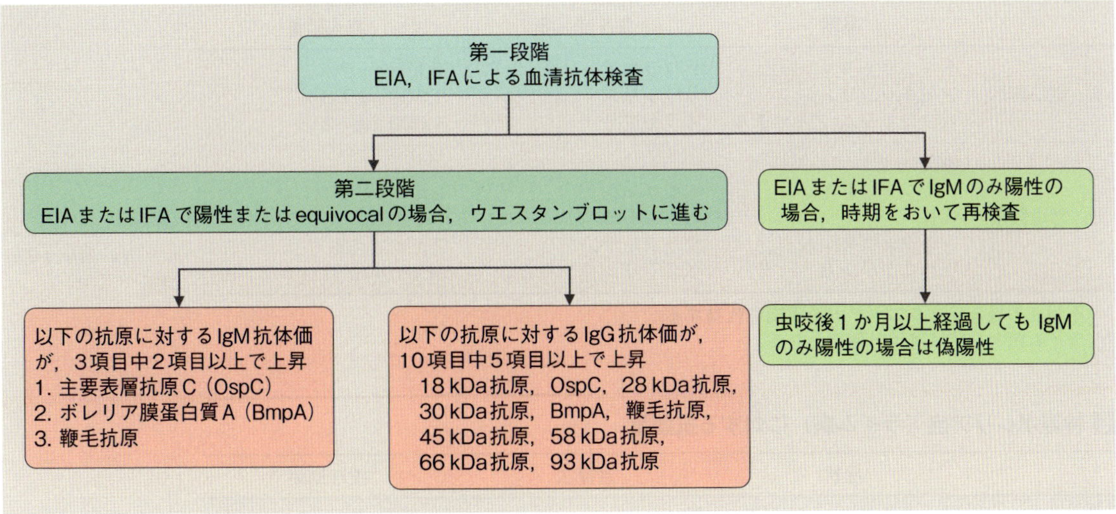
第一段階
EIA，IFAによる血清抗体検査
第二段階
EIAまたはIFAで陽性またはequivocalの場合，ウエスタンブロットに進む
EIAまたはIFAでIgMのみ陽性の場合，時期をおいて再検査
以下の抗原に対するIgM抗体価が，3項目中2項目以上で上昇
1. 主要表層抗原C（OspC）
2. ボレリア膜蛋白質A（BmpA）
3. 鞭毛抗原
以下の抗原に対するIgG抗体価が，10項目中5項目以上で上昇
18 kDa抗原，OspC，28 kDa抗原，30 kDa抗原，BmpA，鞭毛抗原，45 kDa抗原，58 kDa抗原，66 kDa抗原，93 kDa抗原
虫咬後1か月以上経過してもIgMのみ陽性の場合は偽陽性

EIA：enzyme immunoassay，IFA：immunofluorescent assay.

（秋本幸子ほか．*Clinical Neuroscience* 2010[9] より）

画像検査

通常，異常は指摘されないが，中枢神経症状を呈する例では，MRIではT2／FLAIR高信号，PETでは代謝亢進を示す[16]．

鑑別診断，診断へのアプローチ

病歴・症状からその可能性がある場合，血清ボレリア抗体を提出するとともに，全身検索，髄液検査を行い，ギラン・バレー症候群（Guillain-Barré syndrome），サルコイドーシス，ラムゼイ ハント症候群（Ramsay-Hunt syndrome）などの疾患の鑑別を行う．また流行地においては，顔面神経麻痺をみた際に，野山への立ち入り歴，ダニ咬傷歴を問診することは重要である．

予防，治療

予防には，野山でマダニの刺咬を受けないことが最も重要である．マダニの活動期（主に春から初夏，および秋）に野山へ出かけるときには，①むやみに藪などに分け入らないこと，②マダニの衣服への付着が確認できる白っぽい服装をすること，③衣服の裾は靴下の中に入れ，虫よけをし，マダニを体に近寄らせないこと，などを心がける．また万一刺咬を受けた場合には，自分でマダニを引き剝がさず病院の皮膚科で切除してもらうのがよい．無理に虫体を剝ぎ取るとマダニの刺口が皮膚の中に残り，感染を増長する場合がある．ワクチンとしては，米国ではFDAで認可を受けたものがあるが，本邦では導入されていない[11]．

ライム病ボレリアには抗菌薬による治療が有効である（4，5）[17]．マダニ刺咬後の遊走性紅斑にはドキシサイクリン（ビブラマイシン®），髄膜炎などの神経症状にはセフトリアキソン（ロセフィン®など）が第一選択薬として用いられており，薬剤耐性は今のところ報告されていない．マダニ刺咬によるエーリキア（*Ehrlichia*）の重複感染が疑われる場合には，ドキシサイクリンもしくはテトラサイクリン（アクロマイシン®など）が有効とされている[11]．

脳炎・脊髄炎など中枢神経実質への感染は症例数が少なく，経口ドキシサイクリン単独での有効性に関しては十分なエビデンスがなく，セフトリアキソンなどの静脈投与を考慮するべきである．最近ではステロイド併用が効果的であった報告もあり[18,19]，併用を考慮してもよいと考える．しかしこれらはステロイド使用が先行し抗菌薬の追加で改善している．やはり免疫応答のみでは説明はつかず，ボレリア感染の影響

4 ライム病ボレリアに対する抗菌薬

	薬剤	主な商品名	成人用量
A. 経口薬*1	ドキシサイクリン アモキシシリン セフロキシム アキセチル	ビブラマイシン® サワシリン® オラセフ®	200 mg / 2 × 1,500 mg / 3 ×*2 1,000 mg / 2 ×
B. 静注製剤	推奨 セフトリアキソン 代替 セフォタキシム ペニシリンG	 ロセフィン® クラフォラン® ペニシリンGカリウム®	 2 g × 1 / 日 2 g × 3 / 日 300〜400万U × 6 / 日

*1 不耐症の場合，マクロライド系薬剤を代替する．
*2 ライム病としては適用外使用となる．

（Wormser GP, et al. *Clin Infect Dis* 2006[17] より）

5 神経ボレリア症（ライム病）に対する抗菌薬

	症状	治療法	投与期間
第一期	遊走性紅斑	4 A	14〜21日
第二期	• 神経症状 髄膜炎・神経根炎 脳神経麻痺 • 心疾患 • 良性リンパ球腫	 4 B 4 A 4 A or 4 B 4 A	 10〜28日 14〜21日 14〜21日 14〜21日
第三期	• 慢性関節炎 • 中枢 / 末梢神経症状 • 慢性萎縮性肢端皮膚炎	4 A，反復例には 4 B も 4 B 4 A	28日 14〜28日 14〜28日

A, B は 4 を参照．

（Wormser GP, et al. *Clin Infect Dis* 2006[17] より）

はあり，抗菌薬の使用は必須であると考える．

慢性ライム病の治療のため，長期間抗菌薬を投与した報告が多数あるが，いずれもエビデンスレベルが低く，メタアナリシスではその効果は否定されている．慢性ライム病に関して現時点で有効な治療はない．

（白井慎一，佐々木秀直）

文献

1) Hashimoto S, et al. Epidemics of vector-borne diseases observed in infectious disease surveillance in Japan, 2000-2005. *J Epidemiol* 2007；17（Suppl）：S48-S55.
2) 橋本喜夫．ボレリア感染症（ライム病）．玉置邦彦（総編），最新皮膚科学大系 14 巻，細菌・真菌性疾患．東京：中山書店；2003，pp.313-316.
3) Halperin J, et al. Lyme neuroborreliosis. Peripheral nervous system manifestations. *Brain* 1990；113（Pt 4）：1207-1221.
4) Stanek G, Strle F. Lyme disease：European perspective. *Infect Dis Clin North Am* 2008；22：327-339, vii.
5) Halperin JJ, Golightly M. Lyme borreliosis in Bell's palsy. Long Island Neuroborreliosis Collaborative Study Group. *Neurology* 1992；42：1268-1270.
6) 保前英希ほか．Bell 麻痺患者における血清抗 Borrelia burgdorferi 抗体の検討．*Facial Nerve Research Japan* 1993；13：71-74.
7) 古田康ほか．末梢性顔面神経麻痺症例における抗ボレリア抗体の検索．*Facial Nerve Research Japan* 2001；21：51-53.
8) Halperin JJ. Prolonged Lyme disease treatment：Enough is enough. *Neurology* 2008；70：986-987.
9) 秋本幸子，佐々木秀直．ライム病（神経ボレリア症）．*Clinical Neuroscience* 2010；28：314-315.
10) Nau R, et al. Lyme disease--Current state of knowledge. *Dtsch Arztebl Int* 2009；106：72-81；quiz 82, I.
11) 川端寛樹．ライム病とは．国立感染症研究所 HP〈IDWR 感染症の話〉.

http://www.nih.go.jp/niid/ja/encycropedia/392-encyclopedia/524-lyme.html
12) Lakos A. CSF findings in Lyme meningitis. *J Infect* 1992 ; 25 : 155-161.
13) Schmidt C, et al. A prospective study on the role of CXCL13 in Lyme neuroborreliosis. *Neurology* 2011 ; 76 : 1051-1058.
14) Halperin JJ, et al. Central nervous system abnormalities in Lyme neuroborreliosis. *Neurology* 1991 ; 41 : 1571-1582.
15) Nocton JJ, et al. Detection of Borrelia burgdorferi DNA by polymerase chain reaction in cerebrospinal fluid in Lyme neuroborreliosis. *J Infect Dis* 1996 ; 174 : 623-627.
16) Halperin JJ. Nervous system Lyme disease. *Infect Dis Clin North Am* 2008 ; 22 : 261-274, vi.
17) Wormser GP, et al. The clinical assessment, treatment, and prevention of lyme disease, human granulocytic anaplasmosis, and babesiosis : Clinical practice guidelines by the Infectious Diseases Society of America. *Clin Infect Dis* 2006 ; 43 : 1089-1134.
18) 河野祐治ほか．高度の嚥下障害を呈したボレリア脳幹脳炎の1例．臨床神経学 2010 ; 50 : 265-267.
19) 高堂裕平ほか．抗菌薬と副腎皮質ステロイド薬の併用が有効であった神経ボレリア症の1例．臨床神経学 2012 ; 52 : 411-415.

IV. スピロヘータ感染症

神経梅毒

Point

- 神経梅毒は梅毒トレポネーマによる中枢神経系の感染症である.
- 神経梅毒には，無症候性神経梅毒，髄膜型神経梅毒，進行麻痺および脊髄癆の病型がある．さらに辺縁系脳炎，痙攣重積および非痙攣性てんかん重積などを呈する例もあり，多彩な症状を呈しうる.
- 非HIV感染者で血清梅毒トレポネーマ抗体（TPHA，TPPA，FTA-ABSなど）陽性かつ眼科，耳鼻科および神経症状を伴う場合は髄液検査が必須であり，RPRが32倍以上の場合には髄液検査が推奨される.
- HIV感染を伴った神経梅毒の診断には，非HIV感染者とは異なる診断基準があてはめられる.
- 神経梅毒の治療の第一選択はペニシリンG大量点滴投与，第二選択はセフトリアキソン2g点滴，投与期間はそれぞれ10～14日間である.

病因，病態（1）

神経梅毒（neurosyphilis）は，スピロヘータの一種である梅毒トレポネーマ（*Treponema pallidum*：TP）による中枢神経系の感染症であるが，まずその前に梅毒に感染していることが前提である．梅毒はTPによる全身性感染症であり，一部が慢性の経過をとる[1)]．感染成立後，平均2～6週の潜伏期を経て，痛みを伴わない下疳と局所リンパ節腫大が主症状の第1期梅毒，その4～10週後に全身の皮疹とリンパ節腫大を主症状とする第2期梅毒を発症する．第2期梅毒では，TP量は最大となり，トレポネーマ血症により全身にTPが播種される．第2期梅毒の症状は2～6週で収まり，無症状期間である早期潜伏梅毒（感染から1年以内）に移行する．早期潜伏梅毒では，TPは間欠的に血中に放出され，第2期梅毒の症状が再発する．後期潜伏梅毒（感染から1年以上または感染時期不明）を経由して，一部の例が第3期梅毒（心血管梅毒，ゴム腫，進行麻痺および脊髄癆）となる[1-3)].

TPが神経系に侵入し，髄膜炎発症から始まる病態が神経梅毒である．TPが神経系に侵入しても，髄膜炎を発症せずに自然治癒することも少なくない．神経梅毒は，早期神経梅毒として，無症候性神経梅毒（無症候性髄膜炎），髄膜型神経梅毒（症候性髄膜炎）および髄膜血管型梅毒があり，後期神経梅毒としては進行麻痺および脊髄癆がある．複数の病型が混在していることが多い．TPは通常，感染後3～18か月以内に神経系に侵入する．早期潜伏梅毒の時期に25～60％の患者でTPの中枢神経系への浸潤が起きる．この時期に髄液検査を行うと髄液異常を伴わずにTPが髄液から分離されることが約3割ある．しかし他の細菌による髄膜炎と異なり，TPの神経系の侵入は必ずしも慢性の感染症にはならない．一部の症例では炎症反応を伴わず回復し，一部は一過性の炎症を起こした後に回復する．この時期にTPの排除が起きなかった例が遷延性のTPの神経系の感染となり，神経系の症状を伴わない無症候性神経梅毒や症候性の神経梅毒となる．数か月～数年の無症候性神経梅毒の期間を経て，10年で20％未満の症例が症候性神経梅毒に移行する．第3期梅毒ではTPの神経系への新たな浸潤は起きない.

1 梅毒トレポネーマの神経系への侵入と神経梅毒の発症

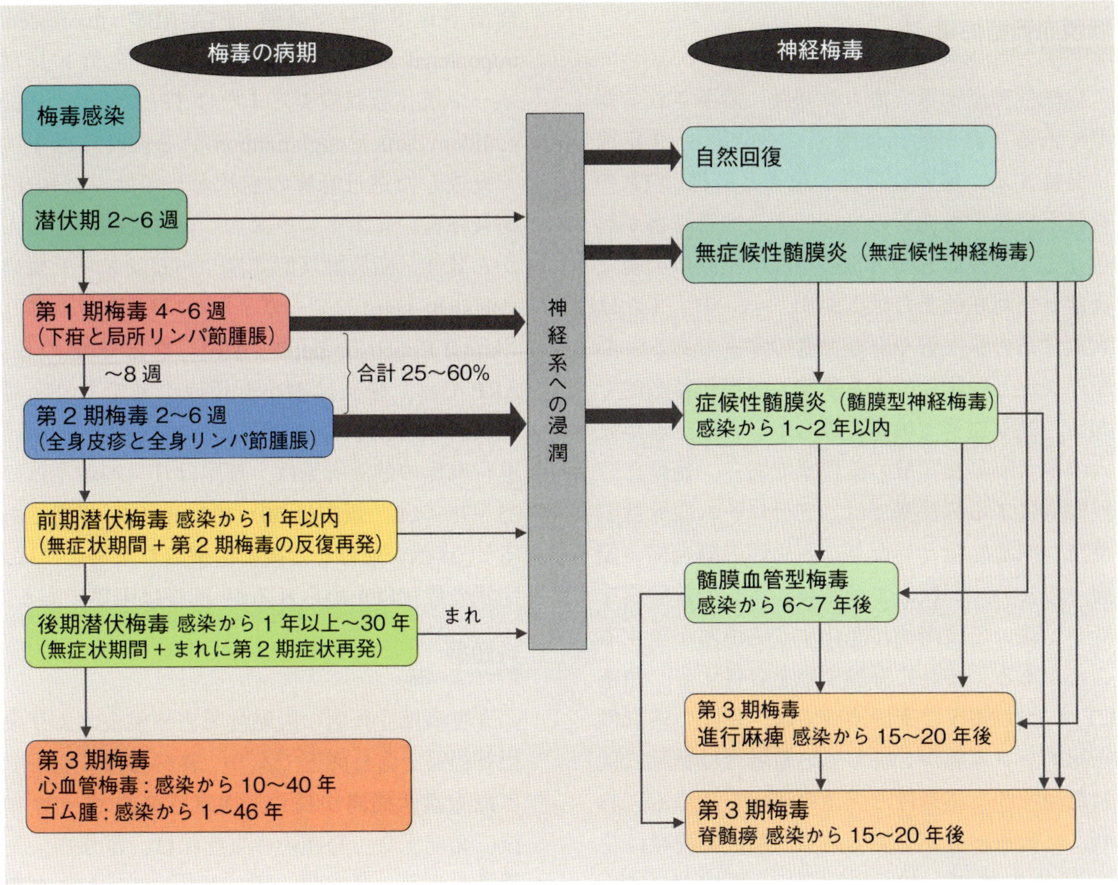

(池口邦彦. *Clinical Neuroscience* 2010[13] より)

症候，診断と鑑別診断

無症候性神経梅毒[1-4]

第 1 期および第 2 期梅毒で最大 40%，潜伏梅毒では検査時期などの条件によるが最大 25%の患者で，髄液異常を認め，無症候性神経梅毒と診断される．このうち一部の症例だけが症候性神経梅毒に進展する．潜伏梅毒の患者が，正常髄液であった場合，その後に神経梅毒になる可能性は低い．無症候性神経梅毒が診断される頻度は，第 1 期，第 2 期，および潜伏梅毒の患者に積極的に髄液検査を行うかによる．無症候性神経梅毒の髄液所見は，細胞はリンパ球主体で 100 / μL 未満，蛋白は 100 mg / dL 未満が通常である[5]．

髄膜型神経梅毒[1-4]

髄膜型神経梅毒は，通常は梅毒感染の 2 年以内に発症する．髄膜型神経梅毒は，脳または脊髄の髄膜を侵し，頭痛，項部硬直，脳神経障害，痙攣および精神状態の変化をきたす．時に頭蓋内圧亢進の症状・所見（頭痛，悪心，嘔吐およびうっ血乳頭）や水頭症を伴う．脳神経障害は第 II〜VIII，特に II，VIII および VII 脳神経に頻度が高く，視力障害，聴力低下，耳鳴り，および顔面神経麻痺を呈する．結核性髄膜炎と異なり発熱は伴わない．神経症状は，第 2 期梅毒の全身症状と同時，または続いて起きることもある．診断は髄液所見が必要である．一般には髄液細胞数はリンパ球主体で，200〜400 / μL，蛋白は 100〜200 mg / dL である[5]．適切な治療により，数日〜数週間以内に症状は速やかに消失するが，髄液所見の改善は遅れる．

髄膜血管型梅毒[1-4]

症候性神経梅毒で最も高頻度に診断される病型である．典型的には梅毒に感染後6～7年後に発症する．他の細菌性髄膜炎と同様にTPの神経系感染でも血管の炎症による血管障害が起きうる．髄膜血管型梅毒の特徴は髄膜の広範な炎症と，局在的または広範な，小，中，または大血管系の脳血管や脊髄血管の障害である．動脈の炎症と線維化による狭窄・閉塞が特徴的である．髄膜血管型梅毒で最も多いのは，若年成人の中大脳動脈領域の脳梗塞である．髄膜血管型梅毒による脳梗塞では，アテローム血栓性脳梗塞や脳塞栓症と異なり，亜急性の脳炎様（頭痛，めまい，不眠および精神症状）の前駆期を伴い，続いて段階的に悪化する脳梗塞を呈することがある．まれに脊髄梗塞を合併する．頭部CTまたはMRIの造影検査では，髄膜の造影像を認め，ゴム腫が合併している場合は髄膜に接した局所的な造影像と周囲の浮腫を認める．診断には髄液検査が必要である．髄液細胞数はリンパ球主体で，10～100／μL，蛋白は100～200 mg／dL程度である[5]．適切な治療の6か月後に残存している神経症状は後遺症として残る．

進行麻痺[1-4]

進行麻痺では，長期間の慢性髄膜炎の結果としての広範囲な脳実質障害の症状を呈する．典型的には梅毒の感染から15～20年以上経過した後に発症する．抗菌薬が普及した現在は進行麻痺の発症はまれである．進行麻痺の初期の症状は，立ち振る舞いの異常，易怒性，身なりを気にしなくなるなどの症状と同時に，徐々に発症する記憶，推論能力および判断力の低下を示すことである．より低頻度ではあるが，うつ症状，巣症状，精神病症状を呈することもある．これらの症状は，他の原因による認知症の初期症状と大きな違いはない．後期潜伏梅毒では，血清非トレポネーマ試験（VDRL〈venereal disease research laboratory〉およびRPR〈rapid plasma reagin〉）は陰性となることも多いので，血清トレポネーマ試験（FTA-ABS〈fluorescent treponemal antibody-absoption test：蛍光トレポネーマ抗体吸収検査〉またはTPPA〈treponema pallidum particle agglutination〉）を同時に行う．

完成した進行麻痺の症状としては，認知症，構音障害，ミオクローヌス，動作時振戦，てんかん発作，四肢腱反射亢進，バビンスキー徴候（Babinski sign），アーガイル ロバートソン瞳孔（Argyll Robertson pupil：ARP）などを認める．ARPでは，瞳孔は縮小し辺縁不整であり，対光反射は消失するが，近見反射は保たれている．進行麻痺の髄液所見は，細胞はリンパ球主体で25～75／μL，蛋白は50～100 mg／dL程度である[5]．症状が進行した後に治療された場合には，症状の悪化は止められるが，回復は困難である．

脊髄癆[1-4]

脊髄癆は，後索の脱髄性障害や後根および後根神経節を含む障害であり，神経梅毒のなかでは最も潜伏期間が長く，梅毒感染約15～20年後に発症する．脊髄癆の主症状は，電撃痛，失調性の歩行，尿失禁，インポテンス，および穿通性の足部潰瘍である．失調は感覚性失調である．電撃痛は90％以上の患者で認める．電撃痛は下肢に多いが，顔面やその他の部位にも起きうる．主な神経所見は，膝蓋腱およびアキレス腱反射の消失，下肢の振動覚および位置覚の低下，温痛覚の低下，およびロンベルク徴候（Romberg sign）陽性である．四肢の筋力は保たれる．9割以上の患者で瞳孔異常を認め，大部分はARPである．脊髄癆では進行麻痺よりも高頻度にARPを認める．脊髄癆では視神経萎縮を高頻度に合併する．下肢の痛覚・固有知覚障害および自律神経障害による栄養障害のために，股関節，膝関節または足関節は腫大し，しばしば過伸展を示す（シャルコー関節〈Charcot joint〉）．シャルコー関節は脊髄癆の10％以下で起きる．内臓クリーゼ発作は今日ではまれである．胃クリーゼは，突然，心窩部痛発作を起こし数日間持続した後に突然収まる．胃の透視で幽門部痙攣が見つかることもある．他

2 神経梅毒症例（50歳代男性）のFLAIR画像

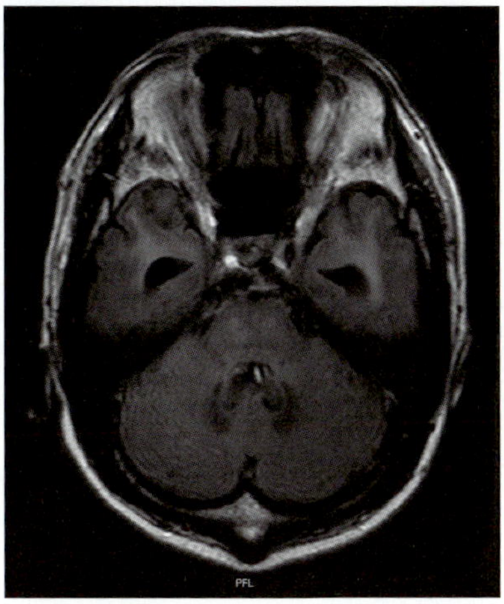

側頭葉の白質の輝度変化と側脳室三角部の拡大が目立つ．臨床経過：受診の2年前から発症・進行したもの忘れを主訴に来院．初診時簡易知能検査（MMSE）27点．血清RPR 64倍，血清TPPA 81,920倍．髄液RPR 2倍，髄液TPPA 40,960倍．ペニシリンG大量療法後は，もの忘れは軽度改善し，その状態を維持している．治療3か月後，1年後，2年後のMMSEはいずれも28点．

の内臓クリーゼとしては，腸管，咽頭，喉頭，および泌尿器クリーゼがある．

脊髄癆では，髄液の細胞数や蛋白はしばしば正常値を示し，燃え尽き脊髄癆と呼ばれる．髄液の異常がある場合は，軽度の細胞数増多（50／μL以下），軽度の蛋白増加（75 mg／dL以下）にとどまる[5]．髄液異常がある場合は神経梅毒としての治療が必要である．髄液の蛋白および細胞数が正常で，心血管梅毒などの他の梅毒の所見がなければ抗菌薬治療の必要はない．

辺縁系脳炎症状などを呈する神経梅毒[6-9]

神経梅毒では側頭葉に強い病変を呈する例がある（2）．ヘルペス脳炎，辺縁系脳炎および一過性全健忘に類似した症状・所見を呈し，MRIで片側または両側の内側側頭葉などの辺縁系に異常画像所見を呈する神経梅毒の症例報告が近年増えている．ヘルペス脳炎と比べて経過の遅い例が少なからずある．その多くで痙攣を併発する．辺縁系脳炎の鑑別の一つとして神経梅毒を検討すべきである．

痙攣重積および非痙攣性のてんかん重積を呈する神経梅毒[10,11]

痙攣重積や非痙攣性のてんかん重積を呈する症例や，ペニシリン治療開始後にてんかん重積を発症するものが報告されている．神経梅毒119例中30例でてんかん発作を呈し，2例では唯一の症状であったとの報告がある[11]．てんかん，初発痙攣および痙攣重積の鑑別診断に神経梅毒は含まれる．

梅毒患者における髄液検査の施行基準

米国疾病管理予防センター（CDC）のガイドラインでは，梅毒の患者では下記のいずれかを認めた場合に，髄液検査を行うべきとしている[12]．

1. 神経学的または眼科的障害の症状・所見を認めたとき．
2. 活動性の第3期梅毒（大動脈炎およびゴム腫など）の所見を認めたとき．
3. 治療失敗例（症状が持続する，再発する，または血清の非トレポネーマ検査が適切な変動を示さないとき）．
4. HIV感染を伴った後期潜伏梅毒または感染期間の不明な梅毒のとき．

さらにCDCガイドライン[12]では，以下の記載を加え，髄液検査施行の余地を残している．

1. 状況や患者自身の希望があれば上記基準に満たなくても行ってよい．
2. 一部の専門医は，潜伏梅毒の患者で，①非トレポネーマ血清検査が1:32以上の場合，および② HIV感染患者でCD4数が350／μL以下の場合には，髄液検査を推奨している．
3. 一部の専門医は，HIVと初期梅毒の共感染患者では，治療開始前に全例で髄液検査を行うことを推奨している．

CDCガイドラインでは，髄液検査を全梅毒症例には行わない理由を，以下のように説明している．第1期および第2期梅毒では，髄液異常を伴ったTPの髄液への浸潤は高頻度に認められる．しかし，第1期，第2期梅毒に推奨さ

3 HIV 感染を伴わない場合の神経梅毒の診断アルゴリズム

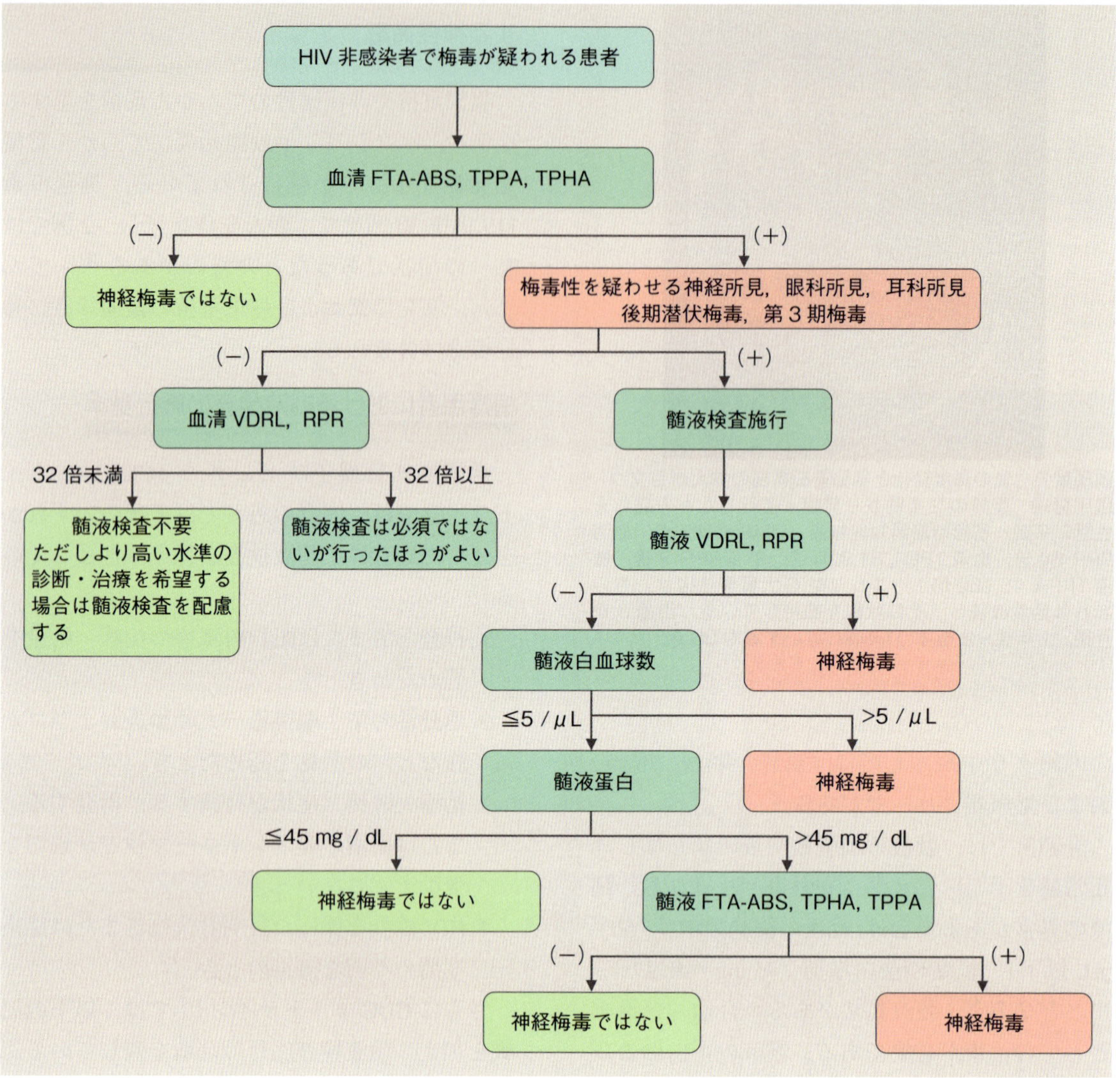

（Marra CM. Neurosyphilis [5] を参考に作成）

れる量のペニシリン投与後には限られた割合でしか神経梅毒を発症しない．したがって，第 1 期および第 2 期梅毒では，神経学的または眼科的障害の症状・所見がないかぎりは，髄液検査をルーチン検査として行うことは推奨されていない．

これに対し Adams & Victor の教科書 [4] では，無症候性神経梅毒は髄液検査によってのみ診断され，無症候性神経梅毒を適切に治療することにより，大部分の症候性神経梅毒は予防しうるので，すべての梅毒の患者に髄液検査を行い，梅毒性の髄液異常のある場合は，神経梅毒としての治療を行うべきである，としている．すなわち，TP の神経系の侵入を初期に積極的に検出して，治療を早期に行うべきとしている．

神経梅毒の髄液診断基準（3，4）

髄液 VLDL（超低比重リポ蛋白）は神経梅毒診断の特異度は高いが，感度は髄液 FTA-ABS に劣る．髄液 FTA-ABS の感度は高いが，血液混入による偽陽性が出やすいため特異度は低い．髄液 FTA-ABS が陰性の場合，神経梅毒は通常は否定される．髄液所見の判断時には，血液の混入の有無のチェックが重要である．なお，

4 HIV 感染を伴う場合の神経梅毒の診断アルゴリズム

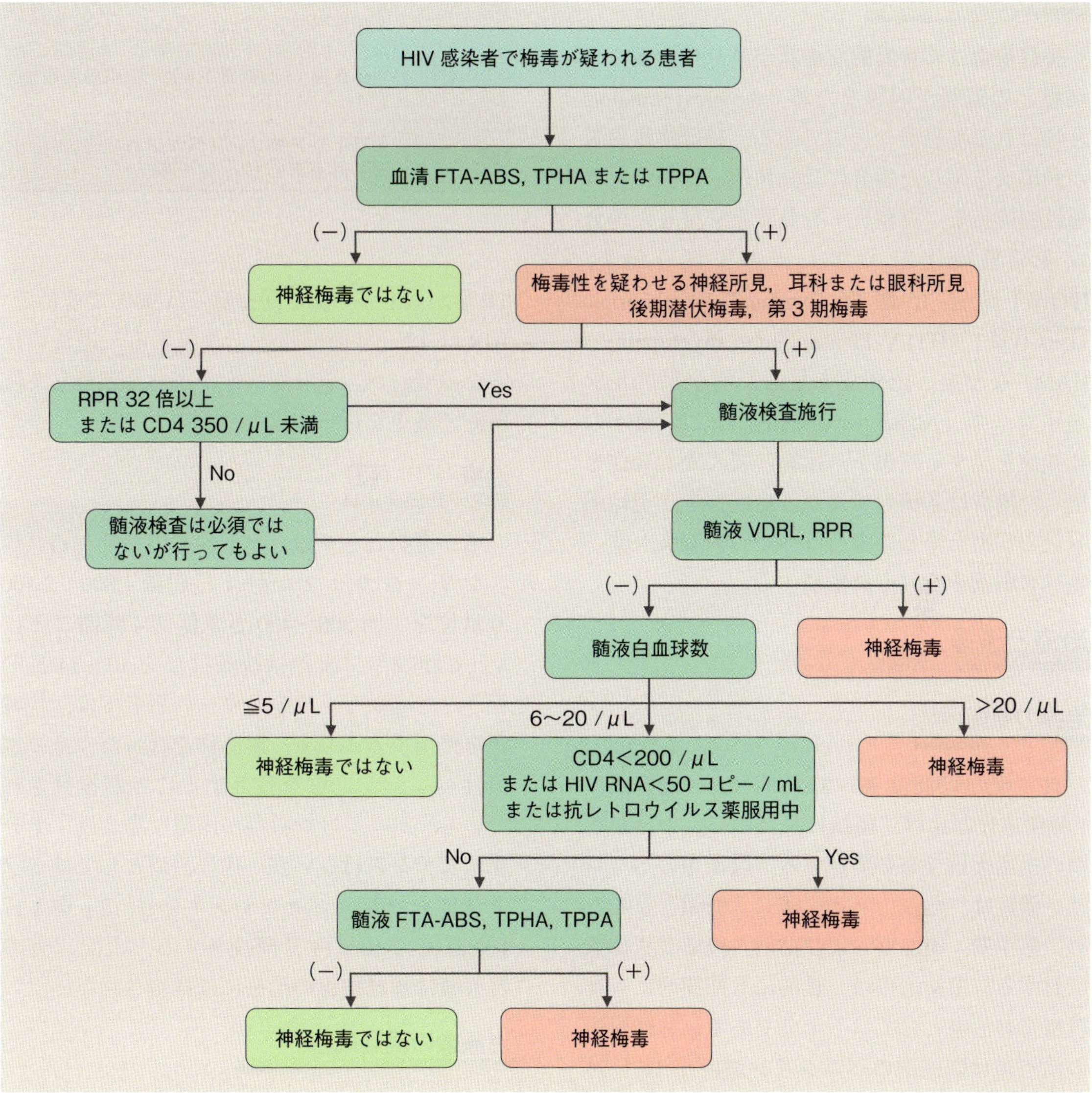

（Marra CM. Neurosyphilis[5] を参考に作成）

近年は髄液 FTA-ABS に代わり髄液 TPHA（treponema pallidum hemagglutination assay：梅毒トレポネーマ血球凝集検定）や髄液 TPPA が用いられることが多くなっている．

HIV 非感染の梅毒患者における神経梅毒の診断[2,3,5]は，①髄液 VDRL 陽性，②髄液細胞数＞5 / μL（かつ髄液 FTA-ABS 陽性），または③髄液蛋白＞45 mg / dL（かつ髄液 FTA-ABS 陽性），のときに神経梅毒と診断する（3）．

梅毒と HIV の共感染の患者の神経梅毒の診断[2,3,5]は，①髄液 VDRL 陽性，または②髄液細胞＞20 / μL では神経梅毒と診断される．5 / μL 以下では神経梅毒は否定される．髄液細胞数 6〜20 / μL の場合は，下記の条件＊を満たす場合は神経梅毒と診断し，満たさない場合は，髄液 FTA-ABS 陽性のときのみ神経梅毒と診断する．

＊：CD4 ＜ 200 / μL，または HIV RNA ＜ 50 コピー / mL，または抗レトロウイルス薬服用中

髄液蛋白は HIV 感染だけでも増加するので，診断基準には含まれない．

神経梅毒の鑑別診断

神経梅毒は非特異的な症状があり他の多くの疾患との鑑別が困難なため，the great imitatorsと呼ばれる疾患群の一つである．神経梅毒患者が髄膜炎を呈した場合には細菌性・結核性・真菌性髄膜炎を，脊髄炎・脊髄障害を呈した場合は多発性硬化症やアレルギー性脊髄炎，HTLV-1関連脊髄症（human T- lymphotropic virus type1〈HTLV-1〉associated myelopathy：HAM）などを，認知症を呈した場合はアルツハイマー病（Alzheimer disease）などの種々の認知症を呈する疾患を，痙攣，てんかん発作を呈した場合は各種のてんかん症候群を，辺縁系脳炎の病型を呈した場合はヘルペス脳炎，非ヘルペス脳炎をそれぞれ鑑別する．

治療と予後

治療の原則[1,3,13)]

TPの倍加時間は30〜33時間と，一般細菌の1時間前後と比べ，極端に長いので，十分な期間の抗菌薬投与を必要とする．髄液中のペニシリン濃度は，血液中と比べ著しく低値となるため，第1期，第2期および前期・後期潜伏梅毒に対する抗菌薬治療は，量的にも期間的にも神経梅毒の治療としては不十分である．神経梅毒の治療には髄液中のペニシリン濃度がTPに対して殺菌的になる十分量を使用する必要がある．他の多くの細菌と異なりTPはペニシリン耐性を得る能力がない．ペニシリンが導入され60年以上が経過したが，いまだにペニシリンの有効性は低下していない．そのため再発例でも耐性菌について配慮する必要がないのでペニシリンで治療する．

ヤーリシュ・ヘルクスハイマー反応（JHR）

ペニシリン治療開始時にヤーリシュ・ヘルクスハイマー反応（Jarish-Herxheimer reaction：JHR）による発熱，悪寒，筋肉痛，頻脈，頻呼吸，頭痛，血管拡張を伴う軽度の血圧低下および血液の好中球増多が起きることがある．JHRは，

5 神経梅毒の治療

第一選択	水溶性ペニシリンG（ペニシリンGカリウム®）1回300〜400万単位，4時間ごと1日6回（1日総量1,800〜2,400万単位）を10〜14日間
第二選択	セフトリアキソン（ロセフィン®）2g，1日1回点滴を10〜14日間

TP量が最も多い第2期梅毒では90%で認める．JHRは12〜24時間以内に改善する一過性の反応なので，ペニシリンアレルギーと誤解して抗菌薬の変更を行ってはならない．

治療[3,10,13)]（5）

第一選択としては，水溶性ペニシリンG（ペニシリンGカリウム®）1日総量1,800〜2,400万単位を1回300〜400万単位で4時間ごとに1日6回投与，または持続投与を10〜14日間行う．ペニシリンアレルギーの患者では，代替薬を使用するよりも，脱感作を行ったうえで水溶性ペニシリンGを投与することが推奨されている．ペニシリン投与が困難な場合は，十分なエビデンスはないが，代替治療としてはセフトリアキソン（ロセフィン®など）2gを1日1回点滴で10〜14日間投与する．上記以外の抗菌薬は神経梅毒の治療には推奨されない．

治療後の経過観察[5-9,12,13)]

HIV非感染患者の神経梅毒の活動性は，髄液の（蛋白量ではなく）細胞数に最も高感度に反映される．増加していた髄液細胞数は，適切に治療されると3〜12か月後には正常化する．髄液の蛋白量の正常化は細胞数の正常化よりも遅れる．髄液のVDRL価は数年かけて徐々に低下する．髄液の細胞数と蛋白の増加は，臨床的な再発に先行して，または同時に起きるため再発の指標となる．HIV共感染の神経梅毒の場合，ペニシリン治療後にも髄液の細胞数増多が持続する傾向があり，これはHIV感染の状態から総合判断する必要があるが，実際には神経梅毒の治療失敗例かの判断は難しい．経過観察としては，髄液細胞数の増多がある場合は，細胞数

が正常化するまで6か月ごとに髄液検査を行う．6か月以内に細胞数が減少しないとき，または2年で髄液細胞数と蛋白が正常化しないときは，神経梅毒の再発と考え再治療を行う．

予後

無症候性神経梅毒および髄膜型神経梅毒の時点で治療を開始した場合は，一般に予後良好である．これに対して進行麻痺および脊髄癆の時点で治療を開始した場合，改善は多くは望めない．MRIで内側側頭葉の萎縮が確認された進行麻痺では治療完了後でも性格変化，認知症は改善しないことが報告されている[14]．繰り返しにはなるが，これらのことが梅毒と診断された患者の積極的な髄液検査施行が推奨される理由である．

（池口邦彦）

文献

1）Tramont EC. Treponema pallidum（Syphilis）. In：Mandell GL, et al（editors）. Mandell, Douglas, and Bennett's Principles and Practice of Infectious Diseases, 7th edition. Philadelphia：Elsevier；2010, pp.3035-3058.
2）Golden MR, et al. Update on syphilis：Resurgence of an old problem. *JAMA* 2003；290：1510-1514.
3）Lukehart SA. Syphilis. In：Fauci AS, et al（editors）. Harrison's Principles of Internal Medicine, 17th edition. New York：McGraw-Hill；2008, pp.1038-1046.
4）Ropper AH, Samuels MA. Adams and Victor's Principles of Neurology, 9th edtion. New York：McGraw-Hill；2009.
5）Marra CM. Neurosyphilis. http://www.uptodate.com/contents/neurosyphilis
6）Fujimoto H, et al. Neurosyphilis showing transient global amnesia-like attacks and magnetic resonance imaging abnormalities mainly in the limbic system. *Intern Med* 2001；40：439-442.
7）Scheid R, et al. Neurosyphilis and paraneoplastic limbic encephalitis：Important differential diagnoses. *J Neurol* 2005；252：1129-1132.
8）Hama K, et al. Neurosyphilis with mesiotemporal magnetic resonance imaging abnormalities. *Intern Med* 2008；47：1813-1817.
9）Bash S, et al. Mesiotemporal T2-weighted hyperintensity：Neurosyphilis mimicking herpes encephalitis. *AJNR Am J Neuroradiol* 2001；22：314-316.
10）Gürses C, et al. Neurosyphilis presenting with status epilepticus. *Epileptic Disord* 2007；9：51-56.
11）Sinha S, et al. Symptomatic seizures in neurosyphilis：An experience from a university hospital in south India. *Seizure* 2008；17：711-716.
12）Centers for Disease Control Prevention, et al. Sexually transmitted diseases treatment guidelines. *MMWR Recomm Rep* 2006；55：1-94.
13）池口邦彦．神経梅毒．*Clinical Neuroscience* 2010；28：310-313.
14）Kodama K, et al. Relationship between MRI findings and prognosis for patients with general paresis. *J Neuropsychiatry Clin Neurosci* 2000；12：246-250.

V. 真菌症

V. 真菌症

クリプトコッカス髄膜脳炎

Point

- クリプトコッカス髄膜脳炎は，中枢神経系への感染による疾患であり，中枢神経系では最も多い真菌感染症である．
- 日本ではほとんどが *C. neoformans* による日和見感染症ではあるが，健常者にも発症する．
- 世界的に基礎疾患として最大のものは HIV 感染症である．
- 治療は，第一選択薬として L-AMB を 5-FC と併用しながら 6～8 週間行う．

クリプトコッカス髄膜脳炎とは

クリプトコッカス髄膜脳炎（cryptococcal meningoencephalitis；「深在性真菌症の診断・治療ガイドライン」の表記は“クリプトコックス脳髄膜炎”）とは，酵母様真菌であるクリプトコッカス（*Cryptococcus*）の中枢神経系への感染による疾患であり，中枢神経系では最も多い真菌感染症である[1]．クリプトコッカスは 30 種以上存在するが，*Cryptococcus neoformans*（*C. neoformans*）と *Cryptococcus gattii*（*C. gattii*）のみが疾病を引き起こす．本邦ではほとんどが *C. neoformans* による．代表的な日和見感染症である一方，健常者にも発症する．

C. neoformans

Cryptococcus neoformans（*C. neoformans*）は鳥，特にハトの糞に汚染された土壌に多く生息し，大気中に飛散する．菌体は 5～20 μm の球形で，周囲に莢膜がある．感染は主に経気道的に起こり，肺胞まで達し，胸膜直下に初期感染巣を形成する．多くは肺胞マクロファージにより処理されるが，吸入量が多い場合や宿主側に免疫不全がある場合には，肺に病巣を作り，血流で全身に散布され，髄液から脳，髄膜，脊髄などの中枢神経系へ侵入する．

免疫能の低下した患者に日和見感染として生じることが多い．世界的には基礎疾患として最大のものはヒト免疫不全ウイルス（human immunodeficiency virus：HIV）感染症であり，他に基礎疾患としてステロイド薬や免疫抑制剤の使用者，悪性腫瘍，特に悪性リンパ腫や白血病，サルコイドーシス，結核，膠原病などがあげられる．臓器移植や関節リウマチなどの自己免疫疾患に対して免疫抑制療法が増加しているのに伴い，クリプトコッカス症が拡大する可能性がある．髄膜や脳内では微細な多巣性肉芽腫性病変を形成し，時に大型の巣状病変を形成する．

C. gattii

Cryptococcus gattii（*C. gattii*）は主にユーカリの木に棲息し，分布地域に偏りがあり，オーストラリア，南米，東南アジア，アフリカに加え，近年北米西部にも流行地域が存在する．最近本邦での報告例もあり，注意が必要である[2]．*C. gattii* は中枢神経系への親和性が強く，重篤な神経症状を伴い，救命しても後遺症を残しやすい．

診断，鑑別診断

クリプトコッカス症の診断時点で約 70％は神経症状を示し，髄膜炎，髄膜脳炎，腫瘤性病変などを呈する．

症状

一般に肺の初感染巣は不顕性であり，中枢神経症状で発症する例が多く，亜急性から慢性の経過をたどる．主訴としては頭痛が最も多いが，徐々に進行する全身倦怠感，食欲不振，微熱，嘔気，嘔吐など非特異的で，髄膜刺激症候（項部硬直，ケルニッヒ徴候〈Kernig sign〉）を呈さない例もまれではない．緩徐に進行する意識障害，認知機能障害，小脳性運動失調のみを呈する場合や，片麻痺・失語などの局所症状を呈してくる場合もある．免疫不全患者で頭痛，発熱が亜急性に進行する場合には，本症を鑑別する必要がある．

1 髄液中の墨汁染色でみられた *Cryptococcus* 菌体

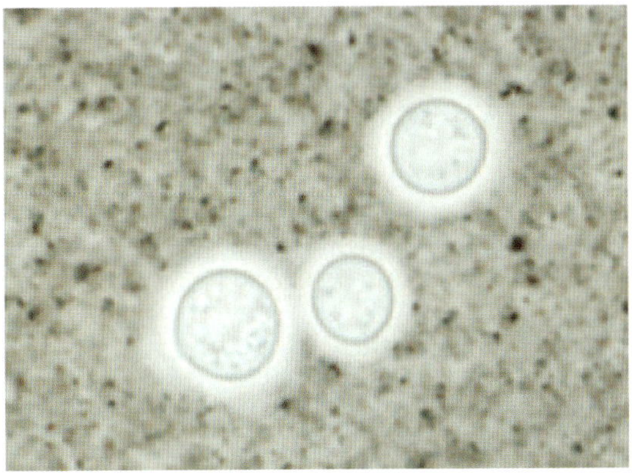

検査所見

脳脊髄液，痰，尿などからの培養（サブロー寒天培地）によるクリプトコッカスの分離で診断が確定するが，迅速性に欠ける．髄膜炎を伴う播種性クリプトコッカス症では尿培養で高頻度に陽性となる．クリプトコッカス髄膜脳炎では髄液検査が最も重要である．髄液圧の上昇，細胞数増多（単核球優位），蛋白増加，糖減少が多くの例で認められる．細胞数や糖の変化は顕著でなく正常のこともある．髄液の墨汁染色では厚い莢膜を有する球形の菌体が確認できる（1）．血清・髄液のクリプトコッカス抗原（グ

2 クリプトコックス脳髄膜炎の治療法（2007 年版ガイドライン）

非 HIV 感染者		第一選択薬	• AMPH-B 0.5～1.0 mg / kg / 日　1 日 1 回点滴静注[1)] ＋ 5-FC 25 mg / kg / 回　1 日 4 回　6 ～ 10 週［A］ あるいは • AMPH-B 0.5～1.0 mg / kg / 日　1 日 1 回点滴静注[1)] ＋ 5-FC 25 mg / kg / 回　1 日 4 回　2 週間 その後，（Fos）FLCZ 200～400 mg / 日　1 日 1 回（loading dose：400～800 mg / 回　1 日 1 回　2 日間）点滴静注あるいは経口投与[2)]　10 週間以上［A］
		第二選択薬	• AMPH-B 0.5～1.0 mg / kg / 日　1 日 1 回点滴静注　2 週間[1)]，その後，VRCZ 4.0 mg / kg / 回（loading dose：初日のみ 6.0 mg / kg / 回）1 日 2 回点滴静注あるいは経口投与[3)]　10 週以上［B］
HIV 感染者	導入・地固め	第一選択薬	• AMPH-B 0.7 mg / kg / 日　1 日 1 回点滴静注[4)] ＋ 5-FC 経口投与 25 mg / kg / 回　1 日 4 回を 2 週間で導入 その後，（Fos）FLCZ 400 mg / 日　1 日 1 回点滴静注（loading dose：800 mg / 日　1 日 1 回点滴静注を 2 日間）[2)]　8 週間地固め［A］
		第二選択薬	• AMPH-B 0.7 mg / kg / 日　1 日 1 回点滴静注[4)] ＋ 5-FC 経口投与 25 mg / kg / 回　1 日 4 回を 6～10 週間［B］
	維持療法		•（Fos）FLCZ 200～400 mg / 日　1 日 1 回点滴静注あるいは経口投与で維持[2)]［A］ • ITCZ 内用液[5)] あるいはカプセル剤 200 mg / 日　1 日 1 回経口投与で維持［B］

1）L-AMB 2.5～6.0 mg / kg / 日　1 日 1 回点滴静注でも可．
2）F-FLCZ は静注可，FLCZ は経口投与と点滴静注．
3）VRCZ 経口投与の場合，体重による用量調整を行う．
4）L-AMB 4.0 mg / kg / 日　1 日 1 回点滴静注，ただし症状により 6.0 mg / kg / 日まで増量可．
5）保険適用外．
（Fos）FLCZ は，F-FLCZ と FLCZ の両薬剤を意味する．［A］は強く推奨，［B］は一般的な推奨を意味する．
AMPH-B：アムホテリシン B，5-FC：フルシトシン，VRCZ：ボリコナゾール，FLCZ：フルコナゾール，ITCZ：イトラコナゾール，L-AMB：アムホテリシン B リポソーム製剤．

（深在性真菌症の診断・治療ガイドライン 2007[5)] より）

3 クリプトコックス脳髄膜炎の治療のフローチャート（2014年版ガイドライン）

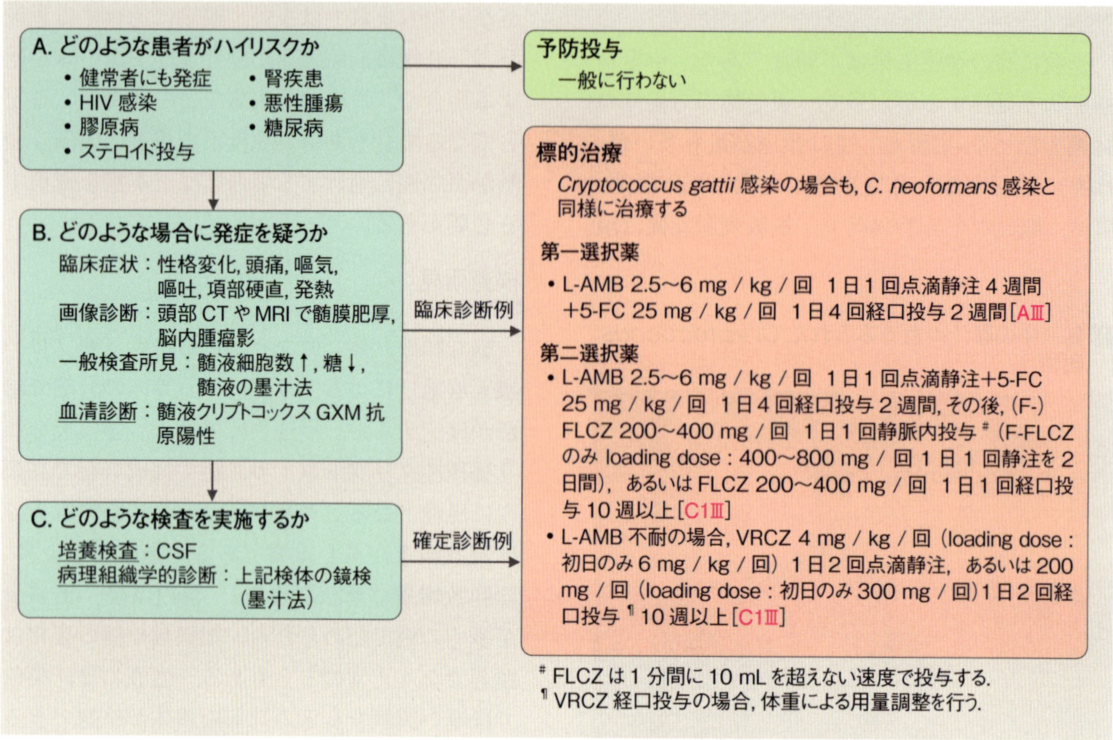
A. どのような患者がハイリスクか
• 健常者にも発症 • 腎疾患
• HIV 感染 • 悪性腫瘍
• 膠原病 • 糖尿病
• ステロイド投与
B. どのような場合に発症を疑うか
臨床症状：性格変化, 頭痛, 嘔気, 嘔吐, 項部硬直, 発熱
画像診断：頭部 CT や MRI で髄膜肥厚, 脳内腫瘤影
一般検査所見：髄液細胞数↑, 糖↓, 髄液の墨汁法
血清診断：髄液クリプトコックス GXM 抗原陽性
C. どのような検査を実施するか
培養検査：CSF
病理組織学的診断：上記検体の鏡検（墨汁法）
臨床診断例
確定診断例
予防投与
一般に行わない
標的治療
Cryptococcus gattii 感染の場合も, C. neoformans 感染と同様に治療する
第一選択薬
• L-AMB 2.5～6 mg / kg / 回 1日1回点滴静注 4 週間 +5-FC 25 mg / kg / 回 1日4回経口投与 2 週間 [AⅢ]
第二選択薬
• L-AMB 2.5～6 mg / kg / 回 1日1回点滴静注+5-FC 25 mg / kg / 回 1日4回経口投与 2 週間, その後, (F-)FLCZ 200～400 mg / 回 1日1回静脈内投与 # (F-FLCZ のみ loading dose：400～800 mg / 回 1日1回静注を2日間), あるいは FLCZ 200～400 mg / 回 1日1回経口投与 10 週以上 [C1Ⅲ]
• L-AMB 不耐の場合, VRCZ 4 mg / kg / 回 (loading dose：初日のみ 6 mg / kg / 回) 1日2回点滴静注, あるいは 200 mg / 回 (loading dose：初日のみ 300 mg / 回) 1日2回経口投与 ¶ 10 週以上 [C1Ⅲ]
FLCZ は 1 分間に 10 mL を超えない速度で投与する.
¶ VRCZ 経口投与の場合, 体重による用量調整を行う.

推奨度［A］：科学的根拠があり，行うよう強く勧められる，［C1］：科学的根拠はないが，行うよう勧められる，エビデンスレベル［III］：専門家の意見；臨床経験に基づく証拠；記述的研究；専門委員会からの報告，による証拠.

（深在性真菌症の診断・治療ガイドライン 2014[6] より）

ルクロノキシロマンナン；glucuronoxylomannan〈GXM〉抗原）検査は迅速に診断でき，90％以上で陽性で，感度・特異度が高い．菌量を反映するため，治療効果の判定にも有用である．

画像所見

造影 MRI では髄膜のガドリニウム造影効果を呈する場合があるが，特異性は低い．Tien らは，29 例の CT と MRI の所見からクリプトコッカス髄膜脳炎には以下の 4 パターンが存在すると指摘している[3]．すなわち，①脳実質内に形成される cryptococcoma と呼ばれる腫瘤様病変，②左右ほぼ対称性の基底核に好発する血管周囲腔の拡大を示唆する多数の微細病変，③脳実質および髄膜の多発性粟粒性病変，④上記の混合病変を伴いウィルヒョー・ロバン腔（Virchow-Robin space）の拡大からなる混合型である．その他に，広範な白質病変を来すクリプトコッカス髄膜脳炎の報告もある．その症例の脳生検では，肉芽形成を伴う慢性炎症所見以外に，小血管周囲に T リンパ球主体の多数の細胞浸潤がみられている．

治療，予後

本症の治療法は 2000 年の Infectious Disease of Society of America（IDSA）ガイドライン[4] を基本とするが，本邦では 2007 年に「深在性真菌症の診断･治療ガイドライン」が出され（2）[5]，2014 年にその改訂版が発行された（3）[6]．前 2 者では非 HIV 感染者と HIV 感染者を分けて治療法が記載されている．両者とも，導入はアムホテリシン B（AMPH-B）とフルシトシン（5-FC）併用療法が推奨されている．初期治療における 5-FC の併用は予後を改善する．

2014 年版のガイドライン（3）[6] は 2007 年版に比べて，「A. どのような患者がハイリスクか」，「B. どのような場合に発症を疑うか」，「C. どのような検査を実施するか」の記載には変更はない．髄液中のクリプトコッカス抗原（GXM抗原）陽性例は臨床診断例とする．培養検査や墨汁法でクリプトコッカスが見出されれば確定診断例となる．診断されればチャートに従って標的治療を行う．*C. gattii* 感染でも *C. neoformans* と同様に治療する．ガイドライン2014では，わが国の現状が考慮されて，AMPH-Bと同等の効果が期待でき，忍容性も高いアムホテリシンBリポソーム製剤（L-AMB）が第一選択薬として推奨されている．初期治療における5-FCの併用は予後を改善することが知られている．治療は症状と髄液所見を指標に行う．GXM抗原のみ陽性が継続する場合，いったん治療を終了し，注意深く経過観察を行う．しかし，免疫不全患者では，再発例も多く治療が長期にわたることが多い．

点滴静注で無効な例にL-AMBやAMPH-Bの髄注を行う場合があるが，くも膜炎を生じ疼痛や瘢痕を残す場合があるため，髄注はL-AMBやAMPH-Bの静注脱落例と抗真菌薬耐性の場合に考慮される．び漫性の大脳白質病変を示す例でステロイド薬が劇的に有効なことがあり，真菌感染が免疫学的異常を惹起し，ステロイド反応性の病態が引き起こされた可能性も指摘されている．

頭蓋内圧が亢進している場合は，繰り返しの腰椎穿刺で髄液圧管理を行う．再発が疑われた場合は，再度標的治療を行う．

近年の抗真菌療法の標準化や副作用軽減により予後は改善しているが，本症は依然死亡率の高い疾患であり，急性期の死亡率は6〜15％である．予後不良因子としては，ハイリスク患者，診断の遅れ，治療前の意識障害，髄液所見（GXM抗原価が高い，頭蓋内圧亢進，細胞増多，高蛋白，糖低下）などがあげられている．クリプトコッカス髄膜脳炎は治癒しても，脳神経麻痺，視力低下，認知機能低下，水頭症などの後遺症を残すことがある．

（岡本幸市）

文献

1) Weenink HR, Bruyn GW. Cryptococcosis of the nervous system. In：Vinken PJ, et al (editors). Handbook of Clinical Neurology, Vol 35. Amsterdam：North-Holland Publishing Company；1978, pp.459–502.
2) 堀内一宏ほか．脳室内抗真菌薬投与が奏功した *Cryptococcus gattii* による脳および肺クリプトコッカス症の1例．臨床神経学 2012；52：166–171.
3) Tien RD, et al. Intracranial cryptococcosis in immunocompromised patients：CT and MR findings in 29 cases. *AJNR Am J Neuroradiol* 1991；12：283–289.
4) Saag MS, et al. Practice guidelines for the management of cryptococcal disease. Infectious Disorder Society of America. *Clin Infect Dis* 2000；30：710–718.
5) 深在性真菌症のガイドライン作成委員会（編）．深在性真菌症の診断・治療ガイドライン2007．東京：協和企画；2007.
6) 深在性真菌症のガイドライン作成委員会（編）．深在性真菌症の診断・治療ガイドライン2014．東京：協和企画；2014.

V. 真菌症

カンジダ髄膜脳炎

Point

- カンジダ血症ではカンジダ髄膜脳炎を合併する症例がまれならず存在し，きわめて高い死亡率が報告されている.
- 脳神経外科手術後合併症として発症することもあり，周術期合併症としても注意する必要がある.
- カンジダ髄膜脳炎による微小膿瘍は皮質深層に集中する傾向が指摘されている.

Candida sp. は，侵襲性真菌症の代表的な臨床型である真菌血症の原因菌として最多である組織内二形性菌である．このカンジダ血症は，米国およびほとんどの先進諸国において，院内血流感染症の第 4 位とされている[1)]．さらに，カンジダ血症では，約 50％に中枢神経病変が合併すると同時にきわめて高い死亡率（80～97％）が報告され注目を集めている[2,3)]．このように，中枢神経（CNS）カンジダ症は多くの場合，カンジダ血症に代表される侵襲性カンジダ症の播種性病変として発症し，一次病巣から血行性播種によって CNS 感染が惹起される一方，外因性に脳脊髄液シャント造設などの脳神経外科手術の合併症としても起こりうる[4-10)].

ほとんどは *Candida albicans*（*C. albicans*）が原因菌種であり，*Candida glabrata*（*C. glabrata*）やその他の菌種による感染症の報告はごくわずかであるが，Non-*albicans Candida* 種の割合は年々増加している.

危険因子としては，中心静脈輸液，特に中心静脈栄養のライン感染，真菌集落を有する尿生殖器ないしは消化管の手術操作，消化管感染病巣からの血行感染，広域抗菌薬療法，副腎皮質ステロイド療法などがあげられる.

病態

通常，亜急性ないし慢性の臨床経過を示す．一般的には頭痛，発熱，食欲不振，悪心・嘔吐，意識障害や片麻痺，脳圧亢進に加え項部硬直や痙攣などの髄膜刺激症候などで発症する．しかしながら，特異的な症状を欠き，播種性カンジダ感染による全身症状が全面に出ることも少なくない．臨床的には髄膜炎が最も多いが，微小膿瘍形成に加え，時に大膿瘍形成といった占拠性病変による多彩な病型をとる（**1**，**2**).

CNS カンジダ症が疑われた場合には，髄液検査が必須である．髄液検査では，脳脊髄液の外観は清澄または軽度混濁であり，初圧の上昇，好中球またはリンパ球優位の軽度の細胞増多，蛋白増加と糖含量の低下を認めるが，正常の場合もある.

診断

カンジダ感染症の診断・治療に際しては，その具体的な方法を箇条書きに明記し，それを個々でとらえるのではなく，bundle にして実施することにより予後などの改善を得ることを目的としたカンジダ感染症チェックリストが ACTIONs Project により作成されており使い勝手が良く，website から入手可能である（http://www.mycoses.jp/actions_project/checklist.pdf).

CNS カンジダ症の診断方法には，病変部である脳脊髄液や脳実質でのカンジダの存在を示す確定診断法と，菌の関与を示唆する補助診断法があげられる．診療に際し最終的な目標となる確定診断の方法として培養検査，検鏡および病理組織学的検査での酵母様真菌の検出があげられる．一方，補助診断法としては血清診断や

1 カンジダ髄膜脳炎の肉眼所見

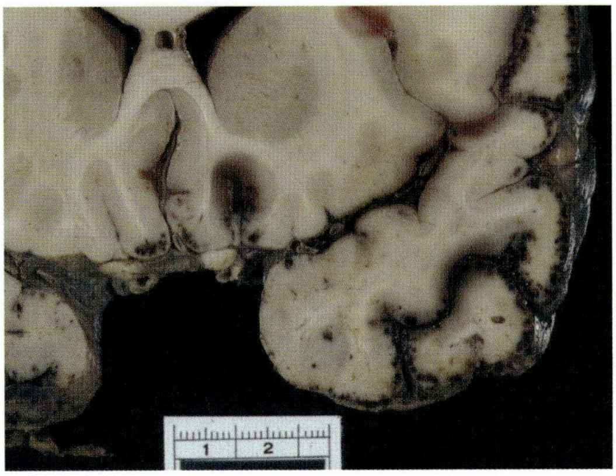

び漫性に脳表の炎症性変化を認める．

2 カンジダ髄膜脳炎の顕微鏡所見

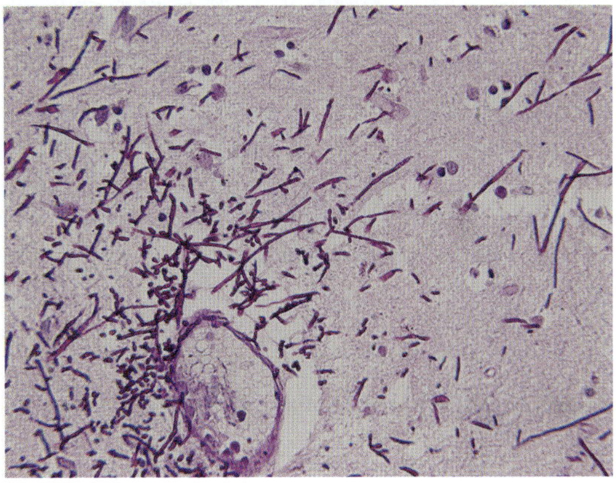

脳血管周囲を中心に酵母ならびに仮性菌糸の侵襲を認める．

遺伝子診断に加え，神経放射線学的診断がこれに含められる．

CNSカンジダ症の臨床検体からの分離培養においては，通常2〜4日で菌が増殖する傾向を認めるが，その陽性率は20〜75％とされ，培養できない場合も少なくない．しかしながら，CNSカンジダ症において本来無菌である髄液からのカンジダの分離同定はその診断上必要不可欠である．そこで，真菌分離率を高めるために大量の髄液を3つに分けて培養することが勧められている[11]．*Candida* sp.はサブロー寒天培地で十分発育するが，培養時間を2〜4週間程度まで継続することで培養成績が改善するとされている．現在，多くの病院検査室で*Candida* sp.の初代分離培地として，発色基質培地（CHROMagar™ Candida）が使用され，分離培地とともに主要菌種の鑑別ができることから，CNSカンジダ症診断への有効性が期待される．

鏡検や病理組織学的検査のみで原因真菌の菌種を特定することは一般に困難とされている．そのため，時にPCR（polymerase chain reaction）法に基づく遺伝子診断法などの補助診断が菌種特定の鍵となることも少なくない．しかしながら，PCR法にはその優れた迅速性，感度・特異性をもつ反面，検体汚染（コンタミネーション）による偽陽性や真菌の強固な細胞壁によるDNA抽出の困難さなど，改善すべき問題点が残されている．筆者らの施設では，これらを解消し深在性真菌症の迅速かつ精度の高い診断法を開発すべく，*in situ* hybridization（ISH）法を併用することによる遺伝子診断法の開発を進めており，*C. albicans*特異性のあるプライマーを使用して，CNSカンジダ症の剖検例から得た脳組織のパラフィン切片上にて*C. albicans*の遺伝子を容易に同定することが可能であった[12]．

現在，CNSカンジダ症の血清補助診断としては，主にマンナン抗原をELISAで検出するキットが利用可能であり頻用されている．しかしながら，これらのキットは*C. albicans*のマンナン抗原に対する抗体を使用したもので，カンジダ菌種により偽陰性が多く生じるので，結果の評価に注意が必要である．

一方，国内においてCNSカンジダ症の診断に利用できる遺伝子診断法としては，GeniQ-カンジダと病原遺伝子検出の2つが存在し，迅速・高感度・特異的にカンジダ菌種の検出および同定が可能であることから，近年将来有望な検査法として注目されている．

さらに，CNSカンジダ症に対しては，分離された*Candida* sp.の抗真菌薬感受性試験も試みる余地がある．特に*C. glabrata*，*Candida Krusei*（*C. Krusei*）がアゾール系抗真菌薬に対して自然耐性を示すことには注意が必要である．

補助診断として臨床で最も簡便に利用されている検査方法として，CTやMRIに代表される神経放射線学的診断法があげられる．頭部単純

Column

近年における CNS カンジダ症の病態解析

近年，本邦からヒト剖検脳を用いて，その病理組織所見ならびに形態解析を施行することで，CNS カンジダ症の病態解析を行った研究の成果が報告されている．その結果，CNS カンジダ症のテント上病変における脳表からの平均距離は約 4 mm であり大脳皮質深層に相当するとされている．皮質深層には特異的な分枝形態をもつ動脈による血管網が存在し，CNS カンジダ症の病変がこれら血管網の存在部位とほぼ一致して成立することから，この皮質動脈の分枝形態に影響を受けている可能性が示唆されている[12)].

CT にて，微小膿瘍は等～低吸収域として描出され，頭部造影 CT にて多発する造影増強効果を伴った点状の微小病変として認められる．さらに，肉芽腫は高吸収域として描出され，リング状の造影増強効果を示すとされている．一方，頭部 MRI にて肉芽腫や膿瘍は，T2 にて低信号として描出され，CT 同様リング状の造影増強効果を示すことが多い．近年，高空間解像度ならびに高コントラストを示す 64 列マルチスライス CT や 3.0 テスラ MRI などが臨床現場で活用されるようになってきており，これまで描出することが不可能であった微小病変の検出に有用となることが期待される．

治療

CNS カンジダ症の治療については，2009 年に米国感染症学会の専門家委員会から侵襲性カンジダ症の治療ガイドラインが発表され，従来のアムホテリシン B 製剤（AmB-d，日本では AMPH-B）よりも LFAmB（日本では L-AMB〈アムビゾーム®〉）の使用が推奨されており，数週間アムホテリシン B 製剤（AmB）を投与し（患者の臨床症状・所見および髄液所見が改善した後），アゾール系薬への切り替えが勧められている．AmB-d（ファンギゾン®）とフルシトシン（アンコチル®）との併用は *in vivo* で相乗作用を示し，フルシトシンは優れた髄液中濃度に達する[10)]ことから，これら 2 剤の併用は臨床においても奏効する可能性が指摘されている．アムホテリシン B 製剤（AmB）およびフルシトシン投与後の step down 治療としてフルコナゾール（ジフルカン®など）は，髄液中濃度および脳組織内濃度で優れており，CNS カンジダ症に対して有用なことが証明されている[4-6)]．また，キャンディン系薬，特に本邦で使用可能なミカファンギン（ファンガード®）は分子量が大きく，髄液移行性も低いことから CNS カンジダ症の治療には推奨されない．近年，*C. glabrata* や *C. kurusei* といったアゾール低感受性カンジダ菌種による髄膜炎がみられるが，そのような患者には初期治療としてアムホテリシン B 製剤（AmB）とフルシトシンを投与した後に優れた髄液中濃度を示す[13)]ボリコナゾール（ブイフェンド®）を投与する方法が有効とされ，その効果が期待されている．

手術加療は，①定位的手術，②減圧術，③シャント手術，④その他，が行われている．①deep-seated もしくは eloquent area の病変では培養同定もしくは病理組織学的検討のために定位的手術が施行されることがある．②頭蓋内圧亢進症状が内科的加療で改善しない際には外減圧術や，膿瘍摘出による内減圧術が適応となる．③水頭症の合併に対しては，シャント手術が考慮されるが，その施行時期については明確な指針はない．④膿瘍内に AmB の局所投与を施行する際には，オンマイヤーリザーバーの留置が行われる．また，髄膜脳炎が重篤な場合，細胞数増多による髄液循環不全が病態を増悪させていると考えられ，補助療法として腰椎ドレナージを用いた持続排液が考慮されることがある．

Memo

CNS 感染症は時に水頭症を併発するが，その病態を理解する際に基本となるのは，髄液ダイナミクスの正しい理解とされている．しかしながら，髄液循環については，以前よりモンロー孔（Monro foramen）から第 4 の孔である中山孔を通る経路が指摘されているが，その送り出しの力についてはさまざまな議論がなされており，今後さらなる研究が期待されている．

本稿で紹介した知見の一部は，厚生労働省科学研究補助金「新興・再興感染症研究事業　輸入真菌症等真菌症の診断・治療法の開発と発生動向調査に関する研究（新興-一般-008）」ならびに「難治性疾患克服事業　特定疾患の微生物学的原因究明に関する研究（難治-036）」（いずれも平成17年度，18年度，19年度および20年度），文部科学省「私立大学戦略的研究基盤形成支援事業　感染症・免疫難病の先進医療技術開発 分子レベルでの発症機構の解明を通じた感染症・免疫難病の新たな治療技術の創製」（平成20年度），東邦大学プロジェクト研究（19-28「中枢神経カンジダ症の病理学的研究」），真菌症フォーラム公募研究「病理診断材料における病原真菌の検出を目的とした新規遺伝子学的同定方法の開発」（平成21年度）の補助により遂行された研究によることを記す．

（中山晴雄，岩渕　聡，渋谷和俊）

文献

1) Wisplinghoff H, et al. Nosocomial bloodstream infections in US hospitals：Analysis of 24, 179 cases from a prospective nationwide surveillance study. *Clin Infect Dis* 2004；39：309-317.
2) Parker JC Jr, et al. Human cerebral candidosis--A postmortem evaluation of 19 patients. *Human Pathol* 1981；12：23-28.
3) Pendlebury WW, et al. Multiple microabscesses in the central nervous system：A clinicopathologic study. *J Neuropathol Exp Neurol* 1989；48：290-300.
4) Sánchez-Portocarrero J, et al. The central nervous system and infection by *Candida* species. *Diagn Microbiol Infect Dis* 2000；37：169-179.
5) Nguyen MH, Yu VL. Meningitis caused by *Candida* species：An emerging problem in neurosurgical patients. *Clin Infect Dis* 1995；21：323-327.
6) Sánchez-Portocarrero J, et al. *Candida* cerebrospinal fluid shunt infection：Report of two new cases and review of the literature. *Diagn Microbiol Infect Dis* 1994；20：33-40.
7) Voice RA, et al. Chronic candidal meningitis：An uncommon manifestation of candidiasis. *Clin Infect Dis* 1994；19：60-66.
8) Geers TA, Gordon SM. Clinical significance of Candida species isolated from cerebrospinal fluid following neurosurgery. *Clin Infect Dis* 1999；28：1139-1147.
9) Casado JL, et al. Candidal meningitis in HIV infected patients：Analysis of 14 cases. *Clin Infect Dis* 1997；25：673-676.
10) Smego RA Jr, et al. Combined therapy with amphotericin B and 5-fluorocytosine for Candida meningitis. *Rev Infect Dis* 1984；6：791-801.
11) Karen L Roos. 湯浅龍彦（訳）. 髄膜炎の100章. 新潟：西村書店；2003, pp.144-159.
12) Nakayama H, et al. Histopathological study of candidal infection in the central nervous system. *Nippon Ishinkin Gakkai Zasshi* 2010；51：31-45.
13) Lutsar I, et al. Voriconazole concentrations in the cerebrospinal fluid and brain tissue of guinea pigs and immunocompromised patients. *Clin Infect Dis* 2003；37：728-732.

V. 真菌症

アスペルギルス症，ムコール症

Point

- アスペルギルス症とムコール症は糸状菌が原因の真菌感染症で，致死率の高い中枢神経感染症の一つである.
- アスペルギルス症とムコール症の中枢神経感染は類似した症状・画像を示すことが多いため，鑑別は困難である．両者とも副鼻腔・鼻腔周辺を侵しやすく，また血管親和性が高く血管障害を来しやすい.
- 両者を鑑別するには血清学的検査と病理学的検査が重要である．特に病理学的検索で真菌の形態を明らかにすることが診断確定につながる.
- 早期の経験的治療の開始が重要であるが，アスペルギルス症に効果的なボリコナゾールはムコール症には無効であり，ムコール症にはアムホテリシンＢリポソーム製剤を用いなければならない．経験的治療の薬剤選択には注意が必要である.

臨床症候

アスペルギルス症

中枢性アスペルギルス症（aspergillosis）の症状は亜急性に出現進行することが多いが，宿主の免疫状態により病原体としての侵襲性が異なるため，免疫低下状態の場合は侵襲性が高く急性発症を示すことがある．また，侵襲性が低い場合は数週から数か月の慢性の経過になる．発熱，頭痛，意識障害，痙攣といった非特異的症状が初発症状として先行しやすい[1]．髄膜炎を来した場合は髄膜刺激徴候を伴う．膿瘍・脳梗塞・脳出血病変が出現した場合は病変部位に関係した巣症状を示すことがある．また鼻腔・副鼻腔に感染巣がある場合は鼻汁，鼻閉，鼻出血が出現し，その後病変の進展に伴い形成された腫瘤病変で眼窩周囲・上顎骨の腫脹を来し，眼窩先端に進展すれば多発性脳神経麻痺を呈する.

ムコール症

ムコール*（*Mucor*）の中枢性感染の症状は中枢性アスペルギルス症と同様の経過をとり，症候学的に両者を鑑別することは困難である．症状は数日～数週にわたり増悪し，いわゆる亜急性の経過をとる．急性発症や慢性の経過は典型的ではない．発熱，頭痛，顔面の疼痛，腫脹がしばしば初発症状として出現する．また流涙，鼻閉，鼻汁などの鼻症状も初期症状に多い．初発症状としての歯痛や抜歯の既往も少なくない．臨床徴候としては発熱が多く，外観上は眼瞼・鼻や上顎部顔面の発赤や黒色化した壊死組織を認め，壊死組織からの黒色調の分泌物や悪臭を伴う血性の分泌物が出現する．進行とともに眼球突出が出現する．中枢神経を侵すムコール症は鼻脳型が大半で，中枢への播種性感染はまれである．中枢への進展は，鼻粘膜・副鼻腔への感染に始まって眼球運動の障害（眼窩尖端症候群，上眼窩裂症候群）から脳実質へと進行する．頭蓋内への進展は眼動脈，上眼窩裂，篩板のどれかを経由することが多い．上眼窩裂を経由する場合は静脈洞血栓症や内頸動脈の閉塞を来しやすい．篩板を経由する場合は前頭葉や海綿状脈洞に感染を来す[2].

* 「深在性真菌症の診断･治療ガイドライン」の表記は“ムーコル”となっている.

病因，発症機序

アスペルギルス症

アスペルギルス（*Aspergillus*）は代表的な糸状菌で，アスペルギルス属に属する複数の菌種から成る．自然環境に広く分布する真菌で，病院内では観葉植物（鉢内の堆肥や土），生花やドライフラワーの表面，花瓶の水，エアコンの吹出し口，浮遊粉塵などから検出される．アスペルギルスが関与した感染・免疫反応をアスペルギルス症と総称する．

アスペルギルスはしばしば日和見感染を来し，免疫不全状態の患者に対し高い侵襲性を発揮し重症化する[3]．時に免疫正常者が感染対象になるが，この場合は血液疾患などの易感染性患者に比較して重症度は低い．

病態としては，①重症度の高い侵襲性，②重症度の乏しい定着状態と，③アレルギー，の3種に分類される．分離される頻度が最も高い菌種は *Aspergillus fumigatus* で半数以上を占め，その他には *A. flavus*，*A. terreus*，*A. niger* などがみられるが，*A. niger* が近年増加傾向にある．

中枢神経への感染経路としては，①空気中の胞子を吸い込むことにより肺感染病巣が形成され，そこから真菌が血行性に播種して中枢神経に至る場合，②副鼻腔・眼窩の感染病巣から直接的に中枢神経へ浸潤する場合，③医学的処置に伴う直接的な中枢神経への感染，の3種類がある．肺アスペルギルス症患者の13〜16%に，播種性アスペルギルス症の40〜60%に中枢病変を伴う．中枢神経系のアスペルギルス症は肺外アスペルギルス症の10〜20%を占めている．

Memo

アスペルギルス症の分類

肺アスペルギルス症と肺外アスペルギルス症に分類される．肺アスペルギルス症は病態から，侵襲性肺アスペルギルス症，肺アスペルギローマ（慢性アスペルギルス症の非進行期），慢性壊死性肺アスペルギルス症（慢性アスペルギルス症の進行期）に分類され，肺外アスペルギルス症は侵襲性アスペルギルス症（播種性），副鼻腔アスペルギルス症，中枢神経（脳）アスペルギルス症，皮膚アスペルギルス症に分類される．アレルギー性疾患としてはアレルギー性気管支肺アスペルギルス症がある．

中枢感染としては髄膜炎，膿瘍，脳血管障害（脳梗塞，脳内出血，動脈瘤，くも膜下出血）など多彩な病像を示す．アスペルギルスは血管との親和性が高いため，海綿静脈洞やウィリス動脈輪（circle of Willis）への血管浸潤を来し，しばしば脳血管障害を経過中に合併する．

ムコール症

ムコール（*Mucor*）はムコール症と呼ばれる真菌感染症を来す代表的な糸状菌である．一時期ムコールは真菌界の接合菌門を形成するムコール亜門に分類されていたため，接合菌症と呼ばれていた．近年の分類学の進歩により接合菌門は解体されつつあるため[4]，現在の臨床現場では接合菌症とは呼ばず，以前のようにムコール症と呼ばれることが多くなっている．ムコール症は単独の菌種が感染の原因となるわけでなく，ムコール亜門に属する *Rhizopus* 属，*Mucor* 属，*Lichtheimia* 属（かつては *Absidia* 属と呼ばれていた），*Rhizomucor* 属に属するさまざまな菌種が原因となるが便宜的にムコール症と呼ばれる．

ムコールは土壌を中心に，自然環境に普遍的に存在する真菌で，建物の解体現場や建設現場などのほこりの中や風で空中に浮遊して存在する．時に病院の空調設備・水周りに分布し，院内の感染源となる．感染経路としては環境中に存在する真菌を吸い込むことにより，経気道的に感染すると考えられている．経消化管的な感染経路も想定されているが一般的ではない．中枢神経を侵す経路は2種類ある．①経鼻的に副鼻腔に感染が成立した後，さらに眼窩や口蓋を浸潤・破壊し最終的に中枢神経に至る経路，②播種性に中枢神経に感染が波及する経路である．

ムコールはアスペルギルスと同様に血管親和性が強く，血栓性血管炎や急性壊死性血管炎を

Memo

ムコール症の分類

感染の病型は鼻脳型，中枢神経型，肺型，消化管型，皮膚型がある．きわめてまれであるが，各種病型から続発する播種性接合菌症がある．

1 血清診断法の成績に影響を及ぼす因子

血清診断法	偽陽性
β-D-グルカン測定法	• セルロース素材の透析膜を用いた血液透析 • 血液製剤（アルブミン製剤，グロブリン製剤など）の使用 • 環境中のβ-D-グルカンによる汚染 • β-D-グルカン製剤の使用 • *Alcaligenes faecalis* による敗血症患者 • 測定中の振動（ワコー法） • 非特異反応（溶血検体，高グロブリン血症など）の出現
プラテリア™ アスペルギルス Ag EIA®	• タゾバクタム / ピペラシリン投与* • クラブラン酸 / アモキシシリン投与 • ビフィドバクテリウム属の腸管内定着 • *C. neoformans* GXM • 大豆蛋白を含む経管栄養

* タゾバクタム / ピペラシリン製剤についてはかつて国外でアスペルギルス GM 抗原偽陽性の原因として問題視されたが，製造工程管理の適正化によりもはや偽陽性の原因とならないことが報告されている．

（深在性真菌症の診断・治療ガイドライン 2014[8] より）

示す．血栓，塞栓，真菌性動脈瘤を引き起こし，その結果，脳梗塞・脳出血を引き起こす．

検査所見

アスペルギルス症

■脳脊髄液検査

脳脊髄液検査では中枢性アスペルギルス症に特異的な所見はなく，単核球を中心とした軽度の脳脊髄液細胞の増多と蛋白の上昇を認める．

■顕微鏡検査，培養検査

中枢性アスペルギルス症の確定診断には脳脊髄液中でのアスペルギルスの証明が必要であり，脳脊髄液の検鏡と分離培養は必須であるが，双方とも陽性率が低いため，確定診断へ寄与する程度は低い．

■血清学的検査，遺伝子診断

(1→3)-β-D-グルカンは真菌の細胞壁の主要構成成分の多糖体であり，アスペルギルス属にも豊富に存在する．カンジダ属などのアスペルギルス属以外の真菌感染でも陽性化するため特異性は乏しいが，アスペルギルス症のスクリーニングとしては有用である．

アスペルギルス抗原の検索は診断に重要な手がかりを与えてくれる．アスペルギルス属にはアスペルギルスガラクトマンナン抗原が細胞膜構成蛋白として存在しているため，血清アスペルギルスガラクトマンナン抗原の検出はアスペルギルス症の診断に有用である．脳脊髄液中のアスペルギルスガラクトマンナン抗原は中枢性アスペルギルス症の 50〜92％で陽性であると報告されているが，報告例が少なく今後の検討が必要である[5]．近年はアスペルギルス DNA を PCR で脳脊髄液から検出し，中枢性アスペルギルス感染症の確定診断を行う試みも行われている[6]．一般的検査ではなく研究室レベルや一部の商業施設のみの検査で保険適用も認められていないが，今後の発展が期待される検査法である．(1→3)-β-D-グルカン，アスペルギルスガラクトマンナン抗原はともに，**1**に示すように偽陽性反応を示す場合があるため解釈に注意が必要である．

■病理学的検査

血液，脳脊髄液を用いたアスペルギルスの分離培養は困難なため，確定診断には副鼻腔病変や脳膿瘍の切除標本での病理学的検索と培養が重要かつ有用である．アスペルギルス菌体の検索はヘマトキシリン・エオジン（HE）染色では困難なため，グロコット染色（Grocott stain）や PAS 染色を使用する．アスペルギルス属の形態学的特徴は，糸状を示し，菌体内部に隔壁をもち，菌糸の分岐角度が鋭角の分岐角を示すことである．

2 中枢性アスペルギルス症の頭部造影 MRI

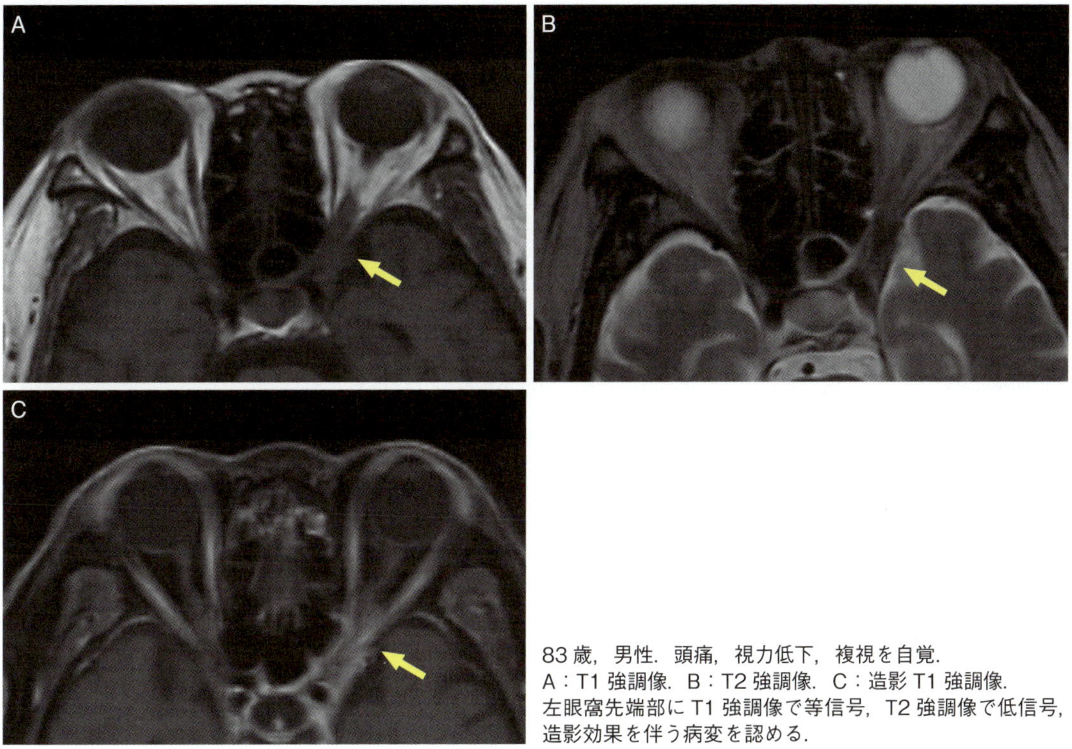

83 歳，男性．頭痛，視力低下，複視を自覚．
A：T1 強調像．B：T2 強調像．C：造影 T1 強調像．
左眼窩先端部に T1 強調像で等信号，T2 強調像で低信号，造影効果を伴う病変を認める．

■画像検査

中枢性アスペルギルス症は致死率が高く，確定診断を待つことなく経験的治療を速やかに行う必要があるため，画像検査は重要な位置を占め，MRI が特に診断に有用である（**2**）．MRI は病態を反映して多彩な画像所見を示す．髄膜炎を来している場合は，Gd-DTPA 造影 MRI で脳表面の増強効果や硬膜の増強効果を示す．

脳膿瘍早期では小虚血様の病変として描出される．脳膿瘍が増大してくると多くの例で膿瘍周囲に被膜を形成し，Gd-DTPA 造影 MRI で病変部位周囲のリング状の増強効果を認める．免疫不全者の場合は増強効果が低下あるいは増強効果が認められない場合がある．また T2 強調像では膿瘍病変周囲のリング状の低信号域を認めることがあり，これは菌糸に存在する鉄やマンガンなどの微量な金属を反映した磁化率効果によると考えられている．脳膿瘍は拡散強調で低信号～高信号を示す．脳梗塞を来すと単発もしくは複数の脳虚血性病変の所見を示し，時に出血性変化を伴う．

血管浸潤による感染性動脈瘤を形成した場合は MRA で動脈瘤が撮像される．副鼻腔に菌球が形成された場合は T1 強調像で低信号から高信号とさまざまで，T2 強調像では著明な低信号を示す特徴的な腫瘤性病変を示す．CT では高吸収域と低吸収域の混在や，骨条件では侵襲性を反映した骨破壊像を示す．

ムコール症

■脳脊髄液検査

ムコール症の脳脊髄液検査は真菌性髄膜炎一般の非特異的な値を示し，アスペルギルス症同様に単核球を中心とした軽度の細胞増多と蛋白の上昇を認める．

■顕微鏡検査，培養検査

脳脊髄液の培養では発育が困難である．培養が成功する場合も長時間が必要で，2 週間は培養を継続しなければならない．また陽性率も低いため，臨床的には実用性が乏しい．

■血清学的検査，遺伝子診断

ムコールは細胞壁の（1→3）-β-D-グルカン量

3 アスペルギルス症とムコール症の特徴

		アスペルギルス症	ムコール症
リスクファクター		遷延する高度の好中球減少，真菌感染の既往，造血幹細胞移植，重症 GVHD，高用量ステロイドの長期投与，CMV 感染	コントロール不良の糖尿病患者，遷延する高度の好中球減少，高用量ステロイドの長期投与，鉄過剰症へのデフェロキサミン投与中，代謝性アシドーシス，VRCZ またはその他のキャンディン系抗真菌薬の使用中
病型		髄膜炎型，膿瘍型，脳血管障害型	鼻脳型，中枢神経型
血清診断		β-D-グルカン，ガラクトマンナン抗原（血清，脳脊髄液）	なし
画像（中枢神経）		• 髄膜炎：脳表面，硬膜の増強効果 • 脳膿瘍：小虚血様病変，造影 MRI で病変部位周囲のリング状の増強効果（免疫不全者の感染では増強効果が低下，消失），T2 強調像で膿瘍病変周囲のリング状の低信号域	副鼻腔から進展する腫瘤病変，鼻中隔・口蓋の破壊性病変，眼窩への浸潤，脳病変はアスペルギルス症に類似
菌の形態	菌糸の太さ	幅が狭い（6 μm 以下）	幅が広い（6〜15 μm）
	菌糸の分岐	鋭角	不規則，しばしば 90°
	菌糸中隔	あり	なし

GVHD：移植片対宿主病，CMV：サイトメガロウイルス.

がきわめて少ないため，深在性真菌症でスクリーニングに使用される（1→3）-β-D-グルカン値は上昇しない[7]．特異的な抗原・抗体検査はなく，アスペルギルスガラクトマンナン抗原も陰性である．遺伝子検査の有効性を示す報告は散見されるが，実地臨床には普及していない．

■病理学的検査

多くの報告が病理学的検索から診断に至っており，ムコール症診断にとって重要な検査である．菌糸がグロコット染色や PAS 染色で観察される．ムコールの形態学的特徴は，糸状を示し，幅広く（6〜15 μm），内部が中空で隔壁を認めない構造である．菌糸の分岐角度が不規則であり，しばしば 90° の分岐角を示す．凍結切片でも診断可能なことがあるため，積極的に迅速標本での診断を試みるべきである．

■画像検査

副鼻腔単純 X 線では鼻腔粘膜肥厚，副鼻腔粘膜肥厚，鼻中隔破壊を示す．CT では副鼻腔内の腫瘤性病変を示し，骨条件では病期が進行すれば骨破壊像を示す．MRI では副鼻腔から進展する腫瘤病変が撮像される．腫瘤病変は典型的には T1 強調像では等〜低信号，T2 強調像では高信号を示す．Gd-DTPA 造影 MRI では増強効果がみられる．また脳梗塞，脳出血などの血管障害の像や感染性動脈瘤を示す場合がある．MRA ではムコールの血管親和性を反映し，血管の狭窄・閉塞像を示す．画像的にはアスペルギルス症に類似しており，鑑別が困難であることが少なくない．

診断，鑑別診断

真菌症の診断は生検組織か培養による菌の証明が gold-standard である．しかし，アスペルギルス症を来す患者は免疫能の低下をはじめとした全身状態の悪化のため，十分な病理学的検索が困難で直接的な真菌の証明が困難なケースが多い．診断の実際としては，ハイリスク患者（3）に中枢性アスペルギルス症が疑われる臨床症状が出現した場合に，脳脊髄液検査，血清と脳脊

Key words

ブレイクスルー感染症

抗真菌薬を投与しているにもかかわらず，真菌感染症が生ずる場合を意味する．十分量の抗真菌薬を投与されていても，その薬剤が無効な真菌に感染した場合に発生する．アスペルギルス症に対して効果的なボリコナゾールを使用している最中にムコール症が出現する場合や，ミカファンギン（ファンガード®）投与中にトリコスポロン症を来す場合などである．

髄液のβ-D-グルカン，アスペルギルスガラクトマンナン抗原検査を行い，頭部CT，MRIでアスペルギルス症を疑わせる所見があれば，総合的に中枢性アスペルギルス症と診断する．

また，肺などの全身性のアスペルギルス感染を明らかにすることは中枢性アスペルギルス感染証明のための傍証となる．中枢性アスペルギルス症の鑑別で最も重要な疾患はムコール症である．ムコール症の中枢神経感染の臨床症状はアスペルギルス症と酷似する場合が多く，鑑別はきわめて困難である．アスペルギルス症とはリスク因子が異なること（3），アスペルギルスに効果のある抗真菌薬を十分量使用しているにもかかわらず増悪すること，ブレイクスルー感染症であること，などは鑑別の一助となる．ムコール症は特異的な画像所見や血清学的診断方法がなく培養も困難であり，進行も速いことから生前に診断が確定することはまれである．しかし，ムコール症は特徴的な形態を示すためアスペルギルスなどと形態からの鑑別が可能であり，診断には鼻粘膜や壊死組織の積極的な病理学的検索がきわめて重要である．

治療

アスペルギルス症

中枢性アスペルギルス症の治療は，早期の経験的治療と確定診断後の標的治療の2段階から成る．国内では2014年に「深在性真菌症の診断・治療ガイドライン」が改訂され[8]，中枢性アスペルギルス症は血液疾患領域の侵襲性アスペルギルス症の一つとして取り扱われている．中枢性アスペルギルス症の致死率はきわめて高いため，確定診断前に速やかに経験的治療を行う必要がある．全身性アスペルギルス症に中枢神経症状を伴う場合や，画像診断によりアスペルギルス症による脳病変の可能性が疑われる場合には，診断の確定を待つことなく経験的治療として中枢神経系への移行性のよいボリコナゾール（VRCZ，ブイフェンド®）を投与する．VRCZ 4.0 mg／kg／回（loading dose：初日のみ6.0 mg／kg／回）1日2回点滴静注が経験的治療として推奨されている．副鼻腔炎の症状を伴う場合はムコール症も鑑別する必要があるため，アムホテリシンBリポソーム製剤（L-AMB，アムビゾーム®）の投与も考慮しなければならない．診断後の標準的治療としてはVRCZ 4.0 mg／kg／回（loading dose：初日のみ6.0 mg／kg／回）1日2回点滴静注を推奨している．

第二選択薬としてはL-AMB 2.5～5.0 mg／kg／日1日1回点滴静注を推奨している．治療期間には定まった見解はないが，画像所見をフォローしながら少なくとも4～6週間以上の長期治療が必要であり，免疫抑制状態が続く場合や臨床経過が思わしくない場合はそれ以上の治療が必要とされる．外科的治療に関しては明記されていないが，侵襲性副鼻腔アスペルギルス症を来している場合には外科的切除（デブリドマン）を第一選択の治療としている．

米国では，2008年に米国感染症学会からアスペルギルス症に対する治療ガイドラインが発表されている[9]．このガイドラインの中では第一選択薬としてVRCZ 4.0 mg／kg／回（loading dose：初日のみ6.0 mg／kg／回）1日2回点滴静注を推奨し，第二選択薬としてはL-AMB 3.0～5.0 mg／kg／日1日1回点滴静注やAMPH-B lipid complex（ABLC）（5 mg／kg／日）静注を推奨している．重大な後遺症の出現を避けながらの感染部位の切除も推奨している．また脳膿瘍を形成した場合は抗真菌薬の効果は乏しいため，外科的ドレナージか病巣摘出の適応を考慮しなければならない．

ムコール症

ムコール症も進行が急速なため，迅速な診断と経験的治療の開始がきわめて重要である．しかし生前の確定診断は困難で，原因真菌が分離同定されることはきわめてまれであるため，治療選択を決定するためのエビデンスレベルの高い検討はない．治療の基本は，①抗真菌薬の投与，②病巣の外科的切除，③危険因子の是正，④支持療法である[2,10]．

①抗真菌薬の投与：2014年版の深在性真菌症の診断・治療ガイドラインで，L-AMB（5.0

Key words
デフェロキサミンとデフェラシロクス
ともに鉄のキレート剤で鉄過剰を来す病態で使用されるが，ムコール症に対する効果は正反対であるので記憶しておきたい．鉄がデフェロキサミンと結合するとムコールに栄養素として吸収され，発育を促すため危険因子となる．鉄がデフェラシロクスと結合するとムコールに栄養素として吸収・利用されないため，発育を阻止する可能性がある．

〜10.0 mg／kg／日）を使用することを推奨している[8]．経験的治療，診断後の標的治療とも同様の薬剤を選択する．海外ではアゾール系の抗真菌薬である posaconazole（800 mg／日）の有用性が報告されているが[11]，2014 年現在，国内では未承認である．フルコナゾール（ジフルカン®など）や 5-FC（アンコチル®）については，AMPH-B（ファンギゾン®）との併用で効果を認めた報告もあるが症例報告しかない．また，アスペルギルス症に効果のある VRCZ はムコール症には無効であるため注意が必要である．抗真菌薬の治療期間は 6 週以上としている報告が多いが，根拠は乏しい．臨床症状，画像所見に留意して治療期間を定めるべきであり，免疫抑制状態が続く間は治療を継続する必要がある．

②病巣の外科的切除：鼻脳型では病巣部の早期切除と壊死組織の十分なデブリドマンの併用が望ましい．壊死組織には抗真菌薬が十分到達しないため，デブリドマンは正常組織が出現するまで十分に行う必要があるが，しばしば顔面の高度の欠損を生じて外観上の問題を残す．

③危険因子の是正：ムコール症のリスク因子である好中球減少の改善，高血糖やケトアシドーシスの是正など，基礎疾患や投薬に伴う副作用のコントロールが重要である．副腎皮質ステロイド薬や免疫抑制薬が使用されている場合は可能なかぎり急速に減量し，可能ならば中止する必要がある．デフェロキサミン（デスフェラール®）はムコールの増殖を助長するので投与を中止する．顆粒球減少が遷延する場合は顆粒球コロニー刺激因子（G-CSF）や顆粒球マクロファージコロニー刺激因子（GM-CSF）の使用も考慮してよい．

④支持療法：ムコールの増殖には血清鉄が重要な役割を果たすことが知られており，デフェラシロクス（エクジェイド®）による鉄キレート療法が近年報告されつつある．L-AMB の併用療法として 20 例ほどの小規模の二重盲検試験が行われ，良好な結果が出ている[12]．この症例群のうち 11 例は副鼻腔，眼窩感染例であり，今後は支持療法としてムコールの中枢神経感染に応用されるかもしれない．また，高圧酸素療法が虚血組織のアシドーシス改善による真菌成長の抑制を目的に行われることがある．鼻脳型ムコール症でも有用性が報告されており，高圧酸素療法を支持療法として考慮してもよい[2]．

予後

アスペルギルス症，ムコール症ともに致死率がきわめて高く重篤な疾患である．中枢神経の侵襲性アスペルギルス症の死亡率は高く以前は 90％を超えていたが，ボリコナゾールを使用することで生存可能な症例も増加し，現在生存率は 30％程度といわれている．ムコール症では国内での死亡率は鼻脳型では 44％，播種型では 100％である．鼻脳型は中枢神経や血管系へ浸潤するとさらに予後が悪化し，改善例はまれとなる．

（小笠原淳一，神田　隆）

文献

1）Kourkoumpetis TK, et al. Central nervous system aspergillosis：A series of 14 cases from a general hospital and review of 123 cases from the literature. *Medicine*（*Baltimore*）2012；91：328-336.
2）Walia U, et al. Cerebro-rhino orbital mucormycosis：An update. *J Infect Public Health* 2012；5：116-126.
3）吉田耕一郎．侵襲性アスペルギルス症の診断．*Med Mycol J* 2013；54：323-327.
4）Hibbett DS, et al. A higher-level phylogenetic classification of the Fungi. *Mycol Res* 2007；111：509-547.

5) Klont RR, et al. Utility of Aspergillus antigen detection in specimens other than serum specimens. *Clin Infect Dis* 2004；39：1467-1474.
6) Reinwald M, et al. Diagnostic performance of an aspergillus-specific nested PCR assay in cerebrospinal fluid samples of immunocompromised patients for detection of central nervous system aspergillosis. *PLoS ONE* 2013；8（2）：e56706.
7) 森　健ほか．Zygomycosis（接合菌症）．*Med Mycol J* 2011；52：283-289.
8) 深在性真菌症のガイドライン作成委員会（編）．深在性真菌症の診断・治療ガイドライン 2014．東京：協和企画；2014.
9) Walsh TJ, et al. Treatment of aspergillosis：Clinical practice guidelines of the Infectious Diseases Society of America. *Clin Infect Dis* 2008；46：327-360.
10) Rogers TR. Treatment of zygomycosis：Current and new options. *J Antimicrob Chemother* 2008；61（Suppl 1）：35-40.
11) Enoch DA, et al. Posaconazole for the treatment of mucormycosis. *Int J Antimicrob Agents* 2011；38：465-473.
12) Spellberg B, et al. The Deferasirox-AmBisome Therapy for Mucormycosis（DEFEAT Mucor）study：A randomized, double-blinded, placebo-controlled trial. *J Antimicrob Chemother* 2012；67：715-722.

Further reading

- 山口英世．病原真菌と真菌症，改訂 4 版．東京：南山堂：2007.

病原真菌についてさらに学びたい臨床家にお勧め

V. 真菌症

中枢神経系ヒストプラズマ症

Point

- 中枢神経系（CNS）ヒストプラズマ症は多彩な臨床病型を取りうるが，その診断はしばしば困難である.
- 最も重要なことはCNSヒストプラズマ症を疑うことである.
- 本邦でみられる深在性真菌症は日和見感染が主であるが，本症は健常成人にも発生する.
- 培養検査では多量の検体を用いて長期間行うこと，抗原抗体検査を積極的に行うことが重要である.

臨床症候[1-3)]

中枢神経系（CNS）ヒストプラズマ症の臨床病型は**1**のように6つに分けられる．この中では①～③が多く，また⑥が増加している．急性および慢性髄膜炎，脳炎，脳または脊髄病変，脳血管病変を呈する．播種性ヒストプラズマ症の一部分症状または，限局性ヒストプラズマ症の症状として出現する．発症から数年たってから診断されることも多い．髄膜炎症状が多いが痙攣や巣症状も10～30％で認められる．髄液所見では単核球優位の細胞上昇，蛋白上昇，糖低下である．本症では水頭症が合併することがあり，診断される前に水頭症を発症している例では，異物挿入によりヒストプラズマ症の完治が難しくなることがある.

病因，発症機序[1-3)]

CNSヒストプラズマ症は温度依存性の二形性真菌 *Histoplasma capsulatum* によって引き起こされる．ズボアジ型，カプスラーツム型，ファルシミノーズム型ヒストプラズマ症の3種類があるが，本邦ではほとんどが *Histoplasma capsulatum* var. *capsulatum* によるものである．以下，カプスラーツム型ヒストプラズマ症について概説する.

本菌は北米，中南米，特にアメリカミシシッピ川流域に多い．本邦では近年増加し，これまでに50例以上が確認されている．海外渡航歴のない症例もあるため，すでに国内に定着している可能性がある.

芽胞または菌糸を吸入し肺胞から感染する経路が多い．その後免疫獲得までの2週間で血行性に播種するとされている．症候性となるか否かは，芽胞または菌糸の曝露量，および患者の免疫能に依存している．正常免疫能では通常，無症候である場合が多く，症候性となるのは5％以下とされている.

1 中枢神経系（CNS）ヒストプラズマ症臨床病型

①腫瘤形成を来す限局性CNSヒストプラズマ症
②全身性播種性病変を呈さない限局性慢性髄膜炎
③全身性播種性ヒストプラズマ症経過中に発症する髄膜炎
④全身性播種性ヒストプラズマ症治癒後に発症する髄膜炎
⑤ヒストプラズマ心内膜炎による脳塞栓症
⑥ AIDS患者に出現する髄膜炎

検査所見，診断[4-6)]

CNSヒストプラズマ症の診断は抗体測定，抗原測定，培養の3点からなされるが，感度は必ずしも高くないため，繰り返しの測定が必要である.

髄液培養では感度は比較的低く（25％程度），10 mL以上の髄液や脳室液の採取が望ましいとされている．全身性播種性ヒストプラズマ症の一部分症状としてCNSヒストプラズマ症が出

Column

長期間原因不明の慢性髄膜炎であったがCNSヒストプラズマ症と診断できた自験例

47歳，女性．23～30歳までに北米，中南米への頻回の渡航歴があり．32歳時，臨床的に髄膜炎を疑われ当院入院．

髄液所見は細胞数47/μL（単核球94%），蛋白60 mg/dL，糖24 mg/dL．血液/髄液の一般細菌培養，各種ウイルス抗体，墨汁染色，カンジダ・クリプトコッカス・アスペルギルス抗原，抗酸菌培養，結核菌PCR，ボレリア抗体，寄生虫抗体（10種），トキソプラズマ・レプトスピラ抗体は陰性．MRIで脳底部髄膜増強効果を認めたことから（**2**），結核菌は同定されないものの結核性髄膜炎を疑い，抗結核薬4剤（イソニアジド〈イスコチン®〉，リファンピシン〈リファジン®〉，エタンブトール〈エサンブトール®〉，ピラジナミド〈ピラマイド®〉）の投与を開始．症状軽快したが髄液所見は軽度異常が持続した．

37歳時，交通性水頭症を併発し脳室腹腔短絡術（ventriculo-peritoneal shunt：V-Pシャント）施行したが，その後増大する多発性の腹腔囊胞を形成し，39歳までシャント抜去，再挿入を繰り返した．

42歳時，頸部シャントチューブへのMRSA感染のため脳室心房短絡術（ventriculo-atrial shunt：V-Aシャント）へ変更．変更後1か月でシャント閉塞のためV-Aシャント再建を行った．このときに採取した脳室液（20 mL）を液体培地（BacT/ALERT® MB）で培養したところ約1か月で陽性となり，寒天培地で酵母様真菌が確認された．ribosomal DNS塩基配列検査（ITS領域）にて*Histoplasma capsulatum* var. *capsulatum*と99%一致し18S領域では100%一致していた．また脳室より採取した髄液，および39歳時の腹腔囊胞穿刺液でヒストプラズマ抗原も陽性であったため，*Histoplasma capsulatum*による慢性髄膜炎と診断した．当時はアムホテリシンBリポソーム製剤（L-AMB）が国内未発売であったためアムホテリシンBを投与するも腎障害が出現し，フルコナゾール800 mg/日に変更，抗結核薬はピラジナミド以外中止した．その後，シャントトラブルはあるものの，水頭症再燃，髄膜炎再燃を認めず外来経過観察中である．

本症例は亜急性発症，髄液・MRI所見より結核性髄膜炎を疑ったものの，結核菌が一度も培養されなかった．そして発症後約10年経過にてようやく*Histoplasma capsulatum*による慢性髄膜炎と診断し得た．本例のようにCNSヒストプラズマ症では水頭症を発症している症例[6,9-11]，当初結核性髄膜炎を疑い治療した症例[6,11]などが報告されているが，いずれも海外からの報告であった．本例では海外渡航歴があるため輸入感染症に関して鑑別診断をあげていたが，培養検査では90回以上陰性であった．最終的に20 mLの髄液で1か月の培養後，陽性となっており，多量の検体で長期間培養を行うことの重要性を示唆している．既報告では繰り返しの培養でも陰性であった症例[6,11]も報告されている．ただし培養検査では，感染事故となる可能性が指摘されており注意を要するため，専門機関へのコンサルトが重要である[2]．

2 CNSヒストプラズマ症のMRI

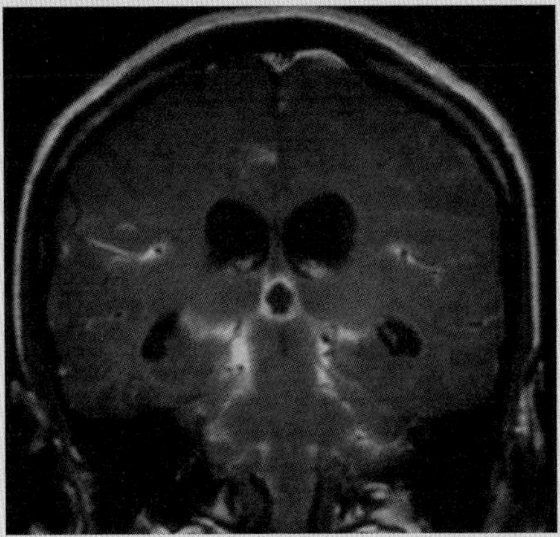

脳底部髄膜の肥厚と造影剤による増強効果を認めた．

現している場合は血液，骨髄や他の部位からも培養されることがあるが，偽陰性は約20％に認める．また培養期間は少なくとも4週間以上必要である．

髄液抗原検査の感度は約40％であるがAIDS（acquired immunodeficiency syndrome：後天性免疫不全症候群）患者では67％である．培養陰性の場合でも約半数で陽性となる場合がある．抗原値は治療により減少することが知られており，効果判定，再発判定に有用である．測定は米国Miravista社が行っている．

血清学的検査では血清，髄液とも感度は高い．免疫不全患者でも播種性の場合は約70～80％で陽性である．補体結合法は免疫拡散法よりも感度が高い．既感染では軽度上昇（補体結合法にて8～16倍となる）となるが，活動性の感染においても軽度上昇にとどまることもある．他の真菌感染との交叉反応としては，ブラストミセス，アスペルギルスにて40%，コクシジオイデスにて16%，カンジダにて8%認める．なお，本邦では千葉大学真菌医学研究センターにて抗体測定が可能である[2)]．

診断のポイント，鑑別診断

本症の診断はしばしば困難であるが，最も重要なことはCNSヒストプラズマ症を疑うことである．先にも述べたように，培養検査は感度が低く，また比較的大量の髄液を要するため，繰り返し長期間にわたり培養を繰り返す必要がある．抗原・抗体検査は感度が高いため，本症を疑った場合には積極的に検索する必要がある．本邦でみられる深在性真菌症は日和見感染が主であるのに対して，本症は健常成人にも発生することに留意する必要がある．輸入感染症ではあるが，海外渡航歴のない症例も報告されており，原因不明の慢性髄膜炎や中枢神経系に多発結節性病変のみを呈する症例では，本症を念頭において検索を進めることが重要である．また約30%の患者では，画像にて造影される病変を時に多発して認める．頭蓋内に結節性病変を呈するいわゆるhistoplasmomaでは画像上，脳腫瘍，膿瘍との鑑別が問題になる．

治療[4-6)]

アムホテリシンBリポソーム製剤（アムビゾーム®3〜5 mg/kg以上）が使用されることが多いが，約半数が6〜24か月後に再発している．非免疫不全患者では死亡例が少ないが，AIDSなど免疫不全患者ではその死亡率は非常に高く約40%である．治療開始後最初の1か月で改善しない場合は，診断について再検討することが勧められる．

アムホテリシンBリポソーム製剤は髄液培養，髄液抗原が陰性になるまで続けるが，髄液の抗原値が陰性化しない場合もある．その後フルコナゾール（ジフルカン®など）600〜800 mgまたはイトラコナゾール（イトリゾール®など）400〜600 mg投与を長期間（少なくとも1年以上）行う．治療終了にて再発する症例が存在するため，寛解維持のためには長期間の投与が必要となる．用量としては，400 mgの投与では6か月後に約30%が再発するため，800 mgの投与がよいとする報告がある．

アムホテリシンBリポソーム製剤全身投与，アゾール系抗真菌薬による加療が失敗した場合には，アムホテリシンB（ファンギゾン®など）の脳室内，髄腔内投与を検討してもよいが，8例中1例は再発，1例は持続感染を起こし，1例は神経根症を起こしたと報告されているため，推奨はされていない．

アゾール系抗真菌薬であるボリコナゾール（ブイフェンド®）についてはヒストプラズマに静菌的に働き[7)]，またイトラコナゾールやアムホテリシンBよりもアスペルギルスやヒストプラズマに対しては効果的であるという報告がある[8)]．

（濱田　雅）

文献

1) Kamei K, et al. The trend of imported mycoses in Japan. *J Infect Chemother* 2003；9（1）：16-20.
2) 亀井克彦．海外旅行と真菌症―その注意点．医学のあゆみ 2008；225（3）：232-236.
3) Wheat LJ. Histoplasmosis：A review for clinicians from non-endemic areas. *Mycoses* 2006；49：274-282.
4) Wheat LJ. Histoplasmosis. Experience during outbreaks in Indianapolis and review of literature. *Medicine（Baltimore）* 1997；76（5）：339-354.
5) Wheat LJ, et al. Diagnosis and management of central nervous system histoplasmosis. *Clin Infect Dis* 2005；40（6）：844-852.
6) Wheat LJ, et al. Histoplasma capsulatum infections of the central nervous system. A clinical review. *Medicine（Baltimore）* 1980；69（4）：244-260.
7) Li RK, et al. In vitro activities of voriconazole, itraconazol, and amphotericin B against Blastomyces dermatitidis, Coccidioides immitis, and Histoplasma capsulatum. *Antimicrob Agents Chemother* 2000；44（6）：1734-1736.
8) Ghannoum MA, Kuhn DM. Voliconazol--better chanses for patients with invasive mycoses. *Eur J*

Med Res 2002；7（5）：242-256.
9) Enarson DA, et al. Central nervous system histoplasmosis with obstructive hydrocephalus. *Am J Med* 1978；64：895-896.
10) Tiraboschi I, et al. Chronic Histoplasma capsulatum infection of the central nervous system successfully treated with fluconazole. *Eur Neurol* 1992；32：70-73.
11) Ploufee JF, Fass RJ. Histoplasma meningitis：Diagnostic value of cerebrospinal fluid serology. *Ann Intern Med* 1980；92（2 Pt1）；189-191.

Ⅵ. 原虫・寄生虫感染症

VI. 原虫・寄生虫感染症

トキソプラズマ脳炎

Point

- トキソプラズマ症は人畜共通感染症であり，経口的後天性感染と経胎盤的先天性感染がある．
- トキソプラズマ脳炎は臓器移植，悪性腫瘍などの免疫不全状態で発症するが，近年は AIDS 患者の発症が増加している．
- 亜急性に発症し，頭痛，発熱から始まり，進行とともに片麻痺などの局所神経症状を呈する．
- 脳画像上，病変は多発性で膿瘍を形成し，90%にリング状造影効果を伴う．
- 確定診断は脳生検による病理診断であり，トキソプラズマのタキゾイトが検出される．
- 治療にはピリメタミンとスルファジアジンが併用される．

疫学

トキソプラズマ症（toxoplasmosis）は，胞子虫に属する *Toxoplasma gondii*（*T. gondii*）による人畜共通感染症である．トキソプラズマ感染症は世界中に広く分布し，全人口の最大 1／3 がトキソプラズマに曝露されている[1]．日本女性の抗体保有率は諸外国よりも低く 10.3％と考えられており[2]，地域的には九州に多く，次いで関東，関西の順である．アフリカや南米，ヨーロッパの一部では 50〜80％に上る[3,4]．

病因，発生機序

T. gondii の生活環を**1**に示す[1]．*T. gondii* は有性生殖，無性生殖の 2 つの増殖形態をとる．終宿主のネコ科動物の小腸で有性生殖を行い，糞便中に未熟オーシスト（卵嚢子）として排出される．オーシストが成熟すると内部に 2 個のスポロゾイトが形成される．成熟オーシストを中間宿主である家畜（ブタなど）やネズミ，ヒトが経口摂取すると，オーシストから脱嚢したスポロゾイトが腸管壁に侵入し，タキゾイト（栄養型，感染急性期の急速増殖型）に変化し無性生殖で増殖を繰り返す．タキゾイトは次第に宿主免疫に抑制され，脳・眼・筋肉・心筋などの臓器にブラディゾイト（組織中シスト内の緩徐増殖型）を含む嚢子を形成して長く潜伏感染する（慢性潜伏感染状態）．ブラディゾイトは病原性に乏しいが，宿主の免疫能低下に伴い，増殖能の高いタキゾイトに変化し，後天性トキソプラズマ症を生じる（再活性化）．ヒトには複数の感染経路が存在する．経口感染としては，調理不十分のブタやウシの肉などの組織シストからの食品媒介感染とガーデニングなどに伴ったネコの糞便中オーシストの糞食感染があげられ，後天性トキソプラズマ症をきたす．また，母体からの経胎盤による児への先天性感染もある．この他に臓器移植時のトキソプラズマ抗体陽性ドナーからの感染や，針刺し事故や感染動物から感染するケースも報告されている[1]．

臨床症状・徴候

1の左下（白枠内）にトキソプラズマの感染から脳炎発症までの経緯を示す[1]．一般に，免疫能が正常な個体ではトキソプラズマの一次（初）感染時は，大多数は不顕性感染であるが，10％にリンパ節炎，脈絡網膜炎などを呈する．免疫能が正常であってもまれに重症播種型と呼ばれる心筋炎，多発筋炎を呈することがある[5]．後天性のトキソプラズマ脳炎は AIDS（acquired immunodeficiency syndrome：後天性免疫不全症候群），臓器移植，悪性腫瘍，免疫抑制剤使用

1 *T. gondii* の生活環と一次感染から脳炎，先天性感染発症までの経緯

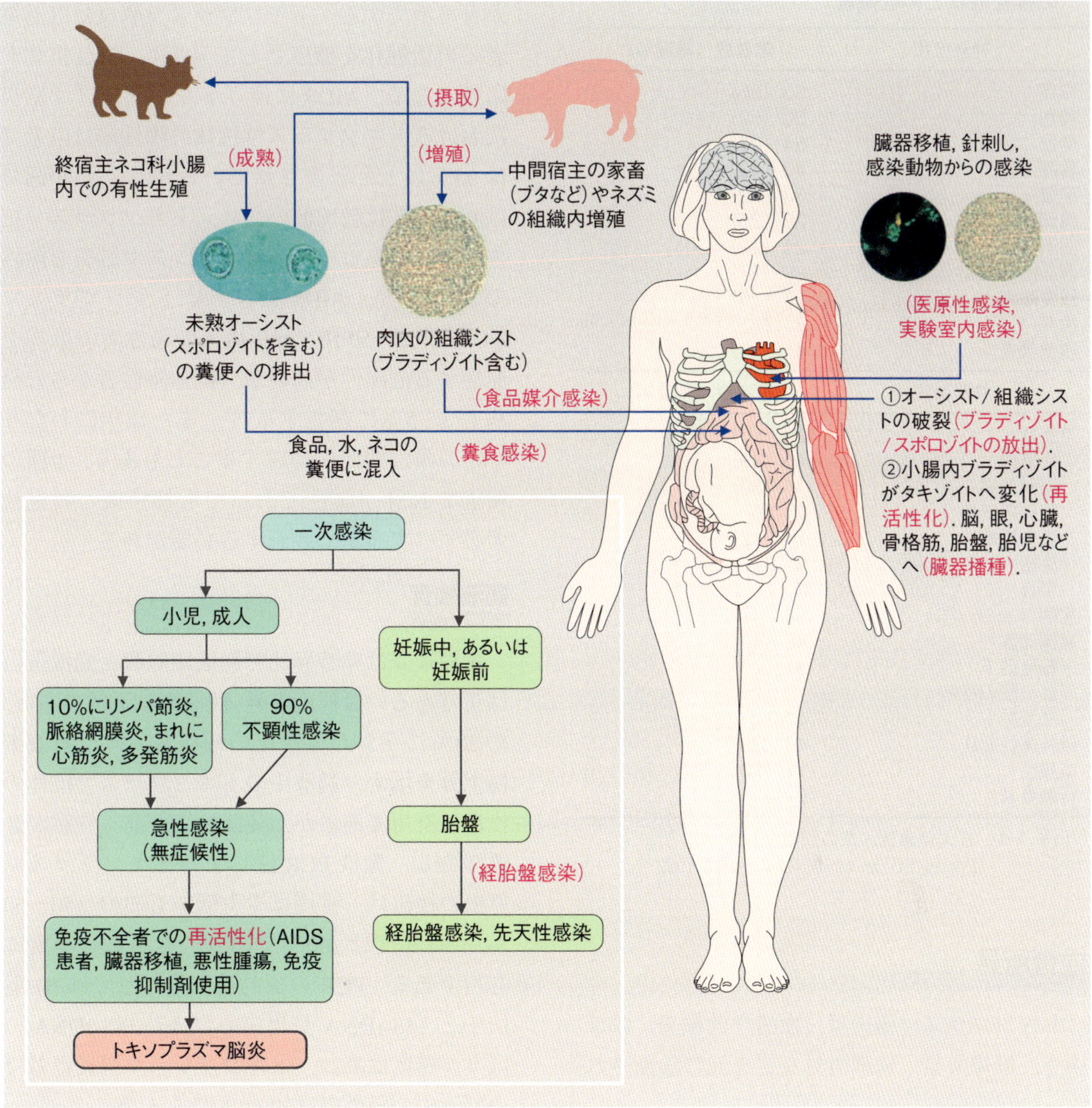

（Montoya JG. *Lancet* 2004[1] より）

時などの免疫不全状態で発症するが，近年は特にAIDSに伴った患者が増加している[6]．

AIDS患者に合併した後天性トキソプラズマ脳炎の神経症状・徴候を**2**に示す．亜急性の経過で発症する．一般に頭痛，発熱，軽度の意識・精神変容などが一過性に出現した後に，昏睡，片麻痺，痙攣などの局所神経症状が出現する．意識障害の程度はさまざまで，うつ状態などの精神症状も認められる．局所症状としては片麻痺が最も多く（40〜50％），運動失調（30％），痙攣（29％），脳神経麻痺（28％），感覚障害（12％），失語（8％）が次ぎ，錐体外路症状も出現する[7-11]（**2**）．

一方，先天性トキソプラズマ症は妊婦が初感染し，経胎盤的に胎児が感染することによる（**1**）[1]．その結果，児の水頭症や脳内石灰化，脈絡網膜炎の古典的3徴に加え，精神発達遅滞，リンパ節腫脹，肝機能障害，黄疸，貧血，血小板減少などを呈する．発症率は，年間分娩数100万〜120万人のうち1,000〜10,000人の妊婦が妊娠中に初感染し，130〜1,300人の顕性症例があると推定される[12]．

2 AIDS に合併したトキソプラズマ脳炎 115 例の神経症状と神経徴候

神経症状	患者数（頻度%）
頭痛	63（55）
錯乱	60（52）
発熱	54（47）
傾眠	49（43）
痙攣	33（29）
協調運動障害 / 歩行障害	29（25）
局所性脱力	25（22）
悪心，嘔吐	20（17）
視覚障害	17（15）
失禁	8（7）
項部硬直	4（3）
神経徴候	**患者数（頻度%）**
巣症状	79（69）
片麻痺	45（39）
運動失調	34（30）
脳神経麻痺	2（28）
感覚障害	14（12）
失語	9（8）
半盲	8（7）
発熱（> 38.4℃）	54（47）
意識障害*	48（42）
軽度低下	31（27）
最小限の反応	13（11）
無反応	4（3）
精神運動遅延	44（38）
髄膜症	11（10）
行動異常	5（4）

*115 人中，5 人は意識水準の記載なし．

（Porter SB, et al. *N Engl J Med* 1992[9] より）

検査所見

トキソプラズマ脳炎は，血清学的検査，髄液検査，画像所見，病理所見などを元に診断される．

血清学的検査

トキソプラズマ IgG 抗体は感染後 1〜2 週間以内に出現し，6〜8 週でピークとなり，その後は漸減するが終生検出される．一方，トキソプラズマ IgM 抗体は 1 週間以内に出現し，数か月で消失する．トキソプラズマ脳炎は既感染者の再活性化を機序として発症し，IgG 抗体が陽性になる．AIDS に伴うトキソプラズマ脳炎におけるトキソプラズマ抗体の陽性率は欧米では 95％以上と報告されているが[13]，わが国では 60.9％と比較的低いため，トキソプラズマ抗体が陰性であってもトキソプラズマ脳炎を除外できない[14]．AIDS 患者ではトキソプラズマ IgG 抗体が 150 IU / mL 以上の陽性者で脳炎を発症する危険性が高いが，抗体陰性者からの発病も 3〜5％に存在する[15]．また数年にわたり IgM の陽性期間が持続することもあり，1 回の検査で IgM が陽性であっても初感染と断定せず必ずペア血清で評価する必要がある[5]．

Key words

LAMP（Loop-Mediated Isothermal Amplification）法

標的遺伝子の 6 つの領域に対して 4 種類のプライマーを設定し，鎖置換反応を利用して一定温度で反応させる方法．特殊な実験器具を必要とせず，恒温槽のみで拡散の増幅が可能であるため，迅速かつ簡易な感染症診断法として注目され，臨床応用されている．急性トキソプラズマ症患者の血液を用いた LAMP 法での遺伝子診断法は感度 80%，特異度 100%と高い[16,17]．

髄液検査

髄液検査は非特異的で髄液細胞数と髄液蛋白は正常あるいは軽度上昇，髄液糖は正常である．約 20％にリンパ球優位の細胞数上昇，髄液蛋白上昇を示す．髄液中のトキソプラズマ抗体の検出は有用であるが，偽陰性率が高く注意が必要である．髄液 PCR 法によるトキソプラズマ原虫の検出は，感度はやや低いものの（50〜60％），特異度は 100％であり，診断には非常に有用である．PCR の標的遺伝子としては B1 遺伝子と 18S-rDNA が用いられる．18S-rDNA のほうが感度は高い．トキソプラズマ脳炎患者での髄液中の陽性率は約 40％である[16]．

画像所見

頭部 CT よりも MRI のほうが病変の検出に優れており，約 90％の症例で異常所見が検出される．多くは多発性（70％）で前頭葉，基底核，後頭葉に好発する．ほとんどの病変で造影効果が認められ，そのうち 90％の病変でリング状増強効果を示し，周囲に浮腫を伴う（**3**）．診断的価値の高い画像は asymmetric target sign や eccentric target sign と呼ばれ，リング状増強効果と偏在性の内部の結節状の増強効果を指す．臨床的，画像的改善は 10 日以内に 90％の例で認められる[15]．

3 トキソプラズマ脳炎の頭部 MRI

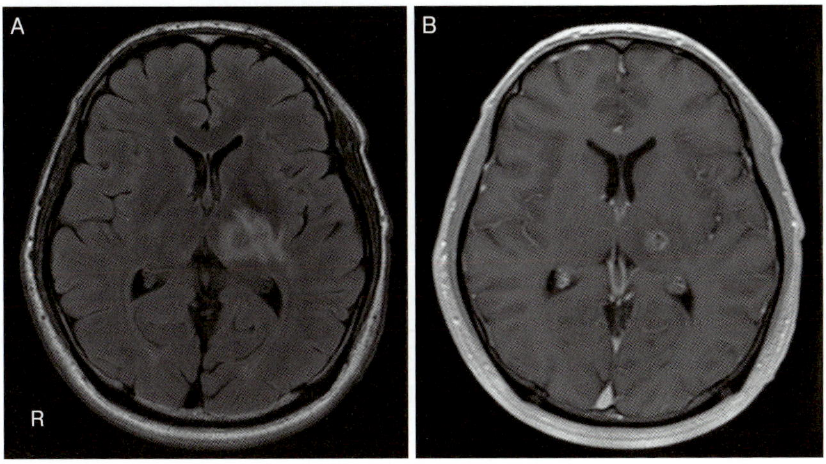

A：FLAIR 画像．左基底核に内部が円形で等～低信号，周辺が不整形の高信号の病巣を認める．
B：Gd 造影 T1 強調画像．左基底核に周辺の浮腫を伴い，リング状に造影される病巣を認める．
（福井大学症例）

病理所見

HE 染色や免疫ペルオキシダーゼ染色を用いて脳組織中のトキソプラズマのタキゾイトを検出することで確定診断ができる．肉眼的には境界不明瞭な壊死病巣が大脳皮質あるいは皮髄境界部，基底核，視床，大脳白質にみられることが多い．病変は壊死性膿瘍，器質化膿瘍，慢性期膿瘍の 3 つに分けられる．病変の中心部は壊死に陥った脳実質と浸潤細胞の破片から成り，種々の程度の出血，壁の肥厚，内皮細胞の腫大，血栓形成を伴うフィブリノイド壊死を示す小血管がみられる．病巣周囲には炎症性細胞やマクロファージの浸潤，新生毛細血管がみられるが，炎症反応が乏しい例もある．トキソプラズマ原虫のタキゾイトが壊死周辺部に多数認められる．感染病巣は遠心性に拡大し，小壊死病巣が癒合し病変は進展する[18]．

診断

米国疾病管理予防センター（Centers for Disease Control and Prevention：CDC）が作成したトキソプラズマ脳炎の診断基準では，①臨床的な神経巣症状または意識障害の存在と，② CT または MRI で腫瘤陰影または造影効果を有する病変が確認され，③トキソプラズマ特異的抗体陽性または診断的治療に対する良好な反応，の 3 項目を満たす症例をトキソプラズマ脳炎と定めている[19]．脳脊髄液中のトキソプラズマ抗原遺伝子（PCR 法）が陽性であれば診断は確定するが，感度は低い．確定診断は脳生検であるが，疑い症例は診断的治療を開始し，1～2 週間程度で臨床的な改善がみられない症例では，中枢神経原発悪性リンパ腫（primary central nervous system lymphoma：PCNSL）なども鑑別に，病理学的診断のため脳生検を考慮する[20]．

鑑別診断

トキソプラズマ脳炎との鑑別が必要な疾患は多岐にわたり，PCNSL，進行性多巣性白質脳症（progressive multifocal leukoencephalopathy：PML），サイトメガロウイルス脳室炎・脳炎，クリプトコッカス・アスペルギルス・ノカルジアによる膿瘍，細菌性膿瘍，結核腫などがあげられる[1]．

AIDS 患者の腫瘤性病変で最も鑑別を要する疾患は，PCNSL であるが，臨床的ならびに脳 MRI では鑑別困難である．両者の簡易な画像的鑑別にタリウム脳 SPECT の有用性が指摘されており，感受性 92%，特異性 89% といわれている[15]．髄液でのトキソプラズマ DNA の検出は特異性が高いものの感受性は約 50% にすぎない．髄液 EBV-DNA（Epstein-Barr virus-DNA）の存在は PCNSL の可能性を示唆する．なお，臨床的に PCNSL は眼球浸潤を呈する場合があり，硝子体検索は必ず施行するべきである[15].

治療，予防

トキソプラズマ脳炎の急性期にはピリメタミン（ダラプリム®，熱帯病治療薬研究班保管薬剤）とロイコボリン，これに加えてスルファジアジン（スルファジアジン®，熱帯病治療薬研究班保管薬剤）またはクリンダマイシンの併用療法が行われる．治療により90％以上に臨床上，画像上の改善が14日以内に認められる[9]．ピリメタミンには白血球減少や血小板減少，貧血など骨髄抑制の副作用があるためロイコボリンの併用が必要である．ロイコボリンはピリメタミンによる葉酸欠乏症予防のために使用する．サルファ剤であるスルファジアジンには発熱や発疹，肝障害，腎障害が，クリンダマイシンにも発熱や発疹，肝障害などの副作用が高頻度に出現し，治療に難渋することが非常に多い．

急性期治療は症状軽快後4～6週継続し，再発予防としての維持療法（二次予防）に移行する．トキソプラズマ脳炎治療後の二次予防にはピリメタミン25～75 mg／日，スルファジアジン4.0～6.0 g／日を分4，ロイコボリン10～25 mg／日をCD4陽性リンパ球数200個／μL以上が6か月間維持するまで投与する．トキソプラズマIgG抗体陽性でCD4陽性リンパ球数が100個／μL以下のAIDS患者には一次予防としてST合剤（バクタ®など）2 T／日を投与する[5]．

（松田有紀，松永晶子，米田　誠）

文献

1) Montoya JG, Liesenfeld O. Toxoplasmosis. *Lancet* 2004；363：1965-1976.
2) Sakikawa M, et al. Anti-Toxoplasma antibody prevalence, primary infection rate, and risk factors in a study of toxoplasmosis in 4.466 pregnant women in Japan. *Clin Vaccine Immunol* 2012；19：365-367.
3) Lopez R, et al. Presence of antibodies against Toxoplasma gondii in adolescents from the African continent. *Rev Latinoam Microbiol* 1992；34：49-52.
4) Cavalcante GT, et al. Seroprevalence of Toxoplasma gondii antibodies in humans from rural Western Amazon, Brazil. *J Parasitol* 2006；92：647-649.
5) 中村（内山）ふくみ，大西健児．トキソプラズマ症．化学療法の領域 2008；4（9）：1328-1333.
6) Habek M, et al. Unusual cause of dementia in an immunocompetent host：Toxoplasmic encephalitis. *Neurol Sci* 2009；30：45-49.
7) Cohen BA. Neurologic manifestations of toxoplasmosis in AIDS. *Semin Neurol* 1999；19：201-211.
8) 藤井明弘，栗山勝．トキソプラズマ脳炎．*Clinical Neuroscience* 2010；28（3）：316-318.
9) Porter SB, Sande MA. Toxoplasmosis of the central nervous system in the acquired immunodeficiency syndrome. *N Engl J Med* 1992；327：1643-1648.
10) Collazos J. Opportunistic infections of the CNS in patients with AIDS：Diagnosis and management. *CNS Drugs* 2003；17：869-887.
11) Luft BJ, Remington JS. Toxoplasmic encephalitis in AIDS. *Clin Infect Dis* 1992；15：211-222.
12) 矢野明彦ほか．先天性トキソプラズマ症．矢野明彦（編著）．日本におけるトキソプラズマ症．福岡：九州大学出版会；2007，pp.25-67.
13) Luft BJ, et al. Toxoplasmic encephalitis in patients with acquired immune deficiency syndrome. *JAMA* 1984；252：913-917.
14) Kobayashi T, et al. AIDS related Toxoplasmic Encephalitis in the Era of Antiretroviral Therapy in Japan（H-223）. 52nd Interscience Conference on Antimicrobial Agents and Chemotherapy, San Francisco, USA；2012.
15) 岸田修二．HAART導入下でのHIVの神経系日和見感染．化学療法の領域 2004；20（10）：46-54.
16) 浅井隆志．トキソプラズマ脳炎のPCR検査法．臨床神経学 2013；53：1194-1195.
17) Lau YL, et al. Specific, sensitive, and rapid diagnosis of active toxoplasmosis by a loop-mediated isothermal amplification method using blood samples from patients. *J Clin Microbiol* 2010；48：3698-3702.
18) 岸田修二．トキソプラズマ症．別冊日本臨牀．新領域別症候群シリーズ No.26，神経症候群Ⅰ．大阪：日本臨牀社；1999，pp.650-658.
19) 1993 revised classification system for HIV infection and expanded surveillance case definition for AIDS among adolescents and adults. *MMWR Recomm Rep* 1992；41：1-19.
20) 小林泰一郎．トキソプラズマ症．別冊日本臨牀，新領域別症候群シリーズ No.26，神経症候群（第2版）Ⅰ．大阪：日本臨牀社；2013，pp.883-887.

VI. 原虫・寄生虫感染症

脳マラリア

Point

- マラリアはHIV感染症，結核と並び世界3大感染症の一つであり，年間2億人の推定患者数と62万人の推定死亡者数がいまだ存在し，国内でも重要な輸入感染症である．
- 脳マラリアは非常に重症な熱帯熱マラリアの合併症である．
- 診断では，マラリア流行地域への渡航歴があり，発熱と意識障害を呈している場合，脳マラリアを考える必要がある．しかしマラリア以外に，ウイルス性出血熱，脳炎，腸チフス，パラチフス，レプトスピラ症，リケッチア症，髄膜炎などの疾患も考える．
- 脳マラリアを疑ったら迅速に治療薬を入手・治療を開始する．抗マラリア療法，支持療法を行う．

マラリア（malaria）はマラリア原虫の感染症で，HIV感染症，結核と並び世界3大感染症の一つである．The World Malaria Report 2013によると，世界97か国でマラリアが流行しており，34億人が流行地域に居住している．2000年以降，マラリアによる死亡率は減少傾向であるものの，いまだに年間2億人の推定患者数と，62万人の推定死亡者数が存在する[1]．国内でもかつて土着のマラリアの流行があったが，現在国内で報告されているものはほぼすべて輸入症例であり，毎年70例前後が報告されている[2]（**1**）．国内のマラリア報告数は，明らかな増加傾向はみられないが，重症例・死亡例は毎年のように散見されており，いまでも重要な輸入感染症である．ヒトに感染するマラリア原虫は，①熱帯熱マラリア原虫（*Plasmodium falciparum*），②三日熱マラリア原虫（*P. vivax*），③四日熱マラリア原虫（*P. malariae*），④卵形マラリア（*P. ovale*），⑤ *P. knowlesi* である．

熱帯熱マラリアは，熱帯地域に広く流行しているが，サハラ以南のアフリカで最も流行している．アフリカの患者の多くは5歳以下であるが，東南アジアでは成人に多い．これは，サハラ以南のアフリカでは熱帯熱マラリアが非常に流行しているため，年長児はマラリアに対する免疫が発達し，発症しにくくなると考えられている．

脳マラリアは，基本的には熱帯熱マラリアの重篤な合併症（重症マラリアともいう）の一つである．重症マラリアの合併症には，他に貧血，肺水腫／呼吸不全，出血傾向／DIC（disseminated intravascular coagulation：播種性血管内凝固），代謝性アシドーシス，急性腎不全，低血糖などがある．

マラリアの生活史

マラリアの人体内での生活はliver stageとblood stageの2つに分けられる．まずマラリア原虫を保有しているハマダラカに刺されると，スポロゾイト（sporozoite）と呼ばれる段階のマラリア原虫が体内に侵入し，肝細胞内で増殖する（liver stage）．肝細胞内でマラリア原虫は分裂，増殖すると，メロゾイト（merozoite）と呼ばれる段階のマラリア原虫が血液中に放出され，赤血球に感染する．マラリア原虫に感染した赤血球内では，メロゾイトから輪状体（ring form；early trophozoite〈前期栄養体〉ともいう），後期栄養体（late trophozoite；ameboid form〈アメーバ体〉ともいう），分裂体（schizont）へと発育しメロゾイトを形成する（blood stage）．その後に感染赤血球は破裂し，メロゾイトは血液中に放出され，他の赤血球へ感染し上記の経

1 日本国内マラリア報告数

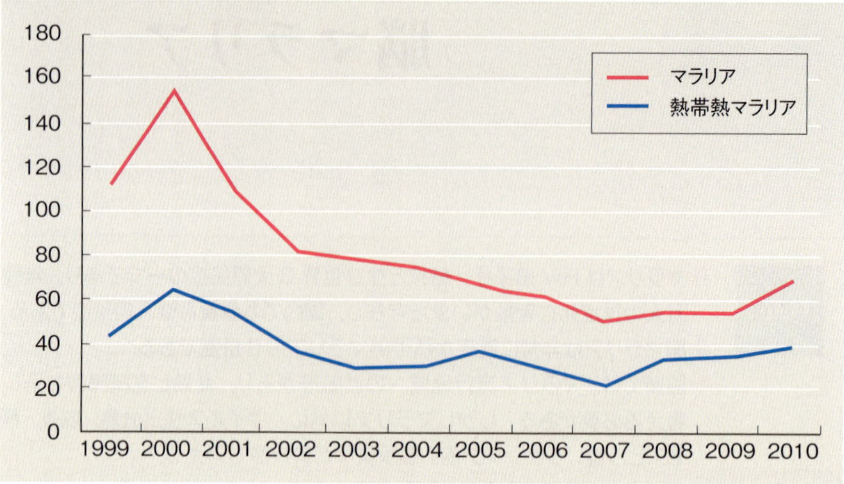

（国立感染症研究所感染症情報センター[2]より．http://idsc.nih.go.jp/disease/malaria/2010week38/sokuhou01.gif）

過を繰り返す．また，赤血球に感染したメロゾイトの一部は生殖母体（雄性生殖母体，雌性生殖母体）と呼ばれる段階に発育する．ハマダラカが感染者を吸血した際に，この生殖母体が蚊に侵入する．蚊の体内で生殖母体はそれぞれ雄性生殖体と雌性生殖体に変化し，有性生殖を行いスポロゾイトが形成される．卵形マラリアと三日熱マラリアではblood stageへ移行する原虫のほかに，liver stageで増殖した原虫の一部が肝内休眠型原虫（hypnozoite）となって肝細胞内に残存する．

潜伏期，媒介蚊

マラリアの潜伏期は，熱帯熱マラリア，三日熱マラリア，卵形マラリアで10～14日，四日熱マラリアは1か月程度である[3]．しかし，感染者のマラリアに対する免疫や予防内服の有無によって潜伏期間が延長することがある．マラリアを媒介できるハマダラカは約80種あるといわれている．気温が18℃以下や33℃以上，標高2,000 m以上では，ハマダラカの体内でスポロゾイトが形成されないので，マラリアの伝播は起こらないといわれる[3]．地域によってハマダラカの種は異なり，蚊が生息する環境や蚊の行動様式（吸血の頻度など）はさまざまである．

臨床症状

世界保健機関（WHO）は，脳マラリア（cerebral malaria）の定義を，①痛覚刺激に反応しない昏睡で，②痙攣が停止し，低血糖が改善した後も1時間以上持続し，③末梢血中に無生殖型のマラリア原虫（生殖母体ではない）が存在し，④昏睡を引き起こす他の要因がないこと，としている[4]．しかし，実際には脳マラリアの診断は難しく，臨床的に脳マラリアと診断されて死亡した小児を病理解剖した結果，死因が脳マラリア以外のものが24%であったという報告がある．これはマラリア流行地域で脳炎など他の意識障害を来す疾患に，偶発的なマラリア血症を合併したと考えられている[5]．脳マラリアの臨床像は小児と成人で異なるといわれているが，その原因はよくわかっていない．

小児の脳マラリアでは，発熱後1～3日目に急速に進行する昏睡がみられ，痙攣を伴うことが多い．脳浮腫，頭蓋内圧亢進による脳幹症状，網膜病変もよくみられる所見である．脳マラリアの頻度の多い合併症として，貧血，低血糖，電解質異常，代謝性アシドーシスなどがあり，成人と比べると腎不全，肺水腫は少ない[6]．無治療の場合ほぼ致死的であるが，早期に適切な治療が開始されると，24～48時間以内に意識状態の改善がみられることが多い．アフリカの小児を対象とした研究では，脳マラリアの死亡率は15〜30％であった．神経学的な後遺症は，脳マラリアの11％でみられ，運動失調，片麻痺，四肢麻痺，難聴，視覚障害，行動異常，痙攣などがみられる[6,7]．

成人の脳マラリアは，多臓器障害の一つの症状としてみられる．傾眠や見当識障害の後，昏睡が徐々に進行する．小児と比べて痙攣や網膜病変の頻度は少ない．昏睡からの回復は小児と比べて緩徐である．神経学的な後遺症の頻度は5％以下と少ない．急性腎不全，肺水腫，代謝性アシドーシス，貧血，ヘモグロビン尿症，黄疸，凝固障害などの合併症がみられる[6]．

脳マラリアと網膜病変

小児の脳マラリア患者の60％に特徴的な網膜病変がみられたという報告があり，脳マラリアの診断に有用であるといわれている[8]．主な所見としては，網膜の白色化（黄斑部や末梢領域），血管病変，網膜出血，乳頭浮腫である．特に乳頭浮腫は，昏睡の遷延化や予後不良と関係しているといわれる[9]．

発症機序

脳マラリアの発症機序は，いまだによくわかっていない．しかし，脳マラリアで死亡した患者の病理解剖や動物実験などから，脳マラリアに特徴的な所見の発見や，発症機序の仮説がある．

Sequestration

Sequestrationとは，脳の微小血管が，マラリア原虫に感染した赤血球や非感染赤血球によって閉塞し，血流がうっ滞することである．微小血管の血流障害が起きると，脳組織に酸素や栄養が供給されず，障害を起こすと考えられている．しかし，脳マラリア患者は，早期に適切な治療が行われると，急速に回復することが知られており，微小血管の閉塞だけでは脳マラリアの病態をすべて説明できないと考えられている．マラリア原虫の感染を受けた赤血球(以下，感染赤血球）は，その表面に血管内皮細胞と接着するためのリガンドが形成される．これはマラリア原虫によって産生される蛋白質で，*Plasmodium falciparum* erythrocyte membrane protein-1（PfEMP-1）がよく知られている．感染赤血球表面に発現したPfEMP-1は，脳微小血管内皮細胞表面のintercellular adhesion molecule-1（ICAM-1）やCD36などのレセプターと結合し，感染赤血球が血管内皮細胞と接着する（細胞接着）．血管内皮細胞と接着した感染赤血球に他の感染赤血球が結合することや，非感染赤血球が感染赤血球の周囲に凝集（ロゼット形成）することによって微小血管が閉塞する．

サイトカイン

熱帯熱マラリアの感染によって，炎症性サイトカインや抗炎症性サイトカインが増加することが知られている．マラリアが多数分裂（schizogony）するときに放出されるマラリア抗原が，炎症性／抗炎症性サイトカインのトリガーとなる．腫瘍壊死因子（tumor necrosis factor：TNF）-αは，脳マラリアにおいてICAM-1の発現を亢進させるといわれている．マラウイの小児熱帯熱マラリア患者を対象とした研究では，死亡群と生存群でそれぞれ血清TNF-α値を測定したところ，死亡群で有意に高かった[10,11]．

血液脳関門の破綻

ある仮説によると，感染赤血球が血管内皮細胞のレセプターであるICAM-1と接着することで，細胞内シグナル伝達の連鎖反応が起こり，結果として血液脳関門の機能が障害される．それによって血管周囲へ血漿蛋白やサイトカインなどさまざまな物質が漏出し，神経障害が引き起こされるという[12]．

診断

マラリア流行地域への渡航歴があり，発熱と意識障害を呈している場合は，脳マラリアを考える必要がある．マラリア流行地域では，マラリア以外に発熱と意識障害がみられるものとし

2 熱帯熱マラリアの血液塗抹標本（32歳，男性）

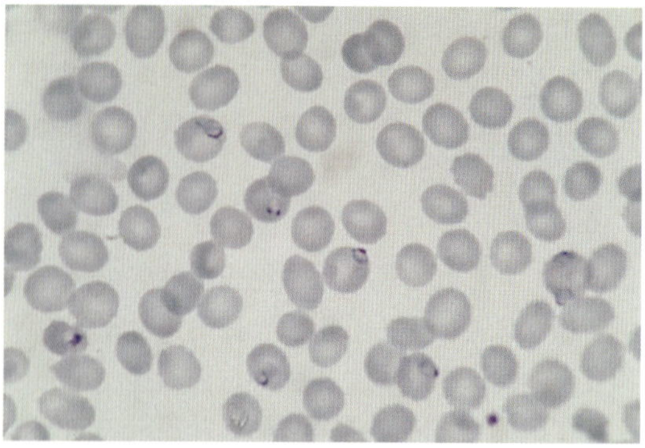

赤血球に感染した輪状体（リング状に見える）が観察される．2個の輪状体が感染した赤血球も認められる．

3 脳マラリアの65歳日本人女性の頭部単純CT──急性期（A）と回復期（B）

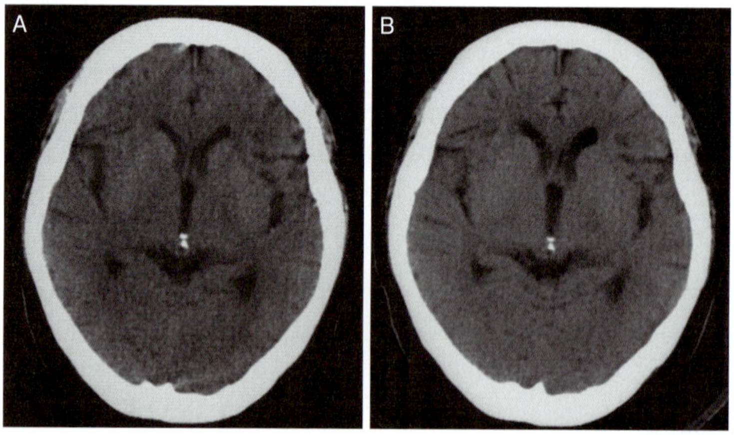

急性期（A）では，回復期（B）に比べて側脳室と第三脳室の軽度の狭小化がみられる．

ては，ウイルス性出血熱，脳炎，腸チフス，パラチフス，レプトスピラ症，リケッチア症などがある．また，渡航後であっても輸入感染症以外の発熱と意識障害を呈する髄膜炎などの疾患も十分に考えられる．

これらの疾患を鑑別するために，初診時の検査項目として，血液検査（血算，生化学，凝固），尿検査，血液培養2セット，胸部X線写真，頭部CT，髄液検査，マラリアの検査を行う．熱帯熱マラリア流行地への渡航歴，血液検査で熱帯熱マラリアが陽性（血液塗抹検査かマラリア迅速診断検査）であり，意識障害がみられれば，臨床的に脳マラリアとして直ちに治療を開始する．

治療を開始した後に，上記のような他の疾患の除外を行う．脳マラリアの頭部画像検査では特異的な所見はないといわれている．しかし，ケニアの小児で，脳マラリアの40％に脳腫脹がみられ，頭蓋内圧亢進が脳マラリアの重症度と関連しているのではないかという報告がある[13]．参考として当科で経験した脳マラリア患者の画像を示す（3）．脳マラリアでは，髄液所見は正常であることが多い．ケニアの小児を対象とした研究では，脳マラリア患者で，髄液細胞数の上昇や髄液糖の低下はみられず，髄液蛋白が40 mg／dL以上に上昇していたのは26％であった[14]．

Memo

血液塗抹検査，マラリア迅速診断検査

血液塗抹標本でマラリア原虫を検出することがマラリア診断のgold standardである（2）．マラリア迅速診断キットは，補助診断として利用できるが保険収載されていない．

4 脳マラリアに対する抗マラリア薬の使用法

キニーネ注射薬	初回は，loading dose としてキニーネ塩基 16.6 mg / kg を 5%ブドウ糖液か生理食塩水 200〜500 mL に溶解し，4 時間以上かけて投与する．2 回目以降は 8 時間ごとに 8.3 mg / kg を投与する
	注意：•急速に投与すると，低血圧を起こすことがあるので，点滴速度に注意する •24 時間以内に，適切な量のキニーネの先行投与があれば，初回の loading dose は不要である •QTc の延長を起こす可能性のある薬剤（キノロン系抗菌薬，メフロキンなど）との併用を避ける 副作用：QTc 延長，耳鳴り，視神経炎（過量投与），低血糖（特に妊婦），低血圧
アーテスネート 200 mg 坐薬	初日 400 mg（分 2），2〜5 日に 200 mg（分 1）挿肛する
	注意：WHO のガイドラインでは，注射薬を投与できるまでの初期対応薬という位置づけである
アーテスネート注射薬	初回，12 時間後，24 時間後に 2.4 mg / kg を投与し，その後は同用量を 1 日 1 回投与（経口投与が可能になるまで）

＊投与上の注意：症状がすぐに改善しても，最初の 24 時間は注射薬を使用する．内服が可能になれば，アトバコン・プログアニル塩酸塩配合（マラロン®）やアーテメター / ルメファントリン合剤（リアメット®：熱帯病治療薬研究班保管），メフロキン（メファキン®；副作用で神経症状が出現することがあり，脳マラリアには使用しづらいとの考えもある）を投与する

治療

重症マラリアは（特に脳マラリア），無治療の場合ほぼ 100％死亡するといわれるが，早急に抗マラリア薬の投与と支持療法を適切に行えば，死亡率は 15〜20％といわれている[14]．

重症マラリアの治療は，抗マラリア療法と支持療法（全身管理）が二本柱である．国内で承認されている抗マラリア薬は，メフロキンやアトバコン・プログアニルなど一部の内服薬のみで，これらは合併症のないマラリアの治療に使用される．脳マラリアなどの重症マラリアに対する治療には，国内未承認の注射薬が必要となるため，「輸入熱帯病・寄生虫に対する希少疾病治療薬を用いた最適な治療法による医療対応の確立に関する研究」班（略称：熱帯病治療薬研究班，URL：http://trop-parasit.jp/）から緊急に薬剤を取り寄せる必要がある．

抗マラリア療法

脳マラリアなどの重症マラリアに対しては，基本的に抗マラリア薬の経静脈（または経直腸）投与を行う．WHO のガイドラインでは，キナアルカロイド（グルコン酸キニーネ〈キニマックス®，熱帯病治療研究班保管薬剤〉，キニジン〈硫酸キニジン®〉）やアーテミシニン誘導体（アーテスネート〈プラスモトリム®，熱帯病治療研究班保管薬剤〉，アーテメター / ルメファントリン合剤〈リアメット®，熱帯病治療研究班保管薬剤〉など）の経静脈投与が推奨されている[15]．重症マラリアに対して，キニーネ注射薬とアーテスネート注射薬の効果を比較した研究では，アーテスネート投与群で有意に死亡率が低下したという報告があり[16]，アーテスネートのほうが副作用も少ないため，世界的にはアーテスネート注射薬で治療する傾向にある．しかし，日本国内では，アーテスネート注射薬は入手困難であり，キニーネ注射薬（熱帯病治療薬研究班保管）かアーテスネート坐薬（熱帯病治療薬研究班保管）が使用されている．脳マラリアに対する使用法を 4 に示す．

支持療法

致死率の高い重症マラリアの治療には，抗マラリア薬の適切な使用と，合併症に対する支持療法が重要である．

脳マラリアの主要症状である昏睡，痙攣に対しては，呼吸管理（気道確保，人工呼吸器の使用など），抗痙攣薬の投与を行い，低血糖や細菌性髄膜炎など他の要因がないかを調べる．赤

血球のマラリア原虫寄生率が非常に高い場合，抗マラリア薬投与後に高度の貧血がみられることがあり，ヘマトクリット値が20％以上低下した場合は濃厚赤血球輸血が必要となることがある．急性腎不全や高度の代謝性アシドーシスに対して血液濾過，血液透析が必要となることがあり，肺水腫による呼吸不全があれば，利尿薬投与や人工呼吸器を使用する．

また，さまざまな他の支持療法が試されてきたが，効果は確立されていない．コルチコステロイド，アセチルサリチル酸，ヘパリンはむしろ有害であるとする考えがあり，デフェロキサミン（鉄キレート剤），デキストランの効果は不明である．

おわりに

国内で，一般臨床医が脳マラリアに遭遇することはまれである．脳マラリアは非常に重症な熱帯熱マラリアの合併症であるが，適切に治療を行えば回復の可能性がある．よって脳マラリアを疑えば，迅速に治療薬を入手・治療を開始する必要がある．「熱帯治療薬研究班」抗マラリア薬保管医療・研究機関に連絡し，もし，治療開始が遅れそうであれば，早急に患者を治療可能な施設へ転送する必要がある．

（小林謙一郎，大西健児）

文献

1）WHO. World malaria report 2013.
http://www.who.int/malaria/publications/world_malaria_report_2013/en/
2）国立感染症研究所感染症情報センター.
http://idsc.nih.go.jp/disease/malaria/2010week38/sokuhou01.gif（2014年3月8日現在）
3）Nicholas JW. Malaria. In：Jeremy F, et al. Manson's Tropical Diseases, 23rd edition. Saunders；2014, pp.532-600.
4）WHO. Severe falciparum malaria. World Health Organization, Communicable Diseases Cluster. *Trans R Soc Trop Med Hyg* 2000；94（Suppl 1）：S1-90.
5）Taylor TE, et al. Differentiating the pathologies of cerebral malaria by postmortem parasite counts. *Nat Med* 2004；10：143-145.
6）Idro R, et al. Pathogenesis, clinical features, and neurological outcome of cerebral malaria. *Lancet Neurol* 2005；4：827-840.
7）Newton CR, et al. Pathophysiology of fatal falciparum malaria in African children. *Am J Trop Med Hyg* 1998；58：673-683.
8）Lewallen S, et al. Clinical-histopathological correlation of the abnormal retinal vessels in cerebral malaria. *Arch Ophthalmol* 2000；118：924-928.
9）Beare NA, et al. Prognostic significance and course of retinopathy in children with severe malaria. *Arch Ophthalmol* 2004；122：1141-1147.
10）Clark IA, Alleva LM. Is human maralial coma caused, or merely deepened, by sequestration? *Trends Parasitol* 2009；25：314-318.
11）Grau GE, et al. Tumor necrosis factor and disease severity in children with falciparum malaria. *N Engl J Med* 1989；15：1586-1591.
12）Adams S, et al. Breaking down the blood-brain-barrier：Signaling a path to cerebral malaria? *Trends Parasitol* 2002；18：360-366.
13）Newton CR, et al. Brain swelling and ischemia in Kenyans with cerebral malaria. *Arch Dis Child* 1994；70：281-287.
14）Mturi N, et al. Cerebospinal fluid studies in Kenyan children with severe falciparum malaria. *Open Trop Med J* 2010；1：56-62.
15）WHO. Guidelines for the treatment of malaria, 2nd edition. Geneva：WHO；2010.
16）Dondorp A, et al；South East Asias Quinine Artesunate Malaria Trial（SEQUAMAT）group. Artesnate versus quinine for treatment of severe falciparum malaria：A randomized trial. *Lancet* 2005；366：717-725.

VI. 原虫・寄生虫感染症

アメーバ髄膜脳炎

Point

- 臨床病名としては「アメーバ髄膜脳炎」としてあげられているが，寄生虫学の立場からは「原発性アメーバ性髄膜脳炎（PAM)」と呼称される.
- 病原体は野外に棲息する自由生活性アメーバのフォーラー・ネグレリア（*Naegleria fowleri*：Nf）である.
- 主として水泳などの機会に鼻腔粘膜に定着し嗅神経に沿って直達的に頭蓋内に侵入し，髄膜炎，そして脳炎を惹起する.
- 発熱・頭痛など感冒様症候から髄膜炎症状を呈し昏睡状態に至るが，電撃的に進行し，ほとんどの場合患者は10病日前後で死亡する.
- 新鮮脊髄液を位相差顕微鏡で観察して活発なアメーバ運動をするNf栄養型を検出し，分離培養後，鞭毛型の出現，45℃でも増殖することの確認が確定診断となる.
- 生前に診断が確定する例はきわめてまれであり，剖検で脳組織にアメーバが検出されるが嚢子型は検出されない.

脳アメーバ症の病原体と病型について

アメーバ症といえば，古典的には20世紀初頭以来，大腸に寄生する *Entamoeba* 属の *E. histolytica*（Eh）による腸管アメーバ症としての「アメーバ赤痢」であった．Ehでも血行性に転移して腸管外アメーバ症の一つとして「アメーバ性脳膿瘍」[1] の型で神経系疾患をもたらす.

1960年代になって，両棲（amphizoic）なアメーバ，つまり，寄生生活をする必要がなく，ヒトの環境にある水あるいは土壌に棲み自由生活をしながらまれにヒトに寄生し，脳炎を発症させるアメーバが記載され始める（**1**）．1961年に *Acanthamoeba* [2]（Ac）属アメーバの感染例が，1965年に *Naegleria* 属アメーバ *N. fowleri* [3]（Nf）の感染例が，そして，1990年代になって，Acに近い属のアメーバで，マンドリルに脳炎を起こす *Balamuthia mandrillaris* [4]（Bm）による症例が新たに報告された．さらに，2001年になって *Sappinia diploidea* [5]（Sd）というThecamoebidea（科）に属する比較的大型のアメーバによる脳炎が1例だけ報告されている.

AcとBmによる病型は，皮膚，口腔，あるいは鼻腔など，直接・間接的に外界と接する部位の破綻箇所での不顕性感染に始まり，宿主の免疫能低下を機に増殖し血行性に脳内に転移して肉芽腫性アメーバ性脳炎（granulomatous amebic encephalitis：GAE）という日和見感染症を呈する．Nfによる型は，水浴などの機会に感染が生じ，Nfが鼻腔粘膜に定着とともに嗅神経に沿って直達的に頭蓋内に侵入し髄膜脳炎を惹起する．臨床一般ではアメーバ（性）髄膜脳炎（amebic meningoencephalitis），寄生虫学的立場からは，原発性アメーバ性髄膜脳炎（primary amebic meningoencephalitis：PAM），あるいは，ネグレリア髄膜脳炎と称される．最も新しく病原性が認められたのはSdで，まだ詳細不明ながら，経過進行からPAMとGAEの中間的な型の脳炎を呈する.

臨床症状と進行

アメーバ（性）髄膜脳炎（PAM）の初発症状は発熱，頭痛など感冒様症候に始まり急速に

1 アメーバによる脳疾患とその病型

アメーバ種	病型
Entamoeba histolytica 赤痢アメーバ	•元来大腸に寄生，脈管系を介して転移し，腸管外アメーバ症として脳膿瘍を形成する
Naegleria fowleri *1 フォーラー・ネグレリア	•鼻腔に定着，嗅神経に沿って頭蓋内に直達し髄膜脳炎を発症，電撃的経過をたどる •原発性アメーバ性髄膜脳炎（PAM）
Acanthamoeba spp. *2 アカントアメーバ属のアメーバ数種	•外界と接する部位の破綻箇所に不顕性の病巣形成 •日和見感染的に肉芽腫性病巣が形成される脳炎 •肉芽腫性アメーバ性脳炎（GAE）
Balamuthia mandrillaris バラムチア・マンドリルリス	
Sappinia diploidea	•例数が少なく詳細は不明だが，PAM と GAE の中間的様相を呈するような記載

*1 *N. fowleri* 以外の *Naegleria* 属アメーバには病原性がない．
*2 *A. culbertsoni*, *A. castellanii*, *A. polyphaga* など．

悪化する．この進行が速いのが特徴で，嘔吐も伴い，症状が激しくなる．髄膜刺激症候，痙攣や意識の混濁から昏睡状態に陥り 10 日前後で死の転帰を迎える．特異な発疹などは出現しない．以下，筆者の自験例[6,7]から経過を記す．

症例

患者は佐賀県鳥栖市在住の 25 歳の独身女性で，199X 年 Y 月 17 日から発熱があり，近医でインフルエンザとして投薬を受けたが，その後悪寒，頭痛，嘔吐などが激しくなり，21 日には意識混濁が現れ，久留米大救命救急センターの ICU に搬送された．22 日，脳脊髄液（以下，髄液と略す）沈渣に本人由来でない細胞（2-A）が検出され，Eh を疑い病理部から筆者に同定が依頼された．新鮮髄液採取を求め位相差顕微鏡で観察すると，Eh に似て指状，葉状の偽足を出して活発に運動するアメーバの栄養型（2-B）を認めた．病状の進行から Nf と同定し，これを病原とした PAM の診断がほぼ確定した．しかしながら，その時点で，すでに，極度の脳浮腫（3），脳波の平坦化を認め，ほぼ脳死状態であった．その後，保存的治療の末 11 月 27 日が死亡の日となった．

病理解剖[8]によると，脳は半球の形状を保てないほど軟化して特に嗅球を含め脳底部の損傷が顕著であった（2-C）．病理組織標本には血管周囲に集簇する栄養型（2-D, E）がみられた．

病因，発症機序

病原体は，必ずしも寄生する必要のない，自由生活性アメーバ，フォーラー・ネグレリア（*N. fowleri*）である．

アメーバは一定の生活史を有し（4），一般に，栄養型と嚢子型がある．栄養型は偽足を出して運動し捕食して 2 分裂で増殖する．嚢子型は，嚢子壁に囲まれ保護されており，乾燥その他不利な環境に耐える休眠型である．ここで，Nf に最も特徴的なのは，鞭毛型という遊泳する形態の時期がある（4-C, D）ということである．繰り返しになるが，このようなアメーバが増えている場所で水浴をすると，鼻腔粘膜に定着した栄養型が増殖し嗅神経に沿って頭蓋内に直達し，髄膜で増殖して髄膜炎を，ほぼ同時に脳内に侵入増殖して（2-D, E）脳炎も起こす．日本における Nf の存在は報告[9]されていたが，確証された人体寄生例は 1 例のみである[10]．1 にあげたアメーバで Nf 以外の形態については文献 1, 10 を参照されたい．

検査所見，診断，鑑別診断

潜伏期間は 2 週以内，問診でその期間内にお

Memo ***N. fowleri***

分類学上[2]，根足虫（Rhizopodea）上綱，葉状綱（Lobosea）に配され，目名 Schizopyrenida，科名 Vahlkampfidae 内の一属 *Naegleria* に属する．この属には 7 種あるが，*N. fowleri* のみに病原性がある．

2 症例の脳脊髄液検体と剖検結果

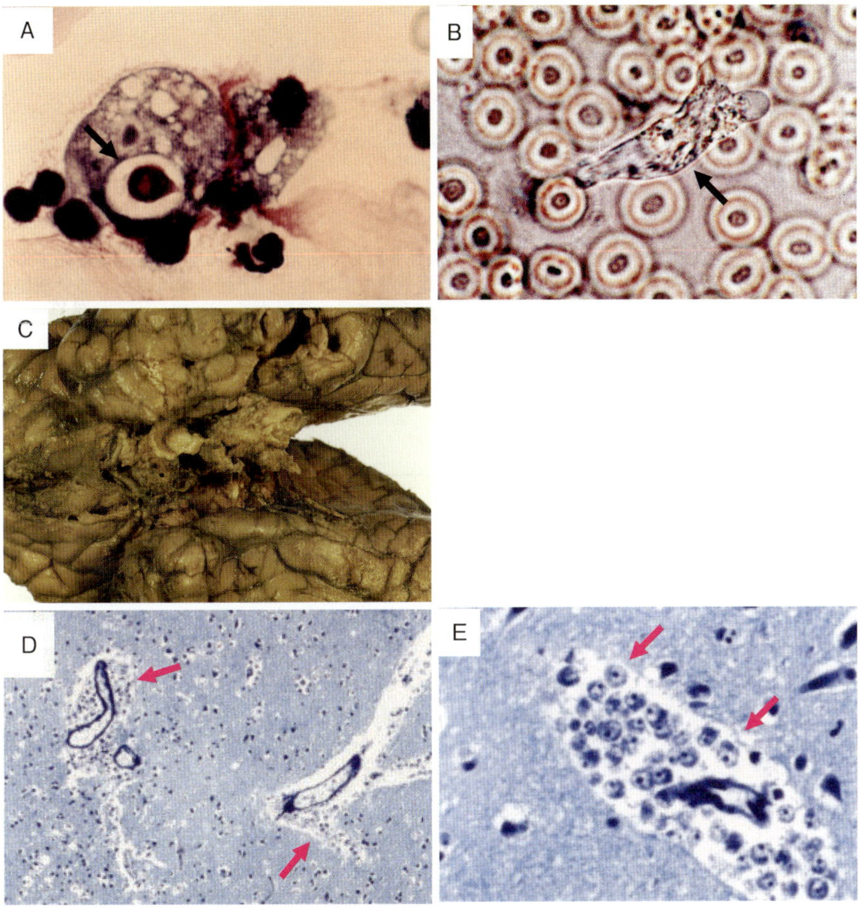

A：病理部で脳脊髄液沈渣塗抹標本に検出された核の周囲にハロー（→）を伴う Nf の栄養型.
B：同定に供された新鮮脳脊髄液中に動く栄養型（→）.
C：剖検後の脳底部.
D：病理組織標本，血管周囲に集簇する Nf の栄養型（→）.
E：拡大すると核の周囲にハローが確認される Nf の栄養型（→）.
（福間利英．感染・炎症・免疫 2012[10] より改変）

3 髄液中に Nf が検出された時点の極度に浮腫を示す頭部 CT 画像（2 と同一症例）

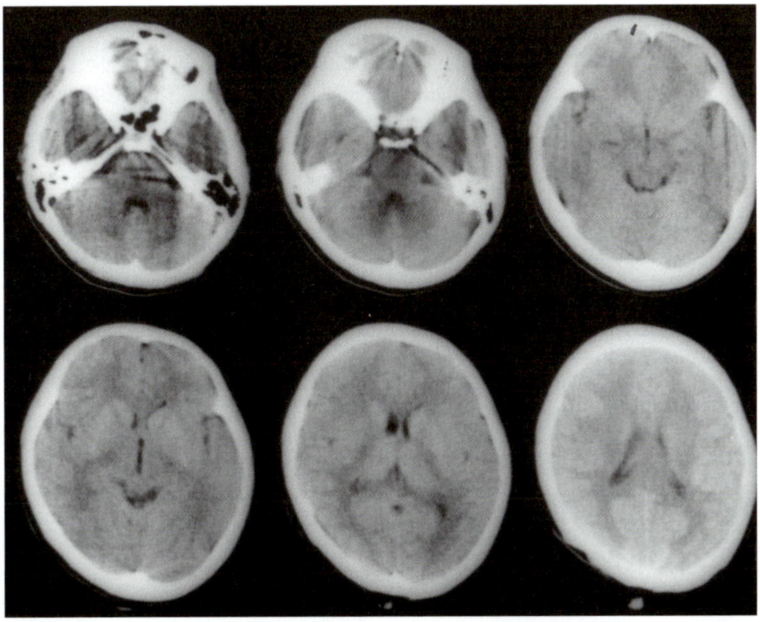

（福間利英．感染・炎症・免疫 2012[10] より改変）

4 *Naegleria fowleri*「Nf-YT9611」株の形態（微分干渉像）と生活史の大略

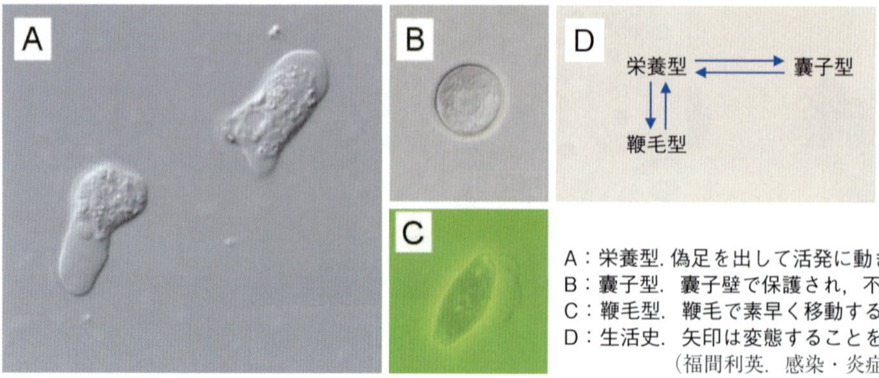

A：栄養型. 偽足を出して活発に動き捕食し, 分裂で増殖する.
B：嚢子型. 嚢子壁で保護され, 不利な環境に耐える休眠型.
C：鞭毛型. 鞭毛で素早く移動する.
D：生活史. 矢印は変態することを示す.

（福間利英. 感染・炎症・免疫 2012 [10] より改変）

5 髄膜炎, 脳炎と起因アメーバの鑑別表

<table>
<tr><th>アメーバ種</th><th>栄養型（栄養体）</th><th>嚢子型（嚢子）</th><th>その他</th></tr>
<tr><td>Entamoeba histolytica</td><td>・10～50μm
・指状の偽足を出して活発に運動</td><td>・10～15μm
・表面滑の嚢子壁
・感染組織内に嚢子型認めず</td><td>・前駆的腸管アメーバ症のあと転移アメーバによる脳膿瘍
・その内容に栄養型が検出されるが, 確率は低い
・髄液中には検出されない</td></tr>
<tr><td>Naegleria *1 fowleri</td><td>・10～20μm *2
・指状の偽足を出して活発に運動
・45℃でも増殖, 鞭毛型がある</td><td>・5～15μm
・表面滑の嚢子壁
・感染組織内に嚢子型認めず</td><td>・原発性（PAM）, 鼻腔より嗅神経に沿って脳に侵入
・血管の周囲にアメーバの集簇
・脳底部に病変著明
・髄液中に栄養体が検出される
・細菌を餌とする寒天平板上で培養可
・哺乳動物培養細胞シートを餌にしても培養可</td></tr>
<tr><td rowspan="2">Acanthamoeba spp.
（A. culbertsoni,
A. polyphage,
A. castellanii など）</td><td rowspan="2">・25～35μm
・棘状の偽足を多く出して運動</td><td>・15～20μm
・内部は星状の形</td><td rowspan="2">・日和見感染症, 続発性, 皮膚などの不顕性小病巣に始まり, 免疫能低下時に脳を含め各種臓器に転移
・肉芽腫性病変（GAE）
・寒天平板上で培養可
・角膜炎も惹起
・髄液中には検出されない</td></tr>
<tr><td rowspan="2">・厚く二重に見える嚢子壁
・外層辺縁は皺のように波状形
・髄液中に栄養体が検出されない
・感染組織内に嚢子型形成</td></tr>
<tr><td rowspan="2">Balamuthia mandrillaris</td><td rowspan="2">・12～60μm
・指状, あるいは蜘蛛状に偽足を出して運動</td><td rowspan="2">・寒天平板上で培養不可
・哺乳動物培養細胞シートを餌にして培養可
・髄液中には検出されない</td></tr>
<tr><td>・6～30μm
・内部は球状形</td></tr>
<tr><td>Sappinia diploidea</td><td>・40～80μm *2
・幅広い冠状の偽足
・近接して位置する2核</td><td>・15～30μm
・球形に近い
・2核, 2虫体</td><td>・上記2型の中間型？
・肉芽腫ではない
・患部組織に嚢子を認めず</td></tr>
</table>

*1 *N. fowleri* 以外の *Naegleria* 属アメーバには病原性がない.
*2 哺乳動物の培養細胞を餌にすると 30μm 程度に達する.
PAM：原発性アメーバ性髄膜脳炎 , GAE：肉芽腫性アメーバ性脳炎 .

（福間利英. 感染・炎症・免疫 2012 [10] より改変）

ける水浴の有無, 嗅覚錯誤から嗅覚消失への移行, 第 III, IV, VI 脳神経麻痺などが手がかりとなるが, 急激な進行が特徴であるため確認しがたい. 発疹などはみられない. 検査所見で高い髄液圧, 髄液内白血球, 特に好中球の増多, 低グルコース, 高蛋白がみられるが, これらは細菌性髄膜炎にも類似する. 画像所見でも脳の高度の浮腫, 脳室の狭小化など他の脳炎, 髄膜

6 アメーバ髄膜脳炎の薬剤治療（例）

薬剤（投与経路）	用法
アムホテリシンB（静注と髄腔内注入）	1.5 mg / kg / 日を2回に分けて3日間静注，次に1 mg / kg / 日　静注を6日間 加えて1.5 mg / 日　髄腔内へ2日間，続いて1 mg / 日の注入を隔日で8日間
リファンピシン（経口投与）	10 mg / kg / 日を分3　9日間
ミコナゾール（静注および髄腔内） または フルコナゾール（静注および経口）	350 mg / 単位体表面積（m^2）を3回に分けて静注9日間および，髄腔内に10 mg / kg / 日 分3　9日間 10 mg / kg / 日（数日静注の後経口投与）
デキサメタゾン（静注）	常用量（脳浮腫の対症療法として）

脳炎との鑑別は困難である．

確定診断は，新鮮髄液を採取して，できれば位相差顕微鏡で観察し，指状，葉状の偽足を出して活発に運動するアメーバの栄養型を検出することにある（2-B）．加えて，筆者は前出の患者の髄液からアメーバを，株名「Nf -YT9611」として分離培養[6]後，鞭毛型（4-C）と温度耐性を確認し，Nf による PAM との確定診断ができた．推論になるが，発症初期に鼻腔拭い検体からの栄養型が検出されれば後述する治療の効果が高まる．

冒頭にあげた自由生活性アメーバに起因する髄膜炎・脳炎は診断が確定しないまま患者は死亡して，剖検による脳組織標本にアメーバが検出されるも，その同定が困難なことがほとんどである．特異抗体を用いた免疫染色も用いられるが容易ではない．最近では PCR 法も開発されてきている[11]．剖検時の鑑別診断に利する知見として Nf による PAM では嚢子型が検出されないことがあげられる（5）．他の病原微生物による髄膜炎，脳炎，髄膜脳炎との鑑別診断が必要であるが，ウイルス性，細菌性についてはそれぞれの項に譲るとして，アメーバ性についての鑑別を5に示す．

治療，予防対策

現在のところ Nf 特異的で有効な定まった治療法はない．ただ，アムホテリシンB（ファンギゾン®など）に有効性があることは認められている．本剤，および他剤を併用して，早期に濃厚な治療を試みて，救命治療効果を示した4例の報告[12-14]がある．薬用量，投与経路，投与スケジュールなど，報告文献や米国疾病対策センター（CDC）の資料からまとめた．概略を参考までに6に示す．いずれにしても，極度の脳浮腫に，対症療法としてステロイド薬の投与は不可欠である．

発育至適温度が40℃であることから，Nf 感染のリスクは水温25℃以上において高まる．気温の高い日中の河川や野外プールでの水浴は要注意で，ひいては，温水プールや温泉などで感染が生じやすい．嚢子型は薬剤や環境の変化に耐性であるが，感染型と推定される栄養型は通常の殺菌消毒に感受性がある．水浴・温浴の施設では残留塩素濃度の管理，バイオフィルムを形成しないような清掃管理や循環濾過装置の維持管理が重要である．また，土中の雨水が浸み込まぬようプールの底，側壁のひび割れ防止も重要である．

（福間利英）

文献

1) 吉田幸雄，有薗直樹．図説人体寄生虫学，改訂第８版．東京：南山堂；2011，pp.26-31.
2) Culbertson CG. Pathogenic *Acanthamoeba* (*Hartmanella*). *Am J Clin Pathol* 1961；35：195-202.
3) Fowler M, Carter RF. Acute pyogenic meningitis probably due to *Acanthamoeba* sp.：A preliminary report. *Br Med J* 1965；2：740-742.
4) Visvesvara GS, et al. *Balamuthia mandrillaris*, N. G., N. Sp., agent of amebic meningoencephalitis in humans and other animals. *J Eukaryot Microbiol* 1993；40：504-514.
5) Gelman BB, et al. Amoebic encephalitis due to *Sappinia diploidea*. *JAMA* 2001；285：2450-2451.
6) Hara T, et al. Free living amebae isolated from an acutely progressive meningoencephalitis patient. *Parasitol Int* 1997；46 (Suppl)：149.
7) 福間利英．自由生活性アメーバ *Naegleria fowleri* が分離された本邦初の原発性アメーバ性髄膜脳炎の症例．病原微生物検出情報 1997；18：8.
8) Sugita Y, et al. Primary amebic meningoencephalitis due to *Naegleria fowleri*：An autopsy case in Japan. *Pathol Int* 1999；49：468-470.
9) De Jonckheere JF, et al. First isolation of pathogenic *Naegleria fowleri* in Japan. *Jpn J Parasitol* 1991；40：352-357.
10) 福間利英．自由生活性アメーバ性脳炎．感染・炎症・免疫 2012；42 (2)：173-177.
11) Hara T, Fukuma T. Diagnosis of the primary amoebic meningoencephalitis due to *Naegleria fowreli*. *Parasitol Int* 2005；54：219-221.
12) Seidei JS, et al. Successful treatment of primary amebic meningoencephalitis. *N Engl J Med* 1982；306：346-348.
13) Brown RL. Successful treatment of primary amebic meningoencephalitis. *Arch Intern Med* 1991；151：1201-1202.
14) Valgas-Zepeda J, et al. Successful treatment of *Nagleria fowleri* meningoencephalitis by using intravenous amphotericin B, fluconazole and rifampicin. *Arch Med Res* 2005；36：83-86.

Further reading

- Reed SL. Amebiasis and infection with free-living amebas. In：Fauci AS, et al (editors). Harrison's Principles of Internal Medicine, 17th edition. NY：McGraw-Hill；2008, pp.1275-1280.
- Moore TA. Agents used to treat parasitic infections. *ibid.* pp.1270-1275.

臨床分野の先生方に，寄生原虫を含め寄生虫疾患の基礎と臨床を統合的に理解してもらうためにあげている

VI. 原虫・寄生虫感染症

線虫症

Point

- 国内で神経症状を来す可能性がある主な線虫は，イヌ回虫，ネコ回虫，ブタ回虫などの動物由来の回虫類と広東住血線虫である．
- 海外では顎口虫やアライグマ回虫による髄膜脳炎の報告もある．
- 神経系の動物由来回虫症はほとんどが脊髄炎として発症し，広東住血線虫症は好酸球性髄膜炎，顎口虫症は好酸球性髄膜脳炎を起こす．
- 感染経路は経口で，事実上すべてが食品由来の感染症なので，肉や淡水魚介類などの生食歴を詳しく聞く必要がある．

線虫による神経感染症

線虫は，線虫門という分類群に属する多細胞性の寄生虫で，人体寄生虫の一大グループを形成する．線虫の中で比較的知名度の高いものには，回虫，アニサキス，蟯虫がある．線虫はクチクラに覆われた細長い体をもち（1），幼虫時代と成虫時代は別の宿主に寄生するものも多い．成虫になってヒトの神経系に寄生するような線虫は存在せず，人体で髄腔内や神経実質に侵入して症状を引き起こすのはすべて幼虫である．つまり，線虫による神経感染症は，人体内では成虫になることのない幼虫が人体内の各所を迷入する，いわゆる幼虫移行症の一病型ととらえることができる．

線虫の幼虫は小さいとはいえ細菌などと比べるとはるかに大きく，1匹だけによる感染でも十分に症状を起こしうる．通常，病原体そのものを証明できることはまれであり，ほとんどの症例が抗体検査によって診断される．主な感染源は食品で，動物由来の回虫類感染症は肉ないし肝臓，広東住血線虫症は軟体動物や淡水産の魚介類，顎口虫には淡水魚類や爬虫類を，生食ないし加熱不十分な調理法で摂食して感染する（2）．

1 ブタ回虫の幼虫

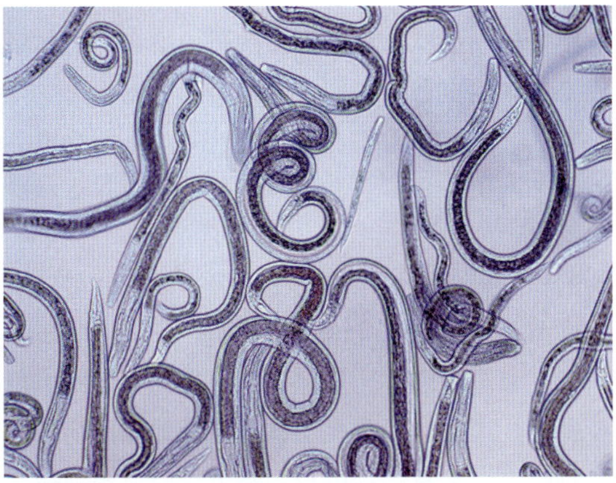

線虫は体表をクチクラに覆われ細長い体つきをしている（孵化直後の体長は350～450 μm）．幼虫段階でも成長し，体長はネコ回虫，イヌ回虫，ブタ回虫の順に大きくなる．ただしブタ回虫でも，幼虫の体長が1 mmを超えることはない．

病態と病型

病態の基本は，侵入した虫体周囲に炎症が起きることによって生じる機能障害である．したがって，幼虫の存在部位が病型を分ける．感染後に幼虫がどの組織に移行するかは種によってある程度決まっているので，感染した線虫の種類によって主な症状は異なる．基本的に，動物由来の回虫類は肺炎または脊髄炎，広東住血線虫症は髄膜炎，顎口虫症は髄膜脳炎を起こす．炎症の主体は好酸球であり，末梢血好酸球増多

2 神経症状を起こす主な線虫感染症の概要

寄生虫	終宿主	ヒトへの感染源	主な神経症状	末梢血好酸球増多	治療薬
イヌ回虫	イヌ（子イヌ）	トリ・ウシの筋肉ないしレバー，虫卵で汚染された野菜など	脊髄炎（しびれ感，感覚異常，脱力，排尿障害）	必ずしも出現しない	アルベンダゾール
ネコ回虫	ネコ				
ブタ回虫	ブタ				
広東住血線虫	ネズミ	ナメクジ，淡水産甲殻類，両生類，爬虫類など	頭痛，頸部硬直，しびれ，嘔吐，発熱	ほぼ必発	
顎口虫	イヌ・ネコ・イノシシ（顎口虫の種に依存）	淡水魚，両生類，爬虫類	髄膜脳炎	高頻度でみられる	

3 トキソカラ線虫の幼虫

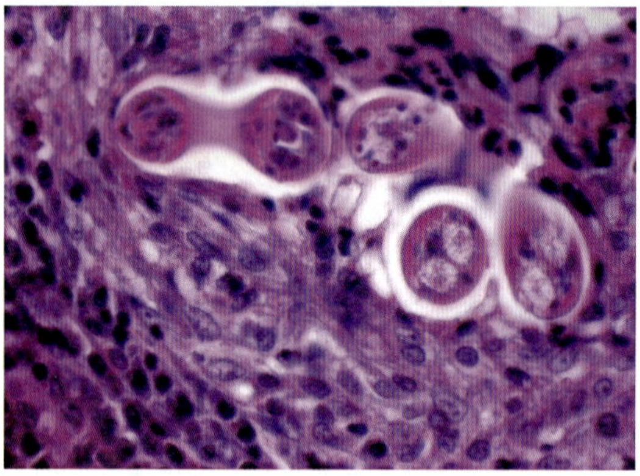

トリの肝臓中に見出されたトキソカラの幼虫．虫体周囲は炎症細胞が浸潤している．このようなレバーを刺身で食べると感染することになる．HE 染色．

が診断の手がかりになるが，動物に由来する回虫類による脊髄炎では好酸球増多がないことも珍しくない．一方，広東住血線虫症と顎口虫症では，通常，末梢血と髄液中に著明な好酸球増多がみられる（2）．

動物由来の回虫類感染症

国内における原因寄生虫は，イヌ回虫，ネコ回虫，ブタ回虫である．それぞれ子イヌ，ネコ，ブタが固有宿主の寄生虫で，ヒト体内では成虫にならない．感染動物の糞便とともに排出された虫卵は外界で発育し，感染型の幼虫を含んだ虫卵になる．ヒトは，砂場などで虫卵を摂取するか，あるいは虫卵に汚染された野菜や感染したトリやウシの肝臓や筋肉を食べて感染する．トリやウシを食べても感染するのは，虫卵を摂取した動物内で幼虫は肝臓や筋肉に寄生して，そのまま感染力を維持するからである（3）．

欧米では小児の病気とみなされているが[1]，わが国で小児症例はむしろまれで，成人男性に患者が多い（4）．しかもかなりの症例で生肉摂取歴が認められることから，感染源としては食肉が多数を占めると考えられている[2]．

抗体検査の結果によれば，人体症例ではイヌ回虫とネコ回虫が多数を占めると推定されているが，虫体そのものが得られる症例はまれであり，正確な病原体の同定は困難である．抗体検査でイヌ回虫とネコ回虫（両者ともにトキソカラ属）を区別することは不可能で，トキソカラとブタ回虫も必ずしもはっきり鑑別できるわけではない．

動物由来の回虫類感染症で最も多い病型は単純好酸球増多または好酸球性肺炎で，全体の50％以上を占める．神経症状を呈するのは1割程度で，理由は不明だが胸部症状と神経症状が同時に出現することはむしろ少ない．神経症状としては，しびれ，電撃痛などの異常感覚，脱力がよくみられる．排尿障害を伴うこともある．多くの症例の病変部は下部頸髄から上部胸髄に

Key words

好酸球

好酸球はアレルギー反応や寄生虫感染など，いわゆるTh2 型の免疫応答が起きると活性化され産生が増大する．末梢血の好酸球増多は寄生虫感染の手がかりになる．いわゆるTh2 型の免疫応答で，血清中のIgE の上昇とセットになっていることが多い．ステロイドによって低下するが，寄生虫感染の場合はステロイドを中止すると再び好酸球は増多する．

4 わが国における動物由来回虫類感染症の年齢性別分布

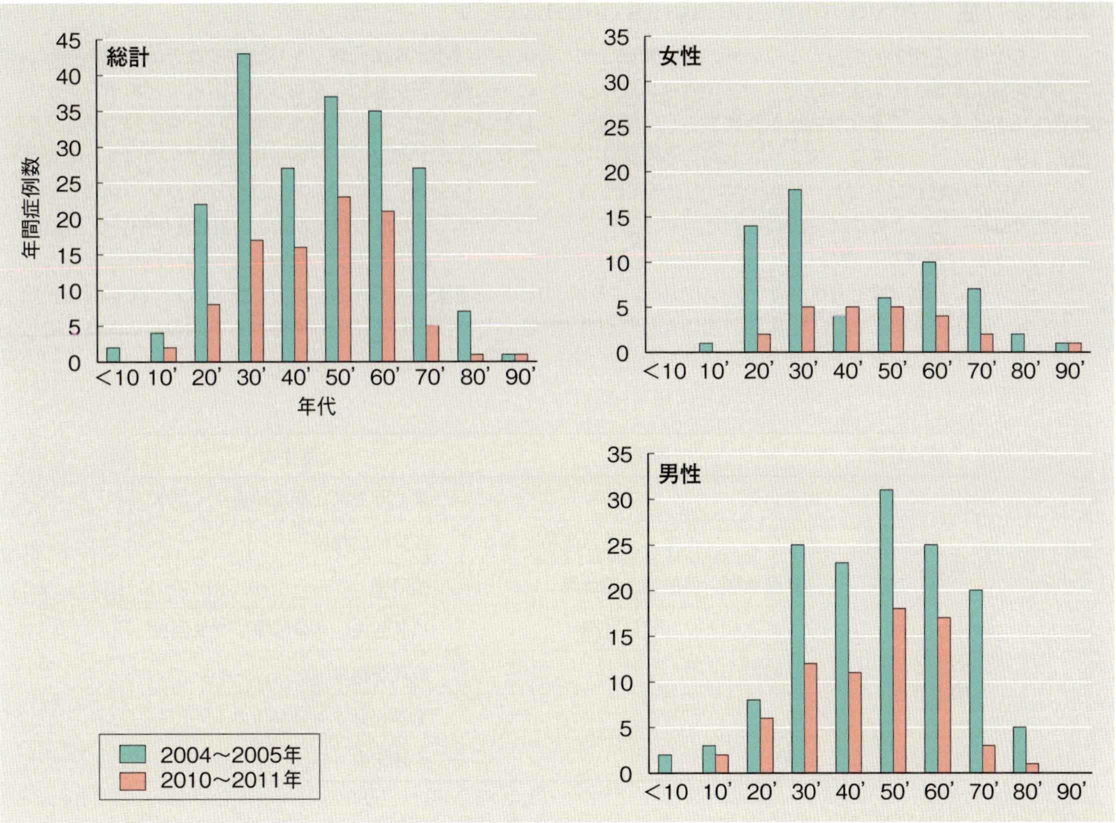

宮崎大学医学部寄生虫学研究室で診断に関与した動物由来回虫類感染症（トキソカラ症とブタ回虫症の合計）の年齢性別分布．縦軸は年間症例数，横軸は年代．最近の傾向を示すため，2004～2005 年と 2010～2011 年に分けて表示してある．男性も女性も近年は減少傾向にあり，特に若年女性層の減少が目立つ．動物由来回虫類感染症は 10 歳未満はまれで成人の男性に多い疾患といえる．

（吉田彩子ほか．*Clinical Parasitology* 2012[2] より）

かけての範囲で，単発の炎症性腫瘤性病変を認める[3]．

治療には抗エキノコックス薬であるアルベンダゾールが用いられる（保険適用外）．標準的治療法として，10～15 mg / kg / 日を 4 週を 1 クールとして 2 クール（2 週間の休薬をはさむ）が推奨されている[4]．

広東住血線虫症

クマネズミやドブネズミの寄生虫で，幼虫が糞便とともに外界に排出される．幼虫を陸産の軟体動物（マイマイやナメクジ）が摂取すると体内で感染型に発育する．感染した軟体動物が淡水産甲殻類や爬虫類に食べられても幼虫はその体内で感染力を維持するので，ヒトは，カタツムリ，ナメクジ，淡水産甲殻類（テナガエビなど），カエルを十分に加熱しないで食べることで感染する．野菜に付着したナメクジに気づかずにサラダごと摂取して感染した事例も報告されている．

ヒトが感染力のある幼虫を摂取すると，約 2 週間で幼虫は血行性にくも膜下腔に到達し，炎症を起こす．脳実質への侵入はまれである．圧倒的多数の広東住血線虫症は好酸球性髄膜炎として発症し頭痛はほぼ必発だが，この線虫は人体内で長期にわたって生存できないので，駆虫薬を使用しないでもそのうちに死滅し，通常は症状は 2～3 週のうちに，長くても 1 か月以内に自然に消滅する[5]．薬物による治療法は確立されていないが，アルベンダゾールを，800 mg，分 2，3～4 週間用いる[4]．一般的に予後は良好だが，ごくまれに中枢神経内部に迷入する

Column

幼虫移行症（larva migrans syndrome）

もともとはイヌ回虫の幼虫が小児の眼球から発見されたのを契機に提唱された概念で，「人体内で成虫になれない寄生虫の幼虫が，正常な体内移行経路からかけ離れた部位に移行して引き起こす一連の症状」のことを意味した．現在では概念が拡張され，肝臓や肺などの正常な移行経路であっても，人体内で成虫にならない寄生虫によるものであれば幼虫移行症としている．原因寄生虫も，イヌ回虫以外に多数の寄生虫が含められるようになった．

わが国の寄生虫疾患において幼虫移行症は大きな割合を占めるが，それは日本人が生食を好む傾向と関係がある．海産魚介類の生食は今に始まったことではないが，現在では淡水産魚介類，トリやウシなどの食肉，あるいはその他の野生動物などまでも，刺身などの十分に加熱しない調理法で食べて感染することが増えつつある．野生動物はまず間違いなく寄生虫に感染していると考えてよく，筋肉や肝臓などの可食部には感染型の幼虫が寄生している．それを加熱せずに（つまり寄生虫を殺さずに）食べることは，寄生虫に感染するリスクが高いということを認識すべきである．なお，食品としてではなく民間薬として摂取して感染した事例もあるので，問診に際して留意すべきである．

感染経路	感染源	寄生虫
経口	海産魚類	アニサキス，旋尾線虫タイプX
	ナメクジ・マイマイ，淡水産甲殻類など	広東住血線虫
	淡水産魚類，両生類，爬虫類	顎口虫
	ウシおよびトリ（特に肝臓）	イヌ回虫，ネコ回虫，ブタ回虫
吸血昆虫	カ（蚊）	イヌ糸状虫
	ブユ	イノシシオンコセルカ
直接経皮感染	土壌	イヌ鉤虫

ことがあり，この場合，死亡率は8〜25％に達し，生存者の30％には長期の後遺障害が残るとされる[6]．

顎口虫症

成虫は，イヌ科やネコ科あるいはイノシシなどの哺乳類の胃ないし食道に寄生している．虫卵は宿主の糞便とともに外界に放出され，河川や湖沼などの淡水中に流入して第一中間宿主のケンミジンコ類に侵入して発育し，さらにそれを摂取した淡水魚やヘビ・カエル類，トリなどで感染型の幼虫に発育して感染源になる．わが国では，川魚の生食が原因と考えられる症例が多く発生している．

顎口虫症の典型的な症状は，移動性あるいは出没を繰り返す皮下腫瘤，あるいは皮膚爬行疹で，わが国では神経症状はまれである．これは顎口虫の種類によると考えられ，最も症状の重い神経系の合併症はタイの有棘顎口虫症で報告されている[7]．症状は神経根症状，脊髄症状，髄膜炎症状，くも膜下出血，脳炎などさまざまである．顎口虫の幼虫は体長3 mmと他の寄生虫と比較すると大きいので，中枢神経に侵入した場合には虫体が移動した跡が出血性の虫道（hemorrhagic track）としてとらえられる．頸髄から中枢神経系に侵入した幼虫が，脳幹部を経て前頭葉に達するまでが病巣の移動という形で追跡可能であった例が報告されている[8]．

皮下の虫体であれば診断の確定を兼ねた虫体摘出が最も確実な治療法になる．薬物療法は確立されていないが，アルベンダゾールを800 mg，分2，3〜4週間用いる（保険適用外）．一般的に予後は良好だが，中枢神経系への迷入では死亡率は8〜25％に達し，生存者の30％には長期の後遺障害が残るとされる[9]．

その他

北米ではアライグマ回虫の人体感染が報告されている[10]．主に小児が感染し，野外の虫卵を経口的に摂取すると幼虫が大脳に移行し，激

5 線虫感染症診断までのプロセス

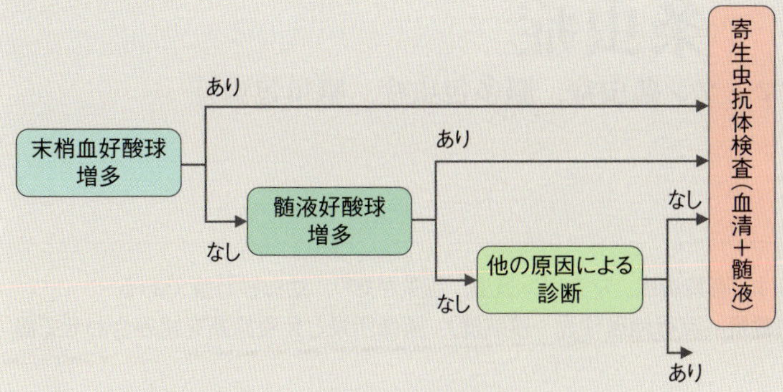

抗体濃度	判定
血清≦髄液	活動性の感染
血清≫髄液	既往疑い
血清，髄液ともに陰性	寄生虫感染の証拠はない

線虫感染が原因で神経症状を呈する場合は，寄生虫そのものを証明することはきわめて難しく，ほとんどすべての症例が抗体検査によって診断されている．症状も特定の寄生虫に特異的なものはないので，寄生虫感染を疑うこと自体が診断につながる．診断のきっかけとして最も多いのが末梢血好酸球増多または髄液中に好酸球を認めた場合である．このような症例では抗体検査が第一に選択されるべきである．
検体としては血清が最も普通だが，可能であれば髄液も同時に検査するのが望ましい．なぜならば，血清抗体は陰性でも髄液中では特異抗体を証明できる例があるからである[11]．これは，炎症の現場では抗体産生細胞が抗原特異的T細胞の刺激を受けて大量の抗体を産生するため局所の抗体濃度は高いのに対し，血清では全身的に薄められてしまうからである．一方，血清では抗体を検出できるのに髄液では陰性という場合もある．これは，髄腔内に炎症の原因がないことを示しており，神経系以外に虫体が存在するか，あるいは過去の感染の名残にすぎないと解釈できる．血清抗体のみ陽性で，末梢血にも髄液中にも好酸球増多がみられなければ駆虫薬の適応にはならない．

しい好酸球性髄膜脳炎を発症する．一般的に予後不良とされる．わが国にも多数の野生化したアライグマが存在するが，幸い現段階では野生のアライグマに感染個体は見つかっていない．

診断，治療

虫体そのものが検出されることはまれで，診断は前述の通り血清学的検査に基づいて行われる．血清と髄液の抗体濃度を比較できれば，診断の精度が格段に高くなる（**5**）[11]．治療法に確立したものはないが，どの線虫にもベンズイミダゾール系で比較的組織分布のよいアルベンダゾールが用いられる（**2**）．

（丸山治彦）

文献

1) Woodhall D, et al. Neglected parasitic infections：What every family physician needs to know. *Am Fam Physician* 2014；89：803-811.
2) 吉田彩子ほか．動物由来回虫類感染症のわが国における最近の動向．*Clinical Parasitology* 2012；23：105-108.
3) Umehara F, et al. MRI studies of spinal visceral larva migrans syndrome. *J Neurol Sci* 2006；249：7-12.
4) 熱帯病治療薬研究班（編）．寄生虫症薬物治療の手引き，2014，改訂 8.1 版．http://trop-parasit.jp/docDL/tebiki_2014ver81.pdf
5) Graeff-Teixeira C, et al. Update on eosinophilic meningoencephalitis and its clinical relevance. *Clin Microbiol Rev* 2009；22：322-348.
6) 吉村堅太郎．広東住血線虫症．感染症の話（感染症情報センター）．国立感染症研究所；2004. http://idsc.nih.go.jp/idwr/kansen/k04/k04_25.html
7) Katchanov J, et al. Neurognathostomiasis, a neglected parasitosis of the central nervous system. *Emerg Infect Dis* 2011；17：1174-1180.
8) Sawanyawisuth K, et al. Sequential imaging studies of cerebral gnathostomiasis with subdural hemorrhage as its complication. *Trans R Soc Trop Med Hyg* 2009；103：102-104.
9) Herman JS, Chiodini PL. Gnathostomiasis, another emerging imported disease. *Clin Microbiol Rev* 2009；22：484-492.
10) Kazacos KR, et al. Baylisascaris larva migrans. *Handb Clin Neurol* 2013；114：251-262.
11) Eberhardt O, et al. Eosinophilic meningomyelitis in toxocariasis：Case report and review of the literature. *Clin Neurol Neurosurg* 2005；107：432-438.

VI. 原虫・寄生虫感染症

条虫症

脳有鉤囊虫症，脳マンソン孤虫症，脳多包虫症，脳単包虫症

Point

- 中枢神経系に感染する条虫は，有鉤囊虫，マンソン孤虫，包虫があり，幼虫移行症である．
- いずれも臨床症候，疫学的背景（流行地居住歴・渡航歴），画像所見と免疫診断を組み合わせて診断する．
- 脳有鉤囊虫症は中枢神経系の蠕虫症で最も一般的な疾患で，流行地ではてんかんの原因として最も頻度が高い．
- 脳マンソン孤虫症はまれな疾患であるが，鑑別診断として知っておく必要がある．
- 脳多包虫症，脳単包虫症の主症状は病変の増大に伴う頭蓋内圧亢進症状である．

ヒトの中枢神経系に感染する条虫は，有鉤囊虫，マンソン孤虫，包虫があり，いずれも幼虫による病害である．本稿ではこれらの条虫による中枢神経病変について解説する．

脳有鉤囊虫症（neurocysticercosis）

病因，発症機序

有鉤条虫（*Taenia solium*）とその幼虫（有鉤囊虫〈*Cysticercus cellulosae*〉）はいずれもヒトに感染する．有鉤条虫の腸管寄生による有鉤条虫症は，ブタの筋肉内に含まれる有鉤囊虫が感染源である．大型の寄生虫が消化管に寄生するものの，消化器症状はほとんどない．一方，有鉤囊虫症は有鉤条虫症患者の糞便に含まれる虫卵の経口摂取により，幼虫が腸管から血行性に播種して発症する（幼虫移行症）．囊虫は全身の諸臓器に播種しうるが，脳有鉤囊虫症の頻度が高い．脳有鉤囊虫症は中枢神経系の蠕虫症で最も一般的な疾患である[1]．流行地ではてんかんの原因として最も頻度が高い．本症の流行地は中南米，アフリカ，東南アジア，中央・東ヨーロッパである．

また有鉤条虫症患者の腸管内の虫体が何らかの原因で壊れると虫卵が腸管内に遊離し，やはり有鉤囊虫症の原因となる（自家感染）．有鉤条虫症患者に合併する有鉤囊虫症では，その病変数が多いことが知られている[2]．

中枢神経系で囊虫は脳実質，くも膜下，脳室内，脊髄（髄内・髄外）に分布する．

Key words

幼虫移行症

ヒト以外の動物を終宿主とする寄生虫が偶然ヒトに感染したとき，成虫になれず幼虫のままヒト体内を移行してさまざまな症状を引き起こす疾患をいう．その診断に検便は役に立たず，免疫診断によるところが大きい．

臨床症候

囊虫の存在部位，数，囊虫の変性時期に臨床症候は依存する．脳実質病変では患者の50～70％に痙攣がみられ，頭蓋内圧亢進や死滅した囊虫に対する炎症に伴う頭痛が40％と報告されている[1]．この他，水頭症，髄膜炎，動脈瘤形成などの報告もある[1]．囊虫の数が多かったり，炎症が強かったりすると脳炎様の症状が出現する．脊髄内囊虫症はまれ（1～5％）であるが，不全麻痺，膀胱直腸障害，性機能不全などが出現する．

検査所見，診断

脳有鉤囊虫症の診断は，臨床症候，疫学情報（流行地居住歴，渡航歴，同胞の有鉤条虫症），

1 脳有鉤嚢虫症の頭部 MRI 画像

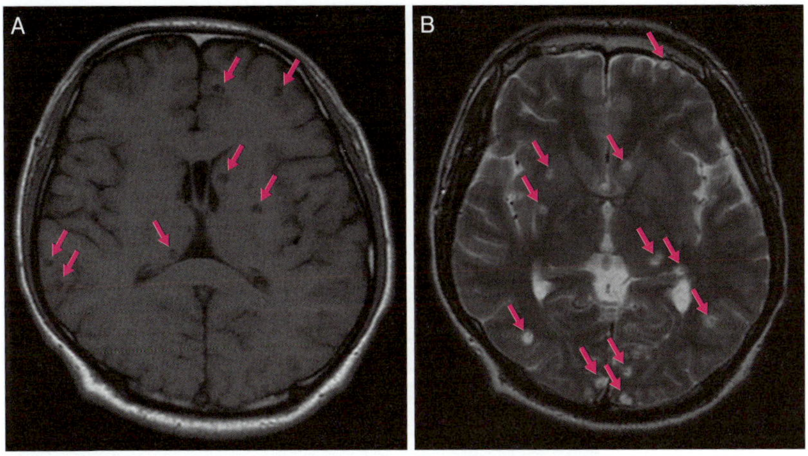

A：T1WI 画像．viable stage の嚢虫に特徴的な 'hole-with-a-dot' sign がみられる（→）．
B：T2WI 画像．嚢虫周囲の浮腫はほとんど認められない．
（Nakamura-Uchiyama F, et al. *Intern Med* 2012[4] より）

画像所見，免疫診断から成る．頭部 MRI 所見で嚢虫症に特徴的な所見は 'hole-with-a-dot' sign と呼ばれる（1）[3,4]．これは変性を起こす前の嚢虫（viable stage）で，直径 5～20 mm 程度の内部が T1WI low，T2WI high の嚢胞，原頭節が壁在結節として認められ，壁の増強効果や周囲の浮腫はほとんど認められない．嚢虫の変性が始まると，壁が厚くなり，嚢虫周囲の浮腫や T2WI で ring enhancement が出現する（colloidal stage）．さらに変性が進むと嚢虫が線維化し，結節状の増強効果がみられ（granular / nodular stage），最終的に石灰化する（calcified stage）．

血清や髄液を用いた免疫診断が可能であるが，単発性病変の場合に感度が落ちる．

■鑑別診断

嚢虫の変性に伴い，嚢胞壁の造影効果や周囲の浮腫を伴うようになると包虫症，トキソプラズマ脳炎，結核腫，微小膿瘍，真菌感染，グリオーマ，転移性脳腫瘍などが鑑別疾患である[5]．

治療

治療は抗寄生虫薬（アルベンダゾール〈エスカゾール®〉，プラジカンテル〈ビルトリシド®〉），抗痙攣薬，ステロイド，外科的治療から成るが，嚢虫の存在部位，数，嚢虫の変性時期により治療法が異なる[6]．脳実質内病変では calcified stage を除き，抗寄生虫薬（アルベンダゾール，プラジカンテル），抗痙攣薬，ステロイドの投与を行う[6]．calcified stage は虫体が死滅しているため，抗痙攣薬の投与が中心となる[6]．単発性の実質内病変や脳室病変では外科的切除と抗寄生虫薬の投与を検討する．

脳マンソン孤虫症（cerebral sparganosis）

病因，発症機序

マンソン孤虫症はマンソン裂頭条虫（*Spirometra mansoni*）の幼虫による感染症である（幼虫移行症）．ヒトへの感染経路には，①幼虫が寄生したミジンコを水とともに摂取する，②生あるいは調理不完全なマムシ，カエル，ニワトリの筋肉に寄生した幼虫を摂取する，③マムシ，カエル，トリの筋肉を湿布として用いる民間療法[7]がある．マンソン孤虫症は東南アジアに多い疾患である．

臨床症候

典型的なマンソン孤虫症は移動性の皮下腫瘤を特徴とする．中枢神経系に侵入すると頭痛，痙攣，神経巣症状，感覚障害が出現する[5]．

検査所見，診断

脳マンソン孤虫症に特異的な頭部画像所見はない[5]．急性期には浮腫を伴う単発性結節として認められ，転移性脳腫瘍との鑑別が必要であ

2 脳マンソン孤虫症の頭部MRI画像

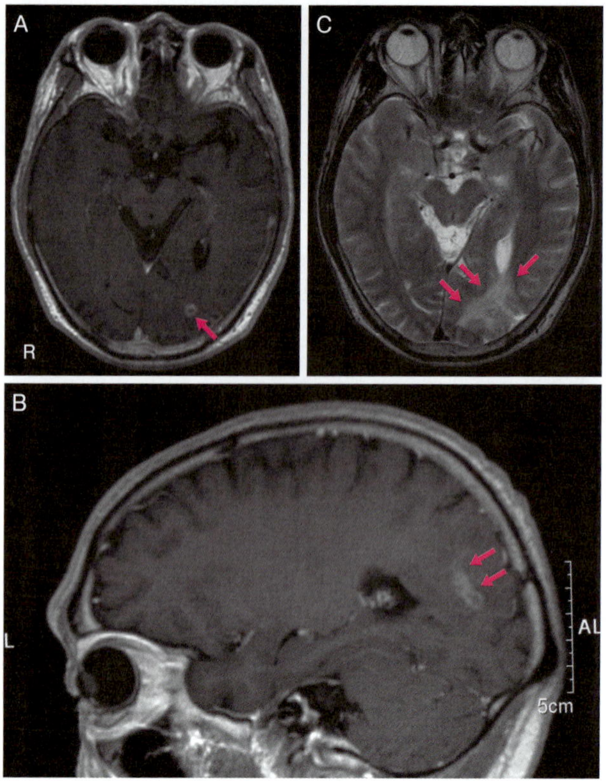

A, B：Gd (+)-T1WI 画像．リング状あるいはビーズ状の造影効果をもつ病変が認められる（→）．
C：T2WI 画像．病変周囲に浮腫像がみられる（→）．
（Nobayashi M, et al. *Neurol Med Chir* 〈*Tokyo*〉 2006[8]より）

る．炎症性の肉芽腫がリング状あるいはビーズ状の造影効果をもつ集合体を呈することもある（2）[8]．慢性期には石灰化を伴う．

脳腫瘍を疑われ切除された病理標本で診断されることが多い．血清や髄液を用いた免疫診断も可能である．

治療

外科的切除による[1]．定位脳手術により直接虫体を摘出することが重要で，摘出の際に虫体を傷つけたり，虫体が残存しないよう注意する[1]．

脳多包虫症（cerebral alveolar echinococcosis）

病因，発症機序

多包虫症は多包条虫（*Echinococcus multilocularis*）の幼虫による感染症である．多包虫症は北半球の北緯38°以北の地域，ユーラシア大陸の北部，中央ヨーロッパ，旧ソ連，トルコから中国に分布し，日本では北海道で流行がみられる[9]．多包条虫は終宿主であるキツネと中間宿主の野生の齧歯類とで生活環を維持しているが，ヒトへ偶然感染すると成虫になることはできず，幼虫のままで病害を及ぼす（幼虫移行症）．

多包条虫に感染しているキツネやイヌの糞便中に排出された虫卵を，水，食品，手指を介してヒトが経口的に摂取すると小腸で幼虫が孵化し，腸管粘膜に侵入して血行性・リンパ行性に全身へ散布され定着・増殖する．

多包虫症では98％が肝臓に一次病変を形成し5〜10年の無症状期の後，肝腫大に伴う症状が出現し，閉塞性黄疸，肝肺瘻，門脈圧亢進症状など重症の肝機能障害が生じる．この時期になると肺，脳，骨に転移して病変を形成する．脳病変は全患者の1〜3%と報告されている[9,10]．

臨床症候

頭蓋内圧亢進に伴う症状（頭痛，乳頭浮腫，悪心，めまい）を主とする[11]．病変部位によっては痙攣，構音障害，片麻痺，頭蓋骨変形，脳神経麻痺なども報告されている[12]．

検査所見，診断

脳多包虫症の診断は，臨床症候，画像所見，免疫診断，遺伝子診断から成る．頭部CTやMRIで病変は境界明瞭な多房性嚢胞としてみられ，嚢胞壁は造影効果をもつ．嚢胞周囲の石灰化や浮腫もよくみられる所見である[9]．多包虫特異抗体を検出する免疫診断（ELISA，ウエスタンブロット法）と多包虫遺伝子を検出するPCRには血清や髄液を用いる．

■鑑別診断

一次病巣である肝臓から脳に転移した場合，しばしば多発病変を認める．鑑別は脳有鉤嚢虫症，肺吸虫症，トキソプラズマ脳炎，結核，細菌性脳膿瘍，グリオーマ，原発性・転移性脳腫瘍があげられる[11]．

治療

脳多包虫症は治療しなければ致死的な疾患である[13]．脳多包虫症の治療におけるコンセンサスはないが，原則的に外科的切除が可能かどうか検討する．外科的切除が不可能と判断されたら，髄液シャント術，ガンマナイフ治療，抗寄生虫薬（アルベンダゾール），抗炎症薬の投与を検討する[12]．

脳単包虫症（cerebral cystic echinococcosis）

病因，発症機序

単包虫症は単包条虫（*E. granulosus*）の幼虫による感染症である（幼虫移行症）．多包虫症より広い地域に流行している疾患で，アフリカ（ケニア，ウガンダ，スーダン，エチオピア），中国，南米（ウルグアイ，ペルー，チリ，アルゼンチン）のほか，地中海沿岸国（イスラエル，チュニジア，トルコ，イタリア，スペイン，クロアチア）にも患者がみられる[9]．単包条虫はイヌ，オオカミ，キツネを終宿主とし，ヒツジなどを中間宿主とする．ヒトへの感染，体内での幼虫の移行は多包虫と同じく虫卵の経口摂取，腸管からの血行性・リンパ行性散布である．単包虫症の75％が肝病変を形成し，15％が肺病変，残り10％がそれ以外の臓器に病変を形成する[7]．中枢神経病変は1～3％といわれている[14]．

臨床症候

脳単包虫症は小児～若年成人の男性に多い[15-17]．動物との接触頻度が高いことや手指衛生に対する意識の低さがその理由と説明されている[18]．症状は脳多包虫症と同じく，頭痛，乳頭浮腫，悪心，めまいなどの頭蓋内圧亢進症状が多く，痙攣，神経巣症状がみられる[15]．

検査所見，診断

脳多包虫症と同じく，臨床症候，画像所見，免疫診断，遺伝子診断から成る．頭部CT／MRI所見は多包嚢虫症と若干の違いがあり，境界明瞭で円形のhomogeneousな嚢胞病変として認められ，壁は薄く造影効果をもたない．また石灰化や嚢胞周囲の浮腫も認められない．単包虫特異抗体を検出する免疫診断（ELISA，ウエスタンブロット法）と多包虫遺伝子を検出するPCRには血清や髄液を用いる．

■鑑別診断

porencephalic cyst，くも膜嚢胞，嚢胞性腫瘤，細菌性膿瘍が鑑別にあがる[15]．しかし円形かどうか，病変の部位，MRI所見，サテライト病変の有無などから比較的容易に鑑別できると報告されている[9]．

治療

原則は外科的切除である．アルベンダゾールの内服治療のみで軽快した症例報告もあるが，その数は少なく，内服治療に伴い頭蓋内圧亢進症状が増悪した例も報告されている．抗寄生虫薬の内服は嚢胞が破裂した場合と外科的切除が不可能な場合の補助的療法と考えられている[15]．

（中村〈内山〉ふくみ，吉川正英）

文献

1) Finsterer J, Auer H. Parasitoses of the human central nervous system. *J Helminthol* 2013；87：257–270.
2) Garcia HH, et al. Neurocysticercosis：Some of the essentials. *Pract Neurol* 2006；6：288–297.
3) Del Brutto OR, et al. Proposed diagnostic criteria for neurocysticercosis. *Neurology* 2001；57：177–183.
4) Nakamura-Uchiyama F, et al. An Imported case of disseminated cysticercosis and taeniasis. *Intern Med* 2012；51：347–348.
5) Abdel Razek AA, et al. Parasitic diseases of the central nervous system. *Neuroimaging Clin N Am* 2011；21：815–841.
6) Garcia HH, et al. A trial of antiparasitic treatment to reduce the rate of seizures due to cerebral cysticercosis. *N Engl J Med* 2004；350：249–258.
7) Hughes AJ, Biggs BA. Parasitic worms of the central nervous system：An Australian perspective. *Intern Med J* 2002；32：541–553.
8) Nobayashi M, et al. Surgical removal of a live worm by stereotactic targeting in cerebral sparganosis. Case report. *Neurol Med Chir*（*Tokyo*）2006；46：164–167.
9) Kantarci M, et al. Alveolar echinococcosis：Spectrum of findings at cross-sectional imaging. *Radiographics* 2012；32：2053–2070.
10) Senturk S, et al. Cerebral alveolar echinoccosis mimicking primary brain tumor. *AJNR Am J Neuroradiol* 2006；27：420–422.
11) Tappe D, et al. Brain and lung metastasis of alveolar echinococcosis in a refugee from a hyperendemic area. *J Med Microbiol* 2008；57：1420–1423.
12) Algros MP, et al. Intracerebral alveolar echinococcosis. *Infection* 2003；31：63–65.
13) Wang J, et al. Surgical treatment options for cerebral alveolar echinococcosis：Experience in six patient. *Neurol India* 2009；57：157–161.
14) Altas M, et al. A medically treated multiple cerebral hydatid cyst disease. *J Neurosurg Sci* 2010；54：79–82.
15) Bükte Y, et al. Cerebral hydatid disease：CT and MR imaging findings. *Swiss Med Wkly* 2004；134：459–467.
16) Haliloglu M, et al. Spectrum of imaging findings in pediatric hydatid disease. *Am J Roentgenol* 1997；169：1627–1631.
17) El-Shamam O, et al. Magnetic resonance imaging of simple and infected hydatid cysts of the brain. *Magn Reson Imaging* 2001；19：965–974.
18) Beskonakli E, et al. Primary intracranial extradural hydatid cyst extending above and below the tentorium. *Br J Neurosurg* 1996；10：315–316.

VI. 原虫・寄生虫感染症

吸虫症

Point

- 神経系に障害をもたらす吸虫症には，主に肺吸虫症と住血吸虫症が知られている．
- いずれも本来の寄生部位ではない神経系への虫体の異所寄生（迷入）や虫卵の栓塞によって引き起こされる．
- 脳肺吸虫症は頭痛，嘔吐，痙攣などを主徴とする腫瘤または石灰化像を認める．
- 神経系住血吸虫症は急性期の脳炎症状と，頭痛・てんかん様発作・麻痺（脳住血吸虫症），腰部／下肢の痛み・下肢の筋力低下と感覚消失，膀胱直腸障害（脊髄住血吸虫症）を主徴とする腫瘍様の圧迫性炎症像を認める．
- 食歴，有病地滞在歴がある脳／脊髄症患者では，脳肺吸虫症，神経系住血吸虫症の可能性も考慮する必要がある．

肺吸虫症

概説

肺吸虫症（paragonimiasis, lung fluke disease）はアジア，アフリカ，中南米に認められ，わが国では主としてウェステルマン肺吸虫と宮崎肺吸虫によって起きる食品媒介性寄生虫症がみられる．モクズガニ，サワガニなどの淡水産のカニやイノシシ肉を生や加熱不全の状態で食する際に，中に含まれる幼虫を経口摂取することで感染する．また，調理時に幼虫に汚染された器具や手指を介しても感染する．中国や東南アジアでは生のカニを用いた料理があり，近年，在留外国人を中心に感染が増えている．

肺吸虫症の病因，発生機序，臨床症候

幼虫は経口摂取されると脱嚢し腸壁を穿通し腹腔・腰部筋を通過してから肝，横隔膜を経由して，肺で成虫になる．感染初期には発熱や消化器症状（腹痛，下痢など）を呈する．幼虫の胸腔への侵入による呼吸器症状（胸痛，咳嗽，喀痰），気胸，胸膜炎，胸水貯留などが認められる．ウェステルマン肺吸虫症では感染約2か月以降に肺に成虫が寄生して拇指頭大の虫嚢が形成され，虫卵を含んだチョコレート色の喀痰が出る．宮崎肺吸虫は，人体寄生では幼虫は成虫まで発育せず，虫嚢形成や喀痰・糞便中に虫卵が認められない場合が多い．

肺以外への異所寄生（肺外肺吸虫症）では，移動性皮下腫瘤や脳肺吸虫症があげられ，特に脳寄生では重篤となる．成虫は頭蓋底の神経孔の疎性結合組織，脳・脊髄および血管に沿った椎骨の椎間孔からシステインプロテアーゼを用いて直接侵入すると推測される[1]．経過や迷入部位・虫体数などによって多様な症状を呈する．急性期は頭痛・発熱・項部硬直・嘔吐などの髄膜炎症状，慢性期には頭痛・眼痛・視覚障害・めまい・痙攣・意識障害・感覚低下・知的機能障害・麻痺などが認められる．鑑別診断としては結核，細菌性膿瘍，種々のグリオーマ，転移性腫瘍，脳リンパ腫，トキソプラズマ症，有鉤嚢虫症，エキノコックス症などがあげられる．

肺吸虫症の診断

■胸部肺吸虫症

肺癌，肺結核，肺真菌症を否定後に呼吸器症状・病変（膿胞状または空洞病変），末梢血の好酸球増多・IgE上昇，食歴，有病地への渡航・滞在歴，血清抗体価などから総合的に診断する．

1 脳肺吸虫症の画像所見

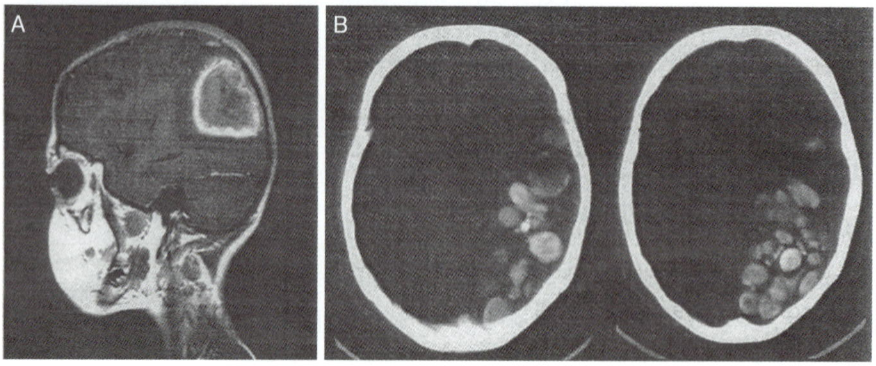

A：MRI, Gd リング造影効果．T1 強調画像．
B：骨イメージ CT．soap-bubble calcification.
（A：鶴岡純一郎ほか．小児感染免疫 2012[3] 図 1d；B：吉岡進ほか．大分県立病院医学雑誌 2000[4] 図 3 より許可を得て転載）

■脳肺吸虫症[2-5]

上記の胸部肺吸虫症を併発しない場合もある．頭部の画像検査，特に急性期では MRI 検査が有効で，T1 強調画像ではリング状のガドリニウム（Gd）造影効果を示す腫瘤性病変／血腫が特徴である．また慢性期では，X 線や CT で多発性の境界明瞭な円形～卵円形の石灰化像（soap-bubble calcifications）を特徴とする（1）．

髄液所見では細胞増多（特に好酸球），蛋白濃度の上昇が認められる．末梢血の好酸球の増多・IgE の上昇を伴う場合が多い．

神経学的所見の他，食歴，有病地への渡航・滞在歴，食事をともにする家族などで呼吸器または神経症状を呈する者がいるか，などの問診が診断の助けとなる．

喀痰や糞便中からの虫卵は少数寄生や慢性（陳旧）例，または宮崎肺吸虫症では検出されにくい．本症の診断には血清または髄液中からの抗体検出が有用である．

肺吸虫症の治療[6,7]

プラジカンテル（ビルトリシド®600 mg 錠）75 mg／kg／日・分 3・3 日間．妊婦への安全性が確立されていないため，3 か月未満の妊婦への投与は避ける．リファンピシン服用者には禁忌である．

住血吸虫症

概説

住血吸虫症（schistosomiasis）には門脈系に成虫が寄生する日本住血吸虫，メコン住血吸虫，マンソン住血吸虫，インターカラーツム住血吸虫と膀胱周囲静脈叢に寄生するビルハルツ住血吸虫によるものがあり，主として前者は消化器系（腸管住血吸虫症），後者は泌尿器系（尿路住血吸虫症）に病害をもたらす．

糞便・尿中に排出された虫卵から幼虫が遊出し，中間宿主貝に侵入して発育後，貝から遊出した感染幼虫（セルカリア）が人体に経皮的に侵入して感染が成立する．

わが国ではかつて山梨県甲府盆地，福岡・佐賀県の筑後川流域，広島県片山地方，静岡県沼津地区，茨城・千葉・埼玉県の利根川流域，千葉県小櫃川流域が日本住血吸虫症の流行地であったが，1977 年の患者を最後に国内の流行は終息した．現在，国内で遭遇し得るのは陳旧性症例と外国の有病地（2）で罹患した輸入症例である．海外ではおよそ 2 億人が住血吸虫症に罹患し，地球の人口の約 12％である 8 億人が感染の危機に脅かされている．昨今の国際化で外国人や旅行者のみならず，有病国で国際協力事業に携わるなどで感染リスクの高い邦人も増えている．

2 住血吸虫症の主な有病地

	住血吸虫症	有病地
尿路住血吸虫症	ビルハルツ住血吸虫症	アフリカ，中近東
腸管住血吸虫症	マンソン住血吸虫症 インターカラーツム住血吸虫症 日本住血吸虫症 メコン住血吸虫症	アフリカ，中南米 アフリカ 中国，フィリピン，インドネシア カンボジア，ラオス

神経系住血吸虫症の頻度は高くないと考えられていたが，近年，有病国で脊髄住血吸虫症が増えており，ブラジルでは非外傷性かつ非腫瘍性脊髄症の5.6％はマンソン住血吸虫感染によるとされている[8-10]．わが国でも輸入症例[11]が報告され，鑑別診断の一つに加え留意する必要がある．

住血吸虫症の病因，発生機序，臨床症候

■一般的症候

①感染初期

水浴・農作業・洗濯などで淡水に接触時にセルカリアが経皮的に感染すると，2〜3日で侵入部位に掻痒感を伴う丘疹が生じ，感染約1週後の幼虫の肺移行時に咳嗽と発熱を認めるが，これらの症状は見逃されることもある．

②急性期（片山熱）

感染後約1か月前後に起こる虫体の発育と産卵開始に伴う強い炎症反応で，発熱・倦怠感・筋肉痛・蕁麻疹・呼吸器症状・下痢・粘血便・肝腫大などの好酸球増多を伴う症状が数日〜数週間続く．ビルハルツ住血吸虫症では血尿，排尿時違和感，血精液症などを呈する．

③慢性期

腸管・膀胱・肝臓などの組織中に捕捉された虫卵に対する炎症反応によって虫卵周囲に肉芽腫（虫卵結節）が形成される．結節周辺では，虫卵から分泌される抗原により実質細胞の破壊と再生を繰り返し，線維化が進行する．

腸管住血吸虫症では肝臓，脾臓，腸管の障害を主体とし，肝脾腫，肝門脈周囲の線維化，肝硬変とそれに付随する門脈圧亢進，側副血行路の形成（食道静脈瘤，腹壁静脈怒張，痔核など），腹水貯留，女性化乳房，黄疸などが認められる．重度の肝障害に付随して肝性脳症に至る場合もある．

ビルハルツ住血吸虫症では，膀胱壁の線維化が進行すると膀胱壁内の尿管開口部が狭窄し，水腎症，腎盂腎炎などの腎障害をきたす．また，精巣や子宮頸部など生殖器へも障害を及ぼす．

■神経系の症候

①急性期の脳炎症状[9,13]

虫卵や虫体に対する強いアレルギー反応による一過性の急性脳炎や脈管炎，特に旅行者などの免疫のない人が多数の幼虫に感染した場合に認められる．症状は発熱，頭痛，嘔吐，部分痙攣発作，上肢の単不全麻痺，項部硬直・ケルニッヒ徴候（Kernig's sign）などの髄膜刺激症候やせん妄，錯乱など，多岐にわたる．

②脳住血吸虫症（脳型）[9,10,13-15]

主に日本住血吸虫感染に認められる．成人に多く，発生頻度は患者の2.9〜4.2％と推測される．脳内に塞栓した虫卵（**Column**「住血吸虫の中枢神経系への侵入経路」p.270参照）に対する炎症反応として虫卵結節が形成される．一般的症候（消化器／泌尿器障害）を合併する場合と単独の場合がある．大脳皮質，髄膜，脈絡叢，小脳，脳幹などに限局性腫瘤が緩徐に拡大する．頭蓋内圧の亢進と病変部位に反映した神経症状が起こる．ほとんどの患者で発作を認め，単純部分発作（特にジャクソン型）を呈することが多い．頭痛，単麻痺，片麻痺，失語，視覚障害などを伴う．無症状の場合もある．

鑑別診断としては，てんかん，細菌性膿瘍，結核，トキソプラズマ症，有鉤嚢虫症，各種グリオーマや転移性腫瘍，脳リンパ腫などがあげられる．

Column

住血吸虫の中枢神経系への侵入経路

中枢神経系への侵入には，主として虫卵が①慢性の肝脾病変による門脈圧が亢進している場合に門脈-体循環シャントを経由し脳に至る（主に日本住血吸虫），②腹腔および骨盤内静脈からバトソン静脈叢（Batson's plexus）を経由して後頭および脳底静脈洞に達する（主にマンソン住血吸虫，ビルハルツ住血吸虫），と推測されている[1,8-10]．一般的に産卵数が多く小型の日本住血吸虫の虫卵は脳に，産卵数が少なく大型のマンソン住血吸虫やビルハルツ住血吸虫の虫卵は脊髄にとどまる傾向にあるが（3），例外もある．成虫が上記と同様のルートで中枢神経系の静脈に迷入し *in situ* に多数の虫卵を産み付ける場合も考えられている．

3 主な住血吸虫類の虫卵

種	日本住血吸虫	マンソン住血吸虫	ビルハルツ住血吸虫
形状	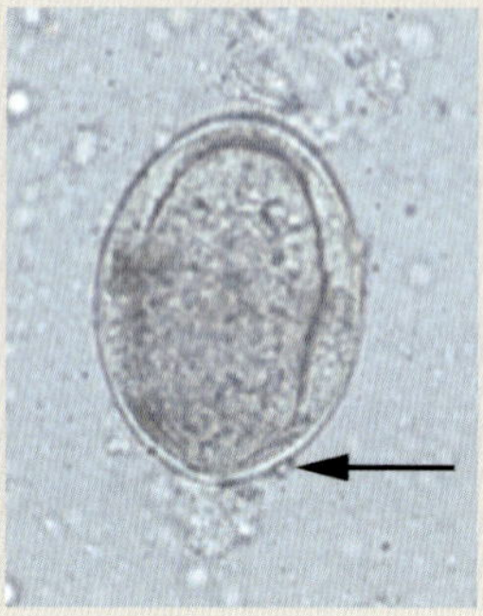 観察倍率×400	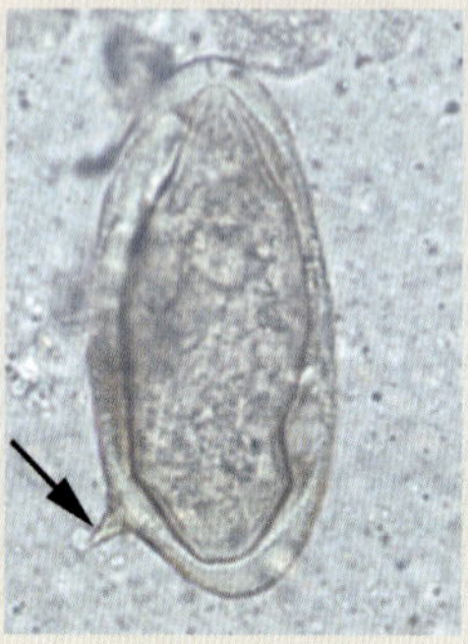 観察倍率×400	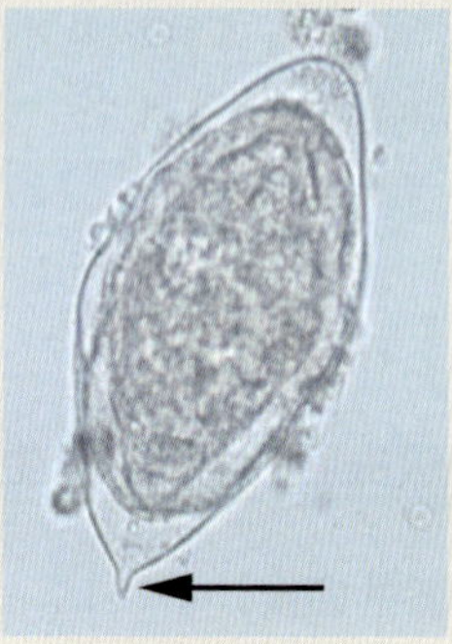 観察倍率×400
大きさ*	60×100 μm	61×140 μm	62×150 μm
特徴	側面に小棘（→）	側面に棘（→）	終端に棘（→）
虫卵産生数／日／匹*	3,500	100～300	20～300

メコン住血吸虫の虫卵は日本住血吸虫のものに類似（やや小型）．
インターカラーツム住血吸虫の虫卵はビルハルツ住血吸虫のものに類似（やや長い）．
（* Sturrock RF. Human Schistosomiasis, 1993[12] より）

③脊髄住血吸虫症（脊髄型）[8-11]

主にマンソン住血吸虫・ビルハルツ住血吸虫感染に認められる．比較的若い年代に発症する．脊髄下部に塞栓した虫卵（**Column** 参照）による炎症に起因する急～亜急性の脊髄神経根症候群（myeloradicular syndrome）である．一般的症候（消化器／泌尿器障害）を伴わない場合が多い．

病変は T12・L1・脊髄円錐では肉芽塊が，馬尾や神経根では多数の肉芽がうっ血と浮腫を伴って認められる．腰部／下肢の痛み，下肢の筋力低下と感覚消失，膀胱直腸障害を 3 徴とし，対麻痺，反射の減弱／消失，触圧覚・温度覚・痛覚の消失，痙縮などを呈する．

鑑別診断としては，腫瘍，脊髄損傷，椎間板ヘルニア，脊髄膿瘍，ビタミン B_{12} 欠乏，多発神経根炎，抗リン脂質抗体症候群，ウイルス性脊髄炎，脊髄空洞症，多発性硬化症，結核，梅毒，有鉤囊虫症などがあげられる．

住血吸虫症の診断[8-17]

■一般的病型

上記症状および末梢血好酸球・IgE 上昇（必発ではない）と，下記の①画像所見が認められる患者で有病地滞在歴がある場合，②虫卵，③血清特異抗体，④住血吸虫 DNA の検出を実施し，総合的に診断する．

①**画像検査**：超音波検査で慢性日本住血吸虫症では肝臓の網目状高エコー像（network echogenic pattern，注：ウィルソン病〈Wilson's

4 慢性日本住血吸虫症の腹部超音波所見

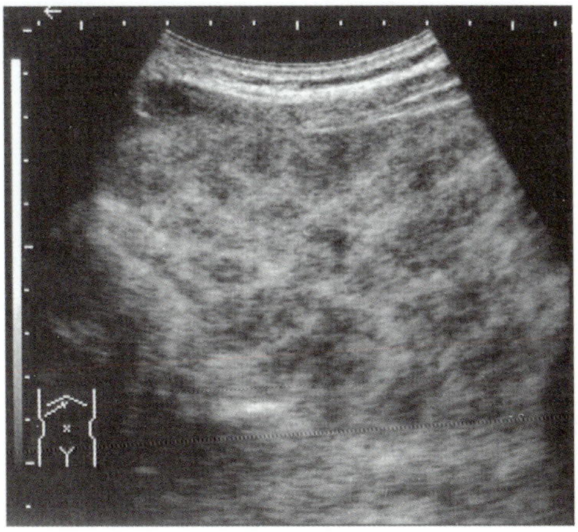

肝臓の network echogenic pattern.

5 脊髄住血吸虫症の MRI 所見

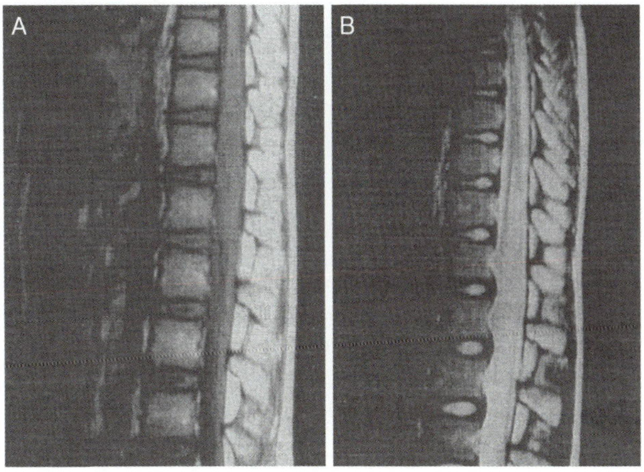

A：T1 強調画像，B：T2 強調画像.
（伊藤研悠，大脇義宏．東海脊椎外科 2009 [11] 図 1, a より許可を得て転載）

disease〉に類似）（4），慢性マンソン住血吸虫症では管状の門脈壁の肥厚，ビルハルツ住血吸虫症では膀胱壁の肥厚が認められる．ビルハルツ住血吸虫症では膀胱鏡で膀胱底部や三角部に顆粒状〜1 cm 大の肉芽，X 線像で石灰化が認められる．

②**虫卵**：糞便・尿・精液・生検組織（直腸，膀胱など）からの虫卵の検出は確定診断に繋がるが，虫卵は感染初期・慢性期や宿主の免疫状態などのさまざまな要因で検出困難な場合が多い．

③**血清特異抗体**：陽性でも現在と過去の感染の鑑別が困難である．

④**住血吸虫 DNA**：体液（血液，尿，唾液など）中から検出可能で現在の感染を示唆する．

■神経系の病型

一般的病型の所見を伴わない場合が多い．腫瘍などを否定後に上記の神経症状と，下記の①画像，②髄液所見がある患者で有病地滞在歴がある場合，③虫卵，④特異抗体，⑤住血吸虫 DNA の検出を試みる．

①**画像検査**：大脳皮質や小脳に CT や MRI で単〜複数の腫瘤が周囲に浮腫を伴う圧迫所見と不均一な増強像として認められる（脳型）．脊髄円錐部の拡張と馬尾の肥厚（浮腫）が T1 強調画像で不均一な造影効果，T2 強調画像で高信号として認められる（脊髄型）（5 [11]）．

②**髄液検査**：総蛋白濃度と細胞数（単球，好酸球）の軽〜中程度の上昇．

③**虫卵**：糞便・尿・精液・直腸・膀胱生検組織からの検出は困難なことが多い．診断過程で摘出した病変組織より虫卵が証明された場合には確定診断できる．

④**特異抗体**：血清と髄液中の特異抗体から類推できる．

⑤**住血吸虫 DNA**：髄液または血清などから検出できる．

住血吸虫症の治療 [7,18]

プラジカンテル（ビルトリシド® 600 mg 錠）を 40〜60 mg / kg / 日・分 2，2〜3 週間の間隔をあけて複数回投与する．安全性が確立されていないため，3 か月未満の妊婦への投与は避ける．リファンピシン服用者には禁忌である．

神経系住血吸虫症では，プラジカンテルによる虫体破壊に起因する炎症反応に対応するためステロイド剤を併用する．また，必要に応じて抗てんかん薬も投与する [10,13]．通常はプラジカンテル治療によく反応するので，特殊な場合を除き外科的摘出は不要と思われる．脊髄型では後遺症回避のため、特に早期治療を要する．有病地においては神経系住血吸虫症を疑う症例についてはプラジカンテルによる診断的治療も行われる [13]．

治療効果判定は虫卵検査のみでなく特異抗体，DNA 検査，画像所見，臨床症状を総合的に判断して行う．アフリカなどの一部の有病地ではプラジカンテル耐性または難治性の症例が報告されているので，DNA 検査を併せて実施するのが望ましい[16]．

（千種雄一，林　尚子）

文献

1) Katchanov J, Nawa Y. Helminthic invasion of the central nervous system：Many roads lead to Rome. *Parasitol Int* 2010；59：491-496.
2) 関島良樹ほか．脳宮崎肺吸虫症の MRI 所見．神経内科 1999；51：578-580.
3) 鶴岡純一郎ほか．脳病変を契機に診断に至ったウェステルマン肺吸虫による脳肺吸虫症の 1 例．小児感染免疫 2012；24：19-23.
4) 吉岡進ほか．慢性期脳肺吸虫症の神経放射線学的検討．大分県立病院医学雑誌 2000；29：138-140.
5) 中村（内山）ふくみほか．肺外病変を主とした肺吸虫症の 3 例．*Clin Parasitol* 2004；15：40-43.
6) 千種雄一．その他の吸虫症（肺吸虫症，肝吸虫症，横川吸虫症，肝蛭症）．山口徹（編），今日の治療指針 2012 ―私はこう治療している，Vol.54．東京：医学書院；2012，pp.251-252.
7) 熱帯病治療薬研究班．寄生虫薬物治療の手引き 2010．［Cited 3rd. March 2014］http://trop-parasit.jp/
8) Lambertucci JR, et al. Guidelines for the diagnosis and treatment of schistosomal myeloradiculopathy. *Rev Soc Bras Med Trop* 2007；40：574-581.
9) Carod-Artal FJ. Neurological complications of *Schistosoma* infection. *Trans R Soc Trop Med Hyg* 2008；102：107-116.
10) Ferrari TCA. A laboratory test for the diagnosis of neuroschistosomiasis. *Neurol Res* 2010；32：252-262.
11) 伊藤研悠，大脇義宏．住血吸虫症性脊髄炎の 1 例．東海脊椎外科 2009；23：23-27.
12) Sturrock RF. The parasites and their life cycles. In：Jordan P, et al (editors). Human Schistosomiasis. Wallingford：CAB International；1993, pp.1-32.
13) 林正高．日本住血吸虫症の臨床．大鶴正満ほか（監修），日本における寄生虫学の研究．東京：目黒寄生虫館；1999，pp.63-80.
14) Zhou J, et al. Cerebral schistosomiasis japonica without gastrointestinal system involvement. *Surg Neurol* 2009；71：481-486.
15) Imai K, et al. Cerebral schistosomiasis due to *Schistosoma haematobium* confirmed by PCR analysis of brain specimen. *J Clin Microbiol* 2011；49：3703-3706.
16) Kato-Hayashi N, et al. Use of cell-free circulating schistosome DNA in serum, urine, semen, and saliva to monitor a case of refractory imported schistosomiasis haematobia. *J Clin Microbiol* 2013；51：3435-3438.
17) Härter G, et al. Diagnosis of neuroschistosomiasis by antibody specificity index and semi-quantitative real-time PCR from cerebrospinal fluid and serum. *J Med Microbiol* 2014；63：309-312.
18) 千種雄一．住血吸虫症．山口徹（編），今日の治療指針 2011 ―私はこう治療している，Vol.53．東京：医学書院；2011，pp.263.

VI. 原虫・寄生虫感染症

糸状虫症

フィラリア症

Point

- 糸状虫症とは，細長い糸状の線虫（糸状虫）による感染症で，人体内で成熟できるヒト寄生性糸状虫によるものと人体内では成熟できない動物寄生性糸状虫によるものがある．
- ヒト寄生性糸状虫症には，回旋糸状虫症（オンコセルカ症），ロア糸状虫症，バンクロフト糸状虫症などが，動物寄生性糸状虫症には，イヌ糸状虫症，*Dirofilaria repens* 感染症などがある．
- 糸状虫が媒介昆虫によってヒトに接種されると異所寄生あるいは幼虫移行症を引き起こし，脳・神経症状を含むさまざまな症状が出現する．症例数は世界的にみても少ないが，脳・神経症状は見逃されている可能性がある．
- 駆虫薬としてジエチルカルバマジン，イベルメクチン，アルベンダゾールなどが用いられる．

糸状虫（症）とは

糸状虫は 細長い糸状の線虫で，ヒト寄生性糸状虫（人体内で成熟できる）は 8 種類ある．雌成虫が産出するミクロフィラリア（Mf，体長 220〜350 μL）は，蚊やブユなどの吸血性媒介昆虫に取り込まれ，一定の発育後，新たなヒトに伝搬される．動物寄生性糸状虫（一般に人体内では成熟できない）が媒介昆虫によってヒトに接種されると，幼虫・未熟成虫のまま人体内を移動し幼虫移行症を起こす．幼虫は思わぬ部位に到達することがあり，脳・神経症状を含むさまざまな症状が出現する．ヒト寄生性糸状虫でも “迷入” することがあり，通常寄生しない臓器・組織に侵入する．

日本ではバンクロフト糸状虫，マレー糸状虫の 2 種類が流行していたが，1980 年頃までに根絶された．最近の症例は，動物糸状虫の偶発感染，海外での感染（外国人を含む）による．

診断は，成虫あるいは Mf を得て形態学的同定や遺伝子診断，各種免疫診断による．免疫診断は確実性に欠けるが，日本など寄生虫感染がほとんどない場合、陽性反応の意義は大きい．駆虫薬としてジエチルカルバマジン（DEC，スパトニン®），イベルメクチン（IVM，ストロメクトール®），アルベンダゾール（ALB，エスカゾール®）がある[1]．

糸状虫感染による脳・神経症状

ヒト寄生性糸状虫として回旋糸状虫（*Onchocerca volvulus*），ロア糸状虫（*Loa loa*），バンクロフト糸状虫（*Wuchereria bancrofti*）による脳・神経症状が海外で記載されている．動物寄生性糸状虫としてはイヌ糸状虫（*Dirofilaria immitis*）および別種のイヌ糸状虫（*Dirofilaria repens*）が関与する．アフリカではサルの糸状虫（*Meningonema peruzzii*）の報告もある．症例数は，世界的にみても多くはない．発展途上国では今日なお糸状虫症が蔓延している国が多数あるが，脳・神経症状はほぼ無視されている（ロア糸状虫を除く）．先進国においても寄生虫感染が減少する中，かなりの見逃しがあると思われる．

ヒト寄生性糸状虫症

回旋糸状虫症（オンコセルカ症）

■寄生虫の概要

雌成虫は体長 40 cm，皮下結節（オンコセルカ腫瘤）を形成してその中に寄生する．Mf は皮膚に寄生し，強い掻痒・皮膚症状を起こす．Mfが眼内に侵入すると角膜混濁，脈絡網膜炎，さらには視神経萎縮などを起こし失明に至る．流行はほぼアフリカに限られ，WHO（2010）によれば感染者数2,500万人，視力障害者数75万人，失明者数27万人である．媒介昆虫であるブユの棲息する川の周囲に多く，河川盲目症として知られる．

診断は皮膚の小片を採取しMfを検出する．細隙灯顕微鏡により前眼房内にMfが発見されることもある．駆虫はIVMによる（かつてはDECも使用された）．

■脳・神経症状

本症の流行地でてんかん患者が多いことは古くから知られていた．また，Mfが髄液中に存在すること，駆虫により発作が軽減すること，さらに自己免疫の可能性（ヒト網膜と本虫に共通抗原が存在）など，因果関係を示唆する多くの報告がある[2]．最近，91地域のメタ解析により本虫の感染率とてんかんの有病率が強く関連することが示された[3]．

さらに，駆虫薬による治療で脳・神経障害が出現することが知られている．DECにより髄液中に生きたMfが出現し，その出現数が多いと眩暈，頭痛，嘔吐が悪化する．重症の一例はパーキンソン病（Parkinson disease）様の仮面様顔貌，不明瞭発語，無動，加速歩行などを認めた（振戦，歯車様固縮なし）．その後，対光反射が消失したが治療後12日には歩行可能となった．なお，Mfは脈絡叢から侵入すると想像されている[4]．

南スーダン，ウガンダ，タンザニアでうなずき症候群（nodding syndrome）という原因不明の奇病（てんかんの一種）が注目されている．うなずき（首が垂れる脱力発作），全身性痙攣（あるいは部分発作），知能障害，発育障害があり，進行性である．大半は6〜10歳に発症する．食べ物が発作の引き金となる．患者のほとんどが回旋糸状虫に感染している[5]．

ロア糸状虫症

■寄生虫の概要

西および中央アフリカの森林地帯，特にコンゴ民主共和国とカメルーンに多い．雌成虫は体長6 cmで皮下寄生性．移動によりCalabar swellingといわれる移動性皮下腫脹（血管浮腫）が出現する．しばしば結膜下を移動するのがみられ，eye wormと呼ばれる．Mfは昼間に末梢血中に出現，媒介はアブの一種．駆虫はIVM，DEC，ALBによるが，血中Mf数が多いと治療により重篤な脳症状が出現することがある．本邦で9例の報告（日本人5例）があるが，脳・神経系の症例はない．

■脳・神経症状

髄膜炎，脳炎，精神的な異常，運動・知覚異常などを起こす．健康だったナイジェリア人が頭痛（5日間），続いて意識喪失（4日間）があり，昏睡状態で入院．髄膜刺激症候あり．腰椎穿刺で多数の生きたMf（約1,000／mL）が発見された．さまざまな治療が行われたが死亡した[6]．

カメルーン人症例は，感冒様の症状で始まり，翌日には意識障害，視覚障害が出現した．髄液中にMfなし．眼底検査で網膜出血と滲出液がみられ，脳波検査では広範な異常を認めた．意識障害は5日間続いたが，特別な治療なしに完全消失．ところが数日後に眼結膜に成虫が出現，血中Mf数が74,000／mLと非常に多くDEC治療（＋ステロイド薬）を開始した．4日後に昏睡状態となり死亡した．剖検では脳のあちこちに慢性炎症性反応（肉芽腫など）と多数のMfがみられた[7]．

なお，皮下腫脹と関連して尺骨神経・正中神経に絞扼神経障害を起こした7症例がある[8]．

バンクロフト糸状虫症

■寄生虫の概要

雌成虫の体長は10 cm，リンパ系に寄生する．Mfは夜間血中に出現し，蚊媒介性である．成虫によりリンパ管・節炎，リンパ浮腫が起きる．慢性症状として陰嚢水腫，象皮病，乳び尿がある．熱帯・亜熱帯地域に広く分布し（特にアジア，アフリカ），感染者数は1億人を超すといわれる．Mfに対する過敏反応がみられることがある（熱帯性肺好酸球増加症）．駆虫にはDEC，DEC＋ALB，IVM＋ALBが使用される．

■脳・神経症状

本虫の大流行地インドの2症例を紹介する．脊髄結核によるポット対麻痺（Pott paraplegia）の診断で治療されていたが反応せず，脊椎・脊椎傍生検でMfが発見された．DEC＋ステロイド薬治療により著明に改善し，自立歩行可能となった[9]．

急性散在性脳脊髄炎（acute disseminated encephalomyelitis：ADEM）と診断された症例は，発症2か月前に左上肢の痛みを伴う腫脹，腋窩・内側上腕皮膚の発赤・発熱が7日間続いた．左上下肢の脱力感が突然出現し2～3日で歩行困難となった．見当識障害，左上下肢の痙攣，筋力低下，好酸球増加あり．MRIではT2強調画像で高信号域を示す両側性，多発性の限局性病変が半卵円中心と小脳にみられた．上肢にできた皮下腫瘤の吸引生検で多数のMfと成虫が得られ，ステロイド薬およびDEC治療で筋力は1週間でほぼ回復した[10]．

動物寄生性糸状虫症

イヌ糸状虫症（*Dirofilaria immitis* 感染症）

■寄生虫の概要

成虫はイヌの右心，肺動脈に寄生する．雌体長は25～30 cm．Mfは血中に出現し媒介蚊により偶発的にヒトに感染する．本邦では1964～2003年に280例のヒト症例があった[11]，その後も症例数の減少はない．ヒトでは小肺動脈に虫が栓塞して肉芽腫（X線上でcoin lesion）を形成する肺イヌ糸状虫症が圧倒的に多い．肺外では皮下，内臓，眼球寄生の報告がある．

■脳・神経症状

本邦では好酸球性髄膜炎，脊髄症の報告（会議録）がある[12,13]．オーストラリアでは好酸球性髄膜炎3症例が血清診断をもとに報告された[14]．

Dirofilaria repens 感染症

■寄生虫の概要

ヨーロッパ，インド，スリランカなどに分布するイヌ糸状虫で成虫は皮下に寄生する．1995～2010年に847例のヒト症例があった[15]．皮下腫瘤が多いが，皮下を移動し眼瞼，眼窩内，硝子体内に侵入して視力障害を起こすことがある．本邦にも皮下結節の報告がある[16]．

■脳・神経症状

髄膜脳炎と診断されたドイツ人症例は，インド，スリランカを9か月間旅行した．帰国前の5週間ほど左腕に皮膚爬行症（5～7 cm）が出現．帰国後すぐに言語障害で受診．左手に2 cmの皮下腫瘤があり，失語・失行を認めた．MRIで左側前頭部の皮質・皮質下に信号強度の変化および髄膜の炎症を認めた．髄液中に好酸球多数（600／μL）．上記腫瘤の組織標本より雌成虫と多数のMfが得られ，*D. repens* と確認された．ALBとステロイド薬投与により速やかに改善・治癒した[17]．

なお，*Dirofilaria* 属は多種類が知られており，形態学・免疫学的に種類を同定するのは困難とされる．遺伝子解析でも問題が多く，分類自体の再検討もいわれている．

（木村英作）

文献

1）熱帯病治療薬研究班．寄生虫症薬物治療の手引き 2014. http://trop-parasit.jp/
2）Marin B, et al. Onchocerciasis-related epilepsy? Prospects at a time of uncertainty. *Trends Parasitol* 2006；22：17-20.
3）Pion SDS, et al. Epilepsy in onchocerciasis endemic areas：Systematic review and meta-analysis of population-based surveys. *PLoS Negl Trop Dis* 2009；3（6）：e461.
4）Duke BOL, et al. Microfilariae in the cerebrospinal fluid, and neurological complications, during

treatment of onchocerciasis with diethylcarbamazine. *Tropenmed Parasitol* 1976；27：123-132.
5) Winkler AS, et al. The head nodding syndrome--Clinical classification and possible causes. *Epilepsia* 2008；49：2008-2015.
6) Taiwo SS, Tamiowo MO. *Loa loa* meningoencephalitis in Southwestern Nigeria. *West Afr J Med* 2007；26：156-159.
7) Kamgno J, et al. Encephalopathy after ivermectin treatment in a patient infected with *Loa loa* and *Plasmodium* spp. *Am J Trop Med Hyg* 2008；78：546-551.
8) Gobbi F, et al. Case report：Loiasis with peripheral nerve involvement and spleen lesions. *Am J Trop Med Hyg* 2011；84：733-737.
9) Garg RK, et al. Pott's paraplegia like presentation：A neurological complication of lymphatic filariasis. *J Assoc Physicians India* 1996；44：741-742.
10) Paliwal VK, et al. Acute disseminated encephalomyelitis following filarial infection. *J Neurol Neurosurg Psychiatry* 2012；83：347-349.
11) Akao N. Human dirofilariasis in Japan. In：Asian Parasitology, Vol. 3, Filariasis in Asia and Western Pacific Islands. Chiba：AAA Committee, The Federation of Asian Parasitologists；2005, pp.145-152.
12) 関根鉄朗ほか. イヌ糸状虫抗体価上昇を認めた好酸球性髄膜炎の 1 例. *Neuroinfection* 2006；11：38.
13) 藤井裕樹ほか. フィラリア感染に関連した脊髄症の一例. *Neuroinfection* 2006；11：40.
14) Dobson C, Welch JS. Dirofilariasis as a cause of eosinophilic meningitis in man diagnosed by immunofluorescence and Arthus hypersensitivity. *Trans R Soc Trop Med Hyg* 1974；68：223-228.
15) Genchi C, et al. Dirofilaria infections in Europe. *Vector Borne Zoonotic Dis* 2011；11：1307-1317.
16) 物部寛子ほか. *Dirofilaria repens* 感染による皮下結節症例. *Clinical Parasitology* 2012；23：49-52.
17) Poppert S, et al. *Dirofilaria repens* infection and concomitant meningoencephalitis. *Emerg Infect Dis* 2009；15：1844-1846.

Ⅶ. プリオン病

VII. プリオン病

プリオン病

Point

- プリオン病は，正常プリオン蛋白が伝播性を有する異常プリオン蛋白に変化し蓄積することにより発症する急速進行性の致死性難病である．
- 異常プリオン蛋白を感染因子とする感染性疾患でもあるため，5 類感染症に指定されている．
- プリオン病には孤発性，遺伝性，獲得性（感染性）の 3 種類があり，最も多いのは古典型孤発性であり，約 7 割を占めている．急速進行性の認知症，四肢のミオクローヌス，小脳性運動失調，錐体路徴候，錐体外路徴候，3〜6 か月で無動性無言に至る経過，MRI 拡散強調画像上の大脳皮質と基底核の高信号，脳波上の PSD，などを呈する．
- 本邦では硬膜移植 CJD 例や比較的進行が遅い遺伝性 CJD が他の国と比較して多い．
- 臨床症状，画像・髄液検査，遺伝子検索により的確な診断を下すことが，病態の解明，二次感染予防，心理サポートなどにおいて重要である．
- 正確な知識を基に感染対策を行う必要がある．

概念

プリオン病（prion disease）の代表的疾患であるクロイツフェルト・ヤコブ病（Creutzfeldt-Jakob disease：CJD）は，1920 年に Creutzfeldt，1921 年に Jakob により，炎症を伴わずに神経細胞脱落とグリオーシスをきたす新たな疾患として報告され，1922 年に Spielmeyer により CJD の名称が提唱された．1966 年に Gadjusek によりクールー患者からチンパンジーへの伝播が証明され，伝播性海綿状脳症として広く知られるようになり，1982 年に Prusiner は異常化した蛋白質が伝播する感染因子であるとする「プリオン仮説」を提唱した．その後の研究により，蛋白質の立体構造（conformation）の変化が病原性，および伝播性の獲得に不可欠であることが解明され，近年ではプリオン病に限らず，蛋白質が原因，かつ伝播（感染）の原因であるような疾患を conformation 病ととらえる概念が広まってきている．

正常プリオン蛋白の機能はいまだに明らかにされておらず，ノックアウトのモデル動物でも異常を認めない．脳での発現量が最も多く，特に海馬，尾状核，視床の神経細胞や周辺の神経網で多く発現している．異常プリオン蛋白は正常プリオン蛋白と同じアミノ酸配列だが高次構造が異なっており，正常プリオン蛋白では 3% 以下の β シート構造が異常プリオン蛋白では 40% 以上になっている[1,2]．異常プリオン蛋白は難溶性で凝集しやすく，プロテアーゼ K により切断はされても分解されないという性質を有する[3]．

プリオン病では正常なプリオン蛋白（cellular prion protein：PrP^{C}）が何らかの理由で伝播性を有する異常プリオン蛋白（scrapie PrP：PrP^{Sc}）に変化し，主に中枢神経内に蓄積することにより急速に神経変性を起こすまれな致死性疾患である．孤発性クロイツフェルト・ヤコブ病（sporadic CJD：sCJD）は 1 年間に 100 万人に 1 人程度の割合で発症することが知られており[4]，古典型と呼ばれる代表的なタイプは，症状の進行が速く，3〜6 か月で無動性無言になる[5,6]．わが国では 1999 年から臨床個人調査票や感染症法の登録制度を用いたサーベイランス調査が続けられており，2013 年 9 月までに 4,281 例の調査が行われ，2,162 例がプリオン病と判定されてい

1 脳波上の周期性同期性放電（PSD）

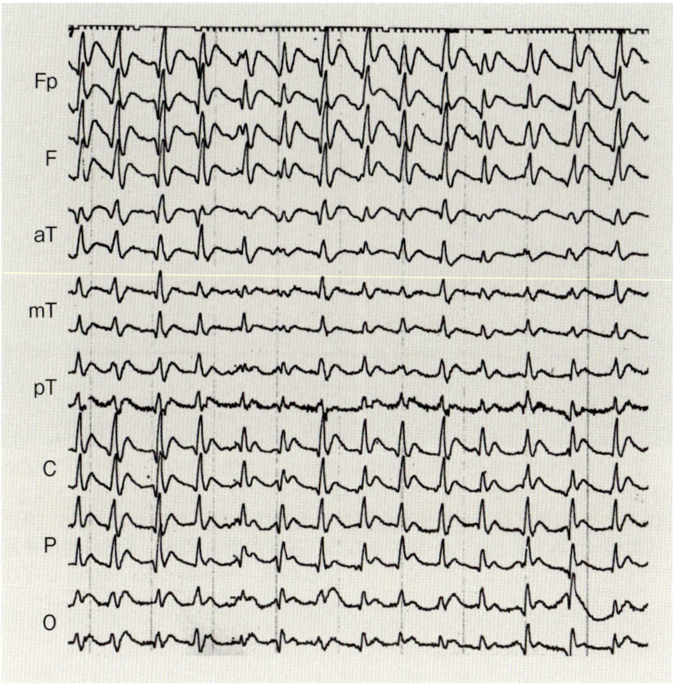

全誘導に約 1 Hz の周期で規則的に反復する左右対称性の突発性異常波を認める．

る．プリオン病はいまだに有効な治療法がない難病中の難病で，人畜共通感染症としてわが国では 2003 年から 5 類感染症に指定されており，医師は診断後 7 日以内に保健所へ報告することが義務づけられている．

診断

急速進行性の認知症症状とミオクローヌスなどの特徴的な症状を呈する古典型孤発性 CJD に関しては，比較的容易に診断することができる．各プリオン病の臨床病型を理解し，小脳性運動失調，精神症状，パーキンソン症候群などで発症するタイプも存在することを念頭におき，プリオン病を疑った場合には，脳波検査による周期性同期性放電（periodic synchronous discharge：PSD，1）の有無，脳 MRI の拡散強調画像（diffusion weighted image：DWI）や FLAIR 画像での大脳皮質や基底核に非対称性の高信号（2-A）の有無，脳波検査による，髄液中の 14-3-3 蛋白やタウ蛋白の測定に加えて，RT-QUIC（real-time quaking-induced conversion）法による髄液中の異常プリオン蛋白の検索が必要である．孤発性と思われる症例においても遺伝

Key words

無動性無言

英語の“akinetic mutism”の訳であるが，英語においても定義は明確ではない．Stedman 医学辞書では「subacute or chronic state of altered consciousness, in which the patient appears alert intermittently, but is not responsive, although his/her descending motor pathways appear intact; due to lesions of various cerebral structures」となっており，Principles of Neurology では「A syndrome characterized by a silent and inert state without voluntary motor activity despite preserved sensorimotor pathways and vigilance….This may result in impaired abilities to communicate and initiate motor activities.」となっている．ミオクローヌスなどの不随意運動については規定がないが，プリオン病ではミオクローヌスを伴っている，あるいは誘発されることが多い．開閉眼に関しては保たれるとされている．追視ではない眼球運動も認められることが多い．

Memo

脳 MRI 拡散強調画像における大脳皮質と基底核の高信号

主に古典型孤発性 CJD では拡散強調画像で特徴的とされる，大脳皮質と線条体の非対称性の高信号を認める．淡蒼球には高信号を認めることはなく，視床ではタイプによって高信号が認められる．高信号病変は経過とともに両側に広がり，末期にはほぼ対称性になる．基底核の高信号は，多くの例で片側の尾状核から始まり，同側被殻，対側尾状核，対側被殻の順に広がっていく．ADC（apparent diffusion co-efficient）は通常低下する．

2 プリオン病のMRI拡散強調画像（DWI）

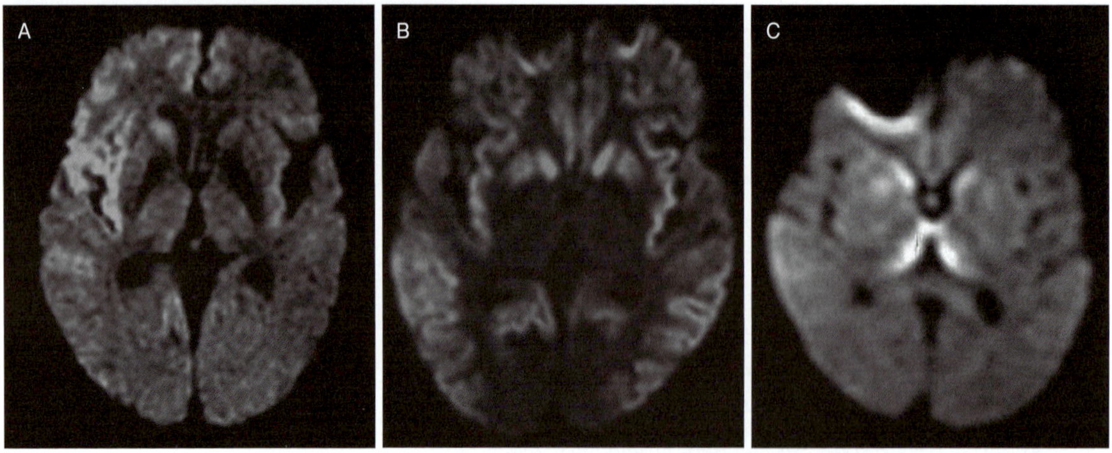

初期の古典型孤発性CJDでは大脳皮質に沿って，および尾状核や被殻に非対称性に拡散強調画像（DWI）で高信号を認める（A）．V180I変異による遺伝性CJDでは，ほぼ対称性に，後頭葉と中心溝前後を除く大脳皮質と基底核が高信号を呈し，大脳皮質は腫脹する．この所見は比較的末期まで保たれるが，最末期には後頭葉皮質なども高信号を呈するようになる（B）．変異型CJDでは視床枕が高信号を呈する，視床枕徴候（pulvinar sign）が認められる．視床内側も同時に高信号領域を呈することがあり，その形状がアイスホッケーのスティック状に見えることからホッケー杖徴候（hockey stick sign）と呼ばれる（C）．

3 ヒト・プリオン病の分類

特発性プリオン病	• 孤発性CJD 古典型，あるいはHeidenhain型：MM1/ MV1 失調型：VV2，MV2（クールー斑variant） 視床型（致死性孤発性不眠症：FSI，MM2視床型）：MM2 大脳皮質型：MM2（MM2皮質型），VV1
獲得性（感染性）プリオン病	• クールー • 医原性CJD（乾燥硬膜，脳外科手術，深部脳波電極，角膜移植，ヒト成長ホルモン，ヒト・ゴナドトロピン） • 変異型CJD
遺伝性（家族性）プリオン病	• 遺伝性（家族性）CJD • ゲルストマン・シュトロイスラー・シャインカー病（GSS） • 致死性家族性不眠症（FFI） • その他

子異常を認める症例があることが知られており，プリオン蛋白遺伝子変異の検索を行うことが必要とされる．2014年に新たな診療ガイドラインが厚生労働省研究班から発表されているので，参考にするとよい（「プリオン病診療ガイドライン」http://prion.umin.jp/guideline/guideline_2014.pdf）．

Memo

髄液中14-3-3蛋白

約30 kDaの脳由来の蛋白質で，主に海馬・視床・大脳皮質・小脳の神経細胞の細胞質に存在する．1996年にCJD患者の髄液で特異的に認められることがHsichらにより報告され，現在ではWHOの診断基準に含まれている．初期と末期では陽性率が低く，プリオン病以外の疾患でも脳炎，多発性硬化症，ミトコンドリア病，傍腫瘍性症候群（paraneoplastic syndrome），橋本脳症，脳梗塞などで陽性になるので，診断にあたっては十分な注意が必要である．

臨床病型

ヒトのプリオン病は病因により，原因不明の特発性（孤発性CJD〈sCJD〉），プリオン蛋白遺伝子（*PRNP*）変異による遺伝性プリオン病（genetic prion disease：gPrD），他のヒトや家畜などのプリオン病からの感染による獲得性（environmentally acquired）プリオン病，の3型

4 本邦サーベイランスにおけるプリオン病患者の内訳（2013年9月）

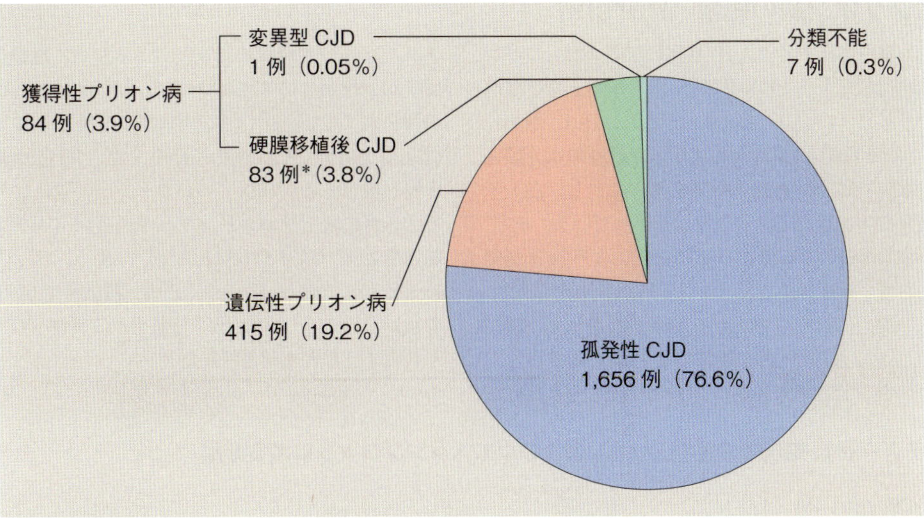

プリオン病患者2,162人のうち孤発性CJDが1,656例，硬膜移植によるCJDが83例（* 以前の調査と合わせて全体では144例），全体の発症年齢は平均68歳，男性922例（43%），女性1,240例（57%）であった．

5 孤発性CJD（sCJD）の診断基準

1．確実例（definite）	脳組織においてCJDに特徴的な病理所見を証明するか，またはウエスタンブロット法か免疫組織学的検査にて異常プリオン蛋白が検出されたもの
2．ほぼ確実例（probable）	病理所見・異常プリオン蛋白の証明は得られていないが，進行性認知症を示し，さらに脳波上の周期性同期性放電を認める．さらに，ミオクローヌス，錐体路または錐体外路徴候，小脳症状（ふらつき歩行を含む）または視覚異常，無動無言状態のうち2項目以上を呈するもの．あるいは，「3．疑い例」に該当する例で，髄液14-3-3蛋白陽性で全臨床経過が2年未満であるもの
3．疑い例（possible）	ほぼ確実例と同様の臨床症状を呈するが，脳波上の周期性同期性放電を認めないもの

以前は髄液中の14-3-3蛋白の測定が統一されていなかったため，本邦の診断基準に含まれていなかったが，現在では本邦での髄液14-3-3蛋白測定法が標準化されたため，WHOと同じ診断基準を採用している．

（WHO，1999より）

に分類される（**3**）．各病型の比率は2013年9月の時点で孤発性CJDが76.6%，遺伝性が19.2%，獲得性が3.9%である（**4**）．

Key words

QUIC（RT-QUIC）法

異常プリオン蛋白の増幅法の一種で，脳脊髄液中の超微量の異常プリオン蛋白を鋳型にして，リコンビナントプリオン蛋白のフィブリル形成を短時間で促進し，リアルタイムに検出する方法で，いわゆる蛋白のPCR法のような検査手技である．ヒトのプリオン病の髄液検体における感度（*Nat Med* 2011；17：175-178）は，孤発性CJDにおいて90〜95%，特異度はほぼ100%とされているが，てんかんや感染などで偽陽性となる場合もある．

孤発性CJD（sCJD）

古典型sCJDは急速に進行する認知症症状とミオクローヌスを特徴としており，Parchi分類（**Column**「孤発性プリオン病の病型」p.282参照）のMM1とMV1に相当する．罹患率は100万人に1人で，平均年齢が67.1 ± 9.7歳であり，臨床病期は3期に分類されている．WHOの診断基準を**5**に記載した．

不定愁訴，歩行障害，視覚異常（多くは変形視を訴える）などで発症し，その後急速に認知

Column

孤発性プリオン病の病型（Parchi）

プリオン蛋白遺伝子には 129 番目のアミノ酸（コドン 129），コドン 171，コドン 219 の 3 か所の正常 / 疾患修飾多型があり，コドン 129 がメチオニン（M）かバリン（V）かでそれぞれ MM，MV，VV の 3 種類に分類される．日本人では MM 型が多数であるのに対し，白人では MM 型は約半数程度であることが知られている．一方，異常プリオン蛋白はプロテアーゼ K 処理により N 末端側が断片化され，処理後にウエスタンブロット法を行うと，糖鎖修飾の違いにより 3 本のバンドが検出される（**6**）．ヒトのプリオン蛋白は 253 個のアミノ酸で構成されており，カルボキシル基末端側の 181 番目と 197 番目のアスパラギンが糖鎖修飾を受け，2 か所に糖鎖付加した diglycoform，いずれか一方のみの monoglycoform，糖鎖付加のない non-glycoform の 3 種類となる．non-glycoform が 21 kDa のものを 1 型，19 kDa のものを 2 型と呼び，このバンドのパターン（1 型と 2 型）とプリオン蛋白遺伝子のコドン 129 の多型によるアミノ酸の組み合わせ（MM と MV と VV）により，sCJD は 6 型に分類されている（Parchi 分類；**3**孤発性 CJD の欄を参照）[5]．プロテアーゼ K で分解される異常プリオン蛋白が蓄積する症例も報告された[15]．

6 プロテアーゼ K 処理後の異常プリオン蛋白のウエスタンブロットによる分類

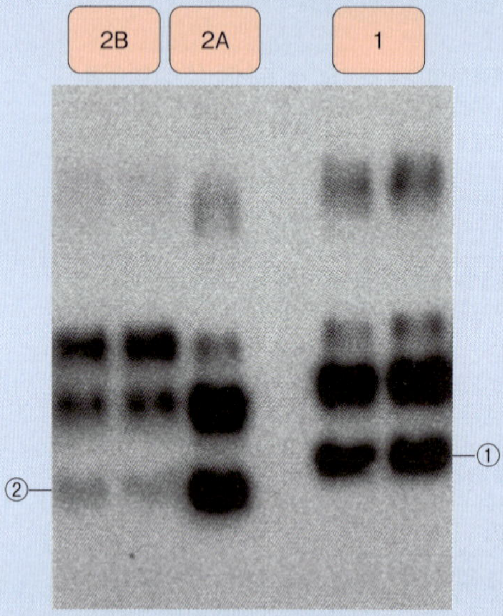

異常プリオン蛋白をプロテアーゼ K で処理した後，抗プリオン蛋白抗体を用いてウエスタンブロットを行うと，**6**の中央付近にみられるような 3 本のバンドが検出される．**6**の右側 2 レーンは 1 型と呼ばれるタイプで，最も分子量が小さいバンドが 21 kDa（キロ・ダルトン）（①）であり，左側 3 レーンは 2 型と呼ばれるタイプで，最も分子量が小さいバンドが 19 kDa（②）である．この最も分子量が小さいバンドは，糖鎖修飾を受けていない non-glycoform と呼ばれる異常プリオン蛋白のカルボキシル末断端（C 末端）である．孤発性 CJD の MM1 型と MV1 型が 1 型を呈する．3 本のバンドのうち最も分子量が大きいバンドは，2 か所に糖鎖修飾を受けている diglycoform と呼ばれる C 末端である．2 型のうち 2A 型と呼ばれるものは non-glycofom の蛋白量が diglycoform に比べ多い（バンドが太く濃い）．2A 型には孤発性 CJD の MM2 視床型，MV2 型，VV2 型が含まれる．2B 型は diglycoform の蛋白量が non-glycoform より多く，変異型がこの型を呈する．
（「2002 年度版遅発性ウイルス感染に関する調査研究班報告書」より）

症が進行し，数週間で会話や歩行が不可能になる．錐体路徴候，錐体外路徴候，小脳性運動失調，ミオクローヌスなども出現し，脳波，脳 MRI，髄液検査で上記のような異常を認める．3〜7 か月で，無動性無言，除皮質硬直や屈曲拘縮を呈する．

古典型の他に，緩徐進行性の認知症で発症し，失語や失行，錐体路 / 錐体外路徴候が出現する MM2 皮質型や致死性孤発性不眠症（fatal sporadic insomnia：FSI）や，病変が視床に限局して認められる MM2 視床型（視床変性症）などもある．MM2 視床型と致死性家族性不眠症（fatal familial insomnia：FFI）との鑑別には遺伝子検索が必要である．

遺伝性プリオン病（gPrD）

臨床病型により，遺伝性 CJD，ゲルストマン・シュトロイスラー・シャインカー病（Gerstman-Sträussler-Scheinker disease：GSS），致死性家族性不眠症（FFI）に分類される．わが国では約 20％が gPrD で（**4**），欧米の報告では 10.2％となっている[7,8]．わが国では，V180I，M232R，P105L など，わが国にほぼ特有とされている 3 種類の変異で半数以上が占められており，欧米の比率とは大きく異なっている．*PRNP* には，30 種類以上の遺伝子変異と 15 種類の欠失・挿入が報告されている．わが国の gPrD では家族歴が確認できないタイプが多いので注意が必要である.

わが国で最も多いのが *PRNP* コドン 180 のバリン（V）からイソロイシン（I）への変異による遺伝性 CJD（V180I 変異遺伝性 CJD）で，本邦では gPrD 全体の 40％に認めている．平均発症年齢は 76.5 歳と高齢で，初発症状は記銘力障害以外に，失語や失行などの高次脳機能障害で発症する例が多く，緩徐に進行するため，MRI を撮影しないでアルツハイマー病（Alzheimer disease）と誤診されていることがある．全経過の平均は約 1.9 年であるが，無動性無言になってから数年にわたる場合もある．ほぼ全例が孤発性の発症様式であるため，sCJD との鑑別も重要である．脳波で PSD を認めるのはわずかに 10％程度であるが，ほぼ全例に脳 MRI の拡散強調画像で後頭葉と中心溝前後を除いたほぼ全域に大脳皮質のリボン状の高信号と基底核領域の高信号を認める（**2**-B）．髄液検査では 14-3-3 蛋白の陽性率は約 70％で，QUIC 法による異常プリオン蛋白の陽性率は約 40％と低い[9]．

GSS で最も頻度が多いのが *PRNP* コドン 102 のプロリン（P）からロイシン（L）への変異による GSS（P102L 変異 GSS：GSS[102]）で，gPrD 全体の中では約 16％を占める．発症年齢は 40～60 歳代で，平均約 53.7 歳である．特定の地域に偏って発症する傾向があることが知られている．浸透率は高く，約 85％に認知症の家族歴を認める．約 90％が小脳症状で発症し，歩行障害を主訴とする．その後に認知症を伴って両者が緩徐に進行する．平均罹病期間は 4.5 年で，末期には寝たきりから無動性無言となる．比較的急速に認知症が進行し，CJD 様の経過を呈する型が，同一家系内でも存在する．脳波上約 23％に周期性同期性放電（PSD）を認める．髄液検査では約 25％で 14-3-3 蛋白の上昇を認める．QUIC 法による異常プリオン蛋白陽性率は約 88％である[9]．脳 MRI 拡散強調画像や FLAIR 画像では変化を認めることが少ない．

プリオン蛋白遺伝子コドン 200 のグルタミン（E）からリジン（K）への変異による遺伝性 CJD（E200K 変異 CJD）はわが国では 2 番目，欧米では最も頻度が高い．浸透率はほぼ 100％とされているが，本邦では家族歴が確認されている例は約半数である．発症平均年齢は 58.6 歳で，症状は上述の古典型 sCJD に類似している．特定の地域に多発していることが知られている．

その他，M232R 変異 CJD は古典型 sCJD と同様の臨床経過，検査所見を呈する急速進行例が多いが，急速進行型と緩徐進行型が存在することが知られており，緩徐進行型では脳波上 PSD が出現しない例がほとんどである．同一家系内の発症例は報告されていない[9]．

獲得性（感染性）プリオン病

欧米で用いられている environmentally-acquired prion diseases の日本語訳として，獲得性プリオン病と呼ばれている．クールー，医原性 CJD，変異型 CJD（variant CJD：vCJD）の 3 種類に大別される．本邦では 2014 年 2 月の時点で，2004 年に報告された変異型 CJD1 例以外はすべて硬膜移植による CJD（dura mater graft associated CJD：dCJD）である．

■クールー

パプアニューギニア（Papua New Guinea）の東部高地のオカパ（Okapa）地域のフォーレ（Fore）族（集落）のカニバリズム（食人）が原因で感染が蔓延したが，1959 年からカニバリズムの禁止が徹底されていった結果，1959 年以降に生まれた子どもからはクールーの発症は報告されていない．最近では，潜伏期間が最長 50 年ほどにもなることが指摘されている[10]．

■医原性 CJD

医原性 CJD の感染経路としては，移植（硬膜移植, 角膜移植）, 医療器具（脳外科手術器具，深部脳電極），血液（vCJD における輸血，ヒト下垂体製剤）などが報告されている．

硬膜移植による CJD（硬膜 CJD，dCJD）

脳外科手術時のヒト由来乾燥硬膜の移植により CJD が感染した例で，アルカリ処理をしていないドイツ製のヒト死体由来の乾燥硬膜（商品名 Lyodura®）を使用していたことが証明されている．これまでに本邦で調査された 144 例の

ディベート

Lyodura®

ドイツのBブラウン社では，Lyodura®のガンマ線滅菌処理による製造を1987年に変更し，水酸化ナトリウム処理を加え，1996年に製造中止となったが，日本では厚生省（当時）が1973年にLyodura®の輸入を承認したのち，1997年にヒト乾燥硬膜製品の使用を禁止するまで何の措置も取らなかった．その間に手術を受けた患者の中にはLyodura®が使用された例があったため，1987年以降に手術を受けた患者でもdCJDを発症している．2013年のHamaguchiらの報告では，全世界で報告されている195例の乾燥脳硬膜によるCJDのうち，驚くべきことに，142例が日本での発症例である[16]．プラーク型dCJDは孤発性CJD（sCJD）のうち，主にVV2型，あるいはMV2型の症例から移植された硬膜が原因であることが実験的に確認されている[17]．

うち使用硬膜が確認されている症例は，すべてLyodura®である．潜伏期間は1～30年（平均12年）で，発症年齢は50歳代が多く，sCJDと比べると若い．dCJD患者では，硬膜移植を受けた年が1975～1993年までと，幅広く確認されている．初発症状は小脳性運動失調が多く，眼球運動障害，視覚異常の出現頻度が高い傾向がある．2／3の症例は古典型sCJDと大差なく，PSDやミオクローヌスが出現し，罹病期間は約1.6年である．残り1／3は，プラーク型と呼ばれる病理組織変化を呈し，緩徐進行性で発症1年後にも簡単な応答が可能である．プラーク型ではミオクローヌスやPSDはみられないか，みられても出現が遅い[11]．

■変異型CJD（vCJD）

BSE（bovine spongiform encephalopathy：ウシ海綿状脳症）罹患ウシ由来の食品の経口摂取によってウシからヒトに伝播したと考えられている．1994年からイギリスを中心に発生しており，2014年7月現在，累積患者数は226人確認されている（http://www.cjd.ed.ac.uk/documents/worldfigs.pdf）．vCJDの全例でプリオン蛋白遺伝子コドン129多型はMM型であるが，MV型で潜伏感染が知られている（保因者）．

発症年齢は12～74歳であるが，平均29歳と若年である．初期には抑うつ，焦燥，不安，自閉，無関心，不眠，強迫観念，錯乱，興奮，異常な情動，性格変化，異常行動，記憶障害などの精神症状が中心である．進行すると認知症が徐々に顕著となり，全例に失調症状を認める．顔・四肢の痛み，異常感覚，感覚障害も高頻度に認められる．ミオクローヌスははっきりとしておらず出現期間，頻度ともに少ない．経過は緩徐進行性で罹病期間は平均1.5年である．脳波では通常PSDを認めず，髄液検査では約半数で14-3-3蛋白が陽性となる．脳MRIでは拡散強調画像やFLAIR画像で視床枕に高信号領域が認められる（視床枕徴候：pulvinar sign）（2-C）．視床内側も同時に高信号領域を呈することがある（ホッケー杖徴候：hockey stick sign）．大脳皮質のリボン状の高信号領域は認められない．

vCJDは輸血などの血液を介した感染の危険性が指摘されている[12,13]．発症前のvCJD症例が献血した血液を輸血した67人中3人がvCJDを発症し，1人が輸血から5年後に偶然腹部大動脈瘤破裂で死亡した際に，剖検で脾臓と頸部リンパ節に異常プリオン蛋白が検出された．

感染予防

プリオン病は発症後のみならず潜伏期間においても患者に対して使用した器具や，患者から提供された臓器などを介して[14]，伝播する可能性が指摘されている[12]．プリオン病患者に使用した手術器具に対して，現在推奨されている消毒・滅菌方法は，①焼却可能な器具，用具はすべて焼却，②器具に付着した血液・組織片をできる限り取り除いた後，3% SDS溶液にて

3～4分間100℃煮沸し，手作業またはウォッシャーディスインフェクターによる洗浄後にプレバキューム方式のオートクレーブで134℃ 10分処置，③軟性内視鏡などの加圧・加熱処理ができない手術器具に関しては適切な洗浄剤による十分な洗浄後に過酸化水素低温ガスプラズマ滅菌による洗浄・不活化処理，④病理標本に関しては90％蟻酸で1時間処理することとされている（http://prion.umin.jp/guideline/cjd_2008all.pdf）.

（三條伸夫，水澤英洋）

文献

1）Riesner D. Biochemistry and structure of PrP（C）and PrP（Sc）. *Br Med Bull* 2003；66：21–33.
2）Huang Z, et al. Scrapie prions：A three-dimensional model of an infectious fragment. *Fold Des* 1995；1（1）：13–19.
3）Oesch B, et al. A cellular gene encodes scrapie PrP 27–30 protein. *Cell* 1985；40（4）：735–746.
4）Dalsgaard NJ. Prion diseases. An overview. *APMIS* 2002；110（1）：3–13.
5）Parchi P, et al. Molecular basis of phenotypic variability in sporadic Creutzfeldt-Jakob disease. *Ann Neurol* 1996；39（6）：767–778.
6）Parchi P, et al. Classification of sporadic Creutzfeldt-Jakob disease based on molecular and phenotypic analysis of 300 subjects. *Ann Neurol* 1999；46（2）：224–233.
7）Kovacs GG, et al. Genetic prion disease：The EUROCJD experience. *Hum Genet* 2005；118（2）：166–174.
8）Ladogana A, et al. Mortality from Creutzfeldt-Jakob disease and related disorders in Europe, Australia, and Canada. *Neurology* 2005；64（9）：1586–1591.
9）Higuma M, et al. Relationships between clinicopathological features and cerebrospinal fluid biomarkers in Japanese patients with genetic prion diseases. *PLoS One* 2013；8（3）：e60003.
10）Collinge J, et al. Kuru in the 21st century--An acquired human prion disease with very long incubation periods. *Lancet* 2006；367（9528）：2068–2074.
11）Noguchi-Shinohara M, et al. Clinical features and diagnosis of dura mater graft associated Creutzfeldt Jakob disease. *Neurology* 2007；69（4）：360–367.
12）Hewitt PE, et al. Creutzfeldt-Jakob disease and blood transfusion：Results of the UK Transfusion Medicine Epidemiological Review study. *Vox Sang* 2006；91（3）：221–230.
13）Ward HJ, et al. Variant Creutzfeldt-Jakob disease and exposure to fractionated plasma products. *Vox Sang* 2009；97（3）：207–210.
14）Will RG. Acquired prion disease：Iatrogenic CJD, variant CJD, kuru. *Br Med Bull* 2003；66：255–265.
15）Gambetti P, et al. A novel human disease with abnormal prion protein sensitive to protease. *Ann Neurol* 2008；63（6）：697–708.
16）Hamaguchi T, et al. Insight into the frequent occurrence of dura mater graft-associated Creutzfeldt-Jakob disease in Japan. *J Neurol Neurosurg Psychiatry* 2013；84（10）：1171–1175.
17）Kobayashi A, et al. Cross-sequence transmission of sporadic Creutzfeldt-Jakob disease creates a new prion strain. *J Biol Chem* 2007；282（41）：30022–30028.

Further reading

- 厚生労働科学研究費補助金難治性疾患克服研究事業「プリオン病及び遅発性ウイルス感染症に関する調査研究班」（編）. プリオン病と遅発性ウイルス感染症. 東京：金原出版；2010.
  厚労省研究班によるプリオン病および遅発性ウイルスに関する参考書
- Nozaki I, et al. Prospective 10-year surveillance of human prion diseases in Japan. *Brain* 2010；133（10）：3043–3057.
  1999年から開始された本邦のプリオン病に関するサーベイランスの10年間の総集編
- 橋本順（編）. 特集／知っておきたい認知症の臨床と画像. 臨床放射線 2010；55（10月増刊号）.
  プリオン病を含む各種認知症の画像上のポイントが掲載されている
- 厚生労働科学研究費補助金・難治性疾患克服研究事業「プリオン病及び遅発性ウイルス感染症に関する調査研究班」（編）. プリオン病感染予防ガイドライン（2008年版）
  http://prion.umin.jp/guideline/cjd_2008all.pdf
  プリオン病に関する感染予防法マニュアルで，完全版と要約版がある

Case Study

CASE 1

頭痛と発熱で発症し，水頭症と意識障害が亜急性に進行し死亡した53歳男性

症　例　53歳，男性．高校教師．

主　訴　頭痛．

既往歴　41歳時，胃癌にて胃全摘・脾摘出．輸血歴なし．

現病歴　38℃台の発熱と頭痛が続き，近医にて解熱鎮痛剤を処方されていた．2週間後頭痛が悪化したため救急外来を受診し，入院した．髄液検査で細胞数193/μL（単核球192，多核球1），蛋白770 mg/dL，糖49 mg/dLと，単核球優位の細胞増多と蛋白の上昇，糖の低下が認められた．また，頭部CTでは側脳室，第三脳室の拡大を指摘された．入院2日後，意識レベルの低下と項部硬直が出現した．意識レベルは徐々に低下し，入院1週間後には瞳孔不同を認めた．その後呼吸が減弱し，入院3週間後（発症5週間後）に死亡した．

家族歴　特記事項なし．

Q1　本症例において，生前に確定診断するために有用な情報・検査は何か？
Q2　本症例が死に至った原因は？
Q3　治療方針はどのように立てるべきか？

A1 髄膜炎の鑑別診断

発熱，頭痛は髄膜炎では必発の症状である．しかし，通常の感冒などでも認められるものであるため，項部硬直やケルニッヒ徴候（Kernig sign）などの髄膜刺激症状を伴わない場合，鑑別が難しいこともある．

本症例は癌の既往があり，53歳と年齢は若いが体力的にはやや落ちていたことが考えられる．中枢神経系の感染症は日和見感染が比較的多く，本症例も易感染性をベースとして発症した可能性が考えられる．髄液検査で，単核球優位の細胞増多が認められており，通常ではウイルス感染症が最も考えられる状況である．しかしこの際，糖の値が49 mg/dLと低値を示していることがウイルス感染症としては非典型的である．実際，髄液中のヘルペス，サイトメガロ，帯状疱疹などのウイルス抗体価はペア採取の検査においても変動はみられなかった．繰り返し行われた血液や髄液の培養でも，起炎菌は検出できなかった．病原体の不明な中枢神経系感染症では，接しうる動物（ペットや家畜），旅行歴，食の嗜好などを含めて広く情報を得ておく必要がある．本症例では生活歴に特記事項なく，湖沼のような場所での水泳や，泥の中で作業をしたという既往もなかった．また，画像検査で特徴的な所見を認めた場合には，病原体特定につながる可能性がある．

A2 中枢神経系の感染症の死因

発症2週間後の頭部CTで，側脳室と第三脳

❶脳MRIプロトン強調画像

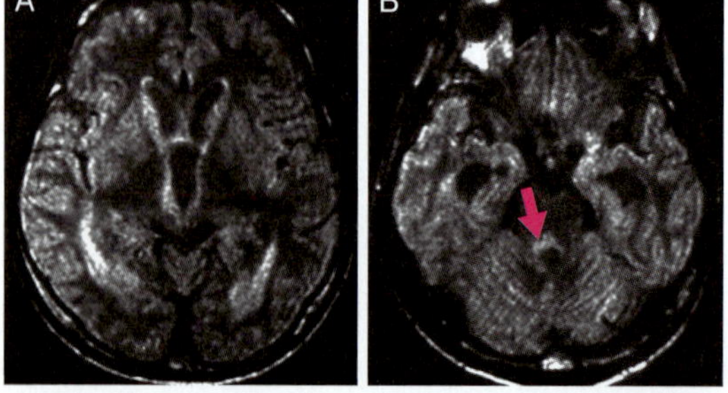

A：第三脳室，側脳室の拡大と脳室周囲の実質に高信号を認める．
B：側脳室下角の拡大と第四脳室周囲の高信号を認める（→）．

❷脳肉眼所見

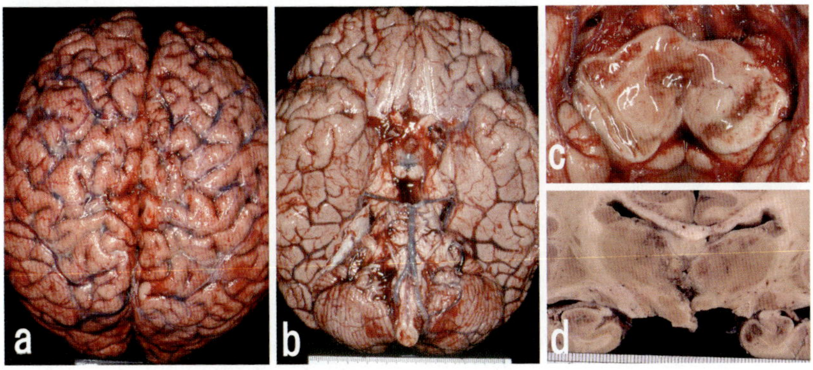

脳重 1,300 g.
a, b：外表からの観察ではやや腫脹した脳で，軽度のくも膜混濁を認める．
c：中脳の水平断．中脳水道周囲に壊死性病変を認める．
d：固定後大脳冠状断．第三脳室と側脳室周囲に出血を伴う壊死性病変を認める．

室の拡大が認められ，水頭症を呈していることが考えられた. 細菌性および真菌性髄膜炎では，くも膜への炎症細胞浸潤や血漿成分の漏出，それに伴う反応性の線維化により，髄液の循環障害が引き起こされる．その結果，水頭症を発症し脳圧の亢進が致命的となる場合がある．本症例では, その後に撮影された頭部 MRI (❶-A, B) で，側脳室周囲，第四脳室周囲に異常信号を認め，何らかの脳室周囲炎を併発したことが考えられた．中脳水道や第四脳室の閉塞によりさらに脳圧が高くなり，そのために脳ヘルニアを起こし死に至ったものと考えられる．

A3 感染性髄膜炎の治療

病原体を明らかにし，その病原体に対し効果のある薬剤を使用することが最も重要である．しかし，本症例のように病原体が不明のまま，主要な病原菌を想定して治療を行うしかない場合もあり，そのような状況での治療は困難である．本症例でも広域抗菌薬，抗ウイルス薬が使用されたが，残念ながら救命できず，家族の同意を得て剖検を行った．

脳は剖検時 1,300 g で肉眼的に軽度の腫脹を認め，脳底部のくも膜がやや混濁していた(❷-a, b)．固定後の大脳冠状断で脳室周囲の壊死性変化が明らかであった．その病変は側脳室から中脳水道，第四脳室周囲まで広がっていた(❷-c, d, ❸-a)．脳は全体的に浮腫状で，高度に障害された脳実質は，組織学的に出血を伴う壊死性の病変であった（❸-b)．血管も強く障害され，フィブリノイド壊死に陥っている所見が認められた（❸-c)．その周囲に炎症細胞と多核巨細胞の出現をみる肉芽腫性炎の所見が認められた（❸-d 矢印)．また，一部ではくも膜下腔に炎症細胞の浸潤を認め髄膜炎の所見を伴っていた（❸-e)．

このような強い病変部位の血管周囲に❸-f にみられるような細胞の集簇が認められた．この細胞は血管の組織に入り込むように浸潤しており，やや好塩基性の胞体に明るい核と大きな核小体を有していた（❸-g)．その丸くそろった形態から血球由来のものや，色素をもたないタイプのメラノーマなどが当初は疑われた．しかし，免疫染色で血球成分の膜抗原や，メラノーマで陽性となる S-100 蛋白がすべて陰性であり（❸-h, i)，病変の性質が肉芽腫性炎であることから，この細胞がアメーバではないかと思い至った．そこで *Acanthamoeba* 抗体で免疫染色したところこれらの細胞がすべて陽性を示し（❸-j)，*Acanthamoeba* 感染による肉芽腫性髄膜脳炎と診断が確定された．

診断

アメーバ性脳炎

これらのアメーバは trophozoite と呼ばれる活動性のものであり，これとは別のやや小型で形態の異なる細胞もごく少数存在し，休止状態のシスト（cyst；嚢子）と考えられた（❸-k)．

❸病理組織所見

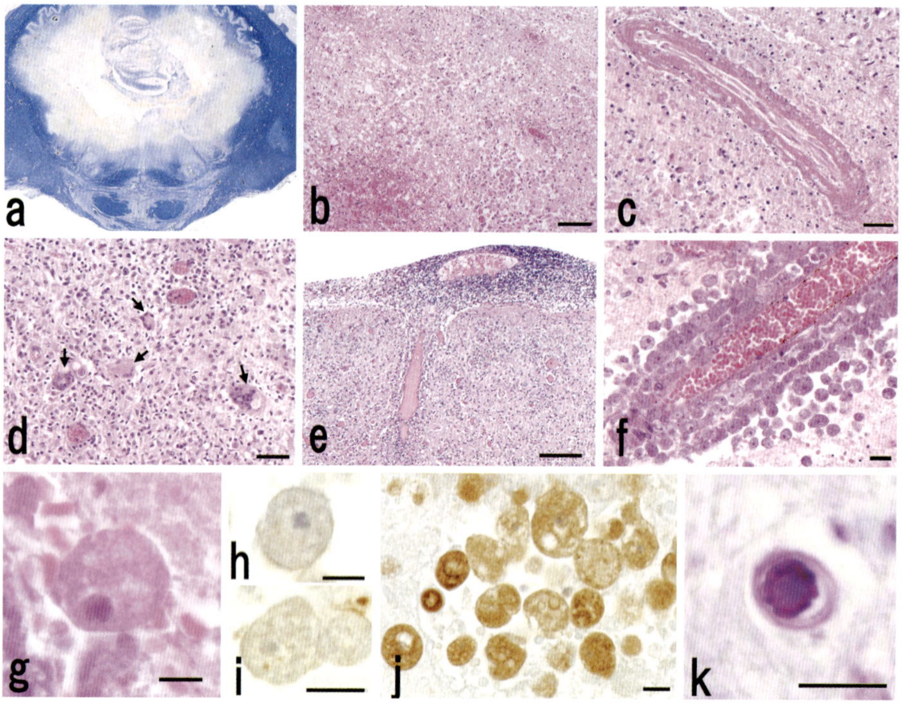

a：橋被蓋部と第四脳室に接する小脳白質では髄鞘の破壊が高度に認められる．b：第三脳室周囲の出血を伴う強い壊死性病変．c：同部位に認められた血管のフィブリノイド壊死．d：壊死性病変の周囲に炎症細胞浸潤と多核巨細胞の出現（→）を伴う肉芽腫の形成を認める．e：前頭葉底部くも膜下の炎症細胞浸潤．f：中脳被蓋の血管周囲に認められたアメーバの集簇．g：アメーバは径20～30 μで球形の胞体と大きな核小体をもち，単球系の細胞やメラノーマ細胞に似た形態をしている．S-100（h）やCD68（i）は染まらず，抗*Acanthamoeba* spp. 抗体（国立感染症研究所 遠藤卓郎先生より供与）で明瞭に染色される（j）．k：組織中に認められたアメーバのcyst.

a：クリューバー・バレラ（KB）染色．b～g：ヘマトキシリン・エオジン（HE）染色．h：抗S-100抗体免疫染色．i：抗CD68抗体免疫染色．j：抗*Acanthamoeba* spp. 抗体免疫染色．k：PAS染色．

Bars：b, j：50 μm，c, d, f：20 μm，e：100 μm，g～i, k：10 μm.

❹電子顕微鏡写真

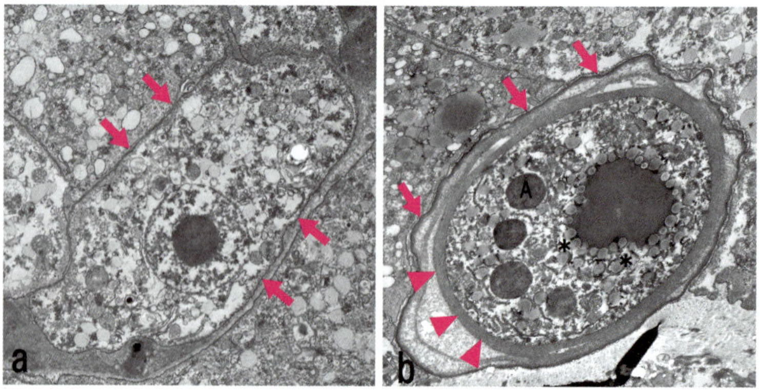

a：活動性の形態を示すtrophozoite．薄い一重の膜を有し（→），丸い核と大きな核小体が認められる．

b：休止状態の形態を示すcyst．薄い外胞（exocyst；→）とセルロースから成る厚い内胞（endocyst；►）を有する．細胞内にはミトコンドリアや粗面小胞体の他に，オートファゴゾーム（A）や脂肪滴（＊）が充満している．

電子顕微鏡的にアメーバを観察すると，一層の薄い細胞膜を有するtrophozoite（❹-a）と，薄い外胞（exocyst）とセルロースから成る厚い内胞（endocyst）の二重膜を有するcyst（❹-b）が明瞭に区別して認められた．

生前にアメーバ感染症の診断をすることは，その頻度の低さや特異的な臨床所見がないこと

❺中枢神経系アメーバ感染症の主な 2 病型

	肉芽腫性脳炎（GAE）	髄膜脳炎（PAM）
病原体	*Acanthamoeba* spp.	*Naegleria fowleri*
発症者	免疫低下状態	健康成人
感染源・経路	経気道，経嗅神経	湖沼の水，経嗅神経
経過	亜急性（数週～数か月）	急性（～1 週）
予後	不良*	不良*
髄液検査	単核球優位細胞増加，蛋白上昇，糖低下	多核球優位，蛋白上昇，糖低下，アメーバ検出
画像所見	占拠性病変，リング状造影	特別な所見なし
治療	ペンタミジン，アゾール化合物，フルシトシン，スルファジアジン	アムホテリシン B 髄注，ミコナゾール髄注
病理組織学的所見	出血性壊死，肉芽腫形成	出血性壊死，髄液腔への炎症細胞浸潤
組織内アメーバ	trophozoite，cyst	trophozoite のみ

* 未治療では両疾患とも致死的.

などから容易ではないと思われる．しかし，他に明らかな病原体の検出ができない場合にアメーバ感染を疑うことが必要であろう．本症例では湖沼のような場所での水泳や，泥の中で作業をしたという既往もなかったが，このような生活歴が聴取できた場合には，本疾患を想定し得た可能性がある．画像検査で浮腫を伴う占拠性病変が多発するような所見がある場合，アメーバ性の肉芽腫性炎がさらに疑わしくなる．提示例は画像上占拠性病変がみられず脳室周囲炎のパターンを示しており，この点で非典型的な症例と考えられる．

残念なことにアメーバは常在する病原体のため，ほとんどの人で血液中に抗体が認められ，血清学的な確定診断は困難とされている．髄液検査では，単核球優位の細胞増多と蛋白の上昇，糖の低値が認められる．脳や髄膜の生検で確定診断は可能と考えられるが，予後がきわめて不良なことから，疑った時点で効果のあるとされる薬剤を使用するのがよいと思われる．

大きく分けて，アメーバ性の中枢神経病変には2つある．本症例に認められたような肉芽腫を形成するアメーバ性脳炎（granulomatous amebic encephalitis：GAE）と原発性アメーバ性髄膜脳炎（primary amebic meningoencephalitis：PAM）である．それぞれの特徴を❺に示す[1-3]．PAM では髄液所見が GAE とやや異なり，多核球優位の細胞増多，赤血球の存在などの他に，遊走するアメーバ本体が目視されることがある．

本症例は癌手術後ということで，やや免疫力が落ちていたであろうという背景があり，日和見感染によって発症した GAE と考えられる．しかし，アメーバ感染症は健康な若年者でも発症することがあり，頻度は少ないが常に頭の隅に置いておくべき疾患と考えられる．

（豊島靖子，林森太郎，高橋　均）

文献

1）Martinez AJ, Visvesvara GS. Free-living, amphizoic and opportunistic amebas. *Brain Pathol* 1997；7：583-598.

2）Visvesvara GS, et al. Pathogenic and opportunistic free-living amoebae：*Acanthamoeba* spp., *Balamuthia mandrillaris, Naegleria fowleri,* and *Sappinia diploidea. FEMS Immunol Med Microbiol* 2007；50：1-26.

3）Trabelsi H, et al. Pathogenic free-living amoebae：Epidemiology and clinical review. *Pathol Biol* 2012；60：399-405.

CASE 2

感冒様症状で発症し，症状遷延を認め，意識障害に至った23歳男性

症例 23歳，男性.

主訴 発熱，嘔吐.

現病歴 X年2月下旬に39℃台の発熱を認め，近医を受診した．感冒が疑われ，総合感冒薬を処方され，軽度の症状改善を認めた．X年3月初旬から頭痛，食思不振を認めるようになり，他院外来受診し，経口抗菌薬および解熱薬にて経過観察となった．その後，頭痛の症状が増悪し，38℃台の発熱，食思不振，嘔吐が出現，3月19日に意識障害も加わり，せん妄状態となり，当院へ救急搬送された.

生活歴 喫煙：15本/日，飲酒：機会飲酒.

既往歴 特記すべきものなし.

家族歴 特記すべきものなし.

初診時現症 一般身体所見：血圧142/80 mmHg，心拍数110回/分 整，体温38.9℃，眼瞼結膜貧血なし，眼球結膜黄疸なし，口腔粘膜発赤なし，口内炎なし，扁桃腫大なし，心雑音なし，左下肺野でラ音聴取.

神経学的所見：項部硬直あり，JCS-20，脳神経所見に特記すべき所見認めず，明らかな四肢の麻痺は認めず.

主な検査所見 ［末梢血］WBC 14,590/μL（Neutro 91.3%，Lymph 2.5%，Mono 6.1%，Eosino 0.1%），RBC 491万/μL，Hb 15.7 g/dL，Plt 18.2×1,000/μL

［生化学］TP 7.3 g/dL，AST 21 IU/L，ALT 10 IU/L，LDH 385 IU/L，BUN 10.0 mg/dL，Cr 0.60 mg/dL，Na 130 mEq/L，K 4.1 mEq/L，Cl 89 mEq/dL，Ca 8.7 mg/dL，CK 189 mg/dL，Glu 114 mg/dL，CRP 0.81 mg/dL，TP-Ab（−），HBs-Ag（−），HCV-Ab（−），HIV-1/2（−）.

［髄液］初圧46 cmH_2O，無色透明，細胞数：90/μL（単核球79，多核球11），TP 86 mg/dL，Glu 38 mg/dL，ADA 9.1 U/L，墨汁染色陰性.

［胸部単純Xp］左下肺野に胸膜肥厚像あり.

［胸部CT］左肺下葉S6に小葉中心性粒状影・結節影，左肺門部リンパ節腫大あり.

［頭部造影MRI］❶を参照.

❶発症直後の頭部MRI（造影）

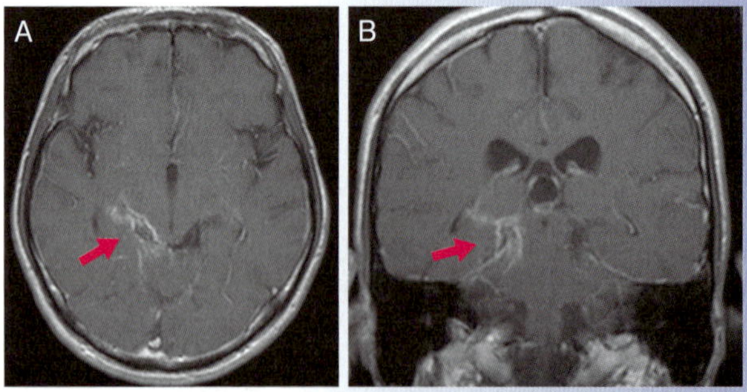

A：水平断，B：冠状断．脳底部に強い均一な増強効果を認める.

Q1 鑑別診断は何か？　診断は何か？

Q2 治療は何か？

Q3 治療経過中の臨床症状および画像所見上の増悪について，考えられる原因は何か？

A1 髄膜炎の鑑別が必要

当院受診の1か月前から感冒様症状で始まっており，その後，亜急性の経過で症状増悪を認め，当院受診の段階では意識障害にまで至っている状況であった．発熱，意識障害，髄膜刺激徴候を認めており，髄膜炎の鑑別を要する症例である．

髄膜炎の診断においては，臨床症状とともに，髄液所見が重要になってくる．髄液細胞数，髄液蛋白・糖の測定，髄液アデノシンデアミナーゼ（adenosine deaminase：ADA）（結核性を疑った場合），髄液中の微生物検査（塗抹，培養，PCRなど）を必須検査として施行する必要がある．髄液細胞数増多は，細菌性では多核球優位，ウイルス性・結核性・真菌性では単核球優位となる（ウイルス性髄膜炎の場合，病初期に多核球優位を示すこともある）．髄液糖の低下は，およそ血糖の1／2未満とされている．髄液糖は，細菌性・結核性・真菌性で低下をするが，ウイルス性では低下しない（ただし，ムンプス，ヘルペスといった一部のウイルス性髄膜炎でも髄液糖が低下することがある）．

結核性髄膜炎と細菌性髄膜炎が疑われた

本症例では，単核球優位の髄液細胞数増多および髄液糖の低下を認めている．また，髄液ADAが軽度上昇を認めていること（***Memo*** 参照），胸部Xpおよび胸部CT所見より，肺結核の合併も疑わしいことから，結核性髄膜炎が疑われた．しかしながら，他院にてすでに経口抗菌薬の内服が処方されているいわゆる“partially treated meningitis”においては，細菌性髄膜炎であっても，髄液所見が見かけ上，一部改善していることがあり，細菌性髄膜炎との鑑別には注意を要する．よって，入院直後の初期治療として，細菌性髄膜炎および結核性髄膜炎の両方に対して同時に加療を開始することも考慮される．

その後，入院時の喀痰培養・髄液培養にて *Mycobacterium tuberculosis* が検出されたことより，肺結核および結核性髄膜炎との確定診断に至った．

早期診断の重要性──症状の持続性はあるか？

結核性髄膜炎は，早期治療が予後決定に最も重要な因子であるにもかかわらず，早期診断が困難な疾患である．典型的な経過としては，亜急性（2〜4週間）の経過ということが多い．

初期の症状は，非特異的な訴えが多く，頭痛・発熱・嘔吐・食思不振などが，いずれも半数以上の患者にみられる．また，診断を難しくする点として，発症初期は項部硬直を欠くことは珍しくない．一般内科外来で日常的にみられる風邪症候群を含めたcommon illnessから，結核性髄膜炎を区別する唯一の要素は，「症状の持続性」といわれている．ただこれも同一の医療機関に受診していないと見逃される可能性があり，注意して問診をする必要がある．

抗結核薬治療の遅れる理由としては，①結核菌の検査に時間を要し，結核菌が同定されないこと，②初期（前駆期）に臨床所見や検査所見が非特異的であること，③抗結核薬以外の治療で改善しないと判明するまでに時間を要すること，などがあげられている．こうした要素による診断の遅れが，脳神経麻痺（視力障害，複視，顔面神経麻痺など），血管炎による二次的な脳梗塞といった局所症状の出現に至る．症状が進

Memo

髄液ADA検査について

❷の診断基準のごとく，結核性髄膜炎の診断に必要なdefiniteな所見として，塗抹・培養・PCRによる結核菌の証明がある．しかしながら，培養検査は数週間の時間がかかること，PCRは感度が低いことといった弱点があげられる．髄液ADA検査は，結核性髄膜炎の診断で迅速に可能な補助的検査として有効であるといわれている．院内で測定可能な施設では当日，外注だとしても2〜3日程度で結果を知ることが可能であるため，早期の治療方針決定に有用である．最近のメタ・アナリシスによるとカットオフ値を8U／Lとしたとき，感度59%，特異度96%と良好な診断精度となることが示されている．

注意点としては，感度が低いため髄液ADAの上昇が認められない場合でも結核性髄膜炎を否定するものではない（特にHIV患者においては感度が低いと報告されている）．また，偽陽性を示す疾患として，リステリア髄膜炎などの一部の細菌性髄膜炎，中枢神経系サイトメガロウイルス感染症，クリプトコッカス・カンジダといった真菌性髄膜炎があげられるため，これらの疾患との鑑別は注意を要する．

❷結核性髄膜炎の診断基準スコアと診断基準

診断基準スコア

	診断スコア
A. 臨床症状の基準	最高 6 点が上限
症状が 5 日間以上持続する.	4
次の結核の症状が 1 つ以上ある	2
体重減少（小児なら体重増加に乏しい）	
夜間の発汗	
咳が 2 週間以上持続する	
1 年以内に肺結核患者と濃厚接触の既往（10 歳未満患者のみ）	2
神経障害（脳神経障害以外）	1
脳神経障害	1
意識障害	1
B. 脳脊髄液の基準	最高 4 点が上限
外観清	1
細胞数 10〜100/μL	1
単核球優位（> 50%）	1
蛋白> 1 g / L	1
髄液糖 / 血糖比 0.5 未満	1
C. 脳の画像所見	最高 6 点が上限
水頭症	1
髄膜が増強される	2
結核腫	2
梗塞	1
単純で脳底部に高吸収域	2
D. 脳以外に結核所見の存在	最高 4 点が上限
胸部 X 線で活動性の肺結核 / 粟粒結核	2/4
CT または MRI または超音波で結核性病変の存在	2
抗酸菌染色または培養で結核菌の同定（喀痰，リンパ節，胃液，尿，血液培養など）	4
神経外組織での核酸増幅検査で陽性	4
除外すべき疾患 化膿性髄膜炎，クリプトコッカス髄膜炎，梅毒性髄膜炎，ウイルス性髄膜脳炎，脳マラリア，寄生虫または好酸球性髄膜炎，脳トキソプラズマ，脳膿瘍，脳悪性リンパ腫など	

診断基準

最初に疑うべき臨床症状（下記の 1 つ以上） 頭痛，易刺激性，嘔吐，発熱，項部硬直，痙攣，局所神経症状，意識状態の変化（嗜眠など）	
結核性髄膜炎の分類	
definite（A または B を満たす）	A. 臨床症状に加えて下記の検査で陽性（1 項目以上） a. 脳脊髄液で抗酸菌陽性 b. 脳脊髄液の培養で結核菌の検出 c. 脳脊髄液の核酸増幅検査で結核菌が陽性 B. 臨床症状があり，脳脊髄液または外観（剖検）で髄膜炎の変化があり，脳や髄膜で結核性変化がみられた部位に抗酸菌が認められる．
probable	臨床症状に加えて診断スコアが 10 以上（脳画像所見が得られないとき）または診断スコアが 12 以上（脳画像所見が得られるとき） ただし，少なくとも 2 点以上は脳脊髄液スコアまたは画像所見スコアが必要
possible	臨床症状に加えて診断スコアが 6〜9（脳画像所見が得られないとき）または診断スコアが 6〜11（脳画像所見が得られるとき） ただし，脳脊髄液検査または画像所見は必須

（Marais S. et al. *Lancet Infect Dis* 2010[1] より）

行してくると，意識障害，錯乱状態，傾眠となり，さらには昏睡状態となる．

Marais らの診断基準と診断基準スコア

結核性髄膜炎の診断基準は，これまでにいくつか提唱されてきたが，Marais らは，近年，発表されたいくつかの診断基準をもとに考案した診断基準を提唱した（❷[1]）．

definite に関しては，今までいわれてきたことと同様である．髄液の塗抹や培養で，結核菌を証明すれば診断は definite となる．しかし感度は，塗抹で 10〜60％，培養で，25〜75％で，培養に関しては結果の判明に 2〜6 週間かかる．髄液の polymerase chain reaction（PCR）法が陽性のときも definite となる．しかしながら，塗抹・培養・PCR の検査の陽性率が必ずしも高いものではないため，結果が陰性であっても否定する根拠にはならないことに留意する必要がある．definite でない場合は，結核性髄膜炎の診断基準スコアを用いて probable または possible に相当するか検討する．

髄液検査は，初圧が上昇し，単核球優位の軽度〜中等度の細胞数上昇，蛋白の増加，髄液糖／血糖濃度比 1／2 未満を示す．Marais の診断基準には記載されていないが，髄液 ADA 上昇も補助診断として有用である．

画像所見については，髄膜炎は脳底部に優位なことが多く，造影 CT や造影 MRI で脳底部に強い均一な増強効果を認める（❶）．また髄膜の癒着による水頭症や血管炎による二次的な脳梗塞がみられることもある．結核腫は通常多発性で，テント上・下のいずれにも生じて，造影にて結節状またはリング状に造影効果を示す（❸）．

そのほか，症状・神経外組織での結核の有無などで診断スコアを計算する．脳画像所見が得られるときは，12 点以上で probable，6〜11 点では possible となる．脳画像所見が得られないときは，10 点以上であれば probable，6〜9 点では possible となる．

診断

肺結核，結核性髄膜炎

A2 早期に抗結核薬治療を開始する

結核性髄膜炎は内科的緊急症の一つであり，治療開始時期や治療開始時の意識障害の程度は予後に関連する．治療が遅れた場合，死亡率が著増し，一命をとりとめたとしても高度の後遺症を残す確率が高くなるため，上記の診断基準をふまえて臨床症状や髄液検査から本症が疑われる場合には，早期に適切な抗結核薬による治療を開始する必要がある．英国の感染症学会によるガイドラインでは，髄液で単核球優位の細胞増多，蛋白高値，糖低下がみられたら直ちに抗結核薬を開始すべきだとしている．

抗結核薬

治療薬は，イソニアジド（INH，イスコチン®など）とリファンピシン（RFP，リファジン®など）を基本として，多剤併用療法が基本である．効果の増強や耐性菌の出現を減少させるために，ピラジナミド（PZA，ピラマイド®）やエタンブトール（EB，エサンブトール®など）を加えて 4 剤で行う．英国感染症学会のガイドラインでは，INH＋RFP＋PZA＋EB の 4 剤を 2 か月間投与し，INH，RFP はその後 10 か月間続けることが推奨されている（❹[3]）．EB が使用できないときは，ストレプトマイシン（SM，硫酸ストレプトマイシン®）を使用する．

副腎皮質ステロイド

副腎皮質ステロイド（corticosteroid：CS）の併用により，血管炎や髄膜癒着や線維化の予防効果があり，脳梗塞，脳神経障害，閉塞性水頭症への進展を阻害する作用がある．また，髄液所見を改善し，脳圧も下げ，死亡率，高度後遺症率を有意に低下させるともいわれている．以上より，積極的に CS の併用が推奨されている．

❸発症24か月後および発症26か月後の頭部 MRI（造影）

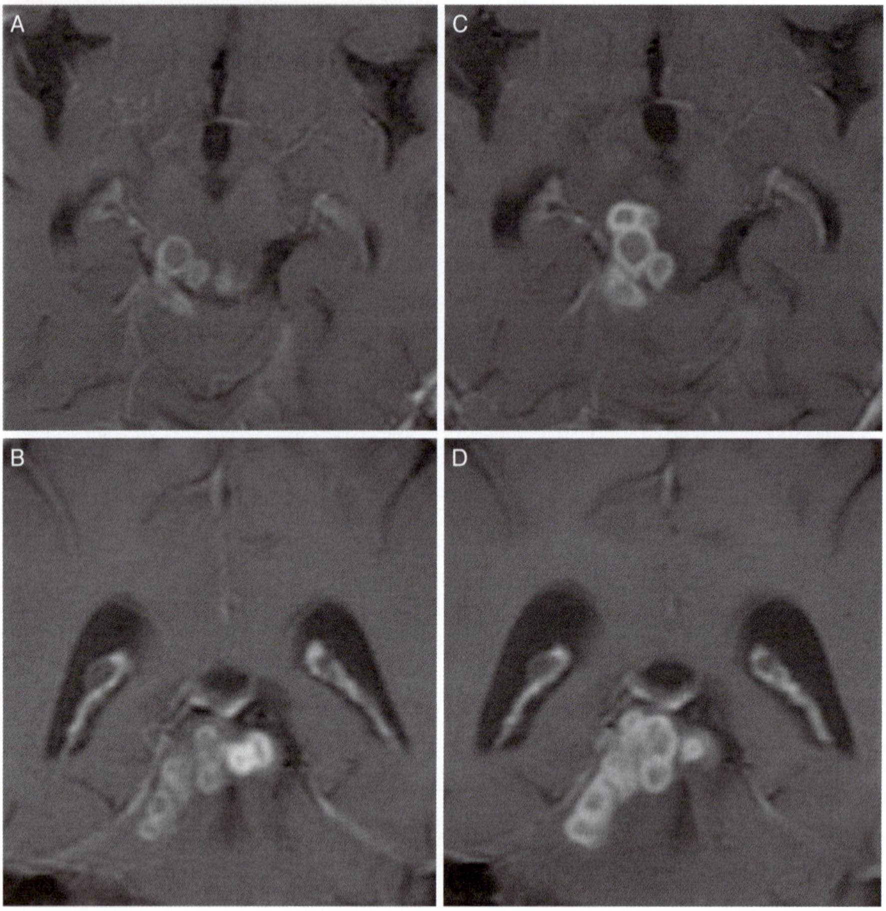

A, B：発症 24 か月後，C, D：発症 26 か月後.
リング状増強効果を呈する結核腫の形成を認め，２か月の間で腫瘤の増大を認める.

外科的手術

結核腫による圧迫症状が強い場合や水頭症が認められた場合，脳外科的治療が考慮される.

A3 paradoxical reaction を含め，原因を慎重に判断する

本症例では多剤併用による抗結核薬の加療が継続して行われていたが，治療経過中，臨床症状および画像所見上の増悪を認めた．考えられる原因は何であろうか？

本症例は，発症 26 か月ごろから，右眼瞼下垂，左顔面神経麻痺，失調様歩行，意識障害といった臨床症状の増悪を認めた．画像所見上も❸に示した通り，比較的短期間で結核腫の増大を認めた．脳幹部の結核腫の腫大に伴う浮腫も増悪していたため，ステロイド（デキサメタゾン）の投与開始とともに，開頭腫瘤摘出術が施行された.

結核性髄膜炎および頭蓋内結核腫に対して，抗結核薬使用中にもかかわらず，神経症状の増悪を認めた場合は，原因を慎重に判断する必要がある．抗結核薬治療の失敗（コンプライアンスの問題，耐性菌の可能性），結核に伴う頭蓋内合併症の可能性（血管炎に伴う二次性の脳梗塞など），新たな疾患の併発の可能性について，十分に検討を行う．髄液検査の再検，頭部 MRI による再評価を行い，それでも診断に苦渋した場合は，外科的手術も選択肢として考慮する.

結核治療において，適切な抗結核薬による治療中にもかかわらず，臨床的・画像的所見の増

❹英国感染症学会推奨の治療レジメ

薬剤名	投与量		期間
	小児	成人	
イソニアジド（INH）	10～20 mg / kg（最大 500 mg）	300 mg	12 か月
リファンピシン（RFP）	10～20 mg / kg（最大 600 mg）	450 mg（< 50 kg） 600 mg（≧ 50 kg）	12 か月
ピラジナミド（PZA）	30～35 mg / kg（最大 2 g）	1.5 g（< 50 kg） 2.0 g（≧ 50 kg）	2 か月
エタンブトール（EB）	15～20 mg / kg（最大 1 g）	15 mg / kg	2 か月

（Thwaites G, et al. *J Infect* 2009[3] より）

悪を呈する paradoxical reaction と呼ばれる現象を認めることがしばしばある．具体的には，結核治療により，排菌状態が改善しているにもかかわらず，発熱といった臨床症状の増悪や陰影の拡大といった画像所見上の増悪などがみられる病態で，抗結核薬治療の初期に限らずみられる．特に肺外結核のなかでは頭蓋内に形成された結核腫が治療中に増大することが，しばしば報告されている．発症時期については，治療開始早期に多いとされているが，治療開始後 1 年以上経過した場合でも生じることがある．原因については明確にはされていないが，抗結核薬治療に伴う免疫学的反応が関与していると推測されている．対応策としては，CS の投与がある程度の効果があると報告されており，以上からも何らかの免疫学的機序が関連している可能性が高いと考えられる．

本症例においては，CS 投与および外科的手術で一部の腫瘤摘出を施行して，5～6 か月後には結核腫については軽度縮小を認めた．摘出された検体の病理所見で，多核巨細胞を伴う乾酪性肉芽腫性病変を認め，典型的な結核腫の病理像と矛盾しないことが確認された（❺）．また，摘出した検体にて耐性菌について検査したところ，明らかな耐性菌の存在は確認できなかった．以上から，本症例の治療経過中に認めた症状および画像所見の増悪については，paradoxical reaction によるものと推測される．

（八木拓也，髙橋愼一，鈴木則宏）

❺生検所見

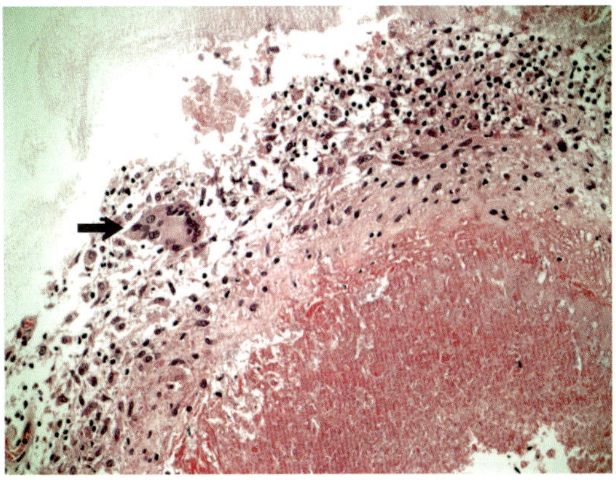

多核巨細胞（→）を伴う乾酪性肉芽腫性病変がみられる．

参考文献

1) Marais S, et al. Tuberculous meningitis : A uniform case definition for use in clinical research. *Lancet Infect Dis* 2010 ; 10 : 803-812.
2) Thwaites GE, et al. Tuberculous meningitis : More questions, still too few answers. *Lancet Neurol* 2013 ; 12 : 999-1010.
3) Thwaites G, et al. British Infection Society guidelines for the diagnosis and treatment of tuberculosis of the central nervous system in adults and children. *J Infect* 2009 ; 59 : 167-187.
4) 鈴木裕．結核性髄膜炎．別冊日本臨牀，新領域別症候群シリーズ No.25，感染症症候群（第 2 版）下．大阪：日本臨牀社；2013，pp.113-119.
5) 佐久嶋研ほか．再注目される感染性髄膜炎の古典的髄液診断マーカー．臨床神経学 2012；52：6-11.
6) Nicolls DJ, et al. Intracranial tuberculomas developing while on therapy for pulmonary tuberculosis. *Lancet Infect Dis* 2005 ; 5 : 795-801.

CASE 3

頭痛，発熱と炎症所見を呈し，頭部造影CTでリング状増強効果を認めたが穿刺培養は陰性の70歳女性

症　例 70歳，女性．

主　訴 頭が痛い，右手が上がらない．

生活歴 飲酒／喫煙：なし．

既往歴 特記事項なし．

家族歴 II-1：膵臓癌，II-5：悪性腫瘍（詳細不明）．

現病歴 2010年10月から頭痛を自覚するようになった．12月5日夕食後から前頭部の疼痛を自覚した．頭痛は改善せず，6日朝，右上肢の筋力低下が出現した．同日，当院脳神経外科を受診した．診察上，運動性優位の失語，右上肢筋力低下（MMT 2／5レベル）を認め，頭部CTにて多発する低吸収域を認め，脳梗塞の疑いで当科（神経内科）コンサルトとなった．コンサルト時に発語はなかったが，右片麻痺は上肢でややバレー徴候（Barré sign）で回内する程度まで改善し，CT撮影時には，1文程度の発語はみられるようになった．

同日6日に精査加療目的に入院となった．入院時には，診察上は指示が入りにくく意識レベルがはっきりしないものの，明らかな神経学的巣症状を認めなかった．

頭部造影CTではリング状増強効果を呈する腫瘤が多発し，頭部MRIでは右前頭葉，左前頭葉～頭頂葉，左後頭葉に，T2WIで辺縁に低信号の被膜状構造を有する不均一な高信号の結節が多発した（❶）．頭部～骨盤造影CTでは明らかな悪性腫瘍や膿瘍を認めなかった．

8日（入院3病日）から体温が39℃台に上昇し，WBC 19,200／μL，CRP 10.48 mg／dL と炎症反応の上昇を認めた．

入院時身体学的所見 体重58 kg，体温37.6℃，血圧114／62 mmHg，心拍数88／分，SpO_2 98%（O_2 1 L）

入院時神経学的所見 ［意識状態］JCS I-1, GCS E4V4M6,［髄膜刺激症状］項部硬直（−），ケルニッヒ徴候（−），［脳神経］異常なし，［運動機能］tonus：U/E normal，L/E normal，萎縮（−），上肢バレー徴候（+，−），ミンガッチーニ徴候（−，−），MMT：指示入らず施行困難，両上肢挙上可，両下肢挙上可，［感覚障害］なし，［反射異常］なし，［自律神経障害］なし，［高次機能］emotion：正常，HDS-R 11/30（見当識+3，再生+3，遅延再生+2，物品記銘+3），MMSE-J 16/30（見当識+6，再生+3，遅延再生+1，呼称+2，復唱1，理解+2，読字+1，serial 7 0/5），FAB 3/18（類似性+2，把握行動+1），［失行］肢節運動失行（+），観念運動失行（+），観念性失行（+），着衣失行（−），顔面失行（−），［失語］物品呼称4/5，復唱一部可能，聴覚理解良好

→ #1 構成失行，観念失行，観念運動失行，肢節運動失行，#2 失見当識，#3 失語，#4 右

❶造影CT，MRI拡散強調画像（DWI），MRI拡散係数画像（ADC map）

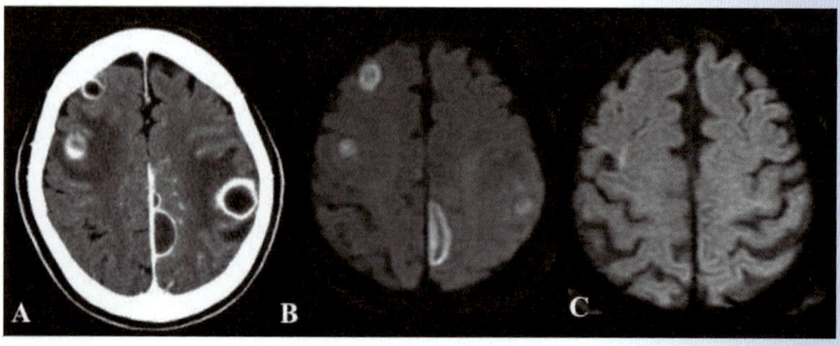

バレー徴候陽性.

検査所見 ［血算］WBC 13,500/μL（Neutro 78.3％，Eosino 0.5％，Baso 0.2％，Mono 3.8％，Lym 17.2％），他に異常なし，［生化］ALT 48 U/L，γ-GTP 168 U/L，ALP 487 U/L，CRP 0.92 mg/dL，CH50 54.1 U/mL，C3 172 mg/dL，C4 42 mg/dL，ESR 86 mm，BNP 28.6 pg/mL，Glu 145 mg/dL，［腫瘍マーカー］CEA 4.2 ng/mL，CA19-9 20 U/mL，CA15-3 9 U/mL，NSE 7.5 ng/mL，SCC ＜ 0.5 ng / mL，［凝固］Fbg 430 mg/dL，DD 2.6 μg/mL，他に異常なし，［感染症］STS（−），HB-Ag（−），HCV-Ab（−），HIV（−），β-D グルカン（−），トキソプラズマ IgG ＜ 3 IU/mL，トキソプラズマ IgM 0.2 IU/mL，クリプトコッカス（−），赤痢アメーバ抗体＜ 100 倍，カンジダ抗原（−），アスペルギルス抗体（−），寄生虫抗体スクリーニング：イヌ糸状虫，ブタ回虫，アニサキス，ウェステルマン肺吸虫，宮崎肺吸虫，肝蛭，マンソン孤虫，有鉤嚢虫，イヌ回虫，顎口虫，糞線虫，肝吸虫で陰性，［血液培養］5 回すべて陰性，［髄液検査］初圧 24 cmH_2O，外観：清，細胞数 49 / μL（Mono 40%，Seg 60%），TP 59 mg/dL，Cl 119 mEq/L，Glu 79 mg/dL，Alb 37.9 mg/dL，IgG 70.70 μg/mL，IgA 10.08 μg/mL, IgM 7.27 μg/mL, IgG index 0.83, 一般細菌 / 抗酸菌（−), 細胞診 Class2（Amount of cellular components（++），好中球（++），リンパ球（++），単球（++））.

入院時頭部画像所見 ［造影 CT］右前頭葉，左後頭葉，左中心前回から中心後回などの皮質下白質に低吸収域が多発，中心部にリング状の増強効果を呈し周囲に腫脹を伴う．midline shift（−），［MRI］右前頭葉に径 14 mm 大，径 11 mm 大，左前頭～頭頂葉に径 14 mm 大，左後頭葉に径 7 mm 大の T1WI で淡い低信号，T2WI で不均一な高信号の辺縁に低信号の被膜状構造を有する結節を認め，内部が DWI で高信号を示す．MRA 上，明らかな動脈瘤や動脈の閉塞を認めない.

Q1 入院時に考えられる診断および鑑別診断は何か？
Q2 抗菌薬が有効でない場合，次なる処置は何か？
Q3 穿刺培養結果が陰性な場合，行うべき解析は何か？

A1 入院時診断

頭部造影 CT・MRI にてリング状増強効果を呈する腫瘤の多発が確認されること，発熱，炎症反応の上昇から脳膿瘍が疑われた．多発脳膿瘍の鑑別診断として転移性脳腫瘍，原発性脳腫瘍に注意する.

A2 入院後の経過と治療方針（❷）

髄液検査にて細胞，蛋白高値を認めた．各種培養採取し，エンピリカルにメロペネム（MEPM）2 g（8 時間ごと），バンコマイシン（VCM）1 g（12 時間ごと）投与開始した．開始後から意識レベルはやや改善し，WBC，CRP の peak out を認めた.

12 月 8 日（第 3 病日）から肝胆道系酵素の上昇を認め，薬剤性肝障害が懸念されたため MEPM 1 g 6 時間ごとに減量したところ肝機能障害は改善傾向となった.

感染源検索のため経食道心エコー（TEE），体部造影 CT，耳鼻科・顎歯科受診したが明らかな感染巣は認めなかった．12 月 11 日（第 6 病日）時点で造影 CT にて左大脳鎌下に硬膜下膿瘍の出現と既存の膿瘍の増大を認めた．入院後，軽度の意識障害を認める他は神経学的には明らかな異常所見を認めなかったが，12 月 20 日（第 15 病日）から失見当識，失行などの皮質症状が出現した.

また，この頃から顔面，体幹部に皮疹が出現し，VCM による薬疹を第一に疑い VCM 投与

❷本症例の経過

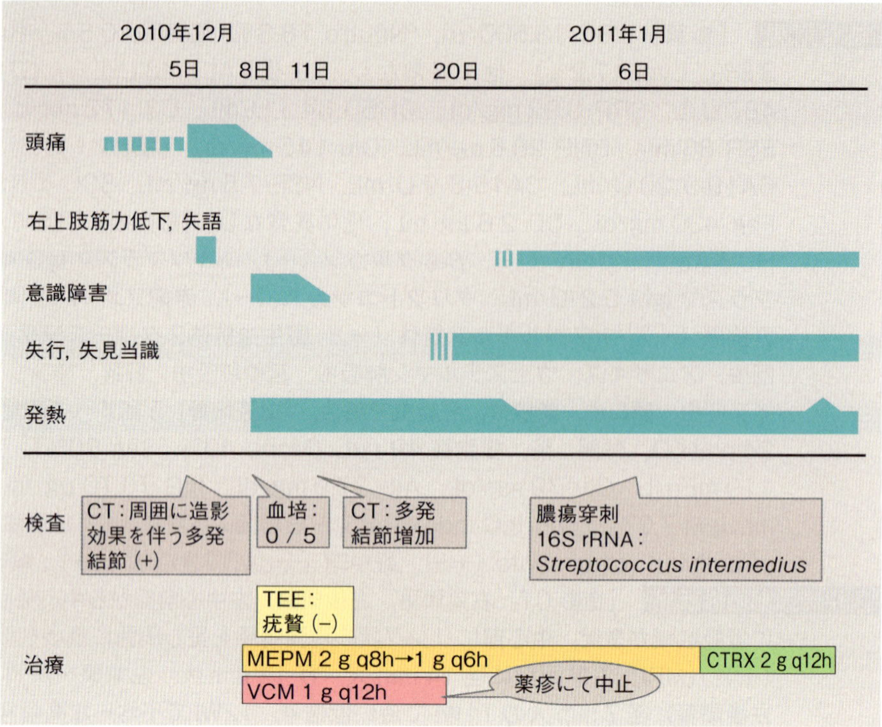

TEE：経食道心エコー. MEPM：メロペネム, CTRX：セフトリアキソン, VCM：バンコマイシン.

中止，皮疹は軽快した.

抗菌薬のみで画像上の改善が明らかでなく，有症状となっていることより外科的処置の必要性について当科，脳神経外科，感染症内科で話し合い，今後の治療方針の方向づけを目的とし，起炎菌同定のため膿瘍穿刺を行う方針となった.

A3 膿瘍穿刺およびその後の経過（❷）

2011年1月6日（第32病日），左頭頂葉病変より脳膿瘍ドレナージ術を施行した．穿刺液は淡褐色の膿汁約4 mLであり，病理検査では好中球・細胞変性物質を豊富に認め膿瘍として矛盾しない所見であった.

培養塗抹は陰性であったが，宮崎大学にて16S rRNA遺伝子解析を施行し *Streptococcus intermedius* に一致する配列を認めた．1月13日（第39病日），MEPM→セフトリアキソン（CTRX）2 g 12時間ごとに変更した．今後は症状・画像を経過観察しながら抗菌薬投与を継続する方針とした.

本症例の特徴

- 頭痛に続く一過性の神経症状を呈した.
- 経過中に画像上の膿瘍の増大・増加，周囲の浮腫の拡大を認め，失見当識，失行などの症状を呈した.
- 多発膿瘍であり血行性の拡がりが考えられるが，感染源が明らかでない.
- 膿瘍穿刺培養は陰性であったが，16S rRNA遺伝子解析にて *S. intermedius* に一致する配列を認めた.

本症の考察―脳膿瘍まとめ

脳膿瘍の病因

感染経路は，耳鼻科・顎歯科領域の感染巣や外傷・脳神経外科領域術後の直達性と，他臓器感染巣からの血行性伝播とがある．副鼻腔炎や歯原性では前頭葉，中耳炎では頭頂葉や側頭葉，乳突炎では側頭葉，小脳に膿瘍を形成しやすい.

Lecture

16S rRNA 遺伝子解析

細菌には 5S，16S，23S の rRNA が存在するが，16S rRNA で系統分類されている．

16S rRNA 遺伝子には，細菌類に共通した普遍領域（C1-9）と菌種により配列の異なる可変領域（V1-9）が存在するため，普遍領域に対し PCR 増幅用プライマーを設定することにより細菌特異的核酸検出が可能になる（❸）．また，特異的 16S rRNA 遺伝子増幅産物が得られた場合には，可変領域の塩基配列を決定することにより菌種の同定が可能になる[6,7]．外科的なドレナージ術により採取された検体でも抗菌薬投与開始後であったり，嫌気培養の手技などの理由で 9～63%は起炎菌が同定できない．培養では陰性である場合もこの手法を用いて細菌の特異的 16S rRNA 遺伝子を増幅，解析することにより，診断に至る可能性が高くなる[8]．

個々の細菌を分離培養する細菌学的手法と，16S rRNA 遺伝子を指標とした菌種同定や分類は，目的とする検体に多種多様な細菌種が含まれていること，および難培養性菌が含まれている場合にその全貌解明は限界をもつ．

メタゲノム解析は細菌叢の構成細菌種を個々に分離培養することなく，構成細菌種のゲノムの混合物の配列情報をシークエンシング（sequencing）によって直接得る方法である[9]．得られるゲノム情報を解析することによって培養困難な細菌を含めた細菌叢全体の遺伝子組成の解明が可能となる．既知遺伝子と有意な配列類似度を示さない新規遺伝子（候補）もこのプロセスで発見される．近年におけるシークエンス技術の進歩により，網羅性の高いメタゲノム解析やより高速かつ低コストでのシークエンスが可能となる．

最近では Al Masalma らが 20 例の膿瘍について培養，16S rRNA 配列の直接シークエンス（direct sequence），クローニング，パイロシークエンス（pyrosequence）によるメタゲノム解析の 4 種の手法で結果を比較している．培養のみ行う場合と比べ 16S rRNA 配列の解析を用いるとより菌を同定しやすくなり，さらに脳膿瘍では混合感染が多く，その場合はクローニング，パイロシークエンスといった解析を行うことで，より多くの起炎菌を同定できると報告されている[10]．

（☞「16S rRNA 遺伝子をターゲットにした細菌叢解析」p.20）

❸ 16S ribosomal RNA（rRNA）シークエンスに基づく脳膿瘍原因菌種の同定

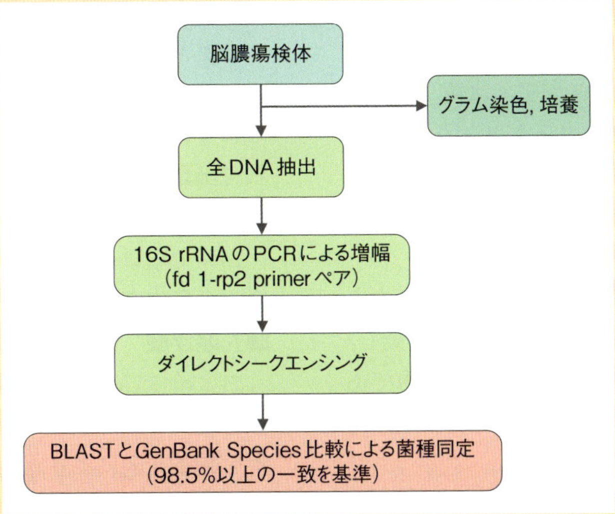

直達感染の場合，膿瘍は単発となることが多い．血行性伝播では多発性で，中大脳動脈領域に膿瘍形成しやすい．その原因としては肺化膿症，皮膚感染症，骨盤内感染症，腹腔内感染症，感染性心内膜炎，先天性心疾患，肺動静脈瘻などがある．また，20～30％は原因不明である．

原因微生物は多種に及ぶが，初期感染の部位，患者の年齢や免疫状態により頻度は異なる．免疫不全患者では真菌をはじめ，より多くの起因微生物の想定が必要となる．脳膿瘍の起炎菌判明により感染巣が発見される場合もある．起炎菌として考えられるものを以下にあげる．

■好気性菌

グラム陽性球菌としては緑色レンサ球菌，黄色ブドウ球菌，肺炎球菌，*Streptococcus milleri* などが多い．

グラム陰性桿菌は外傷性や術後，歯原性の感染後でみられ，クレブシエラ，緑膿菌，大腸菌，プロテウスなどが多く検出される．まれなものとして *Haemophilus aphrophilus*，サルモネラ，エンテロバクターなどもあげられる．

■嫌気性菌

口腔内常在菌や腹腔内（腸内細菌叢），骨盤内感染症（腟内細菌叢）からの血行性伝播で多くみられる．頻度の高いものとして嫌気性レンサ球菌，バクテロイデス，*Prevotella melaninogenica*（口腔内常在菌），*Propionibacterium*（皮膚常在菌），*Fusobacterium*，*Eubacterium*，*Veillonella*，*Actinomyces*（腸内細菌）などがあげられる[1]．

■免疫不全

患者が免疫不全状態である場合，トキソプラズマ，リステリア，ノカルジア，真菌（アスペルギルス，クリプトコッカス，カンジダ），結核などによる日和見感染症も念頭におく必要がある[2]．

■輸入感染症

海外渡航歴がある場合，寄生虫感染症も考えられる．有鉤嚢虫はブタの生食により感染し，メキシコでの脳膿瘍の85％の原因微生物である[3]．他に赤痢アメーバ，日本住血吸虫症，肺吸虫症なども報告されている．

本症例は入院1か月前に韓国旅行をしているが，生食はしていなかった．また，寄生虫抗体スクリーニングで有鉤嚢虫症はクラス0であり可能性は低いと考えられた．膿瘍穿刺液の16S rRNA遺伝子解析にて *S. intermedius* に一致する配列を認め，これが起炎菌であると考えられた．

脳膿瘍の臨床症状

早期には非特異的なことが多く，そのためしばしば診断が遅れる．

■頭痛

脳膿瘍で最も多く認められる症状である．痛みの性状は鈍痛で，限局していないことが多い．またNSAIDsなどでも軽快しない．

■髄膜刺激症候

項部硬直は15％で認められる．後頭葉に病変がある場合や，脳室穿破があるときに多くみられる．

■意識障害

脳浮腫が広範である場合に認められ，意識の変容があると予後不良であることが多い．

■嘔吐

脳圧亢進に伴い認められ，早急な脳浮腫改善の対応が必要である．

■発熱

本疾患では発熱を認める例は45～50％にすぎない．発熱がないことで本疾患を除外することはできない．

■巣症状（運動麻痺，視野障害，記憶・注意障害，小脳失調など）

占拠性病変による症状であり，病変の部位によりさまざまである．50％の例で巣症状を呈するようになるが，頭痛の出現から2週間程度遅れて出現する．

■痙攣

25％で痙攣を認める．前頭葉に病変がある場合，大発作を認めることが多い．

■乳頭浮腫

およそ25％で認められ，脳浮腫の出現から数日遅れて気づかれることが多い．眼球運動障害も脳圧亢進により認めることがある．

本症例では，数週間の先行する頭痛を認め，その後失行，失語などの巣症状を呈した．経過中に髄膜刺激症候は認めなかった．発熱・意識障害については，膿瘍自体の症状ではなく，一過性に認めた敗血症によるものである可能性も否定できない．

Lecture

Streptococcus intermedius について

本症例では膿瘍穿刺検体の 16S rRNA 遺伝子解析にて *S. intermedius* に一致する配列を認めた.

S. intermedius は, *S. anginosus*, *S. cosellatus* とともに *Streptococcus milleri* group を構成する口腔内常在菌であり, 膿瘍を形成しやすいことで知られ, 特に脳, 肝臓で膿瘍が好発する. 感染性心内膜炎の起炎菌としてはまれである.

Streptococcus milleri group は他のレンサ球菌と比較し脳膿瘍の起炎菌となる頻度が高いといわれている. Carpenter らは 2000～2004 年に脳膿瘍と診断された 49 例についてその起炎菌を含め臨床的特徴を検討しているが, 培養で *Streptococcus milleri* group が陽性となった例は 11 例 (22%) と他の起炎菌と比較し最も多かった[13]. しかし, 現時点で *S. intermedius* と他の菌との起炎菌としての頻度は比較されていない.

今回, PubMed で "Streptococcus intermedius", "brain abscess" の key word で検索し得た *S. intermedius* による脳膿瘍の 18 例について, 本例も含め臨床的特徴を比較検討した. 免疫不全状態, 右→左シャント, 耳鼻科領域や口腔内感染症のある例で多いといわれるが, 本例のように基礎疾患や他の感染巣を認めない場合もある. また, 経食道エコーにて感染性心内膜炎を認めることは少ない. 多発例も多く, 感染経路としては血行性が考えられるが, 血液培養陽性例は 3 例 (30%) と少ない. 2008 年以降では本例を含め 7 例中 6 例 (86%) で 16S rRNA 遺伝子解析により診断が確定している[14].

β-ラクタム系薬剤の感受性が高いが, ペニシリン抵抗性を示す場合も報告されるため, 推奨される抗菌薬はセフトリアキソン (ロセフィン®), セフォタキシム (クラフォラン®) といった第三世代セフェム系薬剤である. 混合感染が考えられる場合には, メトロニダゾール (フラジール®), クリンダマイシン (ダラシン®) を加えるか, β-ラクタマーゼ阻害剤配合薬剤やカルバペネム系薬剤への変更を検討する.

脳膿瘍の検査所見

■血液検査

臨床症状や身体所見と同様に, 血液検査でも特異的な所見に乏しい. WBC, CRP, ESR の上昇など炎症反応を認める例が多いが, 認めない場合もある. トキソプラズマや寄生虫を疑う場合はトキソプラズマ IgG 抗体, 抗寄生虫抗体が補助診断として有用である.

■髄液検査

髄液圧上昇, 軽度細胞数･蛋白増加を呈する. しかし異常所見を認めないことも多い. 髄液からの細菌培養は陰性であることが多い. しかし頭蓋内圧亢進が想定される場合, 腰椎穿刺は禁忌である.

■画像検査

頭部 CT・MRI でリング状の造影効果を有する結節影を認める. このような画像所見を呈する疾患として脳膿瘍のほかに脳腫瘍, 脱髄, トキソプラズマ, 悪性リンパ腫, 寄生虫症, 真菌症, 結核腫, 梅毒性ゴム腫, 海綿状血管腫, 巨大脳動脈瘤, 放射線脳壊死などがあげられる.

本症例のように, これらのうち特に臨床的に鑑別が重要となるのが脳腫瘍である.

Reiche らは, 26 例の頭部 MRI にて辺縁にリング状の造影効果を伴う結節影を認めた症例について, 拡散強調画像 (diffusion-weighted imaging : DWI), 拡散係数画像 (apparent diffusion coefficient : ADC map) を比較した. 17 例のうち 5 例が脳膿瘍, 9 例が神経膠芽腫, 3 例が転移性脳腫瘍であり, 膿瘍の症例の病変はすべて DWI 高信号・ADC 低信号, 7 例の神経膠芽腫とすべての転移性脳腫瘍で DWI 低信号・ADC 高信号を示した[4].

本症例では画像上リング状の造影効果を有する結節影に一致して頭部 MRI にて DWI 高信号・ADC 低信号を呈しており, 膿瘍の画像所見と合致すると考えられた[4].

■培養

血液培養は陰性であることが多いが, 起炎菌や薬剤感受性が判明することもあるため，行うべき検査である．診断は膿瘍内容物の培養により可能となる．開頭またはCTガイド下穿頭ドレナージ術による検体採取，培養を正確に行えばほぼ100％起炎菌の同定が可能であるという報告もある[5]．検体はグラム染色，好気・嫌気的培養，結核菌，真菌培養を行う．患者の状態により膿瘍穿刺前に抗菌薬投与が必要となる場合もあり，抗菌薬投与下ではしばしば培養による同定が困難であるが，グラム染色により起炎菌の予想が可能となることもある．

脳膿瘍の治療

抗菌薬による化学療法を基盤とする．先述の感染経路や起炎菌を想定しエンピリカルに治療を開始し，培養による薬剤感受性を確認のうえ適切な抗菌薬に変更する．

本疾患では，可能であれば抗菌薬投与前の検体採取が望ましい．治療期間は6～8週間であるが，臨床症状や画像経過で改善を認めるまでは抗菌薬投与を継続する．膿瘍の造影効果は数か月持続するため，造影効果は治療効果の指標とはなりにくい．

また，適応に従って脳外科的治療を併用する．限局性脳炎期や径2 cm以下の非破裂性脳膿瘍では，抗菌薬のみで治療する．しかし，膿瘍が増大する場合，CTまたはステルスナビゲーションガイド下の穿刺吸引や開頭ドレナージを施行する．術後合併症が少ないことより，①1週間以内で症状の改善がない，②脳圧亢進，③膿瘍の急速な増大がある場合を除き，穿刺吸引が行われることが多い．穿刺と比較し切開によるドレナージでは抗菌薬投与期間が2～4週間短縮する，再発が少ないと報告されている．

脳浮腫がみられる場合はステロイド治療も考慮される．しかし，CTでの造影効果が減少する，皮膜形成を遅らせる，脳室穿破の発生率が上昇する，膿瘍への抗菌薬移行性が低下する，という欠点があり，慎重に判断する必要がある．

脳膿瘍の予後

死亡率は0～30％と高くない疾患である．フランスにおいて96例の死亡率を比較し1980～1992年で30％，1993～1999年で8％と死亡率の著明な減少が報告されている[11]．予後不良因子として入院前の急速な感染の進行，精神症状，意識の変容，脳室穿破などがあげられる[12]．

（中冨浩文，佐藤奈穂子，辻　省次）

文献

1）Le Moal G, et al. Characteristics of brain abscess with isolation of anaerobic bacteria. *Scand J Infect Dis* 2003；35：318-321.
2）Guppy KH, et al. Cerebral fungal infections in the immunocompromised host：A literature review and a new pathogen--Chaetomium atrobrunneum：Case report. *Neurosurgery* 1998；43：1463-1469.
3）Correa D, et al. Antigens and antibodies in sera from human cases of epilepsy or taeniasis from an area of Mexico where Taenia solium cysticercosis is endemic. *Ann Trop Med Parasitol* 1999；93：69-74.
4）Reiche W, et al. Differential diagnosis of intracranial ring enhancing cystic mass lesions--Role of diffusion-weighted imaging（DWI）and diffusion-tensor imaging（DTI）. *Clin Neurol Neurosurg* 2010；112：218-225.
5）Mathisen GE, et al. Brain abscess and cerebritis. *Rev Infect Dis* 1984；6（Suppl 1）：S101-106.
6）Handelsman J. Metagenomics：Application of genomics to uncultured microorganisms. *Microbiol Mol Biol Rev* 2004；68：669-685.
7）Petrosino JF, et al. Metagenomic pyrosequencing and microbial identification. *Clin Chem* 2009；55：856-866.
8）Sontakke S, et al. Use of broad range16S rDNA PCR in clinical microbiology. *J Microbiol Methods* 2009；76：217-225.
9）Hugenholtz P, Tyson GW. Microbiology：Metagenomics. *Nature* 2008；455（7212）：481-483.
10）Al Masalma M, et al. The expansion of the microbiological spectrum of brain abscesses with use of multiple 16S ribosomal DNA sequencing. *Clin Infect Dis* 2009；48：1169-1178.
11）Yang SY, Zhao CS. Review of 140 patients with brain abscess. *Surg Neurol* 1993；39：290-296.
12）Seydoux C, Francioli P. Bacterial brain abscesses：Factors influencing mortality and sequelae. *Clin Infect Dis* 1992；15：394-401.
13 Carpenter J, et al. Retrospective analysis of 49 cases of brain abscess and review of the literature. *Eur J Clin Microbiol Infect Dis* 2007；26：1-11.
14）Saito N, et al. Culture-negative brain abscess with Streptococcus intermedius infection with diagnosis established by direct nucleotide sequence analysis of the 16s ribosomal RNA gene. *Intern Med* 2012；51：211-216.

CASE 4

最初に左耳痛，耳鳴，難聴で発症し，その後一側の多発性脳神経障害がみられた 55 歳女性

症　例　55 歳，女性.

主　訴　左耳痛，耳鳴，難聴.

現病歴　8 か月前から左側の耳痛，耳鳴，難聴があり，耳鼻科にて滲出性中耳炎の診断のもとに鼓膜穿刺，耳管通気などの治療を受けたが軽快しなかった．3 か月前から左側の耳痛・頭痛が悪化し，左顔面のしびれ感，味覚低下も出現し，近医にて頭部単純 MRI を行ったが異常は指摘されなかった．1 か月前から複視，眼瞼下垂，嗄声，嚥下障害も出現し，紹介により X 年 Y 月神経内科に入院した.

生活歴・家族歴・既往歴　特記すべきことなし.

初診時現症　一般身体所見：身長 156 cm，体重 51 kg（入院前の 4 か月で約 10 kg の減少あり），一般身体所見に異常はなかった.

神経学的所見：高次機能は正常．脳神経系では，左眼瞼下垂，左眼全方向に眼球運動障害，左眼対光反射消失，左顔面の触覚・痛覚低下，左末梢性顔面神経麻痺，左耳難聴，左咽頭反射減弱・カーテン徴候陽性，嚥下障害，左僧帽筋の筋力低下，舌の左偏位を認めた．四肢筋力，深部腱反射，四肢体幹の感覚障害，小脳症状，髄膜刺激症候は認められなかった.

入院時一般検査　CRP 10.1 mg / dL，ESR 113 mm / 時と炎症反応所見を認めた．髄液一般検査では，水様透明，初圧 120 mmH₂O，細胞数 33 / μL（単核球のみ），糖 58 mg / dL．頭部 Gd-DTPA 増強 MRI にて左前頭葉～側頭葉にかけての頭蓋底部，脳底部に硬膜の肥厚を認めた（❶).

❶本症例の Gd-DTPA 増強 MRI T1 強調画像

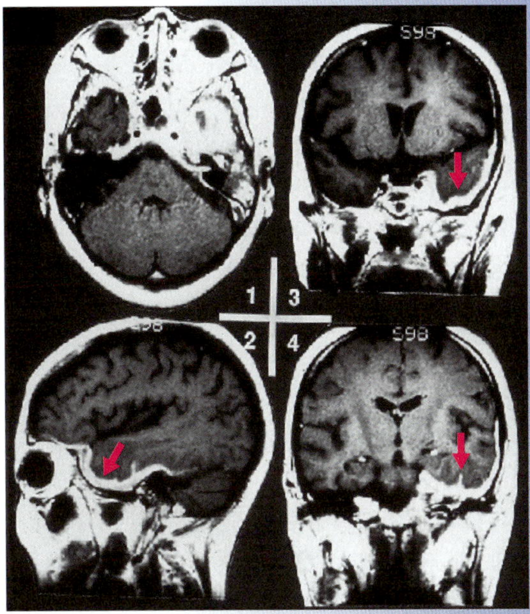

左の頭蓋底を中心に広範囲に硬膜の肥厚（➡）を認める.

Q1　どの段階でどのような疾患を疑いどのような検査をすべきか？

Q2　鑑別診断を進めるにはどのような検査が必要か？

Q3　初期の治療方針はどのようにすべきか？

Q4　長期間の治療や経過観察をする場合，どのような方針で行うか？

多発性脳神経障害の原疾患の頻度は，腫瘍，血管障害，外傷，感染症，ギラン・バレー症候群（Guillain-Barré syndrome），フィッシャー症候群（Fisher syndrome）の順となっている（❷).

多発性脳神経障害をきたす疾患に遭遇した場合，その脳神経障害が，一側性か両側性か，病変の部位，経過，随伴症状の有無で疾患の焦点を絞る．特に，病変の部位や病態は重要であ

❷多発性脳神経障害を起こす原疾患

疾患	頻度（%）
腫瘍	30
血管障害	12
外傷	12
感染症	10
ギラン・バレー症候群	6
フィッシャー症候群	3
特発性海綿静脈洞炎	5
外科手術合併症	5
多発性硬化症，ADEM	5
機能性疾患	3
糖尿病	2
良性疾患	2
その他	2
原因不明	1

ADEM：急性散在性脳脊髄炎.
（Keane JR. *Arch Neurol* 2005[1] より改変）

り，①中枢性・脳幹実質障害か末梢性の脳神経障害か，②末梢性の脳神経障害の場合，脳神経そのものの障害か神経外からの圧迫や病変の浸潤か，③頭蓋内病変か頭蓋外病変によるものか，などを念頭におき鑑別診断をする．

脳幹部から出た脳神経は頭蓋底部から頭蓋外へ出る．特に，海綿静脈洞，上眼窩裂などでは複数の脳神経が隣接して走行しており，炎症や腫瘍でその部位が障害された場合，❸に示すような多発性の脳神経障害を起こす症候群がある．さらに病変が拡大することにより，一側性に複数の脳神経を障害し，一側の脳神経が広範囲にほぼ全体に障害されるとガルサン症候群（Garcin syndrome，❹）を呈する．また，病巣が両側性に及べば，障害も両側性となる．これらの項目に留意し，病巣の局在を明確にしてMRIやその他の補助的検査に進む．

A1 この症例の主症状から必要な検査の手順と，疑われる疾患

最初に左耳痛，耳鳴，難聴のために耳鼻科を受診するのは当然のことである．また，滲出性中耳炎の診断や治療も専門的にみた結果であり，特に問題はない．しかし，治療が軽快しない段階で，早期からGd-DTPA増強MRI検査やCRP，ESRなどの炎症反応検査をすべき症例と考えられる．

左側の耳痛・頭痛の悪化と左顔面のしびれ感，味覚低下をみた段階で，一側の三叉神経，顔面神経，聴神経の病変は予想され，腫瘍，炎症病変などを疑い，遅くともこの段階でGd-DTPA増強MRIおよびCRP，ESRを検査すべきであった．

病変部位の考察であるが，上記の三叉神経，顔面神経，聴神経に加え，入院1か月前には複視，眼瞼下垂により少なくとも動眼神経麻痺が起こっている．入院時の神経学的所見では第III，IV，V，VI，VII，VIII，IX，X，XI，XIIの脳神経障害を呈し，ガルサン症候群を呈しており，一側の頭蓋底に広範囲の病変が疑われる．MRIで頭蓋底に広範囲に及ぶ肥厚性脳硬膜炎がみられたことで病変の診断は確定した．

一側の多発性脳神経障害をみた場合の鑑別すべき疾患は，その広がりや進行の経過で異なるが，❸に示したように多彩である．その診断に導くポイントは，MRIで病巣を検出可能か，頭蓋内か頭蓋外か，脳実質内か脳実質外か，炎症所見の有無，腫瘍性病変の有無などに焦点を当てて原疾患を検索する．

診断

肥厚性脳硬膜炎

A2 肥厚性硬膜炎の鑑別診断のための検査

MRI：肥厚性脳硬膜炎や腫瘍を見出すためには，Gd-DTPA増強MRIが必要となる．その場合，脳神経の障害部位が一側で多発性であれば頭蓋底の広範囲な病変を予想し，MRI撮影をする必要がある．

炎症反応：MRIにおいて肥厚性脳硬膜炎が検出できた場合に，その予想する原因疾患にかかわらず炎症反応の有無としてCRP，ESR，および白血球数・分画の検査を実施する．

自己抗体検査：抗好中球細胞質ミエロペルオキシダーゼ抗体（MPO-ANCA），PR-3-ANCA，抗核抗体，リウマチ因子（RF）など，血管炎，自己免疫性疾患に関する検査を行う．

❸頭蓋底部にて多発性脳神経障害を起こす主な症候群

症候群	障害される脳神経	主な原因疾患
フォスター ケネディ症候群	I, II,（対側うっ血乳頭）	嗅溝部，蝶形骨稜部の腫瘍（髄膜腫など）
上眼窩裂症候群	III, IV, V1	腫瘍，炎症，動脈瘤
眼窩尖端症候群	II, III, IV, V1, VI	腫瘍，炎症
海綿静脈洞症候群	III, IV, V1･2, VI,（眼球突出，眼瞼浮腫）	動脈瘤，動静脈瘻，腫瘍，炎症，静脈血栓症
グラデニーゴ症候群	V1, VI	錐体先端の炎症（中耳炎波及），腫瘍
内耳道症候群	VII, VIII	腫瘍（聴神経腫瘍など），炎症
小脳橋角部症候群	V, VII, VIII,（時に IX, X）	聴神経腫瘍，髄膜腫
ヴェルネ症候群（頸静脈孔症候群）	IX, X, XI	腫瘍，炎症，外傷
コレ・シカール症候群	IX, X, XI, XII	頭蓋底の腫瘍，外傷
ガルサン症候群	全体に及ぶ広範囲な脳神経	鼻咽頭・頭蓋底腫瘍，感染性疾患，肥厚性硬膜炎など

❹ガルサン症候群の特徴

1. 一側性の広範な多発性脳神経麻痺
2. 頭蓋内圧亢進症状の欠如
3. 四肢の運動麻痺，感覚障害，小脳症状などの脳実質局在症状の欠如
4. 画像的に頭蓋底に骨破壊像を認める

*現在では，1〜3項目を重視し，脳実質外の病変による一側性の広範な脳神経障害の意味で用いられることが多い

その他の血液検査：ADA，ACE，IgG4 など，可能性のある原疾患に関連するマーカーとなる検査を行う．

髄液検査：慢性の髄膜炎，悪性腫瘍の髄腔内浸潤，髄液の通過障害を起こす疾患，髄液腔内に影響する炎症性疾患などを想定し，髄液検査を行う．また，細菌・結核菌・真菌などの培養，結核菌 PCR，細胞診などを実施する．

感染症検査：ツ反，各種検体の培養，結核や真菌のマーカー，抗 HTLV-1 抗体などの感染症の指標となる検査を行う．

病理組織学的検査：診断や治療が困難な場合には，最終的には肥厚した硬膜の組織検査が必要となる．

A3 肥厚性硬膜炎の初期の治療方針

肥厚性硬膜炎で最も頻度が高いのは，特発性あるいは MPO-ANCA 陽性などの自己免疫性疾患である（❺）．一般に肥厚性硬膜炎の初期の治療は，副腎皮質ステロイドの単独療法，あるいは副腎皮質ステロイドと免疫抑制剤との併用療法が用いられている（❻）．原因として感染症や悪性腫瘍が明らかでない病態では，プレドニゾロン（PSL）1 mg／kg／日の経口投与で開始する例が多い．しかし，視神経障害などの緊急的な症状が随伴した場合，メチルプレドニゾロンのパルス療法を行い，その後 PSL の経口投与による維持療法がよいと考えられる．

初期に副腎皮質ステロイド投与（あるいは免疫抑制剤との併用療法）にても効果不十分な場合や悪化した場合には，細菌や結核などの感染症，腫瘍性疾患などの可能性を考慮し，診断を再確認する必要がある．特に，髄液所見で細胞数増加や高度の炎症反応がみられる場合，副腎皮質ステロイドに加え，抗生物質，抗結核薬の投与も考慮すべきである．

本例を振り返って

耳鼻科にて滲出性中耳炎の診断の病歴があること，CRP 10.1 mg／dL，ESR 113 mm／時と炎症反応所見を認めること，髄液検査では単核球のみであるが細胞数の増加を認めることなどより，原因診断も含めて最初に抗生物質のみ投与した．その結果，一時的には有効性を示したが，再悪化がみられたため，副腎皮質ステロイドを投与して最終的には軽快した．

❺肥厚性脳硬膜炎の病態

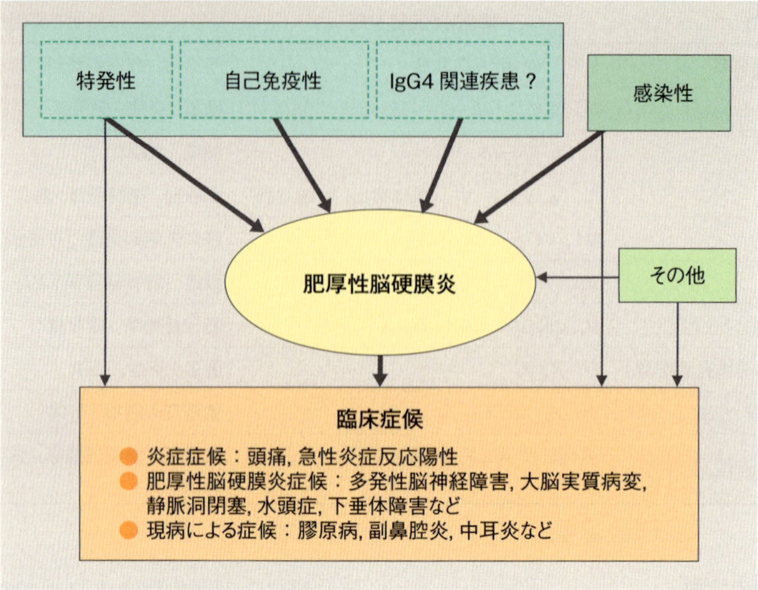

❻肥厚性脳硬膜炎の治療の概略

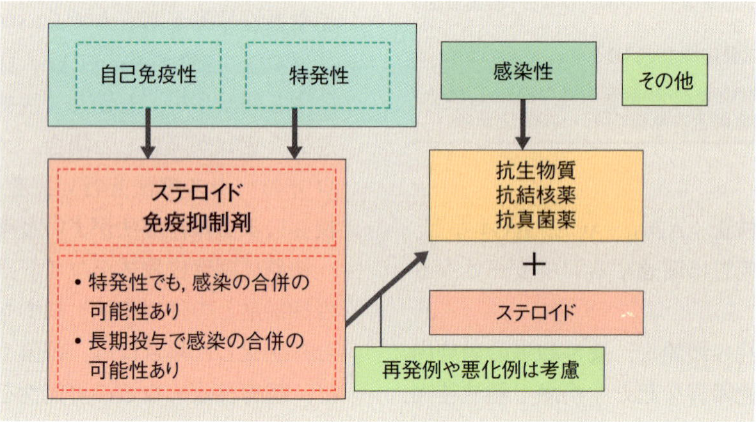

本症例を振り返ると，最初からプレドニゾロン（PSL）のみで投与した場合，結果的にどうなったかは不明であるが，脳神経症状が悪化傾向を示し，あまり悠長な鑑別を行う時間もないことを考慮すると，本人や家族に結核の既往がない場合には，直ちにプレドニゾロン（PSL）と抗生物質の髄膜炎に準じた大量投与を試みるべき症例と思われる．さらに臨床症状や炎症反応を指標に効果が不十分であれば，抗結核薬の併用も考慮してよいと考えられる．なぜ，抗生物質や抗結核薬も考慮するかは，元々硬膜が肥厚しやすい慢性炎症などの病態があり，本症例のようにそこに中耳炎や副鼻腔炎からの感染性炎症が加わることでより病態を悪化させている可能性があるため，初期にはその感染症を抗生物質で抑える必要があるからである．

A4 長期間の経過観察や難治例の治療方針

特発性あるいは自己免疫性疾患症例の場合は，PSL 単独に比して PSL ＋シクロホスファミド（CY）併用療法は再発率が圧倒的に少なく，第一選択として推奨されている．

PSL の減量あるいは中止により，再発・再燃

Lecture

自己免疫性肥厚性脳硬膜炎

肥厚性硬膜炎の病因は，自己免疫性疾患や血管炎症候群，慢性感染症（結核，真菌，細菌），悪性腫瘍などによって生じる二次性のものと，原因不明の特発性のものに分けられ，多数の病態が混在している．本邦では，自己免疫性・膠原病ないし特発性が大半を占めており，Gd-DTPA 増強 MRI 所見が診断には有効である（❼）．以下，自己免疫性肥厚性硬膜炎について記述する．

原疾患

自己免疫性・膠原病では ANCA 関連肥厚性硬膜炎（ANCA 関連血管炎，MPO-ANCA〈p- ANCA〉陽性，PR3-ANCA〈c-ANCA〉陽性を含む）が最も多く，ウェジェナー肉芽腫症（Wegener granulomatosis），顕微鏡的血管炎，関節リウマチ，全身性エリテマトーデス（SLE），抗リン脂質抗体症候群，ベーチェット病（Behçet disease）による症例も存在する．*Memo* の IgG4 関連肥厚性硬膜炎と自己免疫性肥厚性硬膜炎との関連が注目される．

自己抗体

MPO-ANCA，PR3-ANCA，抗核抗体，リウマチ因子（RF）などに陽性例がある．

臨床症状

①肥厚性脳硬膜炎：初発症状は頭痛，視力障害，複視が多い．経過中，上記の頭痛，脳神経障害（視力障害，眼球運動障害，難聴，顔面感覚障害，顔面筋麻痺など）に加えて，痙攣，発熱，小脳性運動失調などがみられる．

②肥厚性脊髄硬膜炎：脊髄症状として局所的な疼痛で始まり，上肢・下肢のしびれ感・感覚障害，進行性の歩行障害，膀胱直腸障害などがみられる．

経過

自己免疫性肥厚性硬膜炎の再発率（再発回数／年）は，PR3-ANCA 陽性（0.90 ± 1.52／年）＞ MPO-ANCA 陽性（0.48 ± 0.84／年）＞特発性（0.08 ± 0.25／年）の順で，重症度も同じ傾向がある．

治療

MPO-ANCA 陽性の ANCA 関連肥厚性硬膜炎の治療には，PSL 単独（1,000 日経過での再発率 84％）に比して PSL ＋シクロホスファミド（CY）併用療法（同再発率 25％）は再発率が圧倒的に少なく，第一選択としては勧められる．

❼自己免疫性肥厚性硬膜炎（50 歳代，男性）（MRI：Gd-DTPA 増強）

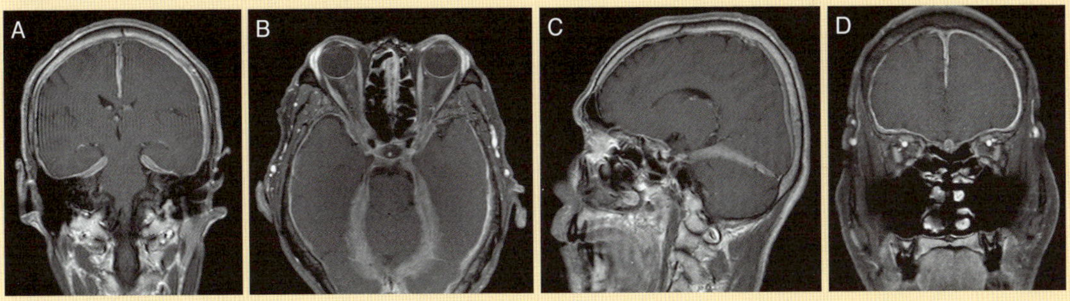

多発性脳神経障害（両側第 II，III，IV，VI，左第 V 脳神経の障害），RF 陽性，ステロイドパルス治療有効．

がみられる傾向があり，長期の維持療法が必要である．PSL 維持量は，報告的には PSL 1.6〜30 mg／日と幅が広く，平均 12.4 mg／日であった．初期の症状コントロールが難しい症例，治療開始 15 か月以内に炎症反応が再上昇する症例，PSL 20 mg／日未満での再発が多いことに注意して，PSL の減量は長時間かけて行う．再発例，ステロイド減量が困難な例では、副腎皮質ステロイドに加え，免疫抑制剤を併用する．

Memo

IgG4 関連肥厚性硬膜炎

IgG4 関連疾患とは，リンパ球と IgG4 陽性形質細胞の著しい浸潤と線維化により，同時性あるいは異時性に全身諸臓器の腫大や結節・肥厚性病変などを認める原因不明の疾患である（IgG4 関連疾患包括診断基準 2011；厚生労働省岡崎班・梅原班）．IgG4 関連疾患は，膵臓，胆管，涙腺・唾液腺，中枢神経系，甲状腺，肺，消化管など全身臓器の一部に及ぶ．肥厚性硬膜炎もその一つの臓器の病変と考えられているが，特発性肥厚性硬膜炎と呼ばれる病態でも血清 IgG4 上昇，硬膜生検で IgG4 陽性形質細胞の浸潤を認めた報告もあり，特発性肥厚性硬膜炎と IgG4 関連疾患の位置づけはさらに関連が深くなる可能性がある．

最も多く使用されているのは，シクロホスファミドで，メトトレキサート，アザチオプリンの順であった．また，シクロスポリン，タクロリムス，リツキシマブの使用例もみられる．

本例の治療

PSL は漸減し，安定したところでいったん投与を中止した。しかし，臨床症状の再燃がみられたため PSL 増量で対処し，長期的には PSL (5 mg / 日) 少量経口投与で経過観察している．

（大越教夫，石井亜紀子，中馬越清隆）

参考文献

1) Keane JR. Multiple cranial nerve palsies：Analysis of 979 cases. *Arch Neurol* 2005；62：1714-1717.
2) Yokoseki A, et al. Hypertrophic pachymeningitis：Significance of myeloperoxidase anti-neutrophil cytoplasmic antibody. *Brain* 2014；137：520-536.
3) 大越教夫．肥厚性硬膜炎．鈴木則宏ほか（編），Annual Review 神経．東京：中外医学社；2012, pp.150-157.
4) 植田晃広ほか．肥厚性硬膜炎の臨床像とステロイド治療法に関する 1 考察—自験 3 症例と文献例 66 症例からの検討．臨床神経学 2011；51：243-247.
5) 岡崎和一ほか．IgG4 関連疾患包括診断基準 2011．日本内科学会雑誌 2012；101：795-804.

CASE 5

頭頸部前屈時の疼痛を主訴とした 28 歳女性

症例 28 歳，女性.

主訴 頸部前屈時痛.

現病歴 2010 年 X 月頃から，頸部を前屈した際に背中に痛みが走るようになった．精査加療目的で当科受診.

生活歴 牛レバー刺しを好んで食べる.

既往歴 特記すべきことなし.

家族歴 特記すべきことなし.

初診時現症 一般身体所見：特記すべき所見なし．神経学的所見：レルミット徴候（Lhermitte sign）陽性．その他特記すべき所見なし.

Q1 **診断に必要な情報は何か？**

Q2 **この症例の診断は何か，また鑑別にあげるべき疾患は何か？**

Q3 **治療方針はどのように立てるべきか？**

A1 患者の食生活やペット飼育歴などについての詳細な問診

近年では，寄生虫検査はルーチンで行われておらず，回虫，鉤虫などの消化器管寄生虫症は過去の病気として忘れ去られる傾向にある．しかし，寄生虫症が完全に消滅したわけではない．愛玩ペットの普及や多様化，また近年問題になった肉の生食文化など現代社会においてはなお存在するために，ブタ回虫などの食品媒介寄生虫症や幼虫移行症はむしろ増加傾向にある[1].

診断において重要なことは，生活歴である．長期間にわたるレバーなどの生食経験の有無，ペット飼育歴などを細かく聴取する必要がある．また近年では，有機野菜の食事が流行していることから，ブタの糞便を使用した有機野菜を摂取することで感染する場合もあるので，食事の嗜好については，特に細かく聞いておく必要がある.

A2 診断および鑑別すべき疾患

本症例は，神経学的には，レルミット徴候のみ陽性であり，その他の局所所見は認めなかった．血液検査で，白血球数 5,840 / μL，好酸球 8.4%，IgE 397 IU / L と軽度の上昇を認めるのみであった．髄液検査では，細胞数 7 / μL，蛋白 28 mg / dL，好酸球 50% で，軽度の蛋白上昇と髄液の好酸球増多を認めた．また，脊髄 MRI で，C1–4 レベルでの T2 強調画像にて高信号域，腫脹を認め，一部でガドリニウム増強効果を認めた.

抗寄生虫抗体検査で，血清および髄液のブタ回虫抗体値の上昇を認めたため，ブタ回虫幼虫移行症による脊髄炎と診断した.

ブタ回虫幼虫移行症による脊髄炎は，これまでも少数例の報告がある．いずれも 30 歳代で，感染経路としては牛レバーの生食の可能性が高いと考えられる．治療による抗体価の低下と，臨床症状および画像所見に相関がみられる，などの特徴がある.

本疾患の神経学的所見や画像所見における特徴として，①感覚障害が主体であることが多く，軽微である場合が多い，②症状に比較して MRI T2 強調画像で広範囲の病変を認める，③ MRI T2 強調画像の病変の大きさに比較して，ガドリニウム増強病変が小さい，④髄液で好酸

Lecture

専門医ならここまで知っておくべき

ヒトの神経系を侵す寄生虫は，❶に示すように多彩である[3]．神経障害の機序として，①虫体または虫卵による直接的神経圧迫，破壊，②神経系に寄生した寄生虫の分泌物や虫体に対する免疫またはアレルギー反応，③代謝を介した二次的な神経障害（日本住血吸虫症で肝障害による高アンモニア血症，広節裂頭条虫によるビタミンB_{12}欠乏など）があげられる．確定診断は病変部生検で虫体，虫卵を確認することだが，寄生虫の種類によっては，サイズが小さく動きが素早いものもあり，同定が困難であることが多い[4,5]．

検査所見は，① CT または MRI を撮影し，石灰化や輪状造影効果，寄生虫の頭節を認めること，②末梢血，髄液中の好酸球増加，IgE 上昇を認めること，③腸管内寄生虫では糞便に虫体や虫卵を認めること，④腸管外寄生虫では Microplate ELISA 法，オクタロニー法，Multiple dot-ELISA 法などによる免疫学的診断で陽性となること[6]，⑤神経寄生虫症では血清または髄液で抗寄生虫抗体が陽性となることなどである．治療法は，虫体，嚢胞の摘出，抗寄生虫薬（アルベンダゾール，プラジカンテル〈ビルトリシド®〉）の投与である．

❶人体神経系寄生虫症

吸虫（*Trematoda*）	線虫（*Nematoda*）
肝蛭	回虫
ウエステルマン肺吸虫	イヌ回虫
宮崎肺吸虫	小兎唇回虫
メキシコ肺吸虫	ブタ回虫
マンソン住血吸虫	アライグマ回虫
スクリアビン肺吸虫	広東住血線虫
ビルハイツ住血吸虫	糞線虫
条虫（*Cestoidea*）	有棘顎口虫
マンソン幼条虫	バンクロフト糸状虫
芽殖孤虫	ロア糸状虫
有鉤嚢虫	常在糸条虫
連節共尾虫	メジナ虫
多頭条虫	旋毛虫
単包条虫	ハリセファロープス
多包条虫	

球がみられることがあり，みられない場合でも Th2 サイトカインが上昇している場合が多い，⑤血清，髄液の抗寄生虫抗体が陽性，などがあげられる．

しかし，明確な診断規準は存在せず，脊髄炎の鑑別の中で意識しておく必要がある．本疾患は抗寄生虫薬で治療可能な疾患であり，原因不明の脊髄炎を認めた場合は鑑別しなければならない疾患である．しかし，全身症状を欠く場合や末梢血で好酸球増多を欠く症例もあり，非圧迫性ミエロパチーなどとの鑑別が重要となる[2]．

診断

ブタ回虫脊髄炎

A3 回虫性脊髄炎の治療方針

本疾患の治療としては，①アルベンダゾール（エスカゾール®），②ステロイドパルス療法がある．アルベンダゾールを使用する際には，肝障害などの副作用に注意する必要がある．

本症例では，アルベンダゾール投与を行った．600 mg／日の投与を行い，28 日間で 1 クールの治療を行った．治療後に，臨床症状，ブタ回虫抗体値，MRI 所見の改善を認めた．

（米川　智，吉良潤一）

文献

1) 名和行文ほか．宮崎県下における最近の寄生虫症の動向—うまいもんはこわい．宮崎県医師会医学会誌別冊 1998；22：1-11.
2) Osoegawa M, et al. Localised myelitis caused by visceral larva migrans due to Ascaris suum masquerading as an isokated spinal cords tumor. *J Neurol Neurosurg Psychiatry* 2001；70：265-266.
3) 吉良潤一．脳炎・脳症—診断と治療の進歩．日本内科学会雑誌 2006；95：1255-1259.
4) Sakakibara A, et al. Visceral larva migarans due to Ascaris suum which presented with eosinophilic pneumonia and multiple intra-hepatic lesions with severe eosinophil infiltration. *Intern Med* 2002；41：58-59.
5) 吉田園代 ほか．ブタ回虫幼虫移行症による myeloradiculitis を呈した 1 例．臨床神経学 2004；44：198-202.
6) 中村ふくみ，名和行文．寄生虫症における血清診断の活かし方．治療学 2003；37：597-601.

CASE 6

不明熱が持続し，左腰・大腿部痛を認めた大酒家の59歳男性

症　例　59歳，男性.

主　訴　不明熱.

現病歴　10年前から無職となり，昼間から酒を飲んだりするようになった.

1月頃から食思不振となり，発熱，腰痛，全身倦怠感も加わったため，3月14日に近医に入院した．黄疸や腹部膨満がみられ，アルコール性肝硬変，貧血，不明熱の診断で抗菌薬投与，食事療法が開始された．しかし，39℃台の弛張熱が持続し，3月27日夕方頃から意識障害，さらに左上下肢から始まる全般性痙攣発作が出現し，重積したため当科へ転院となった.

生活歴　昼から飲酒（ビール，焼酎）し，食事はほとんど摂取せず，寝るまで飲酒している.

既往歴　特記事項なし.

家族歴　特記事項なし.

初診時現症　一般身体所見：眼球結膜黄染，腹部膨満を認める．胸部異常，腰痛はない．神経学的所見：痙攣重積が改善後の診察では，意識はやや混濁し，下肢，特に左下肢を動かすと腰・大腿部を痛がり，時々自発痛が出現し，顔をしかめて下肢を屈曲する．左下肢の近位筋中心に軽度筋力低下を認めた.

検査所見　血液生化学では，総ビリルビン2.22 mg / dL，AST 83 IU / L，γ-GTP 90.9 IU / L，LDH 368 IU / L，アンモニア82.7 μmol/L，CRP 1.18 mg / dL，糖138.6 mg / dLと上昇．CKは正常．RBC 213万/μL，Hb 7.6 g / dL，Ht 22.3%と低下したが，WBCは8,600 / μL（好中球75.8%）．PT-%は43.4%と低下，PT-INRは1.62と上昇．髄液所見では，細胞数は正常，蛋白は軽度上昇．脳波は全般性に高振幅徐波を認めた．頭部MRIのT1強調画像（WI）で両側淡蒼球に高信号域を認めた.

Q1　不明熱の原因としてどのような疾患を考えるか？
Q2　必要な検査は何か？
Q3　この症例の病変はどこか？
Q4　起炎菌は何か？
Q5　治療方針はどのように立てるか？

アルコール性肝硬変を有する大酒家に生じた不明熱である．局所症状として，発症時は腰痛を訴えていたが，近医入院時にはなく，一方，熱型および炎症性マーカーの上昇から感染症が疑われ，抗菌薬を含めた治療を受けるも解熱せず，不明熱と痙攣の精査，加療の目的で転院した．当科入院前後にみられた意識障害と痙攣重積発作は，血中アンモニア高値，異常脳波，髄液および頭部MRIの所見から肝性脳症，またはアルコール離断に伴う痙攣重積と考えられた.

A1 まずは病歴と身体所見からどの臓器の発熱で，原因は感染症か非感染症か判断する

39℃台の弛張熱が持続したが，そこで不明熱の原因精査がまず必要である．古典的な不明熱は，発熱が3週間以上続き，かつ数回は38℃以上になり，外来で3回，入院で3日間適切な検査をしても原因が不明である[1]．原因として感染症，炎症性疾患，膠原病，悪性腫瘍，薬剤性，肝硬変，アルコール性肝炎などがあげられ

❶本症例の腹部 CT スキャン

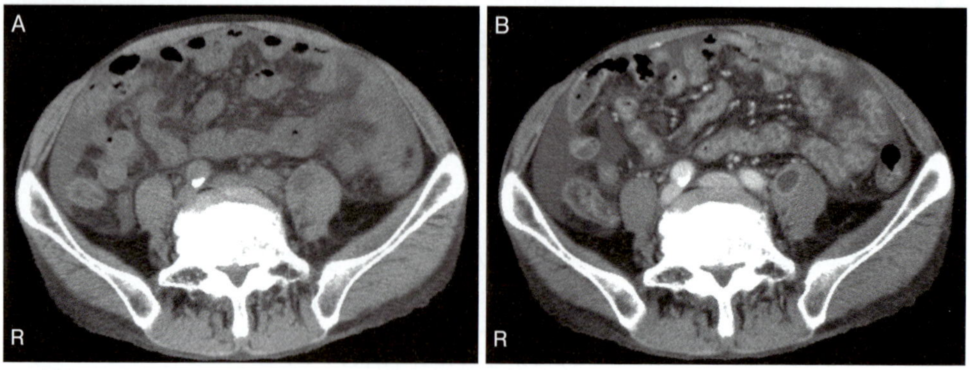

A：単純，B：造影．
左大腰筋は腫大し，筋内に周囲がリング状に造影され，少量のエアーを含んだ低吸収域がみられる．

るが，感染症では，特に結核，腹腔内膿瘍，胃膿瘍，伝染性単核球症などが比較的多い．

A2 感染症を疑ったときの検査

不明熱のアルゴリズムでは尿，血液，血液生化学，血沈，CRP，胸部 X 線などの基本的検査で炎症，特に感染症が疑われたら，すぐに腹部 CT を行い，リンパ節腫脹や膿瘍の有無を検査することが推奨されている[2]．

本症例では，白血球や好中球増多はなかったが，CRP 値の軽度上昇がみられた．下肢の近位部の筋力低下，自発痛や運動時痛があり，髄膜刺激症候，神経根症状，筋肉痛や骨・関節痛などが考えられた．髄液検査で細胞数は正常で髄膜炎は否定的であった．局所症状により腰，骨盤，臀部や大腿部の炎症性病変が疑われ，すぐに施行した腹部 CT（❶）では，右に比べ左大腰筋は腫大し，筋内にリング状に造影され，少量のガスを含んだ低吸収域を認めた．これは典型的な大腰筋膿瘍の CT 所見に一致したことから，それが不明熱の熱源と思われた．

この他，大腰筋を含む腸腰筋膿瘍では単純腰椎 X 線撮影を行い，骨髄炎や原発性骨肉腫など骨疾患を鑑別する．CT が実施できない場合は，超音波検査で気泡を伴う異常エコー像や低エコー局所病変がないかを検索するが，正常でも筋膿瘍を否定できない．MRI は感染初期のび漫性の炎症像やそれに続く膿瘍を描出する[3-5]．MRI ではび漫性の筋腫大，T2 WI で高信号域，膿瘍はガドリニウム（Gd）で周囲が増強効果を示す．その他，腰，骨盤，大腿骨部の感染性関節炎，骨髄炎，筋血腫や軟部組織腫瘍を鑑別する[3-5]．本症例では，後日の MRI で大腰筋膿瘍は腰椎（L）3／4 間と接し，椎間板炎からの波及の可能性が示唆された．

A3 感染臓器を鑑別する

画像診断上，筋内膿瘍，筋血腫，腫瘤型筋サルコイドーシスなどの鑑別を要する．筋血腫の単純 CT では，筋腫大と高吸収域が特徴であり，造影ではしばしば造影剤の血管外漏出がみられる．しかし，1 か月以上の時間が経った慢性血腫では，低吸収域を示すことがあり，このような場合は造影 CT での低吸収域周囲の造影効果像の有無で血腫を区別する[3,5]．転移性も含め筋内腫瘍は困難なこともあるが，腫瘤型サルコイドーシスでは造影 MRI で three stripes や中心の低吸収域が星形を示す dark star 像などで鑑別がつく[6]．

Memo

dark star と three stripes

骨格筋 CT では腫瘤型筋サルコイドーシスの肉芽腫は筋膿瘍との鑑別がしばしば困難だが，MRI では肉芽腫は T1WI で筋と等～淡い高信号域，T2WI では高信号域を示し，その中心部は星形の等信号域で，ガドリニウム造影では周囲の高信号域は著明に造影される．また冠状断では，中心部の等信号域の両サイドに高信号域が並ぶ 3 層構造を示す．前者を dark star，後者を three stripes 像といい，腫瘤型筋サルコイドーシスにきわめて特徴的な所見である．

確定診断には，超音波検査やCTガイド下，時に開腹による筋膿瘍からの穿刺，あるいはドレナージで内容物を採取し，それが膿であることを確認し，起炎菌を同定することである．本症例のように患者の全身状態によってリスクが高いと思われるときは，まず抗菌薬で治療を開始し，その治療経過によって診断を確認する[3-5]．

原発性か続発性か病態を明らかにする

大腰筋や腸腰筋膿瘍を含め筋膿瘍が疑われるときは，原発性か続発性かを明らかにする．原発性はまれだが，明らかな感染源がなく，潜在性の菌血症によって血行性に発症する．健常筋は感染に抵抗性があり，通常筋炎を起こさないが，外傷や運動過多による筋損傷，手術，虚血，異物の侵入，免疫不全，腎不全，栄養障害，糖尿病，アルコール依存症，麻薬注射，ウイルス感染など何らかのリスクを有する人に発症しやすい．続発性は腹腔内の軟部組織，椎体や骨，消化管など隣接する組織や臓器の感染が波及して発症する．クーロン病，癌，虫垂炎や憩室炎などの消化管や，まれに泌尿生殖器系の感染症に続発して発症することもある．周囲の組織や臓器に感染源がなければ原発性として菌血症の検索とともに患者に何らかのリスクがないかを検索する[3-5]．

A4 起炎菌の同定

感染臓器が特定されれば，次に確定診断および治療のために原因微生物の同定が必要である．細菌など種々の病原体による骨格筋の感染症は感染性筋炎と呼ばれ，特発性筋炎である多発筋炎，皮膚筋炎とは区別される．感染病原体によって細菌性，寄生虫性，ウイルス性，真菌性に分類される．これらは筋痛（自発痛，圧痛・把握痛，運動時痛），筋力低下，時に筋萎縮や横紋筋融解症を認めるが，無症候性も多い．骨格筋CTやMRIでも膿瘍を形成する筋炎以外は非特異的筋炎の所見を認めるのみで，異常がないことも多い．診断はまず感染性筋炎であることを疑うことである．確定には筋生検や血液検査による病原体の同定が必要である（❷）[7]．

本症例は大腰筋内に膿瘍を認めることから，細菌やまれだが真菌感染が推定される．真菌性筋炎，特にカンジダでは筋の局所感染というより全身カンジダ症で発症し，発熱，発疹，筋痛を主徴とするが，多くは筋にび漫性の多発小膿瘍を形成し，より大きい真菌膿瘍を形成することもある[5]．

通常，細菌による化膿性筋炎の起炎菌としては，黄色ブドウ球菌が最も多く，熱帯地域では90％，温暖気候地域でも75％を占める．次いでA群レンサ球菌，大腸菌，サルモネラ菌，結核菌の順に多い[3]．特に原発性の大腰筋膿瘍では80～90％が黄色ブドウ球菌で，近年ではMRSA（methicillin-resistant *Staphylococcus aureus*：メチシリン耐性黄色ブドウ球菌）も重要な起炎菌となっている．続発性では，以前は結核菌が多かったが，近年はグラム陰性桿菌（大腸菌，エンテロバクタター，サルモネラ）や嫌気性菌が多い．

一般に感染性筋炎の起炎菌の同定は，病巣部の筋生検組織あるいは血液培養によるが，膿瘍を伴うものは，超音波やCTガイド下，または開腹による穿刺やドレナージによるカテーテル排液培養による．通常グラム染色，細菌以外が疑われるときは真菌，寄生虫，非定型抗酸菌の各染色，嫌気性・好気性培養を行う．ちなみに起炎菌の同定は血液培養で10～35％，膿培養でも40％以下である[3,5]．

本症例でも血液培養を繰り返し実施したが，起炎菌の同定には至らなかった．

CTガイド下の生検は患者のリスクが高いとの判断で抗菌薬の投与のみで経過をみたが，筋内膿瘍は著しく縮小して抗菌薬によく反応した．

以上より，起炎菌の同定はできなかったが，本症例は化膿性筋炎，すなわち左大腰筋膿瘍と診断した．脊椎炎に続いた続発性であるが，原発性の可能性も否定できない．

診断

化膿性筋炎，左大腰筋膿瘍

❷主な感染性筋炎

	病原体	感染	臨床症状	検査・診断
化膿性筋炎（細菌性筋炎）	黄色ブドウ球菌（77％），A群レンサ球菌，大腸菌，サルモネラ腸炎菌，結核菌など	健常筋は感染に抵抗性があり，まれ．種々の細菌感染で発症．糖尿病，低栄養，HIV感染，免疫不全，悪性腫瘍，麻薬常習，アルコール依存者などに多い	筋のび漫性炎症や膿瘍．3期に区分．1期：発熱，筋痛，腫脹，2期：膿瘍形成，筋脱力，3期：高度筋痛，全身の炎症反応，筋血症，他組織へ波及	炎症所見．多くは血清CK値は正常．MRI：感染初期のび漫性の炎症性変化．MRI・CT・超音波：膿瘍描出．筋生検・血液・膿培養：起炎菌を同定
寄生虫性筋炎	旋毛虫症	幼虫が寄生した生肉や不十分な調理・加工肉の摂食による	多くは無症候性．消化器症状に続いて発熱，筋痛，筋腫脹，筋力低下を認める	好酸球増多，血清IgE，CK値の上昇．筋生検：炎症細胞，被嚢した幼虫を認める
	嚢虫症（胞虫症）有鉤条虫	幼虫が寄生した生肉や不十分な調理・加工肉の摂食による	多くは無症候性．時に筋痛，筋力低下を認める	筋生検：細胞浸潤，壊死，多数の嚢胞を認める．骨格筋MRI・CT：紡錘形の石灰化した嚢包を認める
	トキソプラズマ症	原虫のスポロシストに感染した肉，汚染野菜などの摂食による	健常者は無症候性．多くは免疫不全者で筋力低下，筋萎縮，筋炎がみられる	筋生検：筋炎所見，時に偽嚢胞，トキソプラズマ抗体陽性（免疫染色）
ウイルス性筋炎	インフルエンザ	インフルエンザウイルス感染	小児良性急性筋炎，急性筋炎や急性横紋筋融解症を発症する．腓腹筋が最も侵され，圧痛と歩行困難を認める	筋生検：壊死を認めるが，炎症細胞浸潤は少ない
	エンテロウイルス	ボルンホルム病（Bornholm disease;流行性胸膜痛）は，コクサッキーウイルスB型感染症に多い	ボルンホルム病（流行性胸膜痛），多発性の急性筋炎，横紋筋融解症を認める	筋生検：電顕でピコルナウイルス様粒子を認める
	HIV，ヒトTリンパ球向性ウイルス1型（HTLV-1）	性行為，母子垂直感染，輸血	HIVは筋炎，無症候性神経筋障害，HIV消耗性症候群，横紋筋融解症，重症筋無力症，化膿性筋炎を合併．HTLV-1も多発性の筋炎，封入体筋炎を起こす	血清HIV・HTLV-1抗体陽性．筋生検：炎症細胞浸潤，壊死，貪食を認める
真菌性筋炎	カンジダ，クリプトコッカス，ヒストプラズマ，アスペルギルス	真菌による筋障害はまれ．ほとんどが悪性腫瘍，膠原病，AIDSなどの免疫不全の患者．筋の局所感染より全身カンジダ症に合併	カンジダでは発熱，発疹，筋痛を主徴とし，筋に多発小膿瘍や大きい真菌膿瘍を形成する．死亡率は高い	臨床所見から真菌性筋炎を疑う．CT・MRI:筋炎の所見．筋生検：起炎真菌の菌塊を確認．真菌培養

HIV：ヒト免疫不全ウイルス，AIDS：後天性免疫不全症候群．

A5 治療法の選択

化膿性筋炎では緩徐，または亜急性に発症し，発熱と筋痛を生じる．多くは大腿，下腿，臀部など下肢に限局するが，全身にみられ多発することもある．経過は臨床的に3段階に分けられる．

stage 1では，亜急性に感染後1〜3週間で発症する．主な症状は局所の筋痛，局所の腫脹，微熱である．しかし，膿貯留は認められない．軽度の白血球増多がみられることがある．

stage 2は発症から10〜21日後に生じ，発熱，筋痛が顕著となり，膿瘍形成がみられる．表面から軟部組織の腫瘤を触知することがある．穿刺により膿を吸引可能である．著明な白血球増多を認める．患者の90％以上がこの段階にある．腸腰筋膿瘍では，L2〜4によって支配されているので疼痛も臀部や大腿部へ放散し，時に跛行を認める．しばしば腹部，側腹部や腸骨窩の圧痛や運動時痛を認める．

stage 2で治療されなければ，stage 3に進展し，全身性の感染症を認める．菌血症により，敗血症性ショック，心内膜炎，敗血症性塞栓，肺炎，心膜炎，敗血症性関節炎，脳膿瘍，急性腎不全などが生じる．まれに横紋筋融解症を来すこともある[3,5]．

治療は上記stageに応じて選択される．stage 1であれば抗菌薬の静注のみで治療可能であるが，多くはstage 2や3に達しており抗菌薬の静注とCTや腹部エコーガイド下，または開腹下の外科的ドレナージが必要である[3,5]．

抗菌薬の選択に関しては，免疫正常者はブドウ球菌およびレンサ球菌をターゲットに初期のエンピリック治療を開始する．ただし，MRSA感染の既往や高リスク患者においてはMRSAに対するエンピリック治療も考慮する．免疫不全者はグラム陽性菌，グラム陰性菌，嫌気性菌をターゲットに広域に抗菌薬を選択する．さらにグラム陰性菌と嫌気性菌に対して活性のある広域スペクトラムの抗菌薬に併せてバンコマイシンの投与も考慮する．臨床経過および画像経過をみながら治療期間を決定する．非経口の抗菌薬治療は通常は3〜4週間で十分だが，長期となることもある[3,5]．

■本症例の経過

第三世代セフェム系の抗菌薬投与で膿瘍は縮小し，その後痙攣はなく，意識は改善するなど経過は比較的よかったが，5月になって細菌性髄膜脳炎，感染性脳動脈瘤破裂によるくも膜下出血，敗血症を合併し，多臓器不全で永眠された．

（熊本俊秀，石橋正人）

文献

1) Durack DT, Street AC. Fever of unknown origin--reexamined and redefined. *Curr Clin Top Infect Dis* 1991；11：35-51.
2) Mourad O, et al. A comprehensive evidence-based approach to fever of unknown origin. *Arch Intern Med* 2003；163：545-551.
3) Bickels J, et al. Primary pyomyositis. *J Bone Joint Surg Am* 2002；84：2277-2286.
4) Mallick IH, et al. Iliopsoas abscesses. *Postgrad Med J* 2004；80：459-462.
5) Crum-Cianflone NF. Bacterial, fungal, parasitic, and viral myositis. *Clin Microbiol Rev* 2008；21：473-494.
6) Otake S. Sarcoidosis involving skeletal muscle：Imaging findings and relative value of imaging procedures. *AJR Am J Roentgenol* 1994；162：369-375.
7) 熊本俊秀．感染性筋炎．*Clinical Neuroscience* 2010；28：340-342.

付録

●各サイトの URL は予告なく変更されることがあります．ご了承ください．

付録 1

感染症法による規制

感染症の予防及び感染症の患者に対する医療に関する法律

参考
「感染症の予防及び感染症の患者に対する医療に関する法律」
http://law.e-gov.go.jp/htmldata/H10/H10HO114.html

医師等の責務

医師その他の医療関係者は，感染症の予防に関し国及び地方公共団体が講ずる施策に協力し，その予防に寄与するよう努めるとともに，感染症の患者等が置かれている状況を深く認識し，良質かつ適切な医療を行うとともに，当該医療について適切な説明を行い，当該患者等の理解を得るよう努めなければならない．

医師の届出

医師（医療機関）は**1**，**2**に示す疾病を診断した場合，最寄りの保健所長を経由して都道府県知事に届け出なければならない．

1 類感染症，2 類感染症，3 類感染症，4 類感染症，新型インフルエンザ等感染症，指定感染症の患者又は無症状病原体保有者及び新感染症[*1]にかかっていると疑われる者を診断したときは直ちに，5 類感染症の患者については 7 日以内に最寄りの保健所長を経由して都道府県知事に届け出なければならない．

なお，以下のサイトから疾患ごとの届出基準および届出様式（PDF）をダウンロードできる．
http://www.mhlw.go.jp/bunya/kenkou/kekkaku-kansenshou11/01.html

＊1
「新感染症」とは，人から人に伝染すると認められる疾病であって，既に知られている感染性の疾病とその病状又は治療の結果が明らかに異なるもので，当該疾病にかかった場合の病状の程度が重篤であり，かつ，当該疾病のまん延により国民の生命及び健康に重大な影響を与えるおそれがあると認められるものをいう．

感染症指定医療機関

■特定感染症指定医療機関

新感染症[*1]の所見がある者並びに 1 類感染症，2 類感染症及び新型インフルエンザ等感染症の患者に係る医療を担当．

■第 1 種感染症指定医療機関

1 類感染症，2 類感染症及び新型インフルエンザ等感染症の患者に係る医療を担当．

■第 2 種感染症指定医療機関

2 類感染症及び新型インフルエンザ等感染症の患者に係る医療を担当．

■結核指定医療機関

結核患者に対する適正な医療を担当．

特定病原体等

特定病原体等とは，生物テロに使用されるおそれのある病原体等である．国民の生命及び健康に影響を与えるおそれがある感染症の病原体等の管理を強化するために感染症法によって 1 種病原体等から 4 種病原体等までを特定し，その分類に応じて，所持や輸入・譲渡の禁止，許可，届出，基準の遵守等の規制が設けられている．1 種病原体等（所持等の禁止），2 種病原体等（所持等の許可），3 種病原体等（所持等の届出）及び 4 種病原体等（基準の遵守）に分類される．**1**に特定病原体等を示したが，感染症法に基づく特定病原体等の管理規制については の詳細は以下のホームページを参照．
http://www.mhlw.go.jp/bunya/kenkou/kekkaku-kansenshou17/03.html

（中島典子）

1 すべての医師が，すべての患者の発生について届出を行う感染症（平成26年9月19日現在）

感染症法における感染症の分類ならびに特定病原体等の名称

感染症の分類	実施できる措置[1]など	疾患名	病原体	特定病原体等
1類（全数届出）直ちに届出	対人：入院など 対物：消毒など 交通制限等の措置	エボラ出血熱	エボラウイルス	1
		クリミア・コンゴ出血熱	クリミア・コンゴ出血熱ウイルス	1
		痘そう（天然痘）	痘そうウイルス	1
		南米出血熱	南米出血熱ウイルス	1
		ペスト	ペスト菌	2
		マールブルク熱	マールブルクウイルス	1
		ラッサ熱	ラッサウイルス	1
2類（全数届出）直ちに届出	対人：入院など 対物：消毒など	急性灰白髄炎	ポリオウイルス	4
		結核	結核菌	3，4[2]
		ジフテリア	ジフテリア菌	
		重症急性呼吸器症候群	SARSコロナウイルス	2
		鳥インフルエンザ（H5N1）	H5N1亜型鳥インフルエンザウイルス	4
3類（全数届出）直ちに届出	対人：就業制限など 対物：消毒など	コレラ	コレラ菌	4
		細菌性赤痢	赤痢菌	4
		腸管出血性大腸菌感染症	腸管出血性大腸菌	4
		腸チフス	チフス菌	4
		パラチフス	パラチフスA菌	4
4類（全数届出）直ちに届出	動物への措置を含む消毒等の措置	E型肝炎	E型肝炎ウイルス	
		ウエストナイル熱（ウエストナイル脳炎を含む）	ウエストナイルウイルス	4
		A型肝炎	A型肝炎ウイルス	
		エキノコックス症	多包条虫，単包条虫	
		黄熱	黄熱ウイルス	4
		オウム病	オウム病クラミジア	4
		オムスク出血熱	オムスク出血熱ウイルス	3
		回帰熱	ボレリア	
		キャサヌル森林病	キャサヌル森林病ウイルス	3
		Q熱	Q熱コクシエラ	3
		狂犬病	狂犬病ウイルス	3
		コクシジオイデス症	コクシジオイデス真菌	3
		サル痘	サル痘ウイルス	3
		重症熱性血小板減少症候群	SFTSウイルス	3
		腎症候性出血熱	腎症候性出血熱ウイルス	3
		西部ウマ脳炎	西部ウマ脳炎ウイルス	3
		ダニ媒介脳炎	ダニ媒介脳炎ウイルス	3
		炭疽	炭疽菌	2

（次頁に続く ↗）

1 すべての医師が，すべての患者の発生について届出を行う感染症（平成26年9月19日現在）（続き）

感染症の分類	実施できる措置[1)]など	疾患名	病原体	特定病原体等
4類（全数届出）直ちに届出	動物への措置を含む消毒等の措置	チクングニア熱	チクングニアウイルス	
		つつが虫病	オリエンチアツツガムシ	
		デング熱	デングウイルス	4
		東部ウマ脳炎	東部ウマ脳炎ウイルス	3
		鳥インフルエンザ（H5N1，H7N9を除く）	鳥インフルエンザウイルス	4
		ニパウイルス感染症	ニパウイルス	3
		日本紅斑熱	日本紅斑熱リケッチア	3
		日本脳炎	日本脳炎ウイルス	4
		ハンタウイルス肺症候群	ハンタウイルス肺症候群ウイルス	3
		Bウイルス病	Bウイルス	3
		鼻疽	鼻疽菌	3
		ブルセラ症	ブルセラ属菌	3
		ベネズエラウマ脳炎	ベネズエラウマ脳炎ウイルス	3
		ヘンドラウイルス感染症	ヘンドラウイルス	3
		発しんチフス	発しんチフスリケッチア	3
		ボツリヌス症	ボツリヌス菌，ボツリヌス毒素	2
		マラリア	マラリア原虫	
		野兎病	野兎病菌	2
		ライム病	ボレリア	
		リッサウイルス感染症	狂犬病を除くリッサウイルス	
		リフトバレー熱	リフトバレーウイルス	3
		類鼻疽	類鼻疽菌	3
		レジオネラ症	レジオネラ菌	
		レプトスピラ症	レプトスピラ	
		ロッキー山紅斑熱	ロッキー山紅斑熱リケッチア	3
5類（全数届出）7日以内に届出	国民や医療関係者への情報提供	アメーバ赤痢	赤痢アメーバ（原虫）	
		ウイルス性肝炎（E型およびA型を除く）	（B/C/D型）肝炎ウイルス	
		カルバペネム耐性腸内細菌科細菌感染症	カルバペネム耐性腸内細菌	
		急性脳炎（ウエストナイル脳炎，西部ウマ脳炎，ダニ媒介脳炎，東部ウマ脳炎，日本脳炎，ベネズエラウマ脳炎およびリフトバレー熱を除く）	アルボウイルス，単純ヘルペスウイルス，ムンプスウイルス，エンテロウイルスなど	
		クリプトスポリジウム症	クリプトスポリジウム	4
		クロイツフェルト・ヤコブ病	プリオン	

1 すべての医師が，すべての患者の発生について届出を行う感染症（平成 26 年 9 月 19 日現在）（続き）

感染症の分類	実施できる措置[1]など	疾患名	病原体	特定病原体等
5 類（全数届出） 7 日以内に届出	国民や医療関係者への情報提供	劇症型溶血性レンサ球菌感染症	A 群溶血性レンサ球菌	
		後天性免疫不全症候群（AIDS）	ヒト免疫不全ウイルス（HIV）	
		ジアルジア症	ランブル鞭毛中	
		侵襲性インフルエンザ菌感染症	インフルエンザ桿菌	
		侵襲性髄膜炎菌感染症	髄膜炎菌	
		侵襲性肺炎球菌感染症	肺炎球菌	
		水痘（入院例に限る）	水痘ウイルス	
		先天性風しん症候群	風疹ウイルス	
		梅毒	梅毒トレポネーマ	
		播種性クリプトコッカス症	クリプトコッカス-ネオフォルマンス	
		破傷風	破傷風菌	
		バンコマイシン耐性黄色ブドウ球菌感染症	バンコマイシン耐性黄色ブドウ球菌	
		バンコマイシン耐性腸球菌感染症	バンコマイシン耐性腸球菌	
		風しん	風疹ウイルス	
		麻しん	麻疹ウイルス	
		薬剤耐性アシネトバクター感染症	広域β-ラクタム剤，アミノ配糖体，フルオロキノロンの 3 系統の薬剤に対して耐性を示すアシネトバクター属菌	
新型インフルエンザ等感染症 直ちに届出	新型インフルエンザ等対策特別措置法	新型インフルエンザ		4
		再興型インフルエンザ		4
指定感染症 直ちに届出	対人：入院など 対物：消毒など	中東呼吸器症候群（MERS）	MERS コロナウイルス	3
		鳥インフルエンザ（H7N9）	H7N9 亜型鳥インフルエンザウイルス	4

1）対人の措置は都道府県知事が必要と認めるとき.
2）多剤耐性結核菌は 3 種病原体等，それ以外の結核菌は 4 種病原体等.

2 指定した医療機関が，患者の発生について届出を行う感染症（平成 26 年 9 月 19 日現在）

感染症法における感染症の分類（定点報告対象）

分類	届出時期	定点種別	疾病名
5 類（定点届出）	次の月曜	インフルエンザ・基幹	インフルエンザ（鳥インフルエンザ及び新型インフルエンザは除く）
		小児科	RS ウイルス感染症
			咽頭結膜熱
			A 群溶血性レンサ球菌咽頭炎
			感染性胃腸炎
			水痘
			手足口病
			伝染性紅斑（リンゴ病）
			突発性発疹
			百日咳
			ヘルパンギーナ
			流行性耳下腺炎（おたふくかぜ）
		眼科	急性出血性結膜炎
			流行性角結膜炎
		基幹	感染性胃腸炎（病原体がロタウイルスである者に限る）
			クラミジア肺炎（オウム病は除く）
			細菌性髄膜炎
			無菌性髄膜炎
			マイコプラズマ肺炎
	翌月初日	性感染症	性器クラミジア感染症
			性器ヘルペスウイルス感染症
			尖圭コンジローマ
			淋菌感染症
		基幹	メチシリン耐性黄色ブドウ球菌感染症
			ペニシリン耐性肺炎球菌感染症
			薬剤耐性緑膿菌感染症

付録 2

感染症関連ガイドラインと使用上の注意

単純ヘルペス脳炎

参考
「単純ヘルペス脳炎診療ガイドライン（2005）」
（日本神経感染症学会）
http://www.neuroinfection.jp/guideline001.html

ガイドラインの現況

単純ヘルペス脳炎（herpes simplex encephalitis：HSE）は成人における散発性の急性ウイルス性脳炎のなかで最も頻度が高く，元来，致死的疾患であったが，抗ウイルス薬であるアシクロビルの登場後，HSE の致死率は著明に減少して治療可能な疾患と認識されるようになった．また，MRI による画像診断の向上，さらに polymerase chain reaction（PCR）法による単純ヘルペスウイルス（herpes simplex virus：HSV）の DNA 検出によるウイルス学的診断技術の進歩により HSE がより的確に診断できるようになった．しかし，抗ウイルス薬で治療されても後遺症が残ることが少なくなく，診断と治療の遅れが高度の後遺症を招いて医療訴訟になることもあり，HSE に対する標準的な診断と治療のためのガイドライン作成が望まれていたが，2005 年に本邦の単純ヘルペス脳炎診療ガイドラインが発表された（http://www.neuroinfection.jp/guideline001.html）[1,2]．現在，この診療ガイドラインの改訂作業が日本神経学会・日本神経治療学会・日本神経感染症学会の 3 学会合同で行われている．

HSE の診断基準

HSE の診断は発熱，頭痛，意識障害，痙攣など臨床症状（1），CT や MRI による神経放射線検査，脳波，髄液検査を含む神経学的検査，さらに，PCR 法による HSV DNA の検出，HSV 抗体価上昇を確認するためのウイルス学的検査の 3 項目によって行われ，臨床症状，神経学的検査により HSE を疑う症例は「疑い例」とし，ウイルス学的に確定診断された症例を「確定例」とする（2）．ウイルス学的検査のポイントとして，髄液を用いた PCR 法で HSV DNA が検出されることが最も重要である．ただし，陰性であっても診断を否定するものではなく，特に，治療開始後は陰性化する可能性が高いため，治療前の髄液で検査を行うことが望ましい．HSV 抗体測定による検討では，髄液 HSV 抗体価の経時的かつ有意な上昇，あるいは髄腔内抗体産生を示唆する所見を確認することが重要である．また，髄液からのウイルス分離はまれであり診断価値は少ない．

PCR 検査の注意点

PCR 検査は本症の標準的検査として確立しており，診断に最も重要な検査である．PCR 検査には通常の single PCR，nested PCR，および real time PCR があるが，single PCR は nested PCR と real time PCR に比べて検出感度が低い．本症ではサンプルあたり 10〜20 コピーの感度が必要とされているが，本邦の外部検査の多くは通常の single PCR で十分な検出感度ではない．一方，nested PCR や高感度 real time PCR は 5 コピーである．したがって，本症の診断には高感度 PCR による検索が必要である．また，PCR 検査においては測定時期に注意を要する．抗ウイルス薬による治療開始後は陰性化する可能性が高く，発症 2 週間以後には陰性化することがほとんどであるが，発症 24〜48 時間以内

1 単純ヘルペス脳炎（HSE）の症状と徴候（成人）

1. 発症年齢	各年齢でみられるが，50〜60 歳に一つのピークを認める
2. 随伴するヘルペス症状	HSV 皮疹の先行は少なく，関連性は明らかでない．HSV-2 による髄膜炎では性器ヘルペスを認めることがある
3. 炎症症状	頭痛（高頻度），発熱（高頻度），倦怠感
4. 神経所見	1）髄膜刺激症候（頭痛，悪心・嘔吐，項部硬直，ケルニッヒ徴候）（高頻度） 2）急性意識障害（覚醒度低下，幻覚・妄想，錯乱など意識の変容）（高頻度） 亜急性の人格変化や見当識障害で発症するものもある 3）痙攣（中〜高頻度） 4）局在徴候（低〜中頻度） 5）不随意運動：ミオクローヌス（低頻度） 6）その他の症状（まれ）：自律神経障害，脳神経麻痺，SIADH など

SIADH：抗利尿ホルモン（ADH）分泌異常症候群．

（「単純ヘルペス脳炎診療ガイドライン」[1] より）

2 単純ヘルペス脳炎（HSE）の診断基準（成人）

1. 急性（時に亜急性）脳炎を示唆する症状・症候を呈する
2. 神経学的検査所見
   （1）神経放射線学的所見にて側頭葉・前頭葉などに病巣を検出する
   A. 頭部コンピュータ断層撮影（CT）
   B. 頭部磁気共鳴画像（MRI）
   （2）脳波：ほぼ全例で異常を認める．局在性異常は多くの症例でみられるが，周期性一側てんかん型放電（PLEDS）は約 30％の症例でみられる
   （3）髄液：髄液圧上昇，リンパ球優位の細胞増多，蛋白上昇，糖濃度正常．また，赤血球やキサントクロミーを認める場合もある
3. ウイルス学的検査所見（確定診断）
   （1）髄液を用いた PCR 法で HSV-DNA が検出されること
   ただし陰性であっても診断を否定するものではない．特に，治療開始後は陰性化する可能性が高いので，治療前の髄液の検査を行うことが望ましい
   （2）単純ヘルペスウイルス（HSV）抗体測定による検討
   髄液 HSV 抗体価の経時的かつ有意な上昇※，
   髄腔内抗体産生を示唆する所見†がみられること
   （3）髄液からのウイルス分離はまれである

上記の 1，2 から単純ヘルペス脳炎を疑う症例を「疑い例」，3 のウイルス学的に確定診断された症例を「確定例」とする．

注釈：
※ CF，NT などでの 2 段階希釈法による表示抗体価の 2 管以上の上昇を有意の上昇とする．
† 血清 / 髄液抗体比≦ 20　または
抗体価指数＝髄液抗体 / 血清抗体÷髄液アルブミン / 血清アルブミン≧ 2

（「単純ヘルペス脳炎診療ガイドライン」[1] より）

にも陰性頻度が増える．HSE 発症初期には，まだ脳内の HSV 量が少なく腰椎穿刺にて採取された髄液中には反映されていないためと考えられ，このような場合は繰り返し検査することが必要である．

抗体測定の注意点

抗体検査には補体結合反応（complement fixation test：CF），中和反応（neutralization test：NT），酵素抗体法（enzyme immunoassay：EIA）があるが，EIA 法の測定感度は CF 法，NT 法の約 200 倍ある．成人では血清中に HSV に対する抗体を有していることが多いため，HSE の診断には髄液検体を用いること，さらに，急性期と回復期との比較において判定することが重要である．具体的には CF，NT など段階希釈法では 2 管以上の上昇を有意とする．また，髄腔内抗体産生を示唆する所見を確認すること

Column

副腎皮質ステロイド薬併用の有効性

副腎皮質ステロイド薬は強力な抗脳浮腫作用を有するが，その免疫抑制効果による脳内のHSV増殖とHSEの遷延を危惧する意見もあり，エビデンスがないことから2005年発表のガイドラインには副腎皮質ステロイド薬の使用に関する記載は盛り込まれなかった．その後にHSEの予後影響因子についての解析結果が報告され，アシクロビル単独投与よりもアシクロビルと副腎皮質ステロイド薬とを併用したほうが予後良好であったことが示された[3)]．

副腎皮質ステロイド薬の投与方法については今後の検討を要するが，アシクロビル投与開始と同時にステロイドパルス療法や細菌性髄膜炎診療ガイドラインに示されたようにデキサメタゾン投与を行うことがよいと考えられる．この報告をふまえて，欧米のガイドラインでも[4,5)]，副腎皮質ステロイド薬併用を考慮してもよいとし，現在，欧州において副腎皮質ステロイド薬併用の有用性を確認するため，成人372例を目標症例数とした多施設無作為二重盲検試験が進行中である[6)]．

3 単純ヘルペス脳炎（HSE）の治療指針（成人）

1. 一般療法：気道の確保，栄養維持，二次感染の予防
2. 抗ヘルペスウイルス薬の早期投与
   (1) 単純ヘルペス脳炎「疑い例」の段階で抗ウイルス療法を開始する
      - アシクロビル 10 mg / kg，1日3回を1回1時間以上かけて点滴静注，14日間
      - 重症例ではアシクロビル 20 mg / kg が使用されることもある
      - 遷延・再発例には1クール追加する
   (2) アシクロビル不応例にはビダラビンの使用が勧められる
      - ビダラビン 15 mg / kg，1日1回点滴静注，10〜14日間
      - 単純ヘルペス脳炎が否定された段階で抗ウイルス療法を中止する
3. 痙攣発作，脳浮腫の治療
   (1) 痙攣発作：ジアゼパム，フェノバルビタール，フェニトインの静注・筋注
   (2) 痙攣重積：呼吸管理下でミダゾラム，ペントバルビタールなどの持続点滴
   (3) 脳浮腫：グリセロール，マンニトールの点滴静注

（「単純ヘルペス脳炎診療ガイドライン」[1)] より）

も診断に有用である．この場合は血清／髄液抗体比≦20，あるいは，抗体価指数＝髄液抗体／血清抗体÷髄液アルブミン／血清アルブミン≧2が指標となる．髄液抗体価は急性期の診断には推奨されないといえるが，PCR検査も測定時期などの問題により偽陰性になることがあり，経過を追って抗体価を検討することはHSE診断に有用である．

HSEの治療指針

抗ウイルス薬はHSEの致死率を大きく改善させたが，救命率を上げ，後遺症を軽減するためには抗ヘルペスウイルス薬の早期投与，すなわちHSE「疑い例」の段階で抗ウイルス療法を開始することが重要である．抗ウイルス薬の投与法としては，アシクロビル（ゾビラックス®など）10 mg／kg，1日3回，1回を1時間以上かけて点滴静注し，14日間を1クールとする．重症例では同意を得たうえでアシクロビル 20 mg／kg の使用を考慮し，遷延・再発例には1クール追加する．アシクロビル治療の不応例にはビダラビンの使用が勧められ，ビダラビン（アラセナ-A®など）15 mg／kg，1日1回点滴静注，10〜14日間行う．また，HSEが否定されれば，その段階で抗ウイルス療法を中止する．

一般療法として気道の確保，栄養維持，二次感染の予防を行い，痙攣発作に対してはジアゼパム（セルシン®など），フェノバルビタール（フェノバール®など），フェニトイン（アレビアチン®など）を投与し，痙攣重積出現時には呼吸管理下でミダゾラム（ドルミカム®など），ペントバルビタール（ラボナ®）の持続点滴を行う．また，脳浮腫に対してグリセロール（グリセオール®など），マンニトール（マンニゲン®など）を点滴投与する（3）．

Column

アシクロビル投与はいつまで続けるか？

国内外とも現在の脳炎診療のガイドラインは頻度が最も多いHSEを念頭においたものであり，アシクロビル開始の遅れは予後不良因子となるため，ウイルス性脳炎が疑われれば直ちにアシクロビル投与を開始することの重要性を説いている．しかし，実際の現場ではHSEかどうか確診できないことがしばしばあり，その場合，アシクロビルの治療はいつ終了してよいのか？ PCRでHSV DNAが検出できなければHSEを除外してよいのか？ HSE確診例ではいつまでアシクロビル治療を継続するか？ などの疑問が生じる．そこで，これまでのガイドラインをふまえ，HSEだけでなく広く脳炎診療に応用できる現時点での実践マニュアルが紹介された[8]．これによると臨床的に脳炎が疑われればアシクロビルを直ちに開始し，脳炎が疑われる間は原因が同定できるまで髄液検査を繰り返す．HSEまたは帯状疱疹ウイルス脳炎と確定診断された場合，免疫正常宿主であればアシクロビルを2週間，免疫抑制宿主では3週間投与する．HSV PCRの再検で陰性が確認されればアシクロビルを終了し，陽性であればアシクロビルを1週間追加してHSV PCRを再度検査するとしている．

一方でHSEを重要視するあまり，その可能性が少ないにもかかわらずアシクロビル投与が長々と継続される場合も少なくない．最近の英国の調査によると脳炎のうち何らかの病原体が同定されるのは42％で，そのうちの1/4にHSVまたは水痘-帯状疱疹ウイルスが同定される[9]．また，21％はADEM（acute disseminated encephalomyelitis：急性散在性脳脊髄炎）や傍腫瘍症候群を含めた自己免疫介在性脳炎で，残り37％は原因不明としているが，抗NMDA（*N*-methyl-D-aspartate）受容体脳炎や抗VGKC（voltage-gated potassium channel）複合体抗体関連脳炎の診断機会は増加しており，今後は自己免疫介在性脳炎の検索を含めた脳炎の診断アルゴリズムを確立していく必要性がある．

4 単純ヘルペス脳炎（HSE）の診断と治療指針

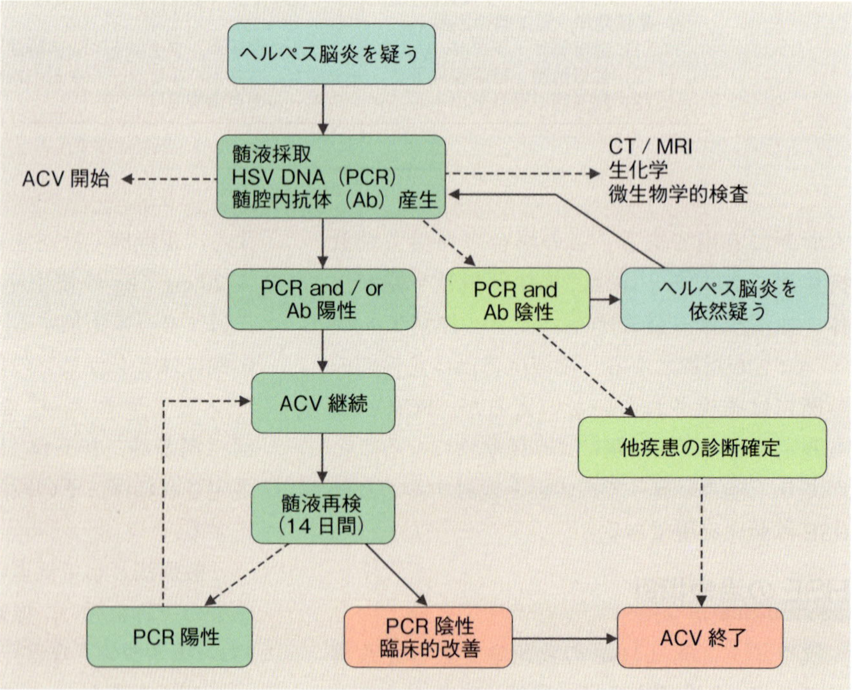

ACV：アシクロビル．
（Cinque P, et al. *J Neurol Neurosurg Psychiatry* 1996[7] より）

HSEの治療戦略

抗ウイルス薬が開発される以前ではHSEの死亡率は60～70％あったが，アシクロビルが使用されるようになり死亡率は19～28％に減少した．しかし，死亡と高度後遺症を併せた転帰不良率は33～55％あり，治療6か月時点での社会生活復帰率も38～56％にとどまる．

HSEの診療指針として，臨床症状，髄液一般検査，画像所見からHSEが疑われれば，直ちにアシクロビル投与を開始し，PCR，抗体検査を含めたウイルス学的検査を行って原因の同定を進めることが基本方針である．HSEと診断確定されれば14日間のアシクロビル投与を行い，臨床症状が改善してPCRにてHSV DNAも陰性化すればアシクロビルを中止するが，HSV DNA陽性が続くならアシクロビル投与を臨床症状の改善，またはHSV DNA陰性化するまで継続する．HSV DNA陰性の場合，HSE以外の疾患が確定されればアシクロビルを中止してよいが，HSV DNA陰性でも臨床的にHSEが疑われる場合にはアシクロビル治療を継続しながらPCRの再検，髄腔内HSV抗体産生を評価することが重要である（**4**）[7]．

（中嶋秀人）

文献

1) 日本神経感染症学会．ヘルペス脳炎のガイドライン．*Neuroinfection* 2005；10：78-87.
単純ヘルペス脳炎診療ガイドライン
http://www.neuroinfection.jp/guideline001.html
2) 日本神経感染症学会（編）．ヘルペス脳炎—診療ガイドラインに基づく診断基準と治療指針．東京：中山書店；2006.
3) Kamei S, et al. Evaluation of combination therapy using aciclovir and corticosteroid in adult patients with herpes simplex virus encephalitis. *J Neurol Neurosurg Psychiatry* 2005；76：1544-1549.
4) Solomon T, et al. Viral encephalitis：A clinician's guide. *Pract Neurol* 2007；7：288-305.
5) Tunkel AR, et al. The management of encephalitis：Clinical practice guidelines by the Infectious Diseases Society of America. *Clin Infect Dis* 2008；47：303-327.
6) Martinez-Torres F, et al. Protocol for German trial of Acyclovir and corticosteroids in Herpes-simplex-virus-encephalitis（GACHE）：A multicenter, multinational, randomized, double-blind, placebo-controlled German, Austrian and Dutch trial. *BMC Neurol* 2008；8：40.
7 Cinque P, et al. The role of laboratory investigation in the diagnosis and management of patients with suspected herpes simplex encephalitis：A consensus report. The EU Concerted Action on Virus Meningitis and Encephalitis. *J Neurol Neurosurg Psychiatry* 1996；61：339-345.
8) Solomon T, et al. Management of suspected viral encephalitis in adults--Association of British Neurologists and British Infection Association National Guidelines. *J Infect* 2012；64：347-373.
9) Granerod J, et al. Causes of encephalitis and differences in their clinical presentations in England：A multicentre, population-based prospective study. *Lancet Infect Dis* 2010；10：835-844.

付録 2
感染症関連ガイドラインと使用上の注意

細菌性髄膜炎

参考
「細菌性髄膜炎の診療ガイドライン」
（日本神経学会 / 日本神経治療学会 / 日本神経感染症学会）
http://www.neurology-jp.org/guidelinem/zuimaku.html
「細菌性髄膜炎の診療ガイドライン 2014」草案
http://www.neuroinfection.jp/pdf/bmpc.pdf（2014.9.30 アクセス）

細菌性髄膜炎診療において最も重要な課題は転帰の改善である．その改善を目的として2007年に作成された細菌性髄膜炎診療ガイドラインの改訂作業が行われた（2014年10月現在，草案パブリックコメント受付終了）．初期診療では，患者の年齢や背景，その地域における起炎菌耐性化率に適した十分量の抗菌薬を迅速に開始することが重要である．改訂ガイドラインでは，本邦における年齢階層別主要起炎菌の分布と耐性菌の頻度，患者のリスク因子に適した抗菌薬が推奨されている．また，細菌性髄膜炎は，緊急対応を要する疾患（medical / neurological emergency）である．神経内科医のみならず，クリニックや救急現場などにおけるすべての初期診療医がその緊急性と病態を理解して診療に臨めるよう，わかりやすく実用的な診療指針（診療の拘束ではなく支援）を提供することを目的に作成されている．

変更点

構成

世界的な作成基準をふまえ日本医療機能評価機構の運営するMindsによってまとめられた「Minds 診療ガイドライン作成の手引き 2007」に従い，Clinical question（CQ）の形式を用いている．

治療の小項目に含まれていた疫学的現況，転帰・後遺症が大項目として取り扱われており，この現況をふまえて治療が構築されている．

また，発症予防が大項目として取り扱われている．

検査

可能であれば施行すべき検査として，2013年に保険適用となった髄液イムノクロマトグラム法による肺炎球菌抗原検査（BinaxNOW® 肺炎球菌）が，また，ウイルス性髄膜炎との鑑別を要する場合に参考となる検査として血中プロカルシトニンがあげられている．

治療

緊急対応を要する疾患（medical / neurological emergency）であることをふまえ，病院到着から治療開始までの時間の目安を示している．

年齢区分をさらに細分化し，新たに新生児を設け，その治療は背景疾患の有無に分け推奨している．

従来のガイドラインでは慢性消耗性疾患や免疫不全状態を有する場合は年齢により細分化されていなかったが，改訂ガイドラインでは新生児，1か月～16歳未満，16歳以上に分け，それぞれの治療が推奨されている．

また，最近の外科的手術・手技および外傷の既往がある場合においても，小児・成人例に細分化し，成人例ではさらに免疫正常例と慢性消耗性疾患を有する場合に分け，それぞれの治療を推奨している．

副腎皮質ステロイドは，従来のガイドラインでは起炎菌や背景疾患に関係なく推奨されていた．外科的侵襲後の細菌性髄膜炎における起炎菌の分布において，本邦ではブドウ球菌が多く，しかも80％が耐性菌であり，メシチリン耐性ブドウ球菌（Methicillin-resistant *Staphylococcus aureus*：MRSA）が多い．このブドウ球菌属に対する副腎皮質ステロイド薬の併用について評価した報告はなく，現時点では改訂ガイドラインにおいて推奨する根拠はなく，頭部外傷や外科的侵襲に併発した細菌性髄膜炎には，副腎皮質ステロイド薬の併用は推奨していない．ステロイドを使用する前に肝炎ウイルス（特にB型）やヒト免疫不全ウイルス感染症の検査を行い，陽性者では安易に使用しないよう注意が必要である．

発症予防

日本で承認されているワクチンには，ヘモフィルスインフルエンザ菌髄膜炎に対するインフルエンザ菌b型（Hib）ワクチン，高齢者や免疫機能が弱い人等の侵襲性肺炎球菌感染症（invasive pneumococcal diseases：IPD）（肺炎・髄膜炎・菌血症）に対する第一世代の23価肺炎球菌ワクチン（23-valent pneumococcal polysaccharide vaccine：PPSV23）と乳幼児のIPDに対する第二世代の結合型13価肺炎球菌ワクチン（13-valent pneumococcal conjugate vaccine：PCV13），2014年7月に侵襲性髄膜炎菌感染症に対して承認された4価髄膜炎菌ワクチンがある．

本邦では，PPSV23が任意予防接種として高齢者や免疫機能が弱い人等に使用されていたが，2009年，世界で98番目にPCV7が承認され，2010年からは4か月～5歳未満の小児への接種に対し公費助成が開始された．2013年4月からPCV7は5歳未満の小児を対象に定期接種化され，2013年11月から，PCV7はより広い莢膜型をカバーするPCV13に切り替わった．2012年6月，米国予防接種諮問委員会（Advisory Committee on Immunization Practice：ACIP）は，19歳以上の成人で免疫不全，無脾（解剖学的または機能的），髄液漏，または人工内耳の者に対しては，従前より勧告されていたPPSV23に加え，PCV13をルーチンに使うよう勧告し，さらに2014年8月には65歳以上の成人に対しても PCV13を推奨した．2014年6月，本邦でもPCV13の65歳以上のすべての成人に対しての使用が追加承認された．また，2014年10月からは65歳以上と，60歳以上65歳未満の心臓，腎臓もしくは呼吸器の機能障害またはヒト免疫不全ウイルスによる免疫機能障害を有する患者に対しPPSV23が定期接種化された．

米国では，小児へのPCV7の導入後に小児に対する直接的な効果だけではなく，集団免疫効果も認められ，成人IPDが減少している[1]．

本邦でもこれらのワクチン導入により，年齢階層別主要起炎菌の分布と耐性菌の頻度が大きく変化している．背景の変化により抗菌薬選択の見直しを行わなければならないため，その動向は重要であり，大項目として取り扱っている．

活用法

頭部CTや髄液検査が不可能な医療機関

急性発症である中枢神経系感染症は多岐にわたり，いずれの疾患も初期に頭痛・発熱などの非特異的な臨床症状を引き起こし，その後，髄膜刺激症候や，無菌性髄膜炎以外では意識状態の変化，局所神経症状，痙攣発作が出現する．このように臨床症候のみでは細菌性髄膜炎を確定診断する決め手とはならない．また，インフルエンザなど一般内科疾患でも頭痛や発熱が生じる．しかし，細菌性髄膜炎では治療開始までの時間が生命予後に大きく影響する．その可能性が少しでもあるなら，可及的速やかに転医の準備を行う．病院到着から抗菌薬投与までの時間は平均4時間で，6時間以上かかっている群では死亡率が有意に高かったと報告されている．治療の遅れの原因として，転院前に初期治療が開始されないことや神経放射線学的検査に時間がかかることがあげられている．高度医療機関受診までに6時間以上を要するなら，患者のリスク因子を聴取し，巻頭フローチャートに従って年齢・背景に適した抗菌薬を投与することが望ましい．副腎皮質ステロイドを併用する場合にはフローチャートにその記載があるので，可能であるなら抗菌薬投与直前に投与する．肝炎ウイルス（特にB型）やヒト免疫不全ウイルス感染症陽性患者の際には注意が必要である．

頭部CTや髄液検査が可能な医療機関

救急現場において，このガイドラインを参考にして直ちに診療方針を構築できるように，フローチャートを巻頭に掲載している．検査フローチャートに従い，まずは血液一般検査・培養を行った上で，頭部CTおよび髄液検査の施行が可能かを判断する．脳ヘルニア徴候がみられる場合には髄液検査を行わず，速やかに治療を開始する．後日，PCR等保険が適用されない検査などを専門医が行えるよう，抗菌薬投与前の血清・髄液を数mLずつ凍結保存しておくことが重要である．なお，細胞種類，塗抹・培養や鑑別診断のための細胞診は凍結検体では行えない．

専門医師

初期診療に自らあたる場合はもちろん，コンサルトを受けた場合にも適切に対応できるようガイドラインを参照頂きたい．また，起炎菌および薬剤感受性確定後や治療中の増悪による抗菌薬変更時にも対応できるよう第二選択薬が推奨されており，併せて活用頂きたい．

治療上の注意点

細菌性髄膜炎は未治療では転帰不良かつ致死的であるため，菌の培養結果を待たずに，経験的治療を早急に開始すべきである．

初期選択抗菌薬は，現時点の本邦における起炎菌の出現頻度および抗菌薬に対する非感性（中間型と耐性）菌の検出頻度をふまえ選択されている．今後，耐性菌の頻度や抗菌薬の最小発育阻止濃度（minimum inhibitory concentration：MIC）の変化により，変化することもある．

この初期選択抗菌薬は，起炎菌が同定され抗菌薬の感受性結果が得られた場合，その結果に基づき変更する．同時に，投与が不要な抗菌薬は中止する．特に，バンコマイシンでは，非感性（中間型と耐性）菌（腸球菌や肺炎球菌）の出現が懸念されるので，他の抗菌薬に感受性がある場合には早期に変更する．

また，2013年3月，米国疾病管理予防センター（CDC）や国立感染症研究所から，カルバペネム耐性腸内細菌（carbapenem-resistant Enterobacteriaceae：CRE）に対する注意喚起がなされており，不必要な使用は避けるべきである．

現時点の日本における細菌性髄膜炎の診断・治療水準の向上を目的として作成されており，臨床現場においては，刻々と変わる個々の患者の病態に合わせた臨床医の判断が最も重要である．

ガイドライン作成の背景

本症の治療は，その地域における年齢階層別主要起炎菌の分布，耐性菌の頻度および宿主のリスクを考慮し，抗菌薬選択を行うことが必要である．海外における本症の診療ガイドラインにおける治療選択は，その国の疫学的現況を背景に作成されており，国により推奨されている治療が異なっている．「日本発」の「日本における」診療ガイドラインを構築するために，現時点の日本における細菌性髄膜炎の疫学的現況を把握することから始めた．さらに，欧米のガイドラインで未検討であったカルバペネムの用量設定を行うため，多施設共同研究による臨床試験（治験）を実施した．臨床試験では，12施設の細菌性髄膜炎が疑われる患者を対象にメロペネム（meropenem：MEPM）2gを8時間おき，つまりMEPM 6g／日を投与し経時的に髄液濃度を評価した．結果は，全例有効性を示し，高度な副作用はなく，髄液濃度は本剤投与開始3時間以降に全例でMICを超えていた[2]．この治験により，2013年12月末に細菌性髄膜炎成人例における高用量（6.0g／日）の適応拡大の認可がおりた．また，本邦における慢性消耗性疾患および宿主免疫不全を有する細菌性髄膜炎成人例および3か月以内の外科的侵襲に随伴する細菌性髄膜炎の起炎菌およびその耐性化

第１章　細菌性髄膜炎の疫学的現況

CQ-1 日本における発症率
CQ-2 日本における年齢層別の主要起炎菌
CQ-3 起炎菌を特定する上での注意点，各起炎菌の特徴
CQ-4 抗菌薬に対する耐性化の状況
CQ-5 日本における本症患者の有するリスク別起炎菌（成人）
CQ-6 成人例の院内感染例起炎菌
CQ-7 小児例の院内感染例起炎菌

第２章　細菌性髄膜炎の転帰・後遺症

CQ-8 成人例の細菌性髄膜炎の予後と後遺症
CQ-9 小児例の細菌性髄膜炎の予後と後遺症

第３章　細菌性髄膜炎の症状・症候

CQ-10 成人の症状や発症経過
CQ-11 小児の症状や発症経過

第４章　細菌性髄膜炎の検査

CQ-12 細菌性髄膜炎を疑った場合の検査
CQ-13 頭部 CT 実施について
CQ-14 腰椎穿刺禁忌

第５章　細菌性髄膜炎における起炎菌の遺伝子診断

CQ-15 起炎菌の遺伝子診断
Knowledge gaps（今後の課題） 起炎菌の遺伝子診断方法

第６章　細菌性髄膜炎の鑑別診断

CQ-16 成人例鑑別疾患
CQ-17 小児例鑑別疾患

第７章　細菌性髄膜炎の治療

1．抗菌薬の選択
CQ-18 成人の起炎菌未確定時の初期選択薬，注意点
CQ-19 成人の起炎菌が判明した場合の選択薬
CQ-20 小児の起炎菌未確定時の初期選択薬，注意点
CQ-21 小児の起炎菌が判明した場合の選択薬
2．副腎皮質ステロイド薬の併用
CQ-22 成人における副腎皮質ステロイド薬併用
CQ-23 小児における副腎皮質ステロイド薬併用

第８章　細菌性髄膜炎の発症予防

CQ-24 ワクチン関連

率について検討を行った[3]．この治験と疫学調査は，日本発のエビデンス構築に大きく寄与できたと考える．

ガイドラインの概略

枠内に診療ガイドライン Clinical question の草案を示す．成人例の概略については，本巻III「細菌性髄膜炎」（p.138）を参照されたい．

おわりに

HIV 感染の拡大や抗癌剤，免疫抑制剤，生物学的製剤等の進歩による宿主免疫不全が関連した感染症が世界的に増加している．また，衛生環境整備，抗微生物薬やワクチンの開発・普及により年齢階層別主要起炎菌の分布，耐性菌の頻度は絶えず変化しており，このガイドラインが少しでも診療の一助となることを望む．

（石川晴美，亀井　聡）

文献

1）Hsu HE, et al. Effect of pneumococcal conjugate vaccine on pneumococcal meningitis. *N Engl J Med* 2009；360（3）：244-256.
2）Morita A, et al. Open-label study to evaluate the pharmacodynamics, clinical efficacy, and safety of meropenem for adult bacterial meningitis in Japan. *J Infect Chemother* 2014；20（9）：535-540.
3）高橋恵子ほか．院内感染による細菌性髄膜炎本邦成人例における起炎菌と転帰影響要因．臨床神経学 2013；53：1461.

付録 2
感染症関連ガイドラインと使用上の注意

真菌症

参考
「深在性真菌症の診断・治療ガイドライン 2014」
(web 版公開 2015 年 4 月以降)
書籍版発行元：協和企画（ISBN978-4-87794-161-1）
〈IDSA Practice Guidelines〉 Infections by Organism「Fungi」
http://www.idsociety.org/Organism/#Fungi

近年，HIV / AIDS，臓器移植症例などの増加に伴い，真菌感染症症例は増加傾向にある．本症は予後不良であることも多いため重要な感染症である．最近では，2012 年に米国において発生した，汚染されたメチルプレドニゾロン製剤の髄腔内や関節内注射による環境真菌 *Exserohilum rostratum* などによる中枢神経系（Central Nervous System：CNS）感染のアウトブレイクの事例が記憶に新しい[1,2]．免疫不全のない症例が大半であったものの，328 例の解析において 26 例(7.9%)が死亡に至っており[1]，真菌による神経感染症は予後が厳しいものと考えられる．

一般に神経感染症を引き起こす真菌には，クリプトコックス*1，アスペルギルス，カンジダ，ムーコル*1 などがあげられる．なかでも，クリプトコックスは CNS への親和性が高く，最も頻度の高い神経真菌感染症である．本稿では，クリプトコックス脳髄膜炎を中心に，その他の神経真菌感染症についても，本邦で新たに発表された「深在性真菌症の診断・治療ガイドライン 2014」や，米国感染症学会（Infectious Disease Society of America：IDSA）の各病原真菌のガイドラインの内容をふまえて述べる．

*1
本項ではガイドラインの表記に準じて「クリプトコッカス」→「クリプトコックス」，「ムコール」→「ムーコル」としている．

クリプトコックス症

原因菌種は主に *Cryptococcus neoformans* と *Cryptococcus gattii* であるが，わが国においては，ほとんどすべて *C. neoformans* が原因真菌であり，*C. gattii* による感染症はきわめてまれである．

C. neoformans は土壌や鳥類（特にハト）の糞便中に生息しており，乾燥して空気中に飛散し，経気道的に肺に感染する．一般に細胞性免疫不全の患者に発症し，HIV / AIDS だけでなく糖尿病や腎疾患，膠原病，悪性腫瘍，ステロイド薬や免疫抑制薬を投与されている患者にみられる一方で，健常者にも発症することが知られている．*Cryptococcus* は他の真菌と異なり，中枢神経系（CNS）への親和性が高いため脳髄膜炎の発症率が高いといわれている[3]．本邦のガイドラインにおいて，クリプトコックス症の治療は，基礎疾患の有無，HIV 感染や臓器移植の有無，脳髄膜炎の有無により，推奨される抗真菌薬，治療期間が異なる[4]．

非免疫抑制例の髄液検査については，2010 年 IDSA ガイドライン[5]では，発熱，体重減少，精神状態の変化，頭痛，皮膚病変，血清抗原価 64 倍以上などが播種性病変の危険因子とされており，「免疫抑制のない肺クリプトコックス症患者では，中枢神経症状がなく，クリプトコックス抗原価が陰性もしくは低い正常宿主では，髄液検査を避けることができる」と記載されている．しかし，少数ではあるが基礎疾患を有さず，臨床症状にも乏しいクリプトコックス脳髄膜炎の症例がみられることがある．

また，脳髄膜炎の有無により治療法が異なってくるため，「深在性真菌症の診断・治療ガイドライン 2014」では2007年版に引き続き，基礎疾患や症状の有無にかかわらず，原則的に髄液検査を行うことを推奨している．通常，リンパ球優位の細胞増多，蛋白上昇，糖の低下を認めるが，HIV陽性患者では細胞数および生化学所見が正常なこともある[6]．髄液中のクリプトコックスグルクロノキシロマンナン抗原が陽性であれば臨床診断例，墨汁法や培養で *Cryptococcus* が同定されれば，確定診断となる．クリプトコックス脳髄膜炎は，HIV／AIDS流行地域や臓器移植後においては30〜60％と高い死亡率が報告されており[7,8]，クリプトコックス脳髄膜炎に対する適切な診断と治療が必要である．

クリプトコックス症の治療に用いる抗真菌薬

本邦でクリプトコックス症に適応のある抗真菌薬は，①ポリエン系抗真菌薬：アムホテリシンB（AMPH-B，ファンギゾン®），アムホテリシンBリポソーム製剤（L-AMB，アムビゾーム®），②アゾール系抗真菌薬：フルコナゾール（FLCZ，ジフルカン®），ホスフルコナゾール（F-FLCZ，プロジフ®），イトラコナゾール（ITCZ，イトリゾール®），ボリコナゾール（VRCZ，ブイフェンド®），③ピリミジン系抗真菌薬：フルシトシン（5-FC，アンコチル®）などがある．アスペルギルス症やカンジダ症でよく用いられるミカファンギン（MCFG，ファンガード®）やカスポファンギン（CPFG，カンサイダス®）といったキャンディン系抗真菌薬は，細胞壁をもたないクリプトコックスには無効であり，注意を要する．

クリプトコックス脳髄膜炎の治療

クリプトコックス症の治療は，宿主の基礎疾患および脳髄膜炎合併の有無により，推奨される抗菌薬と治療期間が異なる．各病態に応じた治療について以下に概説し，推奨治療薬・治療期間については**1**に示す．なお，血清クリプトコックスグルクロノキシロマンナン抗原は治療開始後も高値であることが多く，治療効果判定の基準にはならないことに注意を要する[5,7,8]．

■HIV／AIDS患者

HIV（human immunodeficiency virus：ヒト免疫不全ウイルス）感染はクリプトコックス脳髄膜炎の合併が高く，クリプトコックス症の重要な基礎疾患である．感染門戸は肺と考えられているが，肺病変を認める症例は少ない．HIV／AIDS（acquired immunodeficiency syndrome：後天性免疫不全症候群）患者の脳髄膜炎の治療に対しては，真菌の完全排除を目的として，強力な導入療法の後に，地固め療法，維持療法が行われる．ART（antiretroviral therapy）の開始後に免疫再構築症候群（immune reconstitution inflammatory syndrome：IRIS）を来しうることにも，注意する．

■臓器移植患者

臓器移植後のクリプトコックス症は比較的まれである．移植患者の平均2.8％にクリプトコックス症が発症すると報告されており，発症までの期間の中央値は21か月，68.5％の症例が移植後1年を超えて発症すると報告されている[4,9,10]．ただし，発症者ではCNS病変や播種性病変を伴う症例が少なくないため，診断時には注意を要する．HIV感染患者と同様に導入・地固め・維持療法に分けての治療が推奨されている．

■非HIV，非臓器移植患者

IDSAおよび本邦のガイドラインのいずれも，非HIV感染患者・非臓器移植患者，また免疫抑制薬やステロイド薬の使用等の要因がない脳髄膜炎例に対して，導入療法としてL-AMB（もしくはAMPH-B）と5-FCの併用を4週間以上行うことを推奨している．神経学的合併症や基礎疾患，免疫抑制のある患者では，導入療法を6週間以上に延長する．その後，FLCZ 400〜800 mg／日に変更して8週間以上の地固め療法を行い，再発予防のための維持療法FLCZ 200 mg／日の投与を6〜12か月間行うことが

1 本邦におけるクリプトコックス症の治療推奨薬

		初期治療	維持療法
クリプトコックス脳髄膜炎	HIV / AIDS	【導入療法】 • L-AMB 3〜4 mg / kg / 日 1 日 1 回点滴投与＋ 5-FC 25 mg / kg / 回 1 日 4 回経口投与 • L-AMB 3〜4 mg / kg / 日 1 日 1 回点滴投与＋ (F-)FLCZ 800 mg / 日 1 日 1 回経口あるいは経静脈投与 • L-AMB 3〜4 mg / kg / 日 1 日 1 回点滴投与 • (F-)FLCZ 400〜800 mg / 日 1 日 1 回経口あるいは経静脈投与＋ 5-FC 25 mg / kg / 日 1 日 4 回経口投与 【地固め療法】 • (F-)FLCZ 400 mg / 日 1 日 1 回経口あるいは経静脈投与 • ITCZ 内用液またはカプセル剤 200 mg / 回 1 日 2 回経口投与	FLCZ 200 mg / 日 1 日 1 回経口投与
	移植後	【導入療法】 • L-AMB 3〜4 mg / kg / 日 1 日 1 回点滴投与＋ 5-FC 25 mg / kg 1 日 4 回経口投与　2 週間 • L-AMB 3〜4 mg / kg / 日 1 日 1 回点滴投与 4〜6 週間 【地固め療法】 • (F-)FLCZ 400〜800 mg / 日 1 日 1 回経口あるいは経静脈投与　8 週間	(F-)FLCZ 200〜400 mg / 日 1 日 1 回経口あるいは経静脈投与　6 か月〜1 年もしくは終生継続
	HIV / 移植後以外	【第一選択薬】 • L-AMB 2.5〜6.0 mg / kg / 日 1 日 1 回点滴＋ 5-FC 25 mg / kg / 回 1 日 4 回 6〜10 週 • L-AMB 2.5〜6.0 mg / kg / 日 1 日 1 回点滴＋ 5-FC 25 mg / kg / 回 1 日 4 回 2 週間, その後, (F-)FLCZ 200〜400 mg / 日 1 日 1 回（loading dose：400〜800 mg / 回 1 日 1 回 2 日間）点滴静注あるいは経口投与 10 週以上 【第二選択薬】 • L-AMB 2.5〜6.0 mg / kg / 日 1 日 1 回点滴＋その後 , VRCZ 4.0 mg / kg / 回（loading dose：初日のみ 6.0 mg / kg / 回）1 日 2 回点滴静注あるいは経口投与 10 週以上	細胞性免疫不全の明らかな患者では，基礎疾患が軽快しない限り FLCZ 投与を考慮
肺クリプトコックス症		【第一選択薬】 • (F-)FLCZ 200〜400 mg / 日 1 日 1 回点滴静注あるいは経口投与（loading dose：400〜800 mg / 日 1 日 1 回点滴静注あるいは経口投与を 2 日間） • ITCZ 200 mg / 日 1 日 1 回点滴静注あるいは経口投与（loading dose：200 mg / 回 1 日 2 回点滴静注を 2 日間） 【重症例や第一選択薬の無効例】 • (F-)FLCZ 点滴静注あるいは経口投与，または ITCZ 点滴静注あるいは経口投与と，5-FC 25 mg / kg / 回 1 日 4 回経口投与を併用 • VRCZ 200 mg / 回（loading dose：初日のみ 300 mg / 回）1 日 2 回経口投与 • L-AMB 2.5〜6.0 mg / kg / 日 1 日 1 回点滴静注 ※ FLCZ や ITCZ による治療に抵抗性の場合は，5-FC 25 mg / kg / 回 1 日 4 回を併用する	基礎疾患のない患者では 3 か月の投与を目安とするが，何らかの基礎疾患があれば 6 か月を目安にする

AMPH-B：アムホテリシン B，L-AMB：アムホテリシン B リポソーム製剤，5-FC：フルシトシン，(F-)FLCZ：（ホス）フルコナゾール，VRCZ：ボリコナゾール，ITCZ: イトラコナゾール.

（「深在性真菌症の診断・治療ガイドライン 2014」[4] を参考に作成）

推奨されている．細胞性免疫不全の明らかな患者では，基礎疾患が軽快しない限り FLCZ の投与を考慮する．

■脳脊髄液（CSF）圧の上昇がある場合

脳脊髄液（cerebrospinal fluid：CSF）圧が 25 cmH_2O 以上で頭蓋内圧亢進による症状を伴っ

ている場合には，CSF ドレナージによって 20 cmH_2O 以下に減少させる．また 25 cmH_2O 以上の圧上昇および症状が持続して認められれば，圧および症状が 2 日以上にわたって安定するまで腰椎穿刺を連日繰り返す．またドレナージを頻回に施行しても CSF 圧の上昇が続き，症状が長期間持続する場合には VP シャントの挿入を検討する．頭蓋内圧亢進のコントロール目的としてのマンニトールやアセタゾラミド，コルチコステロイドの投与は推奨されていない（IRIS の治療の一環である場合を除く）．cryptococcoma の場合は，腫瘤による脳実質への圧迫および周囲の浮腫に対してのコルチコステロイド投与や，手術での摘出も検討する．

Cryptococcus gattii によるクリプトコックス症

C. gattii は主にオセアニアや東南アジアに生息し，従来，ヒトへの感染はまれで，発症しても予後は比較的良好とされてきた．しかし 1999 年以降，カナダの Vancouver 島でアウトブレイクした *C. gattii* による感染症は罹患率や死亡率が高く，北米太平洋岸を中心に感染地域が拡大傾向にある[11]．中枢神経病変の合併が多いとされており，本邦でも国内感染が疑われる症例が報告されているため，注意を要する[12]．今後，治療薬や期間の変更が推奨される可能性もあるが，北米型 *C. gattii* によるクリプトコックス症に限定した治療のエビデンスはなく，現状では基礎疾患や重症度を勘案し，従来のクリプトコックス症に準じた治療を行う．なお，北米型 *C. gattii* の一部では FLCZ および 5-FC の低感受性株が報告されている[13]．

アスペルギルス症

アスペルギルス属による中枢神経感染症はまれであるが，血行性の播種性感染や，副鼻腔からの直接的な進展により発症する．きわめて予後不良の疾患であり，髄膜炎症例において致命率は 70％以上とも報告されている[14]．症例数が少なく十分なエビデンスはないが，IDSA のガイドライン[15]では，侵襲性肺アスペルギルス症と同様に第一選択には，VRCZ が推奨されている．また，代替薬として，ITCZ, posaconazole（ポサコナゾール；2014 年 10 月現在国内未承認），L-AMB があげられている．治療期間に明確な記載はないが，予後不良の疾患であるため，神経症状，画像所見，全身状態をみながら長期継続投与が必要になると考える．

カンジダ症

カンジダ属による中枢神経感染症もアスペルギルス同様にまれであるが，神経系の術後合併症や，播種性感染症として発症することが多い．IDSA のガイドライン[16]では，第一選択は，L-AMB と 5-FC の併用による治療を数週間導入後の FLCZ による地固め療法が推奨されている．治療期間に明確な記載はないが，髄液所見や画像所見が改善するまでの投与となっている．

ムーコル症

ムーコル症（mucormycosis）は，血液悪性腫瘍，固形腫瘍，糖尿病や臓器移植症例に，まれに発症する致死的感染症である．一般医が遭遇する機会は多くはないが，臓器移植など医療が高度化する中，他の抗真菌薬投与中にブレークスルー感染症として発症する場合もあり，今後は増加していくことが予想される．2005 年の Roden らの 929 例の検討では，副鼻腔型が 39％，肺型が 24％，CNS 感染が 9％と報告されているが，播種性の神経感染症合併例では 42 例中 41 例（98％）が死亡しており，きわめて予後不良の疾患である[17]．手術が可能であれば，病変の外科的切除が推奨されるが，実際には困難な症例が多い．posaconazole を除くアゾール系抗真菌薬は無効であり，第一選択薬は，L-AMB（AMPH-B）である．

（髙園貴弘，泉川公一，河野　茂）

文献

1）Chiller TM, et al. Clinical findings for fungal infections caused by methylprednisolone injections. *N*

Engl J Med 2013；369（17）：1610–1619.
2）Smith RM, et al. Fungal infections associated with contaminated methylprednisolone injections. *N Engl J Med* 2013；369（17）：1598–1609.
3）Liu TB, et al. Molecular mechanisms of cryptococcal meningitis. *Virulence* 2012；3（2）：173–181.
4）深在性真菌症のガイドライン作成委員会（編）．深在性真菌症の診断・治療ガイドライン 2014．東京：協和企画；2014.
5）Perfect JR, et al. Clinical practice guidelines for the management of cryptococcal disease：2010 update by the Infectious Diseases Society of America. *Clin Infect Dis* 2010；50：291–322.
6）日本神経治療学会，日本神経学会，日本神経感染症学会（監），細菌性髄膜炎の診療ガイドライン作成委員会（編）．細菌性髄膜炎のガイドライン．神経治療学 2007；24：3–64.
7）Park BJ, et al. Estimation of the current global burden of cryptococcal meningitis among persons living with HIV / AIDS. *AIDS* 2009；23：525–530.
8）Sun HY, et al. Cryptococcosis in solid-organ, hematopoietic stem cell, and tissue transplant recipients：Evidence-based evolving trends. *Clin Infect Dis* 2009；48：1566–1576.
9）Husain S, et al. *Cryptococcus neoformans* infection in organ transplant recipients：Variables influencing clinical characteristics and outcome. *Emerg Infect Dis* 2001；7：375–381.
10）Vilchez RA, et al. Cryptococcosis in organ transplant recipients：An overview. *Am J Transplant* 2002；2：575–580.
11）Galanis E, et al；British Columbia *Cryptococcus gattii* Working Group. Epidemiology of *Cryptococcus gattii*, British Columbia, Canada, 1999-2007. *Emerg Infect Dis* 2010；16：251–257.
12）Okamoto K, et al. *Cryptococcus gattii* genotype VGIIa infection in man, Japan, 2007. *Emerg Infect Dis* 2010；16：1155–1157.
13）Hagen F, et al. In vitro antifungal susceptibilities and amplified fragment length polymorphism genotyping of a worldwide collection of 350 clinical, veterinary, and environmental *Cryptococcus gattii* isolates. *Antimicrob Agents Chemother* 2010；54：5139–5145.
14）Antinori S, et al. *Aspergillus* meningitis：A rare clinical manifestation of central nervous system aspergillosis. Case report and review of 92 cases. *J Infect* 2013；66：218–238.
15）Walsh TJ, et al. Treatment of aspergillosis：Clinical practice guidelines of the Infectious Diseases Society of America. *Clin Infect Dis* 2008；46：327–360.
16）Pappas PG, et al. Clinical practice guidelines for the management of candidiasis：2009 update by the Infectious Diseases Society of America. *Clin Infect Dis* 2009；48：503–535.
17）Roden MM, et al. Epidemiology and outcome of zygomycosis：A review of 929 reported cases. *Clin Infect Dis* 2005；41（5）：634–653.

付録 2

感染症関連ガイドラインと使用上の注意

亜急性硬化性全脳炎

参考

「亜急性硬化性全脳炎（SSPE）診療ガイドライン（案）」
（厚生労働科学研究費補助金 難治性疾患克服研究事業「プリオン病及び遅発性ウイルス感染症に関する調査研究班」SSPE 分科会）
http://mos-jp.com/prion/guideline/guideline_sspe.html

ガイドライン作成の目的

亜急性硬化性全脳炎（subacute sclerosing panencephalitis：SSPE）の患者数は全国で 150 人程度，最近の年間の新たな発症者数は 5 例以下とされ，非常にまれな疾患である．しかし，予後はきわめて不良で，診断確定後数年で機能廃絶あるいは死に至る難病である．

厚生労働科学研究費補助金 難治性疾患克服研究事業「プリオン病及び遅発性ウイルス感染症に関する調査研究班」には SSPE の病態解明と治療法の確立を目指す「SSPE 分科会」があり，これまでの研究成果を SSPE の診療に少しでも役立てるように，SSPE の診断，治療，家族支援のための総合的ガイドラインを作成することにした．SSPE はまれな疾患であるため，治療法についてはまだ症例数が少なく，有効性が十分に検証されたとはいえない．しかし，最近のインターフェロンやリバビリンによる治療により，臨床症状が改善する例，進行が止まる例，進行が遅くなる例がみられるようになったのは事実であり，早期に確定診断し，治療を開始することが予後の改善につながる可能性がある．SSPE をより早く診断し，早急に治療を開始すること，そしてできる限り質の高い生活を送れるようにするのが本診療ガイドラインの目的である．

SSPE の概念，臨床症状，検査所見，診断，治療については各論に記載されているので（☞「亜急性硬化性全脳炎」p.107），本稿では特に診療ガイドラインで強調した点を解説する．

ガイドライン（案）の要点

麻疹ワクチン接種の重要性

世界的な SSPE の発症について見ると，麻疹ワクチンの接種が徹底している欧米諸国では自然麻疹が少なく，SSPE はほとんどみられなくなっている．ワクチン接種率の低い国では麻疹の流行がまだ続いているので，SSPE も数多く発症している．発症の予防には，麻疹にかからないこと，すなわち麻疹ワクチン接種が最も重要である．

SSPE の初発症状はわかりにくい（1）

初発症状としては，学校の成績が低下した，記憶力が低下した，いつもと違った行動をとる，感情が不安定になったなどの精神的な症状や，歩行が下手になった，持っているものを落とす，字が下手になった，体ががくんとなる発作（ミオクローヌス）があるなどの運動性の症状が多くみられる．このような症状から，初期では心因反応，精神病，てんかん，脳腫瘍などと診断をされることが多い．

早期診断

髄液中抗麻疹抗体価の明らかな上昇があれば臨床的に確定診断できる．したがって，早期診断は初期の症状から SSPE を疑うことができるか否かにかかる．

1 亜急性硬化性全脳炎（SSPE）の診断と治療フローチャート

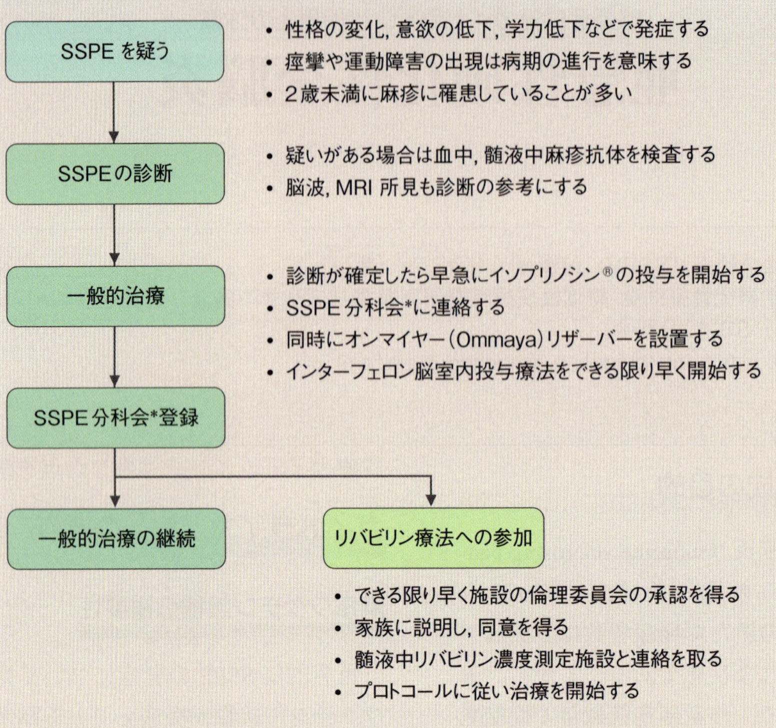
SSPE を疑う
• 性格の変化, 意欲の低下, 学力低下などで発症する
• 痙攣や運動障害の出現は病期の進行を意味する
• 2歳未満に麻疹に罹患していることが多い
SSPEの診断
• 疑いがある場合は血中, 髄液中麻疹抗体を検査する
• 脳波, MRI 所見も診断の参考にする
一般的治療
• 診断が確定したら早急にイソプリノシン®の投与を開始する
• SSPE 分科会*に連絡する
• 同時にオンマイヤー（Ommaya）リザーバーを設置する
• インターフェロン脳室内投与療法をできる限り早く開始する
SSPE 分科会*登録
一般的治療の継続
リバビリン療法への参加
• できる限り早く施設の倫理委員会の承認を得る
• 家族に説明し, 同意を得る
• 髄液中リバビリン濃度測定施設と連絡を取る
• プロトコールに従い治療を開始する

*SSPE 分科会事務局：福島県立医科大学小児科学講座　細矢光亮
（Tel：024-547-1295, Fax：024-548-6578）
- 新たに発症したSSPE患者さんの登録をお願いいたします.
- リバビリン療法参加希望の方には, 倫理委員会申請書, リバビリン脳室内療法プロトコール, 治療用リバビリン製剤, 持続投与用皮下埋め込み型微量注入器具などを提供し, リバビリン濃度測定施設を紹介しています.

早期治療

通常，SSPE の全経過は数年であるが，3〜4か月で第 IV 期に至る急性型（約 10%），数年以上の経過を示す慢性型（約 10%）もみられる．最近の治療により，改善を示す例，進行が遅くなる例，進行が止まる例がみられるようになっている．したがって，早期に確定診断し，治療を開始することが予後の改善につながる可能性がある．

特異的治療

特異的な治療としては，健康保険適用のあるイノシンプラノベクス（イソプリノシン®）の内服療法とインターフェロン（αまたはβ）の髄注もしくは脳室内投与療法がある．近年，研究的治療法としてリバビリン脳室内投与療法が試みられ，症状に改善を示す例，進行が止まる例，進行が遅くなる例がある．

対症療法

対症療法として，病期の進行に伴い生ずるそれぞれの症状に応じ，適宜以下の治療が行われる．

- ミオクローヌスのコントロール
- 筋緊張亢進，関節拘縮，知的退行などに対する理学療法，作業療法
- 排便のコントロール
- 経鼻経管栄養，胃瘻などによる栄養の管理
- 気管切開，酸素投与，人工呼吸器などによる呼吸の管理
- 介助導尿，膀胱瘻などによる排尿の管理
- 自律神経症状（血圧の変動，不規則な発熱，

発汗異常，口腔内分泌の亢進など）に対する処置
- 薬剤副反応に対する対応
- 家族へのケア

介護，支援

診断後直ちに治療スケジュールを確立し，治療を継続する．症状が安定したら，できるだけ早期に在宅介護にもっていくことが推奨される．第 III 期では不随意運動，筋硬直，経口摂取困難，自律神経症状（発汗過多，口内分泌亢進，高体温など）などが著明となり，これらに対する介護が主体になってくる．第 IV 期では筋強直，栄養，褥創，呼吸などの管理が重要となる．

福祉サービス

利用可能な福祉サービスを以下に示す．ただし，居住する自治体によって窓口，補助の内容が異なる．また，年度によって制度やその内容が改正されることがあるので，留意する．

A. 医療費の助成制度（保険医療の自己負担分を助成）
1. （難病）特定疾患：SSPE は（難病）特定疾患に指定されている．
2. 小児慢性特定疾患：SSPE は小児慢性特定疾患に指定されている．
3. 乳幼児医療費の助成：各自治体が定める特定の年齢（一般的には 0 歳から 4 歳が多い）に達するまでの乳幼児が対象．
4. 更生医療の給付：18 歳以上で身体障害者手帳をもっている方．
5. 育成医療の給付：身体に障害がある方．
6. 重度障害者医療費の給付：1･2 級の身体障害者手帳，療育手帳の重度を所持する方．

B. 手当て，年金等
1. 特別児童扶養手当：20 歳未満の障害児を療育している保護者．
2. 障害児福祉手当：20 歳未満の重度障害児．
3. 特別障害者手当：20 歳以上の重度障害者で，日常生活に常時介護を必要とする方．所得による制限がある．
4. 障害基礎年金：国民年金の被保険者が一定の障害を負った場合には，申請により障害基礎年金の給付を受けることが出来る．なお，20 歳前で障害と認定された場合には，20 歳に達したときに申請を行えば障害基礎年金の給付を受けることができる．

C. 日常生活用具，装具等
1. 日常生活用具の給付，貸与
2. 補装具の交付と修理

D. 在宅サービス（支援費制度）
1. ホームヘルパーの派遣
2. 緊急一時入所
3. 一時入所
4. 重度重複障害者ディサービス

SSPE 青空の会

「SSPE 青空の会」という親の会が SSPE に関する医学的情報の収集，親同士の情報交換，交流，勉強会，社会への啓蒙などさまざま活動をしている（http://sspeaozora.web.fc2.com/top1.html）．患児家族である正会員と，会の趣旨に賛同してサポートしてくれる医師，看護師，教師，ケースワーカー等の賛助会員とで構成されており，SSPE とたたかう子ども達とその家族が，最良の治療を受け，健全な家庭生活を送るべく，お互いに協力しあうことを目的としている．

青空の会の願いは，SSPE の治療法の確立であり，そのための働きかけの他，医療，教育，福祉の総合的な制度の拡充，発生予防のためのワクチンの接種率の向上などを訴えている．麻疹が撲滅されて，SSPE の発症が限りなくゼロに近づくことを望んでいる．

（細矢光亮）

付録 2

感染症関連ガイドラインと使用上の注意

進行性多巣性白質脳症

参考

「進行性多巣性白質脳症診療ガイドライン 2013」
(厚生労働科学研究費補助金 難治性疾患克服研究事業「プリオン病及び遅発性ウイルス感染症に関する調査研究班」)
http://prion.umin.jp/file/PML2013.pdf

ガイドライン作成の経緯

「進行性多巣性白質脳症(progressive multifocal leukoencephalopathy:PML)診療ガイドライン 2013」は厚生労働科学研究費補助金 難治性疾患克服研究事業「プリオン病及び遅発性ウイルス感染症に関する調査研究班」の「PML 分科会」が中心となって作成された．前診療ガイドライン(2006 年版)と比し，本邦における基礎疾患の多様性(HIV 感染症のほか，血液系悪性腫瘍疾患，自己免疫疾患など)や生物学的製剤による PML 発症など，PML 発生の増加が危惧されること，メフロキンなど新たな治療薬の有効性が期待されることなど新しい情報を取り入れている．研究班のホームページから入手可能である(1)．

本診療ガイドラインは PML 診療を専門としない一般医師を対象としている．PML は現在，

1 各種問い合わせ先

【ガイドライン】
「進行性多巣性白質脳症診療ガイドライン　2013」
http://prion.umin.jp/file/PML2013.pdf

【連絡先】
- プリオン病及び遅発性ウイルス感染症に関する調査研究班
  〒 920-8640　石川県金沢市宝町 13-1
  金沢大学大学院医薬保健学総合研究科　脳老化・神経病態学(神経内科学)
  TEL:076-265-2293　FAX:076-234-4253
  E-mail:prion@med.kanazawa-u.ac.jp
- 国立感染症研究所 ウイルス第一部 第三室(神経系ウイルス室)
  (PML サーベイランス，JCV DNA 遺伝子検査)
  〒 162-8640　東京都新宿区戸山 1-23-1
  TEL:03-5285-1111(代表)　FAX:03-5285-2115
- 都立駒込病院脳神経内科
  (PML サーベイランス，メフロキン臨床研究，倫理審査等)
  〒 113-8677　東京都文京区本駒込三丁目 18 番 22 号
  TEL:03-3823-2101(代表)FAX:03-3823-5433

【ホームページなど】
- プリオン病及び遅発性ウイルス感染症に関する調査研究班ホームページ
  http://prion.umin.jp/virus/index.html
- 難病情報センター(公益財団法人難病医学研究財団)
  PML 病気の解説(一般利用者向け):http://www.nanbyou.or.jp/entry/126
  PML 診断・治療指針(医療従事者向け):http://www.nanbyou.or.jp/entry/278
  PML FAQ(よくある質問と回答):http://www.nanbyou.or.jp/entry/389
- 国立感染症研究所 ウイルス第一部 第三室(神経系ウイルス室)
  http://www0.nih.go.jp/vir1/NVL/Virus1/NVL3%20HP/index11.html

(「進行性多巣性白質脳症診療ガイドライン 2013」より)

2 髄液 JCV DNA 遺伝子検査の流れ

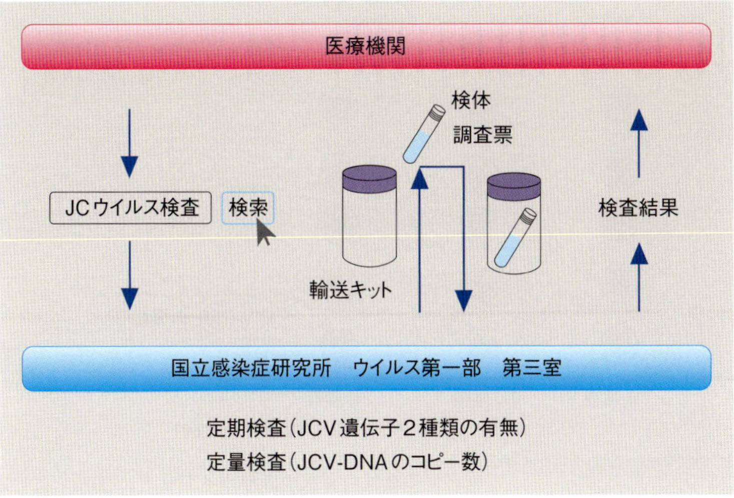

（「進行性多巣性白質脳症診療ガイドライン 2013」より）

3 PML サーベイランス体制

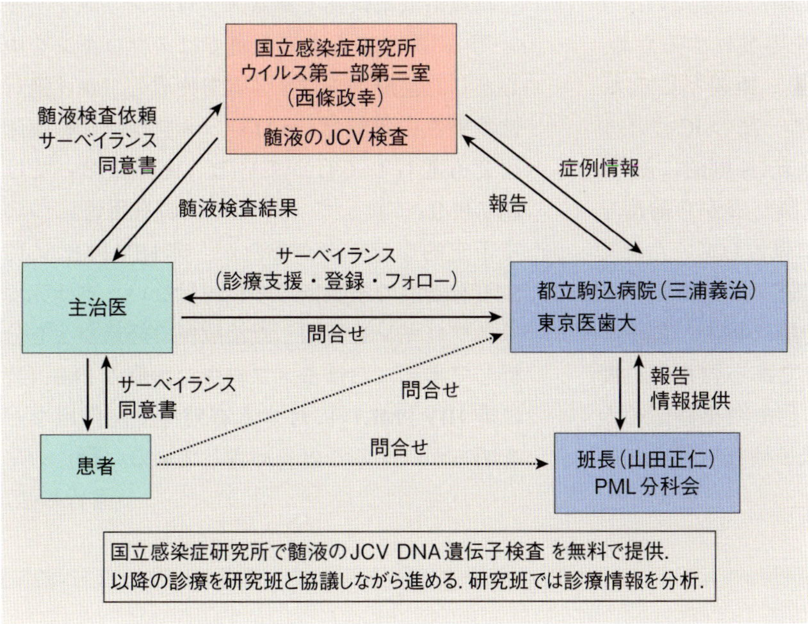

（「進行性多巣性白質脳症診療ガイドライン 2013」より）

本邦での発症頻度は人口 1,000 万人に約 0.9 人と希少な疾患であるが，前述のように日本の PML は欧米と異なり基礎疾患が多様であること，生物学的製剤投与による PML 発症など多くの領域の医療関係者にとって留意すべき疾患となってきていることなどが理由である．

ガイドライン使用上の注意

本診療ガイドラインでは PML の概説・症状・検査・診断・治療と PML への理解を深める内容を網羅している．また，特色として「プリオン病及び遅発性ウイルス感染症に関する調査研究班」が推進している PML サーベイランスの紹介，サーベイランスへの協力を改めて明記した．

PML サーベイランス事業の紹介

このサーベイランス事業は本邦における PML の実態を明らかにする重要なものであり，PML 診療の機会を得た先生方には是非 PML サ

4 PML 治療におけるメフロキン投与プロトコール

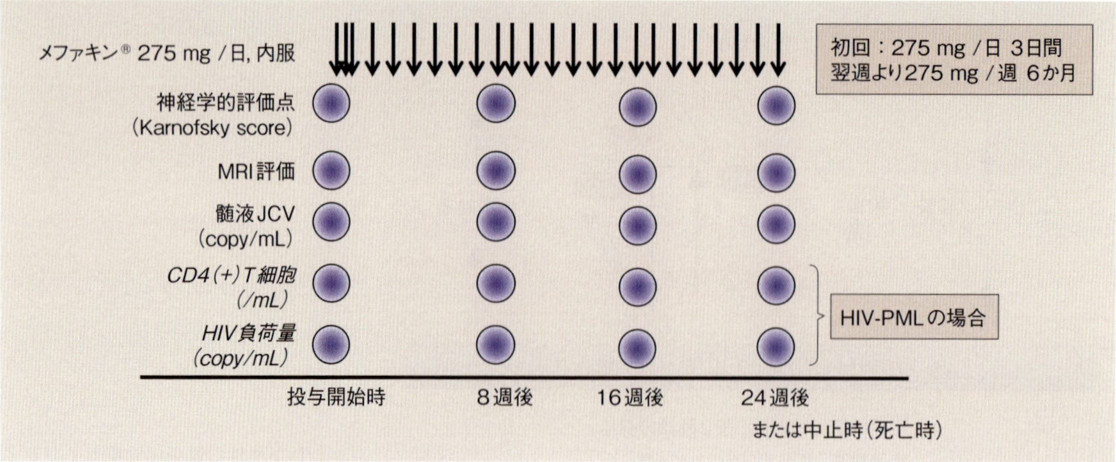

（「進行性多巣性白質脳症診療ガイドライン 2013」より）

ーベイランス体制を利用していただきたい．サーベイランスへのアクセスを容易にするため，各種連絡先も記している（**1**）．概要としては，国立感染症研究所ウイルス第一部の JC ウイルスゲノム検出のための髄液検査(原則的に無料)を活用し（**2**），研究班と協議しながら診療を進め，臨床経過を本研究班に報告していただくシステムである（**3**）．研究班では診療情報を分析し，本邦の PML 実態把握に努め，髄液の JCV DNA 遺伝子が検査陽性であった症例に関しては，必要に応じて PML 治療効果確認のために複数回の JCV DNA 遺伝子検査も行っている．

新規治療薬候補であるメフロキン（メファキン®）に関しても本研究班ではメフロキンを中心とした治療アルゴリズムを作成し（☞「進行性多巣性白質脳症」p.113），メフロキンの臨床研究も並行して行っている．海外においては HIV-PML に対してメフロキンの有用性について否定的なデータが出たが，非 HIV-PML に関する有効性の多数例での検討はない．本研究ではメフロキンを使用した治療例の経過などを分析して本邦におけるメフロキン治療の PML（特に非 HIV-PML）に対する有効性や副作用などを明らかにすることをめざしている（**4**）．

（雪竹基弘）

付録 2

感染症関連ガイドラインと使用上の注意

HIV 感染症

参考

「抗 HIV 治療ガイドライン」ほか*
（厚生労働科学研究費補助金 エイズ対策研究事業「HIV 感染症及びその合併症の課題を克服する研究班」）
http://www.haart-support.jp/pdf/guideline2014.pdf
*その他のガイドラインについては本文各項目を参照

ヒト免疫不全ウイルス（human immunodeficiency virus：HIV）感染症に関するガイドライン各国の事情を反映してさまざまなガイドラインが存在する（**1**）．なかでもアメリカ合衆国保健福祉省（U.S. Department of Health and Human Services：US DHHS）の治療ガイドラインが世界的に広く用いられている．このガイドラインは成人・妊婦・小児と分かれており，成人に関しては以下のものがある．

一方日本においては，公的なものとして厚生労働省研究班による抗 HIV 治療ガイドラインと米国保健福祉省（DHHS）ガイドラインが，また一方エキスパートオピニオンとして HIV 感染症治療研究会による「HIV 感染症治療の手引き」が，しばしば参考とされている．知見の集積に伴いガイドラインは随時更新されている．

Guidelines for the Use of Antiretroviral Agents in HIV-1-Infected Adults and Adolescents

このガイドライン（2014 年 5 月 1 日，英語版，http://aidsinfo.nih.gov/guidelines）は，米国保健福祉省（DHHS）と Henry J. Kaiser 家族財団が招集した Panel on Clinical Practices for Treatment of HIV Infection が作成し，1997 年 11 月に初めて発表された．その後，AIDS（acquired immunodeficiency syndrome：後天性免疫不全症候群）研究の急速な進歩と抗レトロウイルス薬の新規開発による治療選択肢の広がりを背景に，実地医療に携わる臨床医に常に最新の知見を提供し，エビデンスに基づいた正しい抗レトロウイルス薬治療を実践することを目的として，改訂が重ねられている．

ガイドラインの内容は改訂の ART（antiretroviral therapy：抗レトロウイルス療法）開始時の評価，臨床検査（モニタリング，CD4 陽性 T リンパ球数，血漿中 HIV-1RNA 量測定，薬剤耐性検査，コレセプター指向性検査，HLA-B＊5701 スクリーニング），治療目標，治療未経験者に対する ART の開始，ART 未経験者に対する初回併用処方，使用すべきでない薬剤，治療未経験者の管理，特定の患者集団における抗レトロウイルス薬の使用に関する検討事項，重複感染患者における ART に関する検討事項（HIV／B 型肝炎ウイルスの重複感染，HIV／C 型肝炎ウイルスの重複感染，結核と HIV の重複感染），治療の安全性および有効性の限界，HIV 二次伝播の予防，結語などから構成されている．

2014 年 5 月 1 日の改訂では費用のセクションが新設された他，CD4 陽性 T リンパ球数のモニタリング頻度に関する項目などを改訂した．また近年，使用可能な薬剤の選択肢が広がったことを受け，旧ガイドラインでは初回治療で「優先レジメン（Preferred Regimens）」として分類されていた治療レジメンが「推奨レジメン（Recommended Regimens）」に変更された．初回治療開始基準については変更はない．初回治療において推奨される抗 HIV 薬の選択につ

1 各国のガイドライン

米国	DHHS	米国保健福祉省	Guidelines for the Use of Antiretroviral Agents in HIV-1-Infected Adults and Adolescents-1-Infected（2014年5月1日）
	IAS-USA	アメリカ国際エイズ学会	Antiretroviral Treatment of Adult HIV Infection（2012）
英国	BHIVA	英国 HIV 学会	Treatment of HIV-1 infected adults with antiretroviral therapy 2012（2013. 11）
欧州	EACS	European AIDS Clinical Society	European Guidelines for treatment of HIV-infected adults in Europe. Version 7.02（2014. 6）
日本		厚生労働科学研究費補助金エイズ対策事業　HIV 感染症およびその合併症の課題を克服する研究班	抗 HIV 治療ガイドライン（2014年3月発行）

いて，各選択肢の制限事項（治療開始前のウイルス量，CD4 陽性 T リンパ球数，HLA〈human leukocyte antigen：ヒト白血球抗原〉，腎機能など）がより理解しやすい形式で表記されるようになった．治療薬変更に関する記載も充実している．

現在，日本語版「成人および青少年 HIV-1 感染者における抗レトロウイルス薬の使用に関するガイドライン」（2013年2月12日版）が作成されている．

Guidelines for Prevention and Treatment of Opportunistic Infections in HIV-Infected Adults and Adolescents

このガイドライン（2013年7月8日，英語版，http://aidsinfo.nih.gov/contentfiles/adult_oi.pdf）の原型は，1995年に米国公衆衛生局（U.S. Public Health Service：US-PHS）と IDSA（Infectious Diseases Society of America）で作成され，その後改訂が繰り返されてきた日和見感染症（opportunistic infection：OI）の予防ガイドラインと，2004年に米国疾病管理予防センター（CDC）と米国国立衛生研究所（NIH），ISDA / HIVMA（HIV Medicine Association）で作成した治療ガイドラインを合体させた2009年版予防・治療ガイドラインである．

内容は，ニューモシスチス肺炎，トキソプラズマ脳炎，クリプトスポリジウム症，ミクロスポリジウム症，結核菌感染症，播種性非結核性抗酸菌症，細菌性呼吸器疾患，細菌性腸管感染症，バルトネラ症，梅毒，粘膜皮膚カンジダ症，風土病性真菌症およびアスペルギルス症（クリプトコッカス症，ヒストプラズマ症，コクシジオイデス症），サイトメガロウイルス感染症，非サイトメガロウイルス性ヘルペス（単純ヘルペスウイルス感染症，水痘-帯状疱疹ウイルス感染症，ヒトヘルペスウイルス8型感染症），ヒトパピローマウイルス感染症，B型肝炎ウイルス感染症，C型肝炎ウイルス感染症，進行性多巣性白質脳症 / JC ウイルス感染症，地理的に特に考慮すべき日和見感染症（マラリア，マルネッフェイ型ペニシリウム症，リーシュマニア症，シャーガス病〈Chagas disease〉，イソスポーラ症〈シストイソスポーラ症〉）等で構成されている．

最近6か月以内の主な変更点として，2013年5月，米国ではガンシクロビル眼内留置薬の販売が終了となった．その結果を受けて，サイトメガロウイルス網膜炎および水痘-帯状疱疹ウイルス感染症による進行性網膜外層壊死の治療に対する推奨が変更された．

現在，日本語版「成人および青少年 HIV 感染者における日和見感染症の予防法と治療法に関するガイドライン」（2013年7月8日版）も作成されている．

英国 BHIVA による Antiretroviral Treatment of Adult HIV Infection

英国 HIV 学会（British HIV Association：BHIVA）によるこのガイドライン（2012年，英語版，http://arvt.ru/sites/default/files/BHIVA_

Guidelines_2012.pdf）には，8.3 HIV-related cancer，および8.4 HIV-associated neurocognitive impairmentの記載があるのが特徴である．

アメリカ国際エイズ学会による Antiretroviral Treatment of Adult HIV Infection

アメリカ国際エイズ学会（International AIDS Society-USA：IAS-USA）によるこのガイドライン（2012年7月，英語版，https://www.iasusa.org/content/antiretroviral-treatment-adult-hiv-infection-0）では，初回治療開始時期に関する推奨は前版と同様である．初回治療の際に推奨される薬剤として新規薬剤が追加されている（米国DHHSガイドラインと同様）．代替の組み合わせとしてNRTI（nucleoside reverse transcriptase inhibitor：核酸系逆転写酵素阻害薬）を回避した組み合わせに言及されている．その他，安定期の検査間隔に関する新しい推奨や，治療薬変更に関する詳細な記載が含まれている．

European Guidelines for treatment of HIV-infected adults in Europe

European AIDS Clinical Society（EACS）によるこのガイドライン（Jun 2014, Version 7.02，英語版，http://eacsociety.org/Portals/0/140601_EACS%20EN7.02.pdf）では，初回抗HIV療法において推奨される組み合わせとして，新たにEVG／COBI／FTC／TDF（elvitegravir／cobicistat／emtricitabine／tenofovir disoproxil fumarate）が追加されている．Part IIにAcute HIV infection，Part IIIにHIV-Associated Neurocognitive Impairment，Part VにOpportunistic Infections in HIV-positive Personsが記載されていることが特徴である．

抗HIV治療ガイドライン

厚生労働科学研究費補助金エイズ対策事業HIV感染症およびその合併症の課題を克服する研究班の「抗HIV治療ガイドライン」（2014年3月発行，日本語）は，わが国におけるHIV診療を世界の標準レベルに維持することを目的に1998（平成10）年度に初めて発行された．米国DHHSのガイドラインを基本に，日本独自の状況に沿った視点からの記述を盛り込み作成されている．その作成は厚生労働科学研究の一環として年1回アップデートしてきた．2009（平成21）年度からは厚生労働科学研究費補助金エイズ研究事業「HIV感染症およびその合併症の課題を克服する研究班」がアップデートを担当している．

内容は，HIV治療の基礎知識（自然経過，パラメーター，目的），治療の開始時期，初回治療に用いる抗HIV薬の選び方，治療失敗時の薬剤変更，抗HIV薬の作用機序と薬物動態，抗HIV薬の副作用，免疫再構築症候群，結核合併症例での抗HIV療法，HIV/HBV（hepatitis B virus）共感染者での抗HIV療法，HIV／HCV（hepatitis C virus）共感染者での抗HIV療法，急性HIV感染症とその治療，小児・青少年における抗HIV療法，医療従事者におけるHIVの曝露対策，薬剤の添付文書などの項目から構成されている．2014年3月版では初回治療の際に推奨される薬剤の追加・一部の薬剤の位置づけの変更や，血液・体液曝露事故への対応に関する最新情報など，さまざまな追記・修正が行われている．また，初回治療の推奨薬に，新しいインテグラーゼ阻害薬であるエルビテグラビル（EVG，スタリビルド®）を加えた．

HIV感染症治療の手引き

このHIV感染症治療研究会による「治療の手引き」（第17版，2013年12月27日，日本語，http:// www.hivjp.org/）は，HIV感染症治療に関する理解の普及を目的に，1998年10月，「暫定版」を発行した．そして日本エイズ学会学術集会における公開シンポジウムや最新の知見に基づいて1999年春以降HIV感染症の治療に関する新しい知見に基づいた有益な情報を提供するために順次改訂を重ね，欧米で公表されたガイドラインや2013年11月までに得られた臨床知見をもとに今回，国内のHIV診療医師がそれぞれの経験に基づいてまとめ，第17版を発行した．

HIV 感染症の治療は，抗 HIV 薬の開発，そしてそれらの薬剤を用いた抗 HIV 療法（ART）によって，大きな進歩を遂げた．また，ウイルスの増殖と免疫細胞（CD4 陽性リンパ球）の破壊を抑制することにより，AIDS による死亡数と AIDS 関連疾患の発現頻度は著しく減少した．現在使用可能な抗 HIV 薬は 20 種類を超え，服薬が簡便な薬剤（1 日 1 回服用，少ない剤数，配合剤，食事の影響なし等）や耐性ウイルスにも有効な新薬の開発など，さまざまな改善が行われているが，いずれも HIV 複製を抑制するものの HIV の排除はできない．他方で，早期（CD4 陽性リンパ球数＞ 350 / μL）の治療開始が予後の改善につながり，さらに二次感染予防にも寄与することから，近年になって治療は早期化・長期化している．また，新しいクラスの治療薬が ART に加わるなどして，最適と考えられる HIV 感染症の治療の方針はいまだに年々変化しており，かつ流動的である．そうしたなかにあって，この「治療の手引き」は，HIV 診療の経験が少ない，もしくは経験のない医療者が，HIV 感染症治療の原則となる事項の全体像を把握できるように編集されている．

今回の第 17 版は，米国 DHHS の HIV 感染症治療ガイドライン（Guidelines for the Use of Antiretroviral Agents in HIV-1-Infected Adults and Adolescents）（2013 年 2 月 12 日発行，http://aidsinfo.nih.gov/）などをふまえ更新した．

第 16 版からの主な改訂箇所

第 16 版からの主な改訂箇所は，「効果的な抗 HIV 療法は二次感染の予防にもなる」ことを追加し，HIV 感染症の急性期（HIV 感染直後およびセロコンバージョン前）ならびに最近（6 か月以内）の HIV 感染を "HIV 感染早期" とし，その診断について記載した．また，抗 HIV 療法はすべての HIV 感染者に推奨されるが，今回の改訂では「急速な CD4 数減少」が認められる患者には治療開始が強く推奨されることが追加され，さらに「HCV 重複感染者」，「高ウイルス量」，「急性 HIV 感染症 / HIV 感染早期」も治療開始が推奨されることが記載された．また，従来から「エイズ発症」は「直ちに治療開始」とされていたが，この「エイズ発症」は「エイズ発症(HIV 関連認知症を含む)」に改訂した．急性 HIV 感染症の治療開始は，理論的にはウイルスリザーバーのサイズ縮小のベネフィットが示されていることを新たに記載した．また，感染早期はウイルス量が多いので，治療を開始することによりこの期間における二次感染リスクを大きく減少させることが期待されることを記載した．治療では，「好ましい組合せ」にエルビテグラビル・コビシスタット・テノホビル・エムトリシタビン配合剤（EVG / COBI / TDF / FTC, スタリビルド ® 配合錠）が，また「その他の好ましい組合せ」にリルピビリン＋アバカビル・ラミブジン配合剤（RPV＋ABC / 3TC, エジュラント ® ＋エプジコム ®），リルピビリン＋テノホビル・エムトリシタビン配合剤（RPV＋TDF / FTC，エジュラント ® ＋ツルバダ ®）が追加され，RPV や EVG / COBI / TDF / FTC，ロピナビル・リトナビル配合剤（LPV /RTV，カレトラ ®）についての注意点が追加された．また EVG / COBI / TDF / FTC の位置づけなどについて記載し，EVG / COBI / TDF / FTC を追加した．初回療法として使用可能な抗 HIV 薬が増えたため，表 5 において初回療法に推奨されている抗 HIV 薬に絞ってその利点と欠点を記載する表に変更した．EVG / COBI / TDF / FTC の利点と欠点が加わったほか，RPV の欠点では，血中ウイルス量＞ 100,000 コピー / mL の患者ではウイルス学的失敗率が高いため推奨されないとされ，CD4 ＜ 200 の患者においてはウイルス学的失敗率が高いことを追加した．また，アタザナビル＋リトナビル（ATV＋RTV，レイアタッツ ® ＋ノービア ®）の欠点には胆石が追加された．

謝辞

ご指導頂きました，がん・感染症センター都立駒込病院感染症科・今村顕史先生に深謝申し上げます．

（三浦義治）

付録 2

感染症関連ガイドラインと使用上の注意

HTLV-1 感染症

参考 「HTLV-1 情報サービス」
（厚生労働科学研究費補助金 がん対策推進総合事業（がん政策研究事業）「HTLV-1 キャリアと ATL 患者の実態把握，リスク評価，相談支援体制整備と ATL/HTLV-1 感染症克服研究事業の適正な運用に資する研究」） http://www.htlv1joho.org/general/general_htlv1.html
「HAM 診療マニュアル」
（厚生労働科学研究費補助金 難治性疾患等克服研究事業「重症度別指針作成に資す HAM の新規バイオマーカー同定と病因細胞を標的とする新規治療法の開発に関する研究班」）
http://www.htlv1joho.org/medical/medical_material_ham-manual.html

HTLV-1 と関連疾患に関する情報サイト

ヒトTリンパ球向性ウイルス1型（human T-lymphotropic virus type 1：HTLV-1）は成人T細胞白血病（adult T-cell leukemia：ATL）の原因ウイルスとして 1980 年に発見された．世界的に 2,000 万人以上が感染していると推定され，日本はその主要な浸淫地域で，全国で 108 万人が HTLV-1 感染キャリアであると推定されている．その大多数は生涯にわたって病気を発症することはないことが知られているが，HTLV-1 感染により引き起こされる疾患，すなわち HTLV-1 感染症として，ATL のほかに HTLV-1 関連脊髄症（HTLV-1 associated myelopathy：HAM），HTLV-1 ぶどう膜炎（HTLV-1 uveitis：HU）が疾患単位として確立しており，その他，気管支肺胞炎，関節リウマチ，シェーグレン症候群（Sjögren syndrome），慢性甲状腺炎などの慢性炎症性疾患と HTLV-1 との関連が報告されている．

HTLV-1 感染症については厚労省や国立感染症研究所，各研究班の web サイトで情報が公開されているが，2013 年からはそれらをとりまとめる形で，厚生労働科学研究「HTLV-1 キャリア・ATL 患者に対する相談機能の強化と正しい知識の普及の促進」研究班により「HTLV-1 情報サービス」の web サイトが運営されており，HAM についても詳細な情報が提供されている．

HAM 診療に関するガイドライン

HAM の経過や症状は軽症から重症まで患者により個人差が大きく，HAM 患者の診療にあたっては，疾患活動性や重症度に応じて治療内容を選択し，重症化する前にできるだけ進行を予防する治療方針を立てることが重要である．また，治療により病勢がコントロールされても，痙性対麻痺や膀胱直腸障害，難治性の疼痛などの症状は残存し，長期にわたる対症療法や自己導尿管理，残存機能の保持のためのリハビリテーションなどの医療の継続が不可欠である．しかしながら HAM は，生涯発症率はわが国では感染者の約 0.25％と報告されており，患者数は 3,000 人余と推定される希少難治性疾患で，2009（平成 21）年度から難治性疾患克服研究事業の対象疾患に認定された．その希少性，地域偏在性のために病因解明・治療薬開発のための研究が進展しにくいのが現状で，治療に関する高いレベルのエビデンスに乏しく，これまで HAM 診療に関するガイドラインは策定されていない．

実際，患者が多い九州・沖縄地区では疾患の認知が進み，診療経験豊富な医療機関も多い一方，患者の少ない地域においては一般医師における本疾患の認識は薄く，診断がつくまでに数年単位で時間を要し，その間に症状が進行し歩行不能となる患者が未だに多いのが現状である．HAM患者を取り巻くこのような診療の地域的格差を解消する目的で，2013年にHAMの診療に経験豊富な医師が中心となり，厚生労働省研究班で「HAM診療マニュアル」が作成された．全国の医療機関に配布されるとともに前述の「HTLV-1情報サービス」webサイトで公開されており，PDFファイルをダウンロードすることができる．

「HTLV-1情報サービス：HAM診療マニュアル」
http://www.htlv1joho.org/medical/medical_material_ham-manual.html

「HAM診療マニュアル」の概要

「HAM診療マニュアル作成の基本方針」として，冒頭で以下のように述べている．

「世界で有数のHAM患者を有する我が国においてさえ，その患者数は全国で3600名程度しか存在せず，そのため治療法に関する臨床研究もきわめて限られている．また，インターフェロンの臨床治験以外でなされてきた臨床研究の規模は小さいものが多く，決してエビデンスレベルの高いものではない．従って，本診療マニュアルの示すところは，我が国で最もHAMの診療に当たっている本マニュアル作成委員らの診療経験に基づく部分が大きいことは否めない．しかしながら，疾患の発見より四半世紀が過ぎた現在まで，HAMの『診療ガイドライン』がなかったことで生じてきた診療方針の地域格差が，患者の不利益を生じてきた事実は憂慮されるべきことであり，現時点でのHAM患者診療に関する知識の集積とその情報公開の必要性は極めて高い．このような背景を鑑み，必ずしもエビデンスレベルの高い知見に限らず，日々診療に当たる第一線の神経内科医師の経験に基づいた情報を多く採用したため，『HAM診療マニュアル』とさせていただいた．一方，HAM診療の理解に必要ではない基礎的知見は最小にとどめた．」

すなわち，この「HAM診療マニュアル」は，十分なエビデンスに基づき，当該疾患の学会等がスタンダードの診療として定め，推奨する「診療ガイドライン」ではなく，HAM患者の診療経験が豊富な診療施設の診療情報を広く公表し，これまでに診療経験のない施設においても発症早期に診断し，症状の進行を防ぐ治療体制

1「HAM診療マニュアル」目次

第1章　総論
1. HAMの発見
2. 感染経路と疫学
   a. 無症候キャリア
   b. HAM
   c. HAM以外の疾患（ATLおよびHU）

第2章　疾患概念
1. HAMの疾患概念
2. 環境因子と遺伝因子

第3章　HAMの診断
1. HTLV-1感染に関連する検査法
   a. 血清抗HTLV-1抗体価の検出
   b. 血清抗HTLV-1抗体価の意義
   c. 髄液抗HTLV-1抗体価の意義
   d. 末梢血HTLV-1プロウイルスDNAの検出
2. HAMの臨床症状
   a. 運動障害とその評価
   b. 感覚障害
   c. 排尿障害と自律神経障害
3. HAMの画像所見
4. HAMの検査所見
5. HAMの診断基準（1987年厚生省研究班による診断基準）
6. HAMの診断アルゴリズム
7. ATLとの鑑別

第4章　HAMの治療法
1. 薬物療法
   a. 副腎皮質ホルモン
   b. インターフェロンα
   c. サラゾピリン
   d. その他の治療法
      ① ビタミンC
      ② カゼイシロタ菌
      ③ エリスロマイシン
   e. 排尿障害に対する治療
      ① 蓄尿障害に対する治療
      ② 排出障害に対する治療
   f. 下肢の痙性に対する治療
2. リハビリテーション療法
3. 治療法の選択
   a. 急速進行期の定義
   b. 疾患活動性が高い（急速進行期）症例の治療
   c. 疾患活動性が中等度の症例の治療
   d. 疾患活動性が低い症例の治療
4. 治療効果の判定

付録：HAM患者のサポートQ & A

2 HTLV-1 関連脊髄症（HAM）の診断アルゴリズム

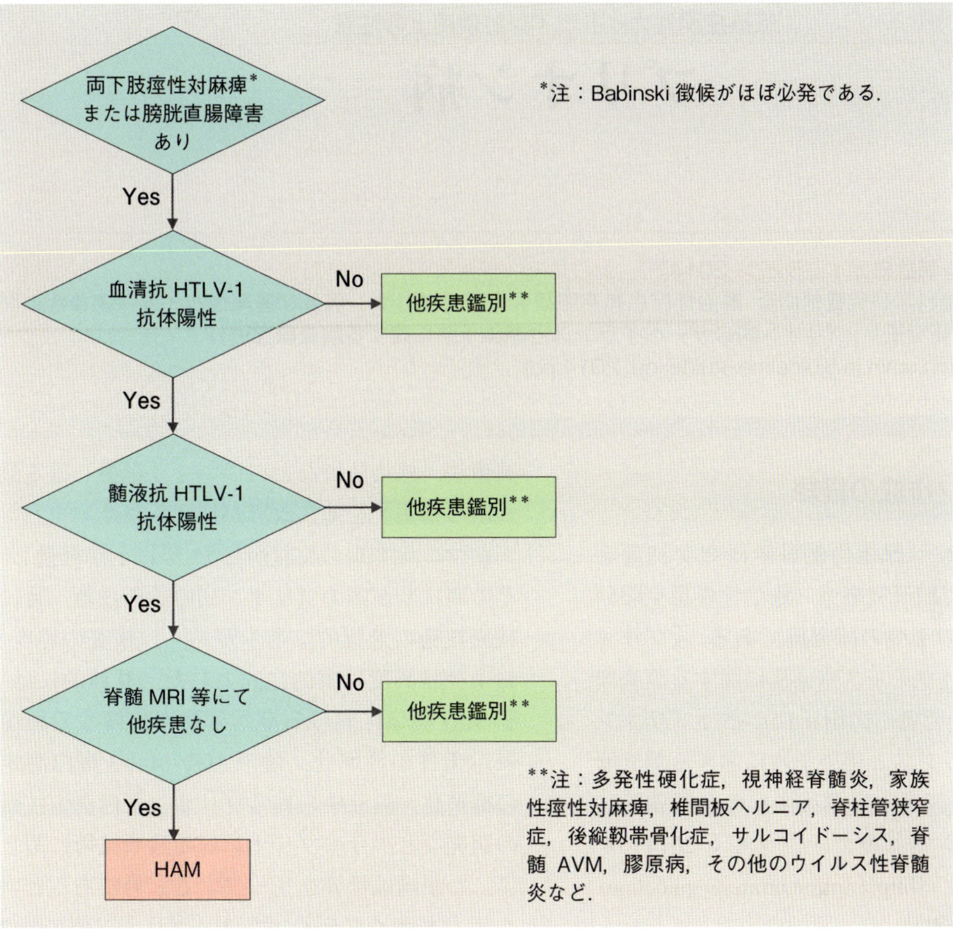

AVM：動静脈奇形.
（「HAM 診療マニュアル」より）

を構築できることを期待して作成されている.

その内容は**1**の目次に示すとおり，第1，2章で疾患の概要を記載し，3章の診断では具体的な流れをアルゴリズムとして示している（**2**）．4章の治療については具体的な薬物療法の記載とともに，リハビリテーションの重要性と HAM 患者に特化した具体的なリハビリテーション法を呈示している．また，個々の患者の疾患活動性を判断し，適切な治療選択が必要であることを強調している．付録として Q & A をリストアップしているが，医療者側からの質問事項ではなく，診療の現場で実際に患者から発せられる質問，疑問，要望に基づくものを多く記載しており，実用的なものとなっている.

使用上の注意

注意点として，前述のように，十分なエビデンスに基づいて推奨する診療法を示す通常の「ガイドライン」ではなく，HAM 患者の診療経験を広く共有することを目的に作成されたものであるため，「必ず記載に沿って治療しなければならない」というものではない．また，インターフェロンα（スミフェロン®）以外は HAM の病名での保険適用はないことにも注意が必要である．患者の多くは高齢で種々の合併症をもっていることが多く，治療の選択にきめ細かい配慮が必要である.

Q & A で紹介されている医療サービスや補助制度は，地域や時期により異なっていることがあり，個別に問い合わせが必要である.

「HAM 診療マニュアル」はエビデンスが得られるごとに改訂される予定で，最新のものを参照いただきたい.

（出雲周二）

付録 2
感染症関連ガイドラインと使用上の注意

プリオン病

参考
「プリオン病診療ガイドライン 2014」
(厚生労働科学研究費補助金 難治性疾患等克服研究事業「プリオン病及び遅発性ウイルス感染症に関する調査研究班」「プリオン病のサーベイランスと感染予防に関する調査研究班」)
http://prion.umin.jp/guideline/guideline_2014.pdf

ガイドライン作成の経緯

2014 年 3 月に，厚生労働科学研究費補助金難治性疾患等克服研究事業（難治性疾患克服研究事業）関連の 2 つの研究班である，「プリオン病及び遅発性ウイルス感染症に関する調査研究班」（主任研究者：山田正仁）と「プリオン病のサーベイランスと感染予防に関する調査研究班」（主任研究者：水澤英洋）の合同執筆により「プリオン病診療ガイドライン 2014」が発行された（http://prion.umin.jp/guideline/guideline_2014.pdf）.

本ガイドラインはプリオン病を専門としない一般医師向けに記載されており，大学の専門外来などではなく，市中病院の医師や開業されている医師の方々にもプリオン病診療に加わっていただき，本症に関するわが国の診療水準が向上することを目的として作成されている.

プリオン病の診療ガイドラインに関しては，いわゆる狂牛病問題が発生した 1996 年にクロイツフェルト・ヤコブ病（Creutzfeldt-Jakob disease：CJD）への一般の関心が高まり，翌年 2 月に「クロイツフェルト・ヤコブ病診療マニュアル」が作成された．その後のプリオン病の診療・疫学調査，基礎研究の進歩に伴って，2002 年 1 月に厚生労働省・特定疾患対策研究事業「遅発性ウイルス感染に関する調査研究班」（主任研究者：北本哲之）によって「クロイツフェルト・ヤコブ病診療マニュアル・改訂版」として，プリオン病の治療，検査，感染因子の滅菌法，感染防御などについて「把握し得る最大限の情報」を基に改訂が加えられた.

前マニュアルの改訂から 10 年以上が経過し，その間にわが国のプリオン病の診断技術，特に検査技術の飛躍的な進歩があり，検査の感度，および特異度は劇的に向上した．具体的には，脳 MRI 画像における高信号病変に関する画像表示条件の標準化，髄液中の 14-3-3 蛋白測定の標準化，髄液中の異常プリオン蛋白測定技術の開発など，今やプリオン病の診断技術に関して，わが国は世界をリードする立場にあるといえる．本ガイドラインでは，プリオン病の約 7 割を占める古典型孤発性クロイツフェルト・ヤコブ病に始まり，まれなタイプの孤発性クロイツフェルト・ヤコブ病，わが国の遺伝性プリオン病の特徴と診断上の注意点，世界的にも問題となっている硬膜移植によるクロイツフェルト・ヤコブ病など，プリオン病を疑った際に知っておくべき事項と調べるべき内容が簡潔にまとめられている．さらに，後半には，これまでに行われた治験の概要とミオクローヌスなどの不随意運動への対応法，心理的なサポート体制と具体的な相談窓口が掲載されており，最終章に本ガイドライン作成に携わっているプリオン病関連研究班が無料で提供している診療支援体制の内容と連絡先が明記されている（1）.

ガイドライン使用上の注意点

本ガイドラインはこれまでのマニュアルと異なり，生化学的基礎研究の内容などに関しては

1 「プリオン病診療ガイドライン 2014」の目次

記載されておらず，あくまで臨床の現場で不明な点などを調べることを前提として作成されている．たとえば，孤発性クロイツフェルト・ヤコブ病には6型あることが知られており，各病型の特徴は記載されているが，各病型をどのように確定診断しているのか，というような事柄や病理解剖の際の補助金制度，感染対策などに関しては省かれている．感染対策に関しては，2008年に「プリオン病感染予防ガイドライン（2008年版）」（主任研究者：水澤英洋，編集責任者：黒岩義之）が発刊されており，プリオン対応の滅菌方法から，関連各科における注意点が詳細に記載されている．内容が多いため，要約版も作成されており，医師のみならず，検査技師や事務系の方にも読みやすいように工夫がされているので，病理解剖での対策を含めて，感染対策に関しては，こちらの感染予防ガイドラインを参照にするとよい．以下に各章に記載されている事項の概略を説明する．

プリオン病とは？ プリオン病をどう診療するか？（II章）

ほとんどの方が最も参照すると思われる章であり，プリオン病が疑われる患者を診療した際には，まずこの章を参照するとよい．最初の項目は概念の説明であるが，項目2に「プリオン病をどう診療するか？」が記載されており，疑った際にどのような検査をすればよいかが一目でわかるようにアルゴリズムが記載されている．この項に記載されている検査の依頼先は，「IX. 診療支援」の章に記載されており，依頼方法に関しては，各項目の最後に掲載されているウエブサイトをインターネットで検索すればわかるようになっている．項目3は社会資源，患者・家族支援，患者会，感染症法などに関する説明となっている．

プリオン病各論（III～V章）

孤発性クロイツフェルト・ヤコブ病，遺伝性プリオン病，獲得性プリオン病の各々の分類に関して，概説と診断の項目が設けられている．プリオン病が疑われる患者を診察した際には，各病型の概説を読んでいただき，可能性のある病型の診断の章を精読するとよい．典型的な古典型孤発性は一般の医師でも比較的容易に診断をつけることができる．診断が難しい症例においては，他の領域の疾患でも同じであるが，病歴聴取が重要であり，海外渡航歴の有無，家族歴の聴取，他の遺伝性疾患の家族歴，脳外科手術歴の有無などは病型を決める際の手がかりとなるものが多い．たとえば，認知症の家族歴のある症例，脊髄小脳失調症の診断を受けた家族がいる急速進行性認知症の症例，そして家族歴はないが，症状に比べて脳MRI画像の高信号が目立つ症例などを見かけた際には，遺伝性プリオン病の可能性も考えなければいけない．硬膜移植によるクロイツフェルト・ヤコブ病は年々減少しているが，長いものでは潜伏期間が30年になるので，今後も十分な注意が必要である．（☞各病型の詳細に関しては本書 VII.「プリオン病」（p.278-285）を参照）．

プリオン病に関連した検査を依頼した場合には，偽陽性例が存在することに注意をしなければならない．脳MRI拡散強調画像ではてんかん発作，虚血性脳障害，低酸素脳症，MELAS（mitochondrial myopathy, encephalopathy, lactic acidosis, and stroke-like episodes：ミトコンドリア脳筋症・乳酸アシドーシス・脳卒中様発作症候群），などで大脳皮質の高信号を認めることが知られており，検査装置では1.5テスラの装置に比べて，近年増加している3テスラの装置のほうが感度は低いことが報告されている．髄液検査においても14-3-3蛋白は脳血管障害，脳炎，代謝性脳症，低酸素脳症，橋本脳症，傍腫瘍症候群，末梢神経障害などで陽性になることが報告されており，RT-QUIC法による異常プリオン蛋白は感染症，痙攣，低酸素脳症などでも陽性となる場合があるので，診断においては十分な注意を払う必要がある．

プリオン病の患者・家族に対する心理社会的支援（VII章）

プリオン病ではプリオン蛋白遺伝子の多型が病態に関わることと，家族歴のない遺伝性プリオン病例が多数認められることより，サーベイランス調査において遺伝子検索が積極的に勧められている．さらに，発症前診断は原則として行わないことより浸透率に関する情報が少ないことで，血縁者には心理的な負担や不安を抱えている方も少なくない．そのような患者，血縁者に対し心理カウンセラーによる心理カウンセリングを行い，情報提供と理解の支援，心理的社会的支援などを厚生労働省研究班の事業として行っている（http://prion.umin.jp/prion/counseling.html）．この章では，研究班での取り組みと，患者や家族の心理的背景が概説されている．

おわりに

2013年度からは「プリオン病に対する低分子シャペロン治療薬の開発」（主任研究者：桑田一夫）研究が本格的に開始され，現在は治験開始後の比較対象となる自然歴調査が開始されている．この研究を介した新たな治療薬の出現が期待されており，1年間に100万人に1人という希少疾患における治療薬開発のためには，より多くの施設，そして患者と患者家族の協力が不可欠である．本マニュアルの目的である，わが国のプリオン病に対する医療水準の向上により，一人でも多くの症例が登録され，1日でも早くこの難病中の難病であるプリオン病の治療薬が出現することを心から願っている．

（三條伸夫，水澤英洋）

付録 3

神経感染症における主な抗体検査法

感染症においてその診断の基本は患者の所見診断と病原体診断である．しかし，病原体診断においては，検体採取法，検査に要する時間，検査施設のバイオセーフティレベル，分離培養検査と核酸検出診断での意義の違いなどの問題点がある．したがって，現在もなお病原体に対する宿主反応，すなわち免疫反応の有無を指標とした血清学的診断が感染症診断において重要な役割を担っている．ここでは免疫グロブリン（Immunoglobulin：Ig）の特徴と血清学的検査法の特性についてまとめ，より確実な血清学的診断を行うための要点を整理したい．

免疫グロブリンの特徴（1）

IgD, IgE は血清中の含量が少ないため，通常，抗原抗体反応系においてそれらの影響は少なく，反応に関係するのは IgG，IgM，IgA 分画の抗体と考えてよい．なお，これら IgG 抗体，IgM 抗体，IgA 抗体は中和活性を有している．

以下に抗原抗体反応系における 3 抗体分画の特徴を記した．

IgG 抗体

IgG は中和活性，オプソニン作用，補体結合能を有し，液性免疫における主要な免疫グロブリンである．IgG には IgG1～IgG4 の 4 つのサブクラスがある．そのうち，IgG1 と IgG3 は蛋白抗原に対する反応性が高く，キラー細胞の感作作用があり，ウイルス感染症に対して効果を示すとされる．一方，IgG2 は多糖抗原に反応しやすく，細菌感染症との関連性が高い IgG サブクラスとされる．IgG4 サブクラスは概して過敏症反応との関係がいわれている．

また，胎盤を通過する免疫グロブリンは IgG だけである．特に IgG1 および IgG3 は能動輸送により胎盤を通過し，母体血よりも胎児血のほうが濃度が高い．出生直後の新生児血清において，胎盤通過能がない IgM および IgA の存在は，胎内感染を意味する．

なお，感染初期においては抗原と低親和性の IgG 抗体が産生され，感染の経過に従って，次第に高親和性の抗体が産生される．近年，IgG 抗体の抗原との機能的親和力（avidity）を測定して，IgM 抗体や IgG 抗体陽転の証明なしに，感染時期を推定する試みもなされている．

IgM 抗体

抗原刺激の早期に一過性に産生される，中和活性を有する抗体分画である．抗原抗体結合部位（fragment antigen binding：Fab）を単量体抗体の 5 倍数有する（五量体）抗体であり，補体活性能や抗原凝集能が高い．そのため，補体結合反応および凝集反応に大きな影響を与える抗体であり，感染初期にこれらの反応による抗体価が高くなる傾向にある．感染経過とともに IgM 抗体が消失すると補体結合反応も陰性化しやすい（後述）．

IgA 抗体

IgA は腺組織から二量体として分泌される分泌抗体として働く．IgA は血清中には通常単量体として存在し，その量も血清免疫グロブリンの 10％強を占める．ただし，感染の極早期はオリゴマー体が検出され，次第に単量体として検出されようになる．したがって，オリゴマー IgA 抗体の検出は，IgM 抗体と同様に最近の抗

1 免疫グロブリンの特徴と機能

	IgG				IgM	IgA＊2	IgD	IgE
	IgG1	IgG2	IgG3	IgG4				
平均血清濃度 (mg/mL)	9.0	3.0	1.0	0.5	1.5	2.1	0.04	0.00003
構造	単量体	単量体	単量体	単量体	五量体	単量体 極早期はオリゴマーとして存在	単量体	単量体
分子量	146,000	146,000	170,000	146,000	970,000	160,000 (単量体)	180,000	200,000
中和作用	＋＋	＋＋	＋＋	＋＋	＋	＋＋	−	−
オプソニン作用	＋＋＋	＋	＋＋	＋	−	＋	−	−
キラー細胞の感作	＋＋	−	＋＋	−	−	−	−	−
肥満細胞の感作	＋	−	＋	−	−	−	−	＋＋＋
補体結合能	＋＋	＋	＋＋＋	−	＋＋＋	−	−	−
胎盤通過能＊1	＋＋＋	＋	＋＋	＋/−	−	−	−	−
血管外組織への拡散能	＋＋	＋	＋＋	＋	＋/−	＋	−	＋
プロテイン G との親和性	＋＋＋	＋＋＋	＋＋＋	＋＋＋	−	−	−	−

＊1 通常，臍帯血中の IgG1 および IgG3 の濃度は母体血中の濃度を上回り，IgG2 および IgG4 の濃度は母体血よりも低値となる．

＊2 IgA には IgA1 と IgA2 のサブクラスが存在するが，血清中の IgA は多くが IgA1 サブクラスである．表では IgA1 の特徴について記した．
IgA は補体 C1q を結合せず，古典的な経路による補体活性作用はない．しかし，別経路による補体活性作用は有する．

原刺激を意味する．IgA 抗体は中和活性やオプソニン作用を有し，補体結合能はないが，抗原-IgA 抗体複合体は別経路を介して補体を活性化している．

IgM 抗体測定系における IgG 抗体および IgA 抗体の処理

IgM は分子量が大きいために抗原との反応の場において，単量体抗体（IgG 抗体や IgA 抗体）よりも拡散能，浸透能が低い．IgG 抗体や IgA 抗体の存在により抗原がマスクされ，IgM 抗体がしばしば偽陰性を示すことがある．そこで，IgM 抗体を検出・測定する系では，抗原と IgM 抗体との反応性を保つために，IgG および IgA の吸収・除去処理を行うことがある．

IgG を吸着する方法として，リウマトイド因子（rheumatoid factor：RF）吸着剤やプロテイン G を用いる方法が用いられている．RF 吸着剤は検体中に存在する IgG と結合して，特定の RF 因子による偽陽性反応および IgG 抗体の存在による IgM 抗体偽陰性の結果を避けることができる．

一方，IgA 吸収・除去をも考慮した IgM 測定キットは本邦においてほとんど利用されていない．IgG の吸収・除去処理をした IgM 抗体測定系において，IgA 抗体の影響を受けている可能性を留意しておくべきである．

なお本邦においては，IgM 抗体キャプチャー法（IgM 抗体捕捉法）を利用した IgM 抗体測定 EIA キットが生産・販売されており，病院内検査施設や商用検査メーカーで頻用されている．この EIA キットでは IgG や IgA の吸収・除去する処理は行われていない．国産の IgM 抗体測定 EIA キット法は感度が高いとされるが，非特異反応も多いという欠点もある．

各血清学的検査法の特性（2）

現在，商用検査会社などで用いられている主な血清学的検査法の特徴を**2**にまとめた．

血清学的検査法は測定原理から大きく2つに分けられる．一つは「段階血清希釈法」と呼ぶ方法で，血清を通常2倍ずつ段階（階段）希釈後に抗原と反応させる．中和反応（neutralization test：NT），補体結合反応（complement fixation reaction：CF），赤血球凝集抑制反応（hemagglutination inhibition test：HI），受身粒子（赤血球）凝集反応（〈passive particle agglutination：PPA〉，〈passive agglutination：PA〉，〈passive hemagglutination：PHA〉），蛍光抗体法（fluorescent antibody：FA）などがある．これらの反応を50％認めた血清希釈倍数で表示する場合や，100％反応を認めたり，あるいは認めなかった血清希釈倍数で反応結果を表示する場合（終末点法）があり，判定評価基準により抗体価は異なってくる．

また，蛍光抗体法や補体結合反応を除いて，IgG, IgM, IgA抗体すべてが測定結果に関与してくる．IgGやIgMと異なり，IgAは補体C1qを結合しない．そのため，補体結合反応による結果はIgGおよびIgM抗体のみが関与し，特にIgM抗体の影響が強い．抗原刺激から時間が経過してIgM抗体が消失すると，補体結合反応も徐々に陰性化する．また，凝集反応においても五量体であるIgM抗体の影響が大きい．

もともと，終末点法は手作業で抗原と抗体を反応させ，結果判定も目視で行われることが多く，反応系や判定系において誤差が生じやすい．よって，従来の終末点法では目視判定による誤差を避けるために，2倍段階希釈×2反応管以上（血清希釈倍数で4倍以上）の抗体価上昇を認めた場合にのみ，有意な免疫反応があったと判断する．

もう一つの血清を希釈しない「一定濃度血清希釈法」は，コントロール血清の反応測定値から検量線を作製し，被検血清反応測定値から抗体価を求める方法で，酵素免疫測定法（enzyme immunoassay：EIA）や化学発光酵素免疫測定法（chemiluminescent enzyme immunoassay：CLEIA）などがある．その反応結果は機器測定で連続した数字として表せる．なお，反応系では抗原および抗体量が限定されるため，高抗体価域では実際よりも低く算出される傾向があり，時に測定限度以上に反応測定値を示すことがある．測定限度以上となった検体は，測定値が信頼できる検量線内に収まるように抗体を希釈して測定しなければならない．

抗体検査の評価における問題点

抗体検査において留意すべき最も重要なことは，本来，『抗体価に正常値はない』ということである．検査において基準として示されているのは，抗体陽性と判断する基準値であって，被検者が未感染で正常か，感染して異常かを示しているわけではない．

また，抗体価が高値であることと，抗体価が上昇したことの意義はまったく異なる．環境中にまれに存在する病原体や新たな病原体でない限り，抗体価が高値であることの診断的意義はそれほど重要ではない．抗体価上昇を証明するには，少なくとも2回以上の抗体価測定が同系列測定法にて実施されなければならず，単回検査における抗体陽性の結果は，急性期に特有の抗体（IgM抗体，オリゴマーIgA抗体，低親和性IgG抗体）の検出でなければ，単に既感染か未感染かの感染歴を示すにすぎない．

血清診断の基本は，急性期と回復期のペア血清を比較して，抗体の陽転あるいは抗体価の有意な上昇（従来の終末点法による抗体価測定では4倍以上を有意とする）を検出することにある．ここでいうペア血清の比較とは，急性期と回復期の血清を同じ測定系において同時に測定することが前提となる．前述のように測定系ごとに誤差が生じやすい「段階血清希釈法」はともかく，「一定濃度血清希釈法」においてもコントロール血清の品質管理が問題となることがある．急性期で血清を測定し，しばらくした別の日に回復期の血清を測定しても，ペア血清として抗体価を比較したとはいえない．現在の医療システム上，採血した直後に抗体測定検査を行うことが多いが，ペア血清の本来の意義を気に留めておいて欲しい．

2 主な抗体検査法とその特徴

	中和反応（NT）	補体結合反応（CF）	赤血球凝集抑制反応（HI）	受身粒子（赤血球）凝集反応（PPA, PA, PHA）	蛍光抗体法（FA）	酵素免疫測定法（EIA）	化学発光酵素免疫測定法（CLEIA）	ウエスタンブロット法（WB）
測定原理	微生物に抗体を反応させ，その反応液を許容細胞に接種する．抗体存在下における微生物の感染能の低下率を測定し，中和抗体を証明する	抗原抗体結合において消費されずに残った補体について感作赤血球の溶血性を指標として，抗体を間接的に証明する	赤血球凝集能を有するウイルスに対して，その凝集を抑制する抗体を証明する	ゼラチン等の粒子に抗原を固相化したものに抗体を反応させ，粒子凝集により抗体を証明する．ゼラチン粒子の代わりに赤血球を用いることもある（PHA）	病原体や感染細胞に出現した抗原に対する抗体を抗ヒト免疫グロブリン蛍光標識抗体を用いて抗体を証明する．近似法として酵素標識抗体を用いる方法もある	固相化した抗原と抗体を反応させ，抗ヒト免疫グロブリン酵素標識抗体を用い，反応ウェルの吸光度等を測定して抗体を証明する	抗原結合した磁性粒子に抗体を反応させ，抗ヒト免疫グロブリン酵素標識抗体を用い，酵素反応により化学発光させ抗体を証明する	電気泳動により分画された抗原を膜に転写して，分画された抗原バンドと特異的に反応する抗体を標識抗体を用いて証明する
結果に関与する免疫グロブリン分画	IgG，IgM，IgA 総量	IgG, IgM 総量	IgG，IgM，IgA 総量	IgG，IgM，IgA 総量	各種免疫グロブリン IgG，IgM，IgA のみの検出が可能	各種免疫グロブリン IgG，IgM，IgA のみの測定が可能	各種免疫グロブリン IgG，IgM，IgA のみの測定が可能	各免疫グロブリン IgG，IgM，IgA のみの検出が可能
血清希釈方法	段階希釈	段階希釈	段階希釈	段階希釈	段階希釈および一定濃度希釈	一定濃度希釈	一定濃度希釈	通常は一定濃度希釈
抗原抗体反応後の洗浄操作	なし	なし	なし	なし	あり	あり	あり	あり
機器全自動反応の可否	不可	通常は手作業	機器自動反応および手作業	機器自動反応および手作業	不可	機器自動反応および手作業も可能	機器自動反応	不可
判定方法	目視	目視	目視（画像識数値化による機器測定可能）	目視（画像識数値化による機器測定可能）	目視	機器測定	機器測定	目視
特徴	感染防御抗体の測定	NT や HI に遅れて陽性化	早期に反応陽性化	抗原抗体比率が関与	抗体分画測定可	抗体分画測定可	抗体分画測定可	抗体分画測定可
	早期に反応陽性化	比較的早期に反応消失	抗原型特異性が高い	一般に高感度	目視判定において蛍光パターンの確認等に熟練を要する	高感度	高感度	特異性が高い
	感度・特異性が高い	感度，特異性が低い	長期間反応持続			カットオフ値の設定値で偽判断が発生	カットオフ値の設定値で偽判断が発生	
	病原体培養法が必要	抗補体作用により検出できないことあり	血清中の凝集抑制阻害物質の除去処理が必要		Fc 受容体を出現する細胞は偽陽性の場合あり（Fc 部位を除いた標識抗体を用いる必要あり）			
	生きた微生物を扱える設備が必要		赤血球凝集能があるウイルスのみに適用			定量的データ	定量的データ	

抗体反応を用いて感染症診断を行うためには，どの抗体分画の検出が有用であるかを判断する必要がある．すなわち，感染急性期を検出するためにはIgM抗体，オリゴマーIgA抗体，低親和性IgG抗体，抗体陽転，抗体価の上昇の検出が適しており，感染既往を知るにはIgG抗体やIgA抗体の有無を調べればよい．これらの抗体分画や抗体価変化を検出するには，どのような血清学的検査法が適しているかを考慮する必要がある．さらに，抗体測定において活動的な感染が示唆される場合でも，通常の抗体検査の陽性所見のみで感染症を診断することはできない．病原体的検査所見や臨床所見を総合的に判断し，感染症であるか否かを決定しなければならない．

（峰松俊夫）

付録 4　本書でとりあげた主な神経感染症の病原体と検査法

監修：峰松俊夫

病原体		本書でとりあげた主な神経感染症	掲載頁		
				NT 法	CF 法
ヘルペスウイルス	単純ヘルペスウイルス　I 型	単純ヘルペス脳炎	34	○	△
	単純ヘルペスウイルス　II 型	単純ヘルペス脳炎，モラレ髄膜炎，単純ヘルペス脊髄炎，エルスバーグ症候群	37, 38, 40, 42	○	△
	水痘-帯状疱疹ウイルス	帯状疱疹，ラムゼイ ハント症候群	44, 48		△
	エプスタインバーウイルス	伝染性単核球症	54		
	サイトメガロウイルス	脳炎など	60	△	△
	ヒトヘルペスウイルス 6 型	ヒトヘルペスウイルス 6 型脳炎	64	△	
オルトミクソウイルス	インフルエンザウイルス	インフルエンザ脳症	68		○
フラビウイルス	日本脳炎ウイルス	日本脳炎	76		○
	ウエストナイルウイルス	ウエストナイル脳炎	78		○
	中央ヨーロッパ脳炎ウイルス	中央ヨーロッパ脳炎	80	△	△
	ロシア春夏脳炎ウイルス	ロシア春夏脳炎	80	△	△
	セントルイス脳炎ウイルス	セントルイス脳炎	81		
	ポワッサンウイルス	ポワッサン脳炎	81		
	マレー渓谷ウイルス	マレー渓谷脳炎	81		
	デングウイルス	デング熱	81	◎	
	オムスク出血熱ウイルス	オムスク出血熱	104	△	△
パラミクソウイルス	ニパウイルス	ニパウイルス感染症	83	○	
	SSPE ウイルス（麻疹ウイルス変異株）	亜急性硬化性全脳炎	107	◎	
ラブドウイルス	狂犬病ウイルス（リッサウイルス属）	狂犬病	86		
ピコルナウイルス	ポリオウイルス	ポリオ（急性灰白髄炎）	92	◎	○
	コクサッキーウイルス	髄膜炎，脳炎など	95	◎	○
	エンテロウイルス	無菌性髄膜炎など	97	◎	
フィロウイルス	エボラウイルス	エボラ出血熱	100		
	マールブルグウイルス	マールブルグ出血熱	100		
アレナウイルス	ラッサウイルス	ラッサ熱	103		○
	フニンウイルス	アルゼンチン出血熱	103		
	マチュポウイルス	ボリビア出血熱	103		
	ガナリトウイルス	ベネズエラ出血熱	103		
	サビアウイルス	ブラジル出血熱	103		
	リンパ球性脈絡髄膜炎ウイルス	リンパ球性脈絡髄膜炎	105		
ブニヤウイルス	クリミア・コンゴ出血熱ウイルス	クリミア・コンゴ出血熱	103		○
	ハンタンウイルス，ドブラウイルス，ソウルウイルス，プーマラウイルス	腎症候性出血熱	103	○	
	SFTS ウイルス	重症熱性血小板減少症候群	104		
ポリオーマウイルス	JC ウイルス	進行性多巣性白質脳症	113		
レトロウイルス	ヒト免疫不全ウイルス（HIV）	エイズ（後天性免疫不全症候群）	121		
	ヒト T リンパ球向性ウイルス I 型（HTLV-1）	HTLV-1 関連脊髄症（HAM）	129		

検査							備考
抗体検査							
	HI 法	PA 法, PHA 法	FA 法	EIA 法, CLEIA 法	その他 病原体検出法など		
				◎	PCR, 抗原検出	CF では I 型と II 型で交差反応あり	
				◎	PCR, 抗原検出	CF では I 型と II 型で交差反応あり	
				◎	PCR, 抗原検出	抗体検査に免疫粘着赤血球凝集法（IAHA）あり	
			◎	◎	PCR	蛍光抗体補体法（EBNA 抗体）	
		△	△	◎	PCR, pp65 抗原血症検出		
			◎		PCR	PCR で HHV-7 との鑑別	
	◎				RT-PCR, 抗原検出（イムノクロマト法）		
	◎			○	RT-PCR		
	◎			○	RT-PCR	IgM 捕捉 ELISA, 日本脳炎ウイルスとの交差反応	
	○		○	◎	RT-PCR		
	○		○	◎	RT-PCR		
	○		○	○	RT-PCR		
				○	RT-PCR	IgM 捕捉 ELISA	
				○	RT-PCR	IgM 捕捉 ELISA	
				◎	RT-PCR	IgM 捕捉 ELISA	
	○			◎	RT-PCR		
				◎	RT-PCR		
	○			◎	RT-PCR		
			◎	○	RT-PCR		
					RT-PCR	型別抗体測定	
					RT-PCR	型別抗体測定	
					RT-PCR		
			◎	◎	RT-PCR	IgM 捕捉 ELISA	
			◎	◎	RT-PCR	IgM 捕捉 ELISA	
			○	◎	RT-PCR	IgM 捕捉 ELISA	
			○	◎	RT-PCR		
			○	◎	RT-PCR		
			○	◎	RT-PCR		
			○	◎	RT-PCR		
			○	◎	RT-PCR		
			◎	◎	RT-PCR	IgM 捕捉 ELISA	
	○		○	◎	RT-PCR		
			○	◎	RT-PCR		
					PCR	抗体検査は診断に有用視されない	
		○		◎	イムノクロマト法抗体検査, RT-PCR	ウエスタンブロット法による確認検査	
		○		◎	RT-PCR	ウエスタンブロット法による確認検査	

病原体		本書でとりあげた主な神経感染症	掲載頁			
				NT 法	CF 法	
細菌	肺炎球菌，B 群レンサ球菌，ブドウ球菌，髄膜炎菌，リステリア菌，インフルエンザ菌，緑膿菌，大腸菌群	細菌性髄膜炎，頭蓋内膿瘍	138, 151			
	結核菌	結核性髄膜炎	158			
	らい菌	ハンセン病ニューロパチー	166			
	リケッチア	ツツガムシ病，日本紅斑熱	171			
	肺炎マイコプラズマ	脳炎，髄膜炎，小脳性運動失調など	176		○	
	ボツリヌス菌	ボツリヌス中毒	182			
	破傷風菌	破傷風	185			
	Tropheryma whipplei	ウィップル病	188			
	ブルセラ菌	ブルセラ症	195		○	
	レプトスピラ	レプトスピラ症	197			
	アクチノミセス	放線菌症	198			
	ノカルジア	ノカルジア症	199			
スピロヘータ	ボレリア	ライム病	202			
	梅毒トレポネーマ	神経梅毒（進行麻痺，脊髄癆）	208			
真菌	クリプトコッカス	クリプトコッカス髄膜脳炎	218			
	カンジダ	カンジダ髄膜脳炎	222			
	アスペルギルス	アスペルギルス症	226			
	ムコール	ムコール症	226			
	ヒストプラズマ	中枢神経系ヒストプラズマ症	234		○	
原虫・アメーバ	トキソプラズマ	トキソプラズマ脳炎	240			
	マラリア原虫	脳マラリア	245			
	赤痢アメーバ	脳膿瘍	251			
	フォーラー・ネグレリア，アカントアメーバ，パラムチア・マンドリルリス	原発性アメーバ性髄膜脳炎，肉芽腫性アメーバ性脳炎	251			
線虫	回虫	脊髄炎など	257			
	アニサキス		257			
	蟯虫		257			
	広東住血線虫	髄膜炎など	257			
	顎口虫	髄膜脳炎など	257			
条虫	有鉤嚢虫	脳有鉤嚢虫症	262			
	マンソン裂頭条虫	脳マンソン孤虫症	263			
	多包条虫，単包条虫	脳多包虫症，脳単包虫症	264, 265			
吸虫	肺吸虫	肺吸虫症	267			
	住血吸虫	住血吸虫症	268			
糸状虫	糸状虫	糸状虫症（フィラリア症）	273			
プリオン	異常プリオン蛋白	プリオン病，クロイツフェルト・ヤコブ病	278			

検査						
抗体検査					その他 病原体検出法など	備考
	HI 法	PA 法, PHA 法	FA 法	EIA 法, CLEIA 法		
		△	△		細菌培養，各種抗原検出，PCR	肺炎球菌・B 群溶連菌・インフルエンザ菌・髄膜炎菌の抗原検査-ラテックス凝集法，肺炎球菌細胞壁抗原（喀痰および咽頭ぬぐい液）検査に免疫クロマト法あり
				○	金コロイド免疫測定抗体検査，PCR，染色・培養	抗リポアラビノマンナン抗体測定，抗コードファクター抗体
		○			PCR，抗酸菌染色	抗 phenolic glycolipid I (PGL-I) 抗原抗体
			○	○	PCR	Weil-Felix 反応（プロテウス菌凝集反応）
		○			PCR，菌培養	寒冷赤血球凝集反応
					菌培養	食べ物からの毒素検出
					菌培養	臨床症状が診断の主体，菌培養後毒素検出
					PCR	小腸生検材料からの菌遺伝子の証明
				○	PCR，ブルセラ凝集反応	
		○			PCR，レプトスピラ凝集反応	生きたレプトスピラを用いた顕微鏡的凝集反応
					PCR，菌培養	菌の証明が診断の主体
					PCR，菌培養	菌の証明が診断の主体
			○	○	ウエスタンブロット法，PCR	
		○	○	○	PCR	梅毒トレポネーマ感作赤血球凝集試験（TPHA），梅毒トレポネーマ蛍光抗体法（FTA-ABS）
					PCR	クリプットコッカス抗原を凝集反応で検出
					PCR，真菌培養	カンジダ抗原を凝集反応や ELISA で検出
					PCR，真菌培養	アスペルギルス抗原を ELISA で検出
					PCR，真菌培養	
					免疫拡散抗体検査，PCR，真菌培養	
		○	◎	◎	PCR	
			◎	◎	PCR，免疫クロマト法による抗原検出	マラリア原虫の顕微鏡的検出
		○	○		PCR	
					PCR，原虫分離	
				○	PCR, 寄生虫（卵）の検出	Multiple-dot ELISA，研究検査として種々の抗体検出法あり
				◎	内視鏡的診断	IgG 抗体および IgA 抗体，Multiple-dot ELISA
				○	PCR, 寄生虫（卵）の検出	研究検査として種々の抗体検出法あり
				○		ウエスタンブロット法による確認
				○		Multiple-dot ELISA，研究検査として種々の抗体検出法あり
				○		Multiple-dot ELISA，研究検査として種々の抗体検出法あり
				○		Multiple-dot ELISA，研究検査として種々の抗体検出法あり
				○		捕捉 ELISA 法，ウエスタンブロット法による確認，研究検査として種々の抗体検出法あり
				○		Multiple-dot ELISA，研究検査として種々の抗体検出法あり
				○		研究検査として種々の抗体検出法あり
				○	夜間末梢血からの寄生虫検出	研究検査として種々の抗体検出法あり
						抗プリオン抗体を用いた異常プリオン検出

索引

太字のページは詳述箇所を示す

和文索引

あ

い

う

え

お

か

も・や

ゆ・よ

ら

り

れ

ろ

わ

数字・欧文索引

数字

A

B

C

D

E

F

G

H

I

J・K

L

M

中山書店の出版物に関する情報は，小社サポートページを御覧ください．
http://www.nakayamashoten.co.jp/bookss/define/support/support.html

アクチュアル　脳・神経疾患の臨床

神経感染症を究める

2014年12月15日　初版第1刷発行 ©〔検印省略〕

シリーズ総編集……辻　省次

専門編集………………水澤英洋

発行者…………………平田　直

発行所…………………株式会社　中山書店
〒113-8666　東京都文京区白山1-25-14
TEL 03-3813-1100（代表）　振替 00130-5-196565
http://www.nakayamashoten.co.jp/

本文デザイン………藤岡雅史（プロジェクト・エス）

編集協力……………株式会社学樹書院

DTP作成……………有限会社ブルーインク，株式会社麒麟三隻館

装丁……………………花本浩一（麒麟三隻館）

印刷・製本…………図書印刷株式会社

Published by Nakayama Shoten Co., Ltd.　Printed in Japan
ISBN 978-4-521-73446-0
落丁・乱丁の場合はお取り替えいたします